PCA
Patient-controlled analgesia
患者自己調節鎮痛法

監修 山蔭 道明（札幌医科大学教授）
編集 山内 正憲（札幌医科大学准教授）

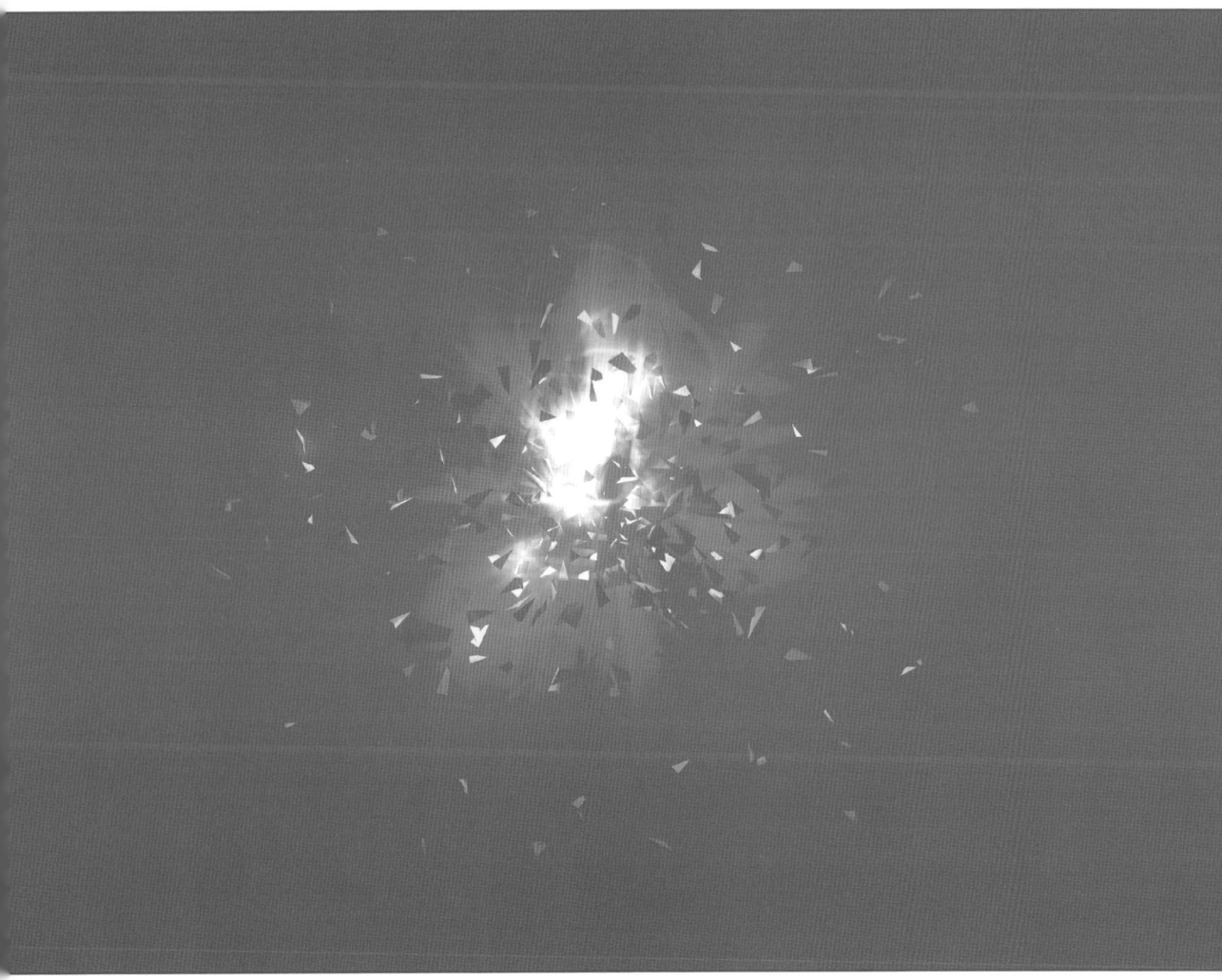

克誠堂出版

執筆者一覧

中塚　秀輝：川崎医科大学麻酔・集中治療医学2講座
前島亨一郎：川崎医科大学麻酔・集中治療医学2講座
橋口さおり：慶應義塾大学医学部麻酔学教室
石村　博史：医療法人社団新日鐵八幡記念病院麻酔科
安部　真教：琉球大学医学部附属病院麻酔科
垣花　　学：琉球大学大学院医学研究科麻酔科学講座
濱田　　宏：広島大学大学院医歯薬学総合研究科麻酔蘇生学
安田　季道：広島大学大学院医歯薬学総合研究科麻酔蘇生学
河本　昌志：広島大学大学院医歯薬学総合研究科麻酔蘇生学
井上荘一郎：自治医科大学麻酔科学・集中治療医学講座
中本　達夫：大阪労災病院麻酔科
渡辺　昭彦：札幌医科大学医学部麻酔科学講座
藤原　祥裕：愛知医科大学医学部麻酔科学講座
長田　　理：自治医科大学附属さいたま医療センター総合医学第2講座
杉野　繁一：札幌医科大学医学部麻酔科学講座
堀田　訓久：自治医科大学麻酔科学・集中治療医学講座
新山　幸俊：札幌医科大学医学部麻酔科学講座
北山　眞任：弘前大学医学部附属病院麻酔科
廣田　和美：弘前大学大学院医学研究科麻酔科学講座
橘　　信子：札幌医科大学医学部麻酔科学講座
中山　禎人：札幌南三条病院麻酔科／札幌医科大学医学部麻酔科学講座
清野　雄介：東京女子医科大学麻酔科学教室
尾﨑　　眞：東京女子医科大学麻酔科学教室
早瀬　　知：札幌医科大学医学部麻酔科学講座
柴田　康之：名古屋大学医学部附属病院麻酔科
白石　美治：金沢医科大学麻酔科学
中山　雅康：北海道立子ども総合医療・療育センター麻酔科
高橋　正裕：奈良県立医科大学附属病院緩和ケアセンター
古家　　仁：奈良県立医科大学麻酔科学講座
間宮　敬子：旭川医科大学麻酔科蘇生科
水上奈穂美：東札幌病院麻酔科
山内　正憲：札幌医科大学医学部麻酔科学講座
角倉　弘行：国立成育医療研究センター産科麻酔科

小野　晃市	：	長野市民病院麻酔科
川真田樹人	：	信州大学医学部麻酔蘇生学講座
飯嶋　哲也	：	山梨大学医学部麻酔科学講座
須山　郁子	：	慶應義塾大学病院看護部
鈴木　良雄	：	東邦大学医療センター大森病院薬剤部
佐藤　健治	：	岡山大学病院周術期管理センター
岩瀬　良範	：	埼玉医科大学病院麻酔科
澤田　敦史	：	札幌医科大学医学部麻酔科学講座
落合　亮一	：	東邦大学医学部麻酔科学講座
古瀬　晋吾	：	医療法人医仁会中村記念病院麻酔科
高木　俊一	：	東京女子医科大学麻酔科学教室
関山　裕詩	：	東京大学医学部附属病院麻酔科・痛みセンター
若崎るみ枝	：	福岡大学医学部麻酔科学
比嘉　和夫	：	福岡大学医学部麻酔科学
佐々木英昭	：	札幌医科大学医学部麻酔科学講座
佐藤可奈子	：	東京大学医学部附属病院麻酔科・痛みセンター
平田　直之	：	札幌医科大学医学部麻酔科学講座／ウィスコンシン医科大学麻酔科
新谷　知久	：	札幌医科大学医学部麻酔科学講座
周　　　静	：	札幌医科大学医学部麻酔科学講座／中国医科大学付属盛京病院
孟　　凌新	：	中国医科大学付属盛京病院
水口　亜紀	：	札幌医科大学医学部麻酔科学講座

（執筆順）

監修者序文

　患者自己調節鎮痛法 patient-controlled analgesia，いわゆる PCA は，その正式な日本語訳が何であったか忘れるくらい，PCA という言い方は日本でも普及した．本邦において PCA が紹介・導入された当初はなかなか普及しなかった．理由として，保健医療の違いや国民性の違いまで議論されたこともあった．しかし，日本でも DPC が導入され入院期間の短縮や早期退院が促されると，改めてその有用性が見直され，程度や方法の差こそあれ，現在ではどの施設でも行われるようになったといっても過言ではない．その普及には，もちろん知識の啓蒙や技術の発展もあったであろうが，その有用性を理解し，実践し続けたある一部の麻酔科医や看護師たちの努力が実を結んだように思う．PCA に関する話題は，最近では学会やセミナーでも大きく取り上げられ，また総説などの形でも多くまとめられるようになった．当科でも 2004 年に同出版社から PCA に関する本を出版したが，内容としては多少基礎的な方法論に終始したように思う．実際の現場では，主に麻酔科医が処方し，患者さんに説明し実践してもらうわけであるが，機器の操作や安全性の向上という点から，臨床工学技士や看護師・薬剤師の理解や関与も欠かせない．チーム医療が重要なわけである．

　そういう観点から，前回の出版から 7 年が経過した現時点での PCA の現状とその具体的な方法について，その分野で広く深く実践されている先生方に執筆を依頼した．また，なるべく多くの方法論を取り入れた．編集は，当科でもこの分野に精通している山内正憲准教授にお願いし，執筆者を人選してもらい，そして目的にかなうよう校正・編集した．本著の目的として，"患者さんの術後鎮痛がいかに安全に快適に行うことができるか" がもっとも重要な点である．通読すると現在の本邦における PCA の実際をすべてと言っていいほど理解できるし，また興味のあるあるいは実践しようと思う章だけを読んでもそれはそれで有用である．今後は，より使いやすい PCA 機器やコストを意識したディスポーザブル製品の臨床使用も検討されているようである．数年経過すると，"この本も古くなったなあ" と言われるくらい，本書を基に多くの臨床研究が発展し，患者さんの QOL 向上に少しでも多く貢献できれば，監修者として望外の喜びである．

2011 年 6 月吉日

山蔭　道明

編集者序文

　近年，全身麻酔薬や麻酔の技術，さらにモニターの質が向上したことで，麻酔管理や周術期の全身管理の安全性と質が飛躍的に向上した。それに伴い，患者や外科系医師，さらには看護師サイドから，周術期をより快適に過ごすための疼痛管理について麻酔科医がコンサルトされる場面が増えている。周術期の疼痛管理には大きく分けて，(1)神経ブロック，(2) NSAIDs などの薬物投与，そして(3)麻薬を中心とする患者自己調節鎮痛法（patient-controlled analgesia：PCA）がある。患者が鎮痛薬を必要とするときに，安全かつ必要な量を自らの操作で投与できる PCA は，1990年代に欧米で普及し，静脈内投与に加え神経ブロックなどへの利用も進んでいる。7年前に当教室の並木昭義前教授と表　圭一医師が中心となって「PCA（患者自己調節鎮痛法）の実際」（克誠堂出版株式会社）を上梓した。このとき本邦では PCA を多くの施設が行っているとはいいがたい状況で，その内容も PCA の紹介と現場でどのように行うかが中心であった。それ以来，わが国の術後鎮痛に対する認識や PCA の普及状況も変貌し，多くの施設で PCA は当然のものとなり，ユニークな応用や世界最先端の研究が学会や論文で報告されるようになった。

　今回それらの実情に合わせ，経験豊富な麻酔科医と PCA にかかわる看護師，薬剤師，臨床工学技士などの視点も含めた，"新たな PCA の教科書出版" を試みた。本書のコンセプトは，(1) PCA に慣れていなくても安全に行うことができる，(2) PCA をすでに行っている施設では PCA の進化や他の施設のコツを知ることができる，とした。執筆者には国際的にも引けをとらない PCA の標準的かつ最先端の内容を意識して執筆していただいた。さらに，PCA は小児や超高齢者，癌性疼痛，無痛分娩などさまざまな状況で使用されていることから，本著ではコストや病院経営，チーム医療の側面にも触れている。今回紹介できなかった優れた PCA の使用方法も数多く報告されているが，幅広い内容となるように努めて作成した。

　現代医療では疼痛管理が重要な位置を占めているため，経済的で省労力な PCA を中心とする鎮痛方法は，さらに進化・普及していくと予想される。大前提として患者にとって安全で質の高いことは大切であるが，痛みを自分で和らげることができる PCA は患者中心医療の典型の一つである。本書が多くの方々の役に立ち，それが刺激となって新たな疼痛治療の発展が生まれることを望む。

2011年6月吉日

山内　正憲

目次

第1章 総論

1. PCAの概念と優位性 中塚秀輝, 前島亨一郎 …………………… 3
はじめに／3　PCAの概念／3　PCAの歴史／4　PCAの設定／5　PCAの有効性と安全性／7　PCAの利点と欠点／8　Point／9

2. PCAにかかわるコスト 橋口さおり …………………………… 10
はじめに／10　PCAを使用した鎮痛法に対する診療報酬／10　PCAを使用した場合にかかるコスト／16　PCAにかかわる収支バランス／17　費用対効果／17　Point／19

3. PCA機器 石村博史 ……………………………………………… 20
はじめに／20　電動式ポンプ／20　ディスポーザブルポンプ／30　Point／41

4. PCAの合併症と禁忌 安部真教, 垣花 学 …………………… 42
はじめに／42　麻薬性鎮痛薬に起因する合併症／43　医療過誤に起因する合併症／46　PCAの禁忌／47　Point／49

第2章 各投与経路の方法とコツ

1. 静脈内投与 濱田 宏, 安田季道, 河本昌志 ………………… 53
はじめに／53　ivPCAの特徴／53　PCAポンプの選択／54　使用薬物／54　ポンプ設定／55　副作用／56　広島大学病院での実際の術後疼痛管理の実際／57　症例1／57　症例2／57　症例3／58　Point／61

2. 硬膜外投与 井上荘一郎 ……………………………………… 62
はじめに／62　硬膜外鎮痛の適応となる痛み, 硬膜外鎮痛の利点・欠点／62　PCEAの適応—硬膜外鎮痛にPCAを付加することの利点と適応—／63　硬膜外穿刺を避けるべき状態と, 慎重に考慮すべき状態／63　血液凝固能と硬膜外鎮痛／63　PCEAにおける投与方法／65　薬物の選択—局所麻酔薬とオピオイドの選択—／66　PCEAにおける実際の工夫—PCEA使用患者に対するケアの要点—／67　まとめ／68　Point／69

目次

3. 末梢神経投与　中本達夫 …………………………………… 70
はじめに／70　　PCRAの概念／70　　PCRAの実施方法／71
PCRA実施のコツ／77　　おわりに／78　　Point／79

4. くも膜下投与　渡辺昭彦 …………………………………… 80
はじめに／80　　くも膜下に投与してよい薬物／80　　くも膜下投与の施行方法(&コツ)／82　　まとめ／83　　Point／84

5. その他の部位　藤原祥裕 …………………………………… 85
はじめに／85　　フェンタニル・イオントフォレーシス経皮吸収システム／85　　皮下投与PCA／86　　経鼻投与PCA／86
PCAを用いた腹直筋鞘ブロック・腹横筋膜面ブロック・腸骨筋膜下ブロック／87　　創部カテーテル／90　　まとめ／91　　Point／93

第3章　各種薬物の特徴と使い方

1. 麻薬血中濃度の理論と実際　長田　理 …………………………………… 97
はじめに／97　　薬物動態・薬力学による合理的なivPCAとは／97　　薬物動態学：薬物血中濃度を予測する／98　　薬力学：体内濃度と薬物効果の関係／99　　フェンタニルとモルヒネの薬物動態／100　　実際の症例を解析する／103　　薬物動態シミュレーションの限界／105　　Point／106

2. 麻薬感受性の個人差　杉野繁一 …………………………………… 107
はじめに／107　　オピオイドの薬物動態学(PK)／薬力学(PD)／107　　臨床におけるオピオイド感受性の予測／108　　オピオイド感受性の個人差の遺伝的機序／108　　おわりに／110　　Point／113

3. モルヒネ　堀田訓久 …………………………………… 114
はじめに／114　　薬理作用／114　　作用発現の特徴と薬物動態／114　　PCAによるモルヒネの使い方／115　　副作用／118
筆者の施設における運用／119　　Point／121

4. フェンタニル　新山幸俊　‥‥‥‥‥‥‥‥‥‥‥‥‥‥‥‥122
はじめに／122　薬理／122　剤形／123　効果，効能／123　投与法／123　副作用／123　PCAにおけるフェンタニルの投与法／124　ivPCAの投与薬物の検討(フェンタニル vs モルヒネ)／126　おわりに／127　Point／129

5. ケタミン　北山眞任，廣田和美　‥‥‥‥‥‥‥‥‥‥‥‥130
はじめに／130　薬理／130　ケタミンの臨床的特徴／131　ケタミン研究に関する最新の知見—オピオイドと併用する背景—／132　ケタミンの使い方／133　低用量ケタミンの副作用／134　各施設のコツ／135　Point／138

6. NSAIDs，アセトアミノフェン，補助鎮痛薬　橘　信子　‥‥‥139
はじめに／139　非ステロイド性抗炎症薬(nonsteroidal anti-inflammatory drugs：NSAIDs)／139　アセトアミノフェン／142　鎮痛補助薬／142　Point／144

第4章　さまざまなPCAの実際

1. 開胸術後のPCEA　中山禎人　‥‥‥‥‥‥‥‥‥‥‥‥‥147
はじめに／147　開胸術後の痛みのターゲット／147　症例提示／147　薬物選択／148　設定／149　注意点／149　副作用対策／150　PCEA装置の開胸術後における活用法：応用編／150　Point／151

2. 心・大血管手術後のPCA　清野雄介，尾﨑　眞　‥‥‥‥‥152
はじめに／152　症例提示／152　開心術／152　大血管手術／155　集学的アプローチ／156　Point／157

3. 開腹術後のPCEA　早瀬　知　‥‥‥‥‥‥‥‥‥‥‥‥158
はじめに／158　症例提示／158　薬物選択／158　注意点／160　まとめ／161　Point／163

目次

4. 体幹手術後のPCA 柴田康之 …………………………………… 164
はじめに／164　症例提示／164　ivPCAの方法／164　経過／165　解説／165　まとめ／167　Point／168

5. 四肢手術後のPCA 白石美治 …………………………………… 169
はじめに／169　上肢手術後のPCA／169　症例提示／170　下肢手術後のPCA／171　症例提示／173　Point／174

6. 小児患者でのPCA 中山雅康 …………………………………… 175
はじめに／175　小児の疼痛に対する誤解／175　小児の痛みの表現と評価法／176　小児の疼痛管理法／176　小児でのPCAの適応／177　PCAの投与経路／178　薬液の選択／178　PCAの設定／178　副作用とその対策／179　Point／180

7. 意識障害患者でのPCA 髙橋正裕, 古家　仁 …………………… 181
はじめに／181　頭頸部手術におけるPCA／181　高齢者におけるPCA／182　まとめ／186　Point／186

8. 患者自己調節法による前投薬と鎮静 間宮敬子 ……………… 187
はじめに／187　術前の自己調節鎮静／187　ICUでの鎮静（patient-controlled sedation：PCS）／189　Point／191

9. 緩和医療でのPCA 水上奈穂美 ………………………………… 192
はじめに／192　症例提示1／192　症例提示2／192　癌の痛みの特徴／193　癌性疼痛におけるPCAの意義／193　PCAの実際／194　おわりに／196　Point／196

10. ペインクリニックでのPCA 山内正憲 ……………………… 197
はじめに／197　症例提示1／197　PCAの方法／197　経過／197　解説／197　まとめ／198　症例提示2／199　PCAの方法／199　経過／199　解説／199　まとめ／200　Point／200

11. **無痛分娩のための PCEA**　角倉弘行 ……………………………201
    はじめに／201　陣痛の機序／201　PCEAによる無痛分娩の歴史／201　PCEAによる無痛分娩の長所／202　PCEAによる無痛分娩の短所／202　PCEAによる無痛分娩の具体的方法／203　症例提示／204　Point／206

第5章　役割分担と展望

1. **わが国の状況と変遷**　小野晃市，川真田樹人 ……………………209
    はじめに／209　PCAの現状／209　わが国におけるPCAの問題点／212　PCA導入，体制確立に際しての問題点／212　PCAの普及に向けた方策／214　おわりに／215　Point／216

2. **チームアプローチによる PCA**　飯嶋哲也 ……………………………217
    はじめに／217　チーム医療，スキルミクス，そしてPCA／217　多職種間のコミュニケーション／218　共感的コミュニケーション／218　主治医の役割／219　麻酔科医の役割／220　看護師の役割／220　薬剤師の役割／221　臨床工学技士の役割／222　おわりに／222　Point／223

3. **看護師の役割**　須山郁子 ………………………………………………224
    はじめに／224　PCA施行患者の痛みのアセスメント／224　PCAを施行する患者への教育／225　PCA施行中の安全管理／228　Point／229

4. **薬剤師の役割**　鈴木良雄 ………………………………………………230
    はじめに／230　薬剤師による調製業務／230　学会発表から／232　薬剤師によるチェック業務の拡大／234　まとめ／235　Point／235

5. **臨床工学技士の果たす役割**　佐藤健治 ………………………………236
    はじめに／236　臨床工学技師とは／236　臨床工学技士によるPCAポンプ管理／236　まとめ／241　Point／242

目次

6. 保険点数 岩瀬良範 ··· 243
はじめに／243　保険診療の原則／243　特掲診療料（手技料），薬剤料／244　日本麻酔科学会の"術後疼痛管理料"要望／249　おわりに／249　Point／249

7. 進化する PCA 澤田敦史 ··· 250
はじめに／250　PCA に関する最近の論文／250　PCA の臨床に役立つウェブサイトの紹介／254　まとめ／254　Point／255

PCA あとがきに寄せて：PCA ことはじめ，そして周術期管理チーム 落合亮一 ····· 257
はじめに／257　教育の充実／258　多職種による連携／258　そして，周術期管理チームの役目／259　おわりに／260

■ ミニレクチャー

PCA を使っているのに痛みが強い場合 飯嶋哲也 ····················· 263
長期硬膜外留置の注意点 古瀬晋吾 ································ 264
夜間にアラームが頻回に鳴る場合 高木俊一 ························ 265
吐き気が強い場合 水上奈穂美 ···································· 267
痒みの強いとき 関山裕詩 ·· 269
眠気が強い場合・呼吸抑制対策 若崎るみ枝，比嘉和夫 ·············· 271
尿閉がある場合 佐々木英昭 ······································ 273
術後鎮痛や PCA についての学会・研究会の紹介 佐藤可奈子 ········ 275
アメリカの使用例 平田直之 ······································ 277
カナダの使用例 間宮敬子 ·· 279
フィンランドの使用例 新谷知久 ·································· 280
中国の使用例 周　静，孟　凌新 ·································· 281

用語の解説 水口亜紀 ··· 283

索　引 ··· 291

第1章
総　論

1 PCAの概念と優位性

はじめに

警告の意味を失った痛みは生体にとっては有害なものであり，除去することで患者のQOLを向上させる．鎮痛法としては，投与薬剤，投与経路，投与方法のそれぞれにおいてさまざまな組み合わせが用いられるが，最近は投与方法としてPCAが注目されている．本項ではPCAへの理解をより深めるために，まずPCAの概念，歴史を概説し，その優位性について考えてみたい．

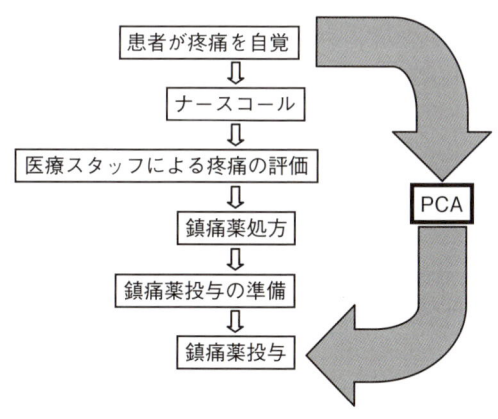

図1 PCAの概念

PCAの概念

PCAとは，患者が必要であると感じたときに，患者本人の判断で，オピオイドや局所麻酔薬などの鎮痛薬をあらかじめ設定された一定量投与する方法のことである．従来の鎮痛法では，患者が疼痛を自覚してから実際に鎮痛薬の投与を受けるまでに，ナースコールを押して看護師を呼ぶ，医療スタッフによって疼痛が評価される，鎮痛薬が処方される，鎮痛薬投与の準備がされる，などの多くのステップを経る必要があった（図1）．患者が疼痛を自覚してから，実際に鎮痛薬が投与されるまでに時間がかかるため，その間患者は疼痛に耐えなければならない．これに対してPCAは，患者が疼痛を自覚するとダイレクトに鎮痛薬の投与へとバイパスすることができる鎮痛法である．患者が痛みを感じたとき，あるいはこれから痛みが出るであろうと予想されるときに，すぐに鎮痛薬を投与することを可能とする．鎮痛薬の必要量には各患者でばらつきがあるが，患者本人が自分で痛

表1 PCAの歴史

1954年	Fuchs	亜酸化窒素による患者自己鎮痛法を紹介
1963年	Roe	少量のオピオイド静脈内投与による鎮痛法を報告
1968年	Sechzer	初めてオピオイドの少量静脈内投与によるPCAを報告（現在のivPCAの原形）
1971年	Sechzer	機械を用いたivPCAシステムを報告
1976年	Evansら	最初のPCA専用の機械を開発（"Cardiff Palliator"として市販）
1980年	Austinら	MEAC，MCPという概念を提唱
		↓
		ivPCAの概念ができあがった
1985年	Sjostromら	麻薬によるPCEAを報告
1988年	Gamblingら	局所麻酔薬によるPCEAを報告

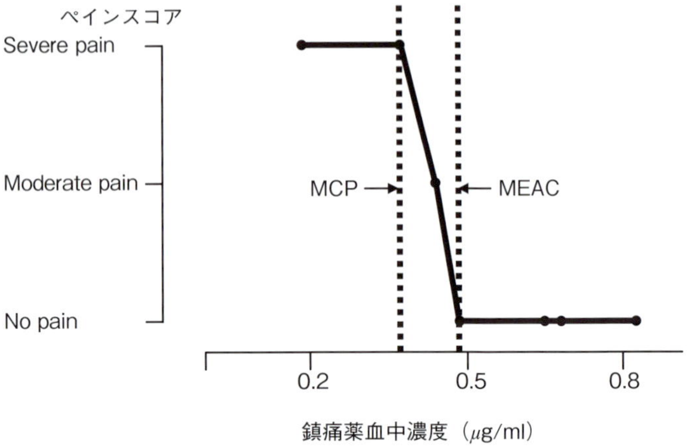

図2　典型的な鎮痛薬血中濃度と効果の関係

MCP：maximum concentration with severe pain, MEAC：minimum effective analgesic concentration
（Austin KL, Stapleton JV, Mather LE. Relationship between blood meperidine concentrations and analgesic response：a preliminary report. Anesthesiology 1980；53：460-6より改変引用）

みをコントロールできることから，ばらつきに左右されない良い鎮痛法であると考えられ，現在では術後痛，癌性疼痛から無痛分娩にまで広く使用されている。

PCAの歴史 (表1)

1954年Fuchs[1]が亜酸化窒素による患者自己鎮痛法を紹介している。その後，1963年にRoe[2]が従来のオピオイド筋肉内投与による鎮痛よりも，少量のオピオイド静脈内投与のほうが良好な鎮痛が得られることを報告した。そして1968年にSechzer[3]が，初めてオピオイドの少量静脈内投与によるPCAを報告した。現在のivPCAの原型であり，痛みを感じた術後患者がボタンを押すと，看護師が少量のオピオイドを静脈内投与するという鎮痛薬要求システム（原文では"analgesic-demand system"）であった。これによって痛みを客観的に評価することができ，鎮痛薬の効果の評価に役立つというのが論文の主旨であったが，このシステムにより良好な鎮痛が得られ，さらに鎮痛薬の使用量は比較的少なかったと報告している。しかしこの方法は，看護師が24時間患者のそばにいる必要があり，現実的には大きな問題があった。そこでSechzer[4]は1971年に器械を用いたivPCAシステムの報告を行い，1976年にはEvansら[5]が最初のPCA専用の器械を開発し，"Cardiff Palliator"の名で市販された。その後，さまざまな改良が加えられ，現在のコンピュータ制御のPCAポンプへと発展してきたのである。

また，Austinら[6]は1980年に，鎮痛を得る最小血中濃度（minimum effective analgesic concentration：MEAC），痛みがある状況での最大血中濃度（maximum concentration with severe pain：MCP）という概念を提唱した（図2）。それ以前はオピオイド筋肉内投与による鎮痛が一般的であったが，その鎮痛効果に個人差が見られるのは鎮痛薬の吸収の差によるのだろうと考えられていた。しかし，Austinらは9名の外科手術後患者にメペリジンを間歇的に筋肉内投与して血中濃度と痛みの関係性を調べ，MEAC，MCPには個人差が大きいことを見出した。また，MCPとMEACは非常に近接しており，MCPから少量の鎮痛薬を投与することで容易にMEACに達することを報告した。

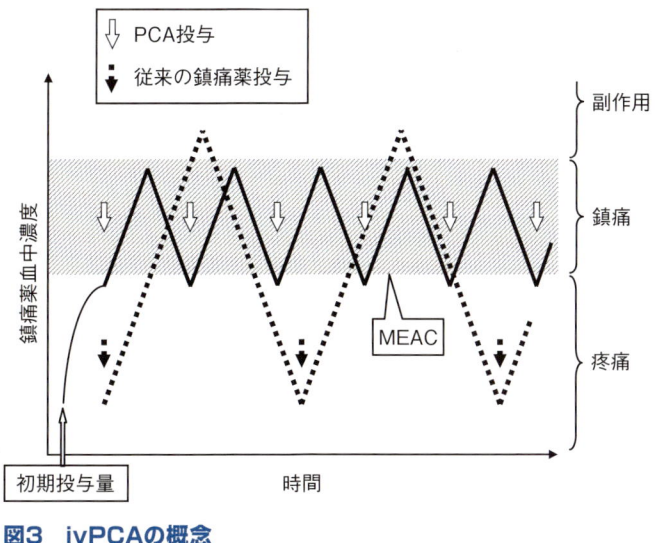

図3 ivPCAの概念
(Grass JA. Patient-controlled analgesia. Anesth Analg 2005 ; 101 : S44-61より改変引用)

さらに，鎮痛効果を安全に維持するためにはこのMEACを維持し，ピーク値とトラフ値がMEACから大きく外れないことが重要であることが提唱された[7]。こうして，図3に示すように血中濃度をある程度一定に保つ，少量頻回の鎮痛薬静脈内投与によるivPCAの概念ができあがった[8]。

PCAの発展に伴って硬膜外鎮痛にも応用され，1985年にはSjostromら[9]がオピオイドによるpatient-controlled epidural analgesia (PCEA) について報告している。1988年にはGamblingら[10]が分娩時の疼痛に対して，局所麻酔薬による従来の持続硬膜外鎮痛法とPCEAを無作為プラセボ対照試験で比較している。その研究では，鎮痛効果は両群で差がなかったが，局所麻酔薬の総投与量はPCEA群で有意に少なく，患者の満足度ではPCEA群が優れていた。その結果，PCEAは安全で有効な鎮痛法とされ，その後PCEAもivPCA同様，広く用いられるようになってきている。

PCAの設定

PCA開始時は，初期投与量，持続投与量，1回投与量，ロックアウト時間，単位時間あたりの総投与回数の制限を設定する。

初期投与量は，鎮痛薬血中濃度をMEACまで到達させるのに必要な量であり，患者本人ではなく医師が投与する。痛みがある場合は，それが消えるまで注意深く鎮痛薬を投与する。手術終了間際など，現在の痛みが評価できない場合は，経験上必要と思われる量を投与する。しかし，痛みに対する感受性，鎮痛薬に対する感受性は各患者において異なるため，手術手技，術中使用麻酔薬，患者の状態などを考え合わせ，回復室など十分な監視のもとで少量から始め，鎮痛が得られるまでタイトレーションする必要がある。十分な初期投与量によって鎮痛薬血中濃度をMEAC近くにしておくことで，少量の1回投与量で容易に鎮痛薬血中濃度がMEACを超え，十分な鎮痛を安全に与えることが可能となる（図3）。

持続投与量は，患者が要求しなくても持続的

表2 代表的なオピオイドを用いたivPCAの設定例

オピオイド	1回投与量	ロックアウト時間	持続投与量*
モルヒネ	1～2 mg	6～10分	0～2 mg/時
フェンタニル	20～50 μg	5～10分	0～60 μg/時
メペリジン	10～20 mg	6～10分	0～20 mg/時
トラマドール	10～20 mg	6～10分	0～20 mg/時

＊：持続投与は，初期設定では推奨されない。
(Grass JA. Patient-controlled analgesia. Anesth Analg 2005；101：S44-61より改変引用)

に投与される鎮痛薬の量である。鎮痛薬の血中濃度が一定に保たれることから，1回投与量によって容易にMEACに到達できるという考えである。しかし，安全面からは疑問の余地がある。ivPCAの安全性の基本的概念としては，過量投与になって患者が鎮静されると患者からのリクエストがなくなるためそれ以上の投与は行われず，過度の副作用が生じないという負のフィードバックがかかることである[8]。持続投与を併用すると，この負のフィードバック機構を妨げることになり，過量投与になる可能性がある。持続投与を併用するか否かについては多くの研究がなされてきた。Bairdら[11]はオピオイドによるivPCAに持続投与を併用すると，呼吸抑制がしばしば起こると報告している。ほかにも，持続投与併用によって副作用が増えるとする報告はいくつかあるが，ivPCAに持続投与を併用しても鎮痛効果に差は見られないとしている。もっとも大規模な研究は1991年のParkerら[12]の報告であり，230名の経腹的子宮全摘術後患者において，術後72時間のモルヒネによるivPCAでの持続投与の併用について検討した。患者は無作為に4群に分けられ，それぞれ通常のモルヒネivPCAに加え，モルヒネの持続投与を0, 0.5, 1.0, 2.0 mg/時で行った。その結果，患者のPCA要求回数，PCA投与量，鎮痛レベルには，各群間に有意差は見られなかった。モルヒネ総投与量は2.0 mg/時群で有意に多かったが，嘔気・嘔吐，瘙痒感や過鎮静などの副作用の発生率に有意差は見られなかった。しかし，70歳以上あるいはASAのphysical status III以上の患者の場合，モルヒ

ネ必要量が有意に減少していたにもかかわらず，過鎮静などの副作用は有意に多かった。これらの結果より，モルヒネivPCAにおける持続投与の併用は，鎮痛レベルには差がなく，ivPCAの安全性を損なう可能性があると考えられ，ivPCAには持続投与を設定しないのが最近の考え方である[13]。

1回投与量とは，患者の要求に応じて投与される鎮痛薬の量であり，これが患者の満足度に大きく関係する。1回投与量を少量にしたほうが安全で，MEAC付近のタイトレーションには都合が良いが，その場合，痛みを感じた患者は何度もPCAボタンを押す必要が生じる。何度も押しているのにもかかわらず鎮痛が得られなければ，患者は諦めてPCAに期待しなくなり，疼痛コントロール不良となる可能性がある[14]。PCAを成功させるためには，1回の投与でMEACを超えて鎮痛が得られるような1回投与量を設定する必要がある[14]。1回投与量が多くなると，過量投与になって副作用が生じるので，各オピオイドにおいてそれぞれ適切な投与量設定をするべきである[8]。代表的なオピオイドによるivPCAの基本的な設定例を表2に示す。

ロックアウト時間は，患者自身の要求による1回投与量の投与が行われてから，次の要求が有効になるまでの時間のことである。ロックアウト時間が過ぎるまでは，患者がボタンを押しても次の1回投与量は投与されず，過量投与を防ぐことができる。痛みがあればいつでも薬物が注入できる，という安心感を患者が得られることがPCAの優れた点の一つであり，それを

表3　ivPCAと従来の鎮痛法の比較

	イベント発生率 ivPCA Control	発生数/総患者数 ivPCA Control	Relative risk (95% confidence interval)	NNT (95% confidence interval)
患者満足度	82.6%　79.3%	95/115　92/116	1.04 (0.92〜1.18)	30 (7.5〜15)
次回も希望するか？	89.7%　65.8%	148/165　123/187	1.41 (1.11〜1.80)	4.2 (3.1〜6.4)
追加鎮痛薬不要	98.4%　74.6%	61/62　47/63	1.32 (1.14〜1.53)	4.2 (2.9〜7.9)
呼吸器合併症予防	100%　93.3%	77/77　70/75	1.07 (1.01〜1.14)	15 (8.1〜98)

Control：同じオピオイドの筋肉内投与，静脈内投与，皮下投与など。
NNT：Numbers needed to treat（処置を必要とした人数）。
(Walder B, Schafer M, Henzi I, et al. Efficacy and safety of patient-controlled opioid analgesia for acute postoperative pain. A quantitative systematic review. Acta Anaesthesiol Scand 2001; 45: 795-804より改変引用)

確保するための"空打ち"は何度でも容認されるべきである[13]。そのためにも，安全確保のロックアウト設定は重要である。理論的には，使用する薬物の薬物動態を考慮し，おのおのの鎮痛薬の投与後に最大効果が得られるまでの時間よりもやや長めに設定する。

単位時間あたりの総投与回数の制限は，ロックアウト時間で決定される単位時間あたりの投与回数の制限よりも，さらに総投与回数，総投与量を制限する必要がある場合に設定する安全設定である。たとえば，ロックアウト時間を5分と短めに設定した場合には，1時間に最大13回の投与が可能となる。1回投与量との積で考えた場合に，明らかに多すぎる投与量にならないように，設定が必要な場合がある。実際には，ロックアウト時間から計算される単位時間あたりの投与可能回数よりも，少なめに設定される。しかし，この設定が必要であるかどうかは議論の分かれるところである。この設定により安全性が増したとするデータはなく，この制限に達するまで要求を繰り返した患者においては，さらなる鎮痛薬が必要である場合が多いと考えられるからである[8]。

投与経路としては，一般的な静脈内投与，硬膜外投与のほか，皮下投与やくも膜下投与などがある。また最近では，末梢神経ブロックが注目され，末梢神経への投与も増えてきている。それぞれに利点，欠点があり，またそれぞれに合った適切な薬物を選択する必要がある。詳細は第2章を参考にされたい。

PCAの有効性と安全性

Walderら[15]は2001年に，1982年から1999年に発表された32編の論文を解析した総説を発表している。それによると，従来の鎮痛法に比べてivPCAのほうが総合的な鎮痛効果，患者の満足度は優れているが，鎮痛薬総使用量には差がなく，また，入院期間に有意差は見られなかったとしている。麻薬関連の副作用発現率にも差がなく，ivPCAでは1.6%に呼吸数低下，15.2%に酸素飽和度の低下（$Sp_{O_2} < 90\%$）が見られた。呼吸器合併症はivPCAで少なかったとしている（表3）。

Hudcovaら[16]が2006年に発表したメタ解析によると，従来の鎮痛法と比較してivPCAによって若干良い鎮痛効果とより高い患者満足度が得られた。今までのメタ解析と異なり，麻薬総使用量はivPCA群で多く，それに伴って瘙痒感の副作用が多かったが，他の副作用発生率には差がなかった。また，入院期間にも有意差は見られなかった。

表4　PCAの利点
・痛みに対してすぐに鎮痛薬を投与できる
・自分で好きなときに投与できる
・自分で痛みをコントロールできる
・細やかな投与量の調節が可能
・看護師の仕事を減らす
・鎮痛薬使用状況の記録が残る

表5　PCAの欠点
・PCA専用ポンプが必要
・コストがかかる
・PCAポンプの取り扱いに慣れが必要
・点滴など投与回路が必要（身体の自由が制限される）
・患者によっては，身体的，精神的理由によりPCAポンプが使えない場合がある
・過量投与および過少投与のリスクがある

PCAの利点と欠点

　PCAの利点（表4）は，まず痛みに対してすぐに鎮痛薬を投与できるという点である。看護師を呼んで痛みを訴え，鎮痛薬が処方された後ようやく鎮痛処置が受けられる従来の鎮痛法と比べ，迅速で良好な鎮痛効果が得られる。患者本人が痛みをコントロールできるため，患者の満足度は高い。体位変換や離床時，創処置やリハビリテーション時など，これから疼痛が増すことが予想される場合に事前に投与することもできる。また，少量の鎮痛薬を頻回投与することになるので，より細やかな疼痛コントロールが可能となる。さらに，看護師を呼ばなくてもよいため看護師の負担が減る。患者からすれば，遠慮して疼痛を我慢するといった必要はなくなる。

　最近のPCAポンプでは，要求回数，鎮痛薬総投与量，無効要求回数などの鎮痛薬使用状況の記録が残るので，それらをフィードバックしたより良い疼痛管理を行うことが可能である。

　一方，PCAの欠点（表5）としては，PCA専用のポンプが必要となるので，コストがかかる。また，その器械の取り扱いに医療従事者が習熟しなくてはならないので，導入に際して労力と時間がかかる。同時に，器械あるいは点滴ラインのトラブルによる誤投与（過量投与，過少投与）が起こりうる。投与経路として必要な点滴などのために身体の自由が制限される場合がある。患者によっては，身体的，精神的理由により，PCAポンプが使えない場合もありうる。外傷や麻痺などで身体的にPCAボタンを押すことが不可能な場合，認知症や精神疾患のためにPCAボタンを操作できない場合，人工呼吸中などで鎮静されている患者の場合にもPCAの有用性は発揮されにくい。また，設定の間違いによる過量投与のリスクは常にある。反対に，過量投与を恐れるあまりに投与量設定を少なくしすぎることによる過少投与のリスクもある。さらに，持続投与を併用していない場合にはPCAでは患者が眠ってしまうと要求がなくなり，鎮痛薬がまったく投与されないため，患者は痛みによって目覚めるという状況も起こりうる。

　以上のようなPCAの概念と利点，欠点をよく理解したうえで，薬物と投与経路を選択すれば，患者にとっても医療提供側にとっても理想的な鎮痛が得られることが期待される。

文献

1) Fuchs E. Patient-controlled central analgesia with nitrous oxide. Zahnarztl Welt 1954 ; 9 : 203-7.
2) Roe BB. Are postoperative narcotics necessary? Arch Surg 1963 ; 87 : 912-5.
3) Sechzer PH. Objective measurement of pain. Anesthesiology 1968 ; 29 : 209.
4) Sechzer PH. Studies in pain with the analgesic-demand system. Anesth Analg 1971 ; 50 : 1-10.
5) Evans JM, Rosen M, MacCarthy J, et al. Apparatus for patient-controlled administration of intravenous narcotics during labour. Lancet 1976 ; 1 : 17-8.
6) Austin KL, Stapleton JV, Mather LE. Relationship between blood meperidine concentrations

and analgesic response : A preliminary report. Anesthesiology 1980 ; 53 : 460-66.
7) Ferrante FM, Covino BG. Patient-controlled analgesia : a historical perspective. In : Ferrante FM, Ostheimer GW, Covino BG, editors. Patient-controlled analgesia. Boston : Blackwell Scientific Publications ; 1990. p.3-9.
8) Grass JA. Patient-controlled analgesia. Anesth Analg 2005 ; 101 : S44-61.
9) Sjostrom S, Tamsen A, Hartvig P. Patient controlled analgesia with epidural opiates : A preliminary report. In : Harmer H, Rosen M, Vickers MD, editors. Patient controlled analgesia. Boston : Oxford Blackwell Scientific Publication ; 1985. p.156-9.
10) Gambling DR, Yu P, Cole C, et al. A comparative study of patient controlled epidural analgesia (PCEA) and continuous infusion epidural analgesia (CIEA) during labour. Can J Anaesth 1988 ; 35 : 249-54.
11) Baird MB, Schug SA. Safety aspects of postoperative pain relief. Pain Digest 1996 ; 6 : 219-25.
12) Parker RK, Holtmann B, White PF. Patient-controlled analgesia. Does a concurrent opioid infusion improve pain management after surgery? JAMA 1991 ; 266 : 1947-52.
13) 横山正尚. モルヒネ IV PCA. 日臨麻会誌 2010 ; 30 : 13-22.
14) Owen H, Plummer JL, Armstrong I, et al. Variables of patient controlled analgesia : I. Bolus size. Anaesthesia 1989 ; 44 : 7-10.
15) Walder B, Schafer M, Henzi I, et al. Efficacy and safety of patient-controlled opioid analgesia for acute postoperative pain : A quantitative systematic review. Acta Anaesthesiol Scand 2001 ; 45 : 795-804.
16) Hudcova J, McNicol ED, Quah CS, et al. Patient controlled opioid analgesia versus conventional opioid analgesia for postoperative pain. Cochrane Database Syst Rev 2006 ; 4 : CD003348.

(中塚　秀輝，前島　亨一郎)

Point

① PCA には 50 年以上の歴史があり，術後痛，癌性疼痛，無痛分娩などに広く使用されている。
② 痛みのある最大血中濃度（maximum concentration with severe pain : MCP）に少量の鎮痛薬を投与することで，鎮痛を得る最小血中濃度（minimum effective analgesic concentration : MEAC）に達する，という概念が重要である。
③ 初期投与量，持続投与量，1 回投与量，ロックアウト時間，単位時間あたりの総投与回数の制限を設定する。
④ PCA の利点と欠点を理解して，適切な薬物と投与経路を選択することで，患者と医療従事者の双方に理想的な鎮痛方法となる。

2 PCAにかかわるコスト

はじめに

　PCAによる疼痛管理には，さまざまなコストがかかる．電動式PCAポンプなど機器に関連したもの，ディスポーザブルポンプや消耗品などの材料費，薬剤費，人件費などである．一方，病院がそのコストを充填するために使うことができる資金は，診療報酬によって得ることになる．そのため，病院経営のことを考慮すると，医療サービスを無制限に提供することはできない．PCAによる疼痛緩和を継続するためには，コストと収入のバランスをとることができるように施行する必要がある．なお，本項における診療報酬制度や点数などは，2010年4月現在のものである．

PCAを使用した鎮痛法に対する診療報酬

　日本は国民皆保険制度となっており，医療保険が適用される保険診療と，全額患者の自己負担となる自由診療の併用である混合診療は原則的に禁止されている．このため，医療機関におけるあらゆる診療行為は，基本的に医療保険の範囲内で行われる．

1 保険制度の概要
1）日本の医療制度

　医療保険の概要を図1に示す．医療機関が診療行為を行った際には，患者からの一部負担金と，保険によって支払われる診療報酬をもって収入とし，診療行為にかかる費用に充てる．医療機関は，審査支払機構に診療報酬の請求を行

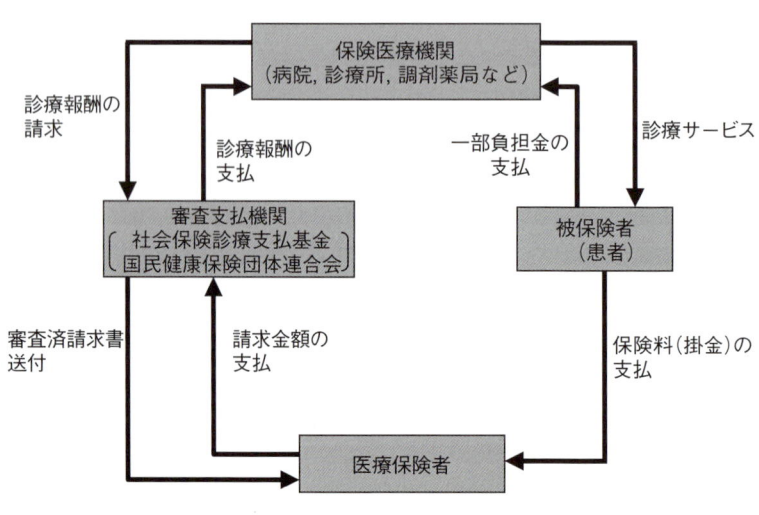

図1　医療保険制度

第1章 総論

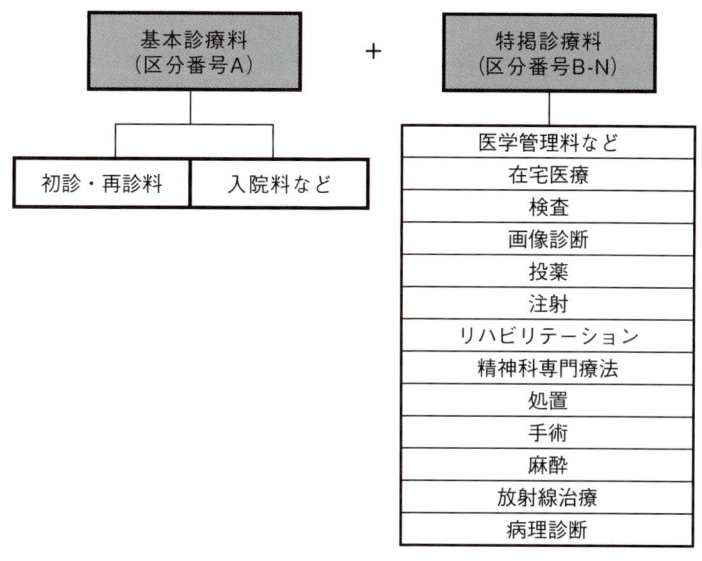

図2 診療報酬

い，審査が済むと支払機関から医療保険者に請求書が送られ，患者が支払った一部負担金を差し引いた額が支払機関を通して医療機関に支払われる。

2) 診療報酬

診療報酬とは，社会保険制度の中で医療費を予測し，コントロールするために定められた各診療行為の価格のことであり，すべての診療サービスに対して定められている。その額は，社会保険診療報酬点数表によって点数化されており，1点10円として計算される。基本的な診療報酬は，"基本診療料＋特掲診療料"である（図2）。基本診療料は診療の際には必ず発生するもので，外来であれば初診料や再診料など，入院であれば入院基本料という1日の基本料金がかかる。これに画像検査や注射，処置が行われると，そのつど，特掲診療料が出来高で積み上げられていく。この基本診療料や特掲診療料の中に細かい点数が規定されており，さらに加算なども算定できる。特掲診療料のうち，PCAに関連した項目としては，入院の場合は，注射，麻酔が挙げられる。注射，麻酔による診療報酬算定の仕組みを図3に示す。

a. 注射料の算定

注射料は，注射の手技による注射実施料と，抗悪性腫瘍薬などのための無菌製剤に関する無菌製剤処理料，さらに，薬剤料や特定保険材料について算定できる。ただし，皮下注，筋注，静注の注射実施料は，入院中の患者には算定できない。精密持続点滴注射を行った場合には，80点/日を加算する。なお，精密持続点滴注射とは，皮下を含む体内に，30ml/時以下の速度で薬物を注入することをいう。注射料はDPC（diagnosis procedure combination）包括の対象となる。

b. 麻酔に関連する特掲診療料

麻酔に関連する特掲診療料は，麻酔料または神経ブロック料と，薬剤料，特定保険材料料として算定される。その概要と区分を図4に示す。このうち，PCAに関連するのは，麻酔料の中の硬膜外麻酔後における局所麻酔薬の持続的注入と，神経ブロック料の硬膜外ブロックにおける麻酔薬の持続注入である。その他の投与経路については，診療報酬を請求することはできない。なお，麻酔に関連する特掲診療料はDPCの包括外であるため，出来高となる。

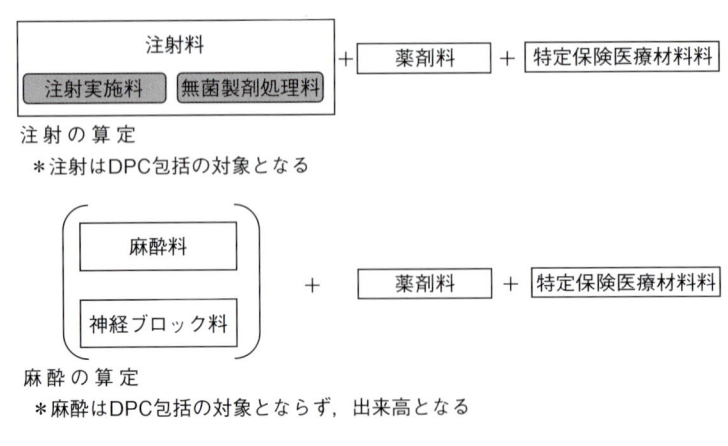

図3 注射・麻酔に関連した診療報酬

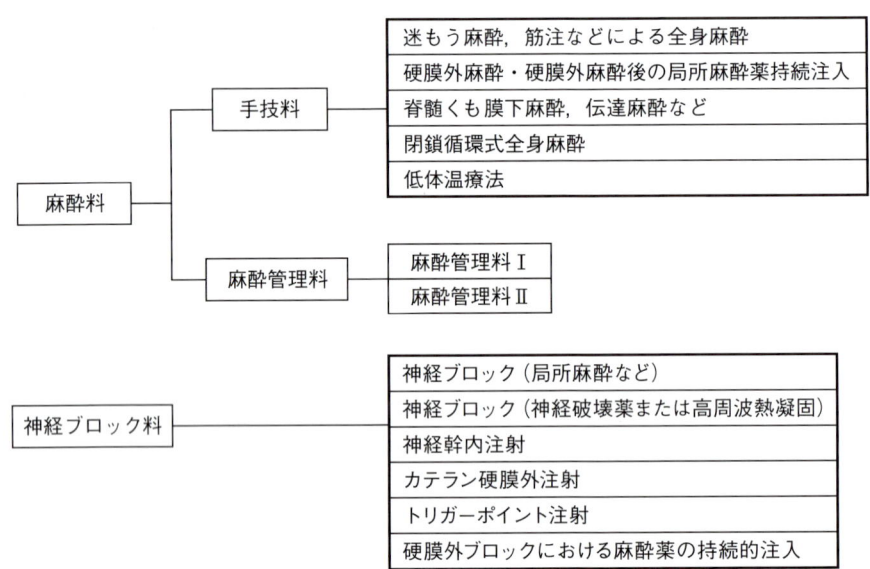

図4 麻酔に関連した特掲診療料の概要

c. 注射・麻酔系材料の材料価格基準

保険診療に用いられる医療機器，材料のうち，特定保険医療材料として認められたものは，材料価格基準に応じて，材料費を別途算定することができる。ただし，薬事法上承認または認証された使用目的以外に用いた場合は算定できない。一方，特定保険医療材料として認められていない材料費は，手技料などの点数内に含まれているため，別途算定はできない。さらに，保険医療材料を患者に持参させる，または購入させることは認められていない。PCAに関連して請求できる特定保険医療材料は，携帯型ディスポーザブルPCA用装置と，携帯型ディスポーザブル注入ポンプ（一体型）の2つである。この携帯型ディスポーザブルPCA用装置は，表1のように定義されている。いずれも，ディスポーザブルの装置に対するものである。

d. 薬剤料

薬剤料は，厚生労働省が定めた薬価基準に応じて支払われる。ただし，薬物を適用外使用し

表1 材料価格基準と定義

携帯型ディスポーザブルPCA用装置　1,290円
〔1〕薬事法承認または認証上，類別が"機械器具(74)医薬品注入器"であって，一般的名称が"加圧式医薬品注入器"であること．
〔2〕疼痛管理を目的として使用される携帯型ディスポーザブルPCA用装置である．
〔3〕PCAラインに接続し使用される装置であって，投与に必要な薬物を一定量貯留するリザーバーを有し，疼痛時に1回の操作により1回分の薬液を投与できる機能を有するものであり，かつ流出するものである．

携帯型ディスポーザブル注入ポンプ
〔1〕
　① 薬事法承認または認証上，類別が"機械器具(74)医薬品注入器"であって，一般的名称が"加圧式医薬品注入器"である
　② 疼痛管理を目的として使用される
〔2〕構造により一般型と一体型に区分する．
　① 一般型　3,510円
　　(ア) 薬液充填部分がバルーン型または大気圧型であって，ディスポーザブルタイプである
　　(イ) 携帯型ディスポーザブルPCA用装置に接続し，使用するものである
　　(ウ) 流速の変更が行えない構造になっている
　② 一体型　2,650円
　　(ア) 薬物充填部分がバルーン型である
　　(イ) 携帯型ディスポーザブルPCA用装置および注入ポンプが一体となっている
　　(ウ) 携帯型ディスポーザブルPCA用装置および注入ポンプがディスポーザブルである
　　(エ) 流速の変更が行えない構造になっている

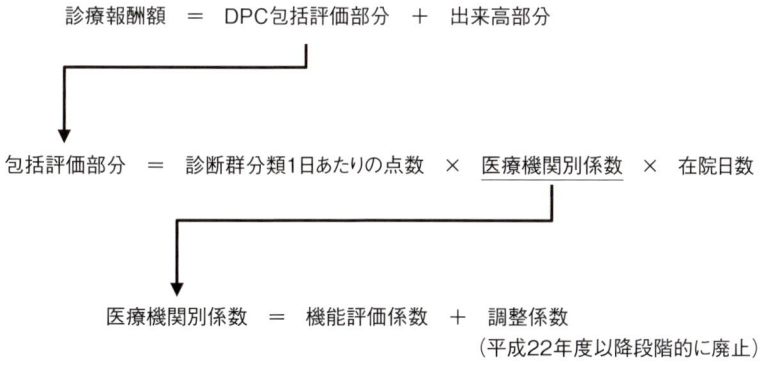

図5　DPCにおける診療報酬の算定方法

た場合に保険を給付するかどうかの判断については，基本的には，①保険診療では健康保険法，保険医療機関および保険医療養担当規則などの規定により，薬価基準に収載された医薬品しか使用できない，②添付文書に記載された効能・効果，用法・用量の範囲でしか使用できない，ということを原則としているため，各自治体の支払機関の審査に委ねられているのが現状である．

3) diagnosis procedure combination (DPC)

2003年4月から始まった，一般病棟の入院医療を対象とした包括支払方式のことであり，疾病名と手技の組み合わせによって診断群分類ごとに点数が設定されている．診断群分類は，入院期間中に医療資源をもっとも投入した傷病名と，手術，処置，化学療法などの診療行為の組み合わせによって分類されている．DPCでは，診断群分類を在院日数に応じて3段階に分類し，それぞれに1日あたりの包括点数を設定している．包括点数内には，入院基本料，検査，画像診断，投薬，注射，1,000点未満の処置，病理標本作製料が含まれている．一方，手術，

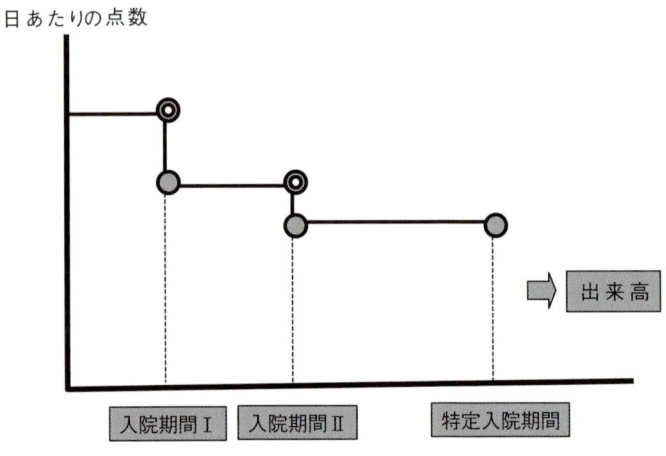

図6　在院日数に応じた逓減制

入院期間Ⅰ：各DPCにおける25%相当の日数
入院期間Ⅱ：各DPCにおける平均在院日数
特定入院期間：各DPCにおける平均在院日数＋2×標準偏差
　DPCでは，診断群分類と在院日数に応じた診療報酬が設定されている。
在院日数が延びると診療報酬は減額される。

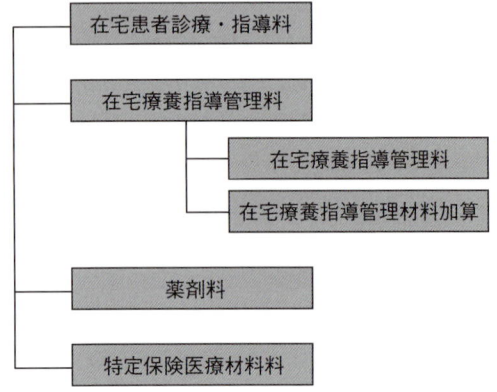

図7　在宅医療における算定項目

　在宅医療における診療報酬は，これらの合計点数で算定される。

麻酔，放射線治療，医学管理，リハビリテーション，精神専門療法，病理診断・判断料，1,000点以上の処置，内視鏡検査などは，出来高で算定できる。図5にDPCの算定方法を示す。診断群分類ごとの点数はDPCを採用する病院で共通だが，医療機関別係数は病院ごとに異なる。DPC包括評価における1日あたりの点数は，3段階の逓減制となっており，特定入院期間を過ぎると出来高となる（図6）。DPC包括評価の下では，平均在院日数は短縮できたほうが，診療報酬上有利である。

4）在宅医療におけるPCA使用時の診療報酬

　在宅医療の診療報酬は，特掲診察料に含まれている。在宅医療にかかる費用算定の概要を図7に示す。在宅医療の費用は，これらを合計した点数によって算定される。
　在宅診療の構成を図8に示す。在宅診療では，計画的に診療を行うかどうか，月に何回以上訪問を行うのか，ターミナルかどうか，居宅か特定施設（特別養護老人ホームなど）かにより，算定できる診療報酬が異なる。在宅医療におけるPCA使用を想定した算定例を示す（表2）。例1は，不定期訪問を想定している。計画的に訪問すると，例2のように，在宅患者訪問診療料の算定が可能となる。例3は，在宅末期医療総合診療料を算定した場合である。在宅末期医療総合診療料は，在宅療養支援診療所または在宅療養支援病院において，在宅での療養を行っている末期の悪性腫瘍の患者であって通院が困難なものに対して，その同意を得て，計画的な医学管理の下に総合的な医療を提供した場合に，週単位で算定する。この場合，診療施設は24時間対応，緊急入院対応が必要であり，週4日以上訪問診療，または訪問看護を行う必要がある。診療にかかる費用は，すべて所定点数内

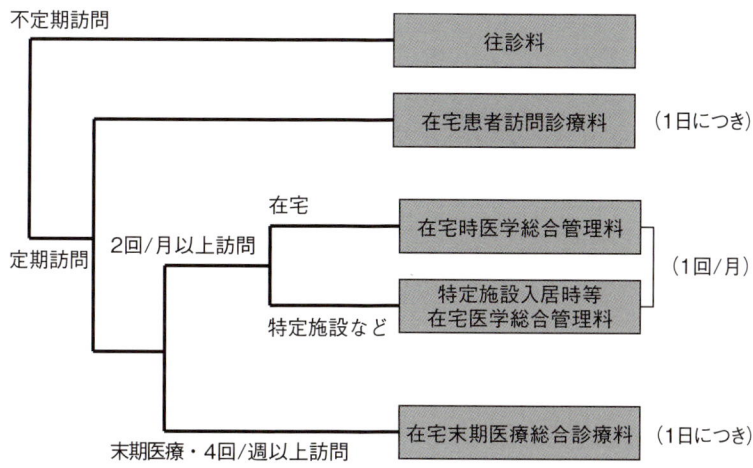

図8 在宅診療の構成

表2 在宅における診療報酬算定例（電動式ポンプ使用時）

項目	点数	算定回数	合計点数
例1　不定期に訪問した場合			
在宅悪性腫瘍患者指導管理料	1,500	1	1,500
注入ポンプ加算	1,250	1	1,250
			2,750
例2　1回/週訪問診療を実施した場合			
在宅時医学総合管理料（1回/月）	4,200	1	4,200
在宅患者訪問診療料（/日）	830	4	3,320
在宅悪性腫瘍患者指導管理料	1,500	1	1,500
注入ポンプ加算	1,250	1	1,250
※在宅療養支援診療所または在宅療養支援病院の場合			10,270
例3　4回/週以上訪問診療または訪問看護を実施した場合（2週間）			
在宅末期医療総合診療料	1,495	14	20,930
※その他の診療報酬は算定不可			

に含まれ，ほかの診療報酬は算定できない。

在宅における疼痛管理に対して，算定できる管理料と加算は次のとおりである。

a. 在宅悪性腫瘍患者指導管理料

末期の悪性腫瘍患者で持続性の疼痛があり，鎮痛薬の経口投与では疼痛が改善しないため，注射による鎮痛薬注入が必要な患者に対して算定する。2010年4月現在に算定可能な薬物を表3に示す。このうち，モルヒネ，フェンタニル，オキシコドンは，薬液が取り出せない構造で患者などが注入速度を変えることができない連続注入器などに，必要に応じて生理食塩液などで希釈のうえ充填して使用した場合に算定できる。電動式 PCA ポンプを使用する際も算定

表3 在宅で算定可能な鎮痛薬（2010年4月）

オピオイド
　ブプレノルフィン
　ブトルファノール
　塩酸モルヒネ
　クエン酸フェンタニル
　複方オキシコドン
NSAIDs
　フルルビプロフェン

できる。
b. 注入ポンプ加算
　在宅で悪性腫瘍の鎮痛療法を行っている末期の悪性腫瘍の患者に対して注入ポンプを使用した際に，月1回加算する。電動式PCAポンプにおいても加算できる。
c. 携帯型ディスポーザブルポンプ加算
　在宅における鎮痛療法を行っている末期の悪性腫瘍患者に対し，携帯型ディスポーザブル注入ポンプを使用した場合に月1回加算する。

PCAを使用した場合にかかるコスト

1 機器にかかるコスト

　ディスポーザブルポンプは，特定保険医療材料としての請求が可能であるが，電動式ポンプは機器本体と消耗品のコストがかかる。電動式ポンプのほうが細かい調節が可能であるが，診療報酬上の配慮はないため，コスト面ではディスポーザブルポンプが有利である。

1) 電動式PCAポンプ
a. 購入
　国内で使用可能なPCAポンプ本体は比較的高価であり，正価で60万円前後の価格となるため，初期投資が必要となる。

b. リース契約
　医療機関が自由に選択した医療機器を，リース会社が医療機関に代わって購入のうえ，リース期間中，医療機関に貸し出す取引のことをいう。原則としてリース期間中の解約はできない。リース契約のしくみを図9に示す。故障の際のアフターサービスはメーカーが行う。多くの台数を継続して使用する場合には有利となる。
c. レンタル
　PCAポンプの使用頻度が低く，使用期間が限られる場合に適している。医療機関は所定のレンタル料を支払う。ポンプの機種はレンタル会社が取り扱うものに限られるが，レンタル期間中に故障などがあった場合にはレンタル会社が修理する。在宅で使用する場合に有利である。図10にレンタルの仕組みを示す。機器の修理代金はレンタル料に含まれる。

2) ディスポーザブルポンプ
　ディスポーザブルポンプは特定医療保険材料費として算定が可能である。ただし，購入は箱単位となるため，在宅医療機関などで使用しなかった在庫が生じた場合はデッドストックとなる。

2 薬剤費

　薬剤費は，各薬物で薬価が決められている。製品によって多少の差はあるが，2010年4月現在で，塩酸モルヒネは約30円/mg，フェン

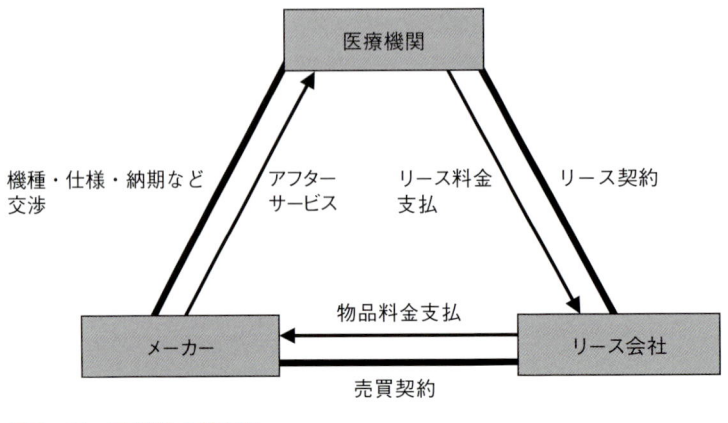

図9　リース契約の仕組み

タニル注射液は約3,000円/mgとなっている。硬膜外鎮痛法に用いる局所麻酔薬の薬価は，表4のようになっている。

ンプを使用した場合とディスポーザブルポンプを使用した場合にかかるコストと算定の例を表6に示す。

PCAにかかわる収支バランス

1 入院の場合
表5に，術後痛管理にかかる薬剤費以外のコストと収入の例を示す。ディスポーザブルポンプは300mlのポンプを4ml/時の流速で使用したとして算出した。電動式ポンプの場合は，ここに機器に関連した費用がかかる。

2 在宅医療の場合
在宅医療でPCAを使用する場合，電動式ポ

費用対効果

いかなる医療行為であっても，得られる効果がコストに見合っていなければ，継続は困難である。費用対効果を見るためには，費用として，針，シリンジやカテーテルを含めた材料費，電動式PCAであれば，機械本体やバッテリー，鎮痛薬や副作用対策などの薬剤費，看護師や臨床工学技士など医療従事者にかかる人件費がどの程度かかるかを考えなければならない。一方，効果としては，鎮痛効果，患者満足度，術後で

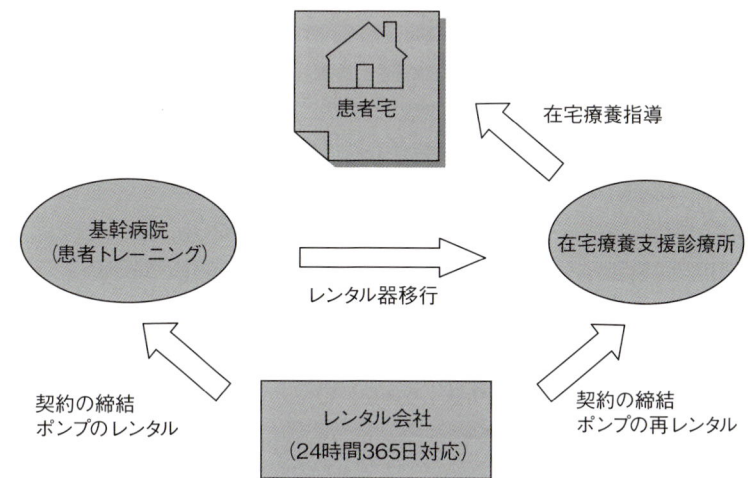

図10　在宅でのPCAポンプレンタルシステム〔大陽日酸（東京）の例〕

レンタル料は24,000円/月である（2010年4月現在）。

表4　硬膜外鎮痛法に用いられる局所麻酔薬の薬価（2010年4月）

一般名	製品名	規格単位	薬価（円）	効能
塩酸ロピバカイン	アナペイン注2mg/ml	0.2% 100ml 1袋	1,627	術後鎮痛
	アナペイン注10mg/ml	1% 20ml 1管	1,209	硬膜外麻酔
塩酸レボブピバカイン	ポプスカイン0.25%注バッグ250mg/100ml	250mg 100ml 1袋	1,686	術後鎮痛
	ポプスカイン0.75%注150mg/20ml	150mg 20ml 1管	1,152	硬膜外麻酔
塩酸ブピバカイン	マーカイン注0.25%	0.25% 10ml バイアル	152	伝達麻酔，硬膜外麻酔
	マーカイン注0.5%	0.5% 10ml バイアル	204	伝達麻酔，硬膜外麻酔

表5　術後痛管理における収入とコストの例（術後痛に対し6日間使用した場合）

	電動式PCAポンプ	ディスポーザブルポンプ
収入		
硬膜外局所麻酔薬持続注入（円）	800×6	800×6
精密持続注入加算（円）	800×6（DPCでは算定不可）	算定不可
特定保険医療材料料（円）	算定不可	5,640
計	9,600円（DPCでは4,800円）	10,440円
コスト		
ポンプ材料費（円）	3,000*	5,600×2
計	3,000円**	11,200円

*：スパイクタイプの回路を使用した場合，**：電動式ポンプの場合，機器にかかわるコストがかかる

表6　在宅医療におけるコスト（1カ月間処方変更がない場合）

ディスポーザブルポンプ（5,000円/個）を使用した場合						
コスト	処方	リザーバー容量	持続時間	交換頻度	使用数	金額
	0.5ml/時	200ml	400時間	1回/2週	2個	10,000円
収入	在宅時医学総合管理料	4,200点	×1	4,200点	42,000円
	在宅患者訪問指導料	830点	×4	3,320点	33,200円
	在宅悪性腫瘍患者指導管理料	1,500点	×1	1,500点	15,000円
	携帯型ディスポーザブル注入ポンプ加算	2,500点	×1	2,500点	25,000円
				計	115,200円

電動式PCAポンプ（消耗品4,500円/セット）を使用した場合						
コスト	処方	リザーバー容量	持続時間	交換頻度	使用数	金額
	0.5ml/時	250ml	500時間	1.5回/月	1.5個	6,750円
	ポンプレンタル料					24,000円
					計	30,750円
収入	在宅時医学総合管理料	4,200点	×1	4,200点	42,000円
	在宅患者訪問指導料	830点	×4	3,320点	33,200円
	在宅悪性腫瘍患者指導管理料	1,500点	×1	1,500点	15,000円
	注入ポンプ加算	1,250点	×1	1,250点	12,500円
				計	102,700円

あれば回復にかかる日数，在院日数，副作用の頻度などを検討しなければならない．PCAの鎮痛効果は高いが，機器や薬剤のコストはかかるため，経済性については常に問題とされてきた．経済性についての比較検討はいくつかなされている．婦人科開腹手術後における，モルヒネivPCAと間歇的筋注を比較した研究[1]がある．薬剤費のほか，シリンジや針，制吐薬の費用や看護師の労働まで含めて比較しているが，ivPCAのほうが鎮痛効果は高いものの，患者1人あたりのコストも高くなっている．硬膜外持続投与法とivPCAの比較では，硬膜外持続鎮痛法のほうが鎮痛効果は良いものの，やはりコストがかかっている[2]．日本での報告では，携帯型ディスポーザブルPCAポンプと持続硬膜外鎮痛法とで比較している．PCAのほうが鎮痛補助薬の費用が少なくて済むこと，特定保険医療材料料を算定できることから，経済的効果があるとしているが，鎮痛効果は比較されていない[3]．多くの病院でDPCが導入されているため，在院日数が病院経営に大きく影響する．鎮痛を確実に行うことで，在院日数の短縮は可能と考えられるが，実際にどの程度の影響があるかは，今後の検討が必要である．

文献

1) Chang AM, Ip WY, Cheung TH. Patient-controlled analgesia versus conventional intramuscu-

lar injection : A cost effectiveness analysis. J Adv Nurs 2004 ; 46 : 531-41.
2) Bartha E, Carlsson P, Kalman S. Evaluation of costs and effects of epidural analgesia and patient-controlled intravenous analgesia after major abdominal surgery. Br J Anaesth 2005 ; 96 : 111-7.

3) 小野晃市,成田昌弘,柴田純平ほか. 診断群分類別包括評価における携帯型ディスポーザブルPCA用注入ポンプを用いた硬膜外自己調節鎮痛法導入による費用対効果. 麻酔 2008 ; 57 : 768-72.

（橋口　さおり）

Point

① PCAはポンプや消耗品などの材料費, 薬剤費, 人件費がかかる。
② 保険診療で算定可能なものには, 精密持続点滴注射（30ml/時以下での注入）, 硬膜外ブロックにおける持続注入, ディスポーザブルポンプの材料費, 在宅診療, 在宅悪性腫瘍患者指導管理料, 注入ポンプ加算, 携帯型ディスポーザブルポンプ加算などがある。電動式ポンプに診療報酬上の配慮はない。
③ PCAによる在院日数の短縮や, 看護師の仕事量軽減などがコスト削減要素である。

3 PCA 機器

はじめに

PCAに使用される微量持続注入装置には，大別すると電気駆動式精密機械（電動式ポンプ）とディスポーザブル注入器（ディスポーザブルポンプ）の2種類がある（表1）。日本では，特に術後硬膜外鎮痛を中心にこれまではディスポーザブルポンプが汎用されてきた一方，電動式ポンプの普及は欧米に比べて遅れてきた経緯がある[1〜3]。今後は電動式ポンプとディスポーザブルポンプを使い分けながら，日本における疼痛緩和がPCAを中心に，これまで以上にきめ細かく行き届いたサービスへと改善されることが期待される。

そこで本項では，まず電動式ポンプを取り上げる。現行機種に搭載されている諸機能や仕様全般を振り返りながら，理想的な電動式ポンプに求められる機能も併せて検討する。加えて，国内で現在使用可能な4機種の特徴を概説する。

次にディスポーザブルポンプを取り上げ，その特徴や使用上の注意点，各製品の紹介を行う。

電動式ポンプ

1 理想の条件

一般の精密医用電子機器類の扱いに準ずる。在宅使用での高圧電線の影響，違法電波による誤作動には注意を要する[4]。

理想的な電動式ポンプとして期待される1)〜14)の諸機能を概説する。

1) 駆動精度

実際に重要なのは，ディスポーザブルの専用キットを装着して反復使用した際の流量精度で±5％以内であれば最高水準とされる。採算を取るためには，ディスポーザブル製品の反復使用が前提となる。投与期間は術後痛管理で1週

表1 電動式ポンプとディスポーザブルポンプの比較

	電動式ポンプ	ディスポーザブルポンプ
長所	流量精度が高く，正確・緻密な管理が可能 投与設定を自由に変更・調整できる 投与量・残量を正確に把握できる PCAの履歴が確認できる アラーム機能がある	小型・軽量で取り扱いが簡単 ランニングコストがかからない 駆動音がしない 保険で償還可能 導入にあたっての人的・財政的な初期投資は必要ない
短所	重くて大柄 ランニングコストがかかる ポンプ本体が高価で別途ディスポーザブル注入キットが必要 操作に習熟を要する ポンプ本体を病棟から回収し保管する手間 導入にあたっては看護部・臨床工学部の理解・協力を得るなど，財政面以外に人的初期投資がかかる	流量精度が不安定で精密な管理には不向き 投与設定の調節性が低く，製品によって固定されている アラーム機能がない PCAの履歴は確認できない 投与量・残量を正確には把握できない

間以内[3]．在宅使用となればさらに長期が見込まれる．実際の使用に際しては，この精度範囲で充填量よりも多めに輸液予定量を設定しておくと，残量なく完了できることが多い．

2）電源ボタン
携帯中の偶然による誤作動を防ぐために長押し・2度押しなどの方式が望ましい．

3）駆動電源
ACアダプタの断線が，ポンプ運用におけるトラブルの中ではもっとも多い．断線しにくい構造や配線が特に強く求められる．ポンプ使用中には，回診・検温などのたびにACアダプタによる充電・電源供給状態をポンプ本体のランプの点灯などにより確認する必要がある．ACアダプタ側のランプは点灯しながら，断線により電源がポンプ本体に供給されていないことがあり，注意が必要である（図1，図2）[5]．充電式内蔵バッテリーはコスト面や移動時にメリットがある一方で，うっかり充電忘れや断線のために充電が途絶えていたことによる駆動停止には注意を要する．乾電池・バッテリー交換・急速充電などによる緊急対応まで可能であることが望ましい．

4）投与設定・履歴の保持
術後硬膜外鎮痛におけるPCA管理に必要なパラメータは，持続投与量（ml/時），1回ボーラス投与量（ml/回），ボーラス回数制限（回/時），ロックアウト時間（分～時間）と予定投与量（総量ml）である．患者管理中でも，投与予定量の追加・各種パラメータの変更が投与設定や履歴をリセットすることなく必要な項目だけを自由に変更できることが望ましい．また，投与中断・電源停止した後でもそれまでの設定・履歴が保持・再開されることが望ましい．さらに，あらかじめいくつかの代表的な投与設定が事前登録（プリセット機能・設定メモリー）できれば便利で，設定に伴う人為的ミスも防げる．持続投与と同様に，定期的な自動ボーラス投与も

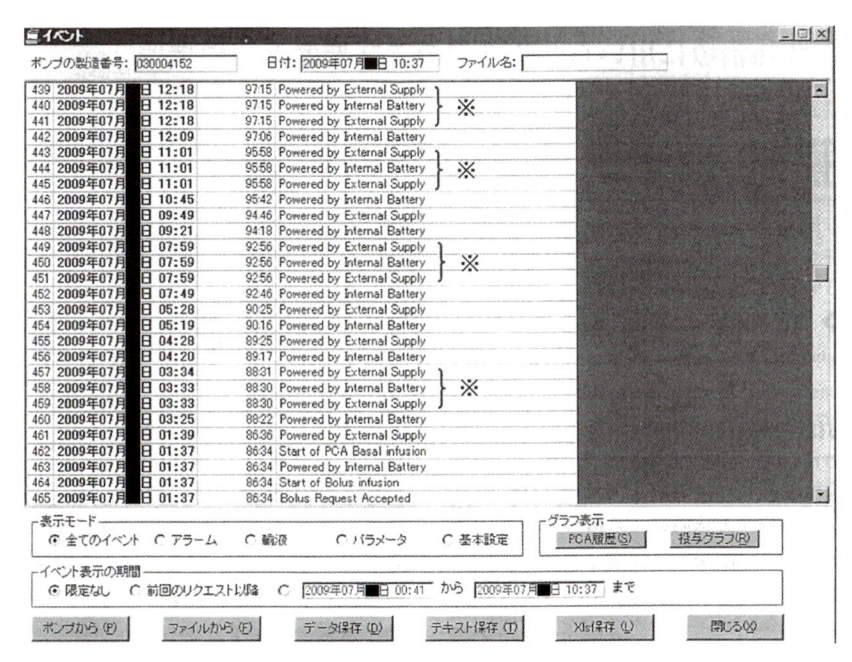

図1　ACアダプタが断線に至る経過

ACアダプタによる外部電力供給（External Supply）が断線によって途絶えると，自動的に内部電源（内蔵バッテリー：Internal Battery）へと切り替わる（※）．断線しかかっている状況では，同一時刻内－数分間隔でこのような切り替えが繰り返される．断線直前では同一時刻にこのような切り替えが十数回から数十回にわたり繰り返されることもあった．数時間の内に履歴のイベント容量が100メモリー単位で占拠されてしまうこともある．
（石村博史．硬膜外インフューザーポンプ．麻酔 2009；58：1374より引用）

3　PCA機器

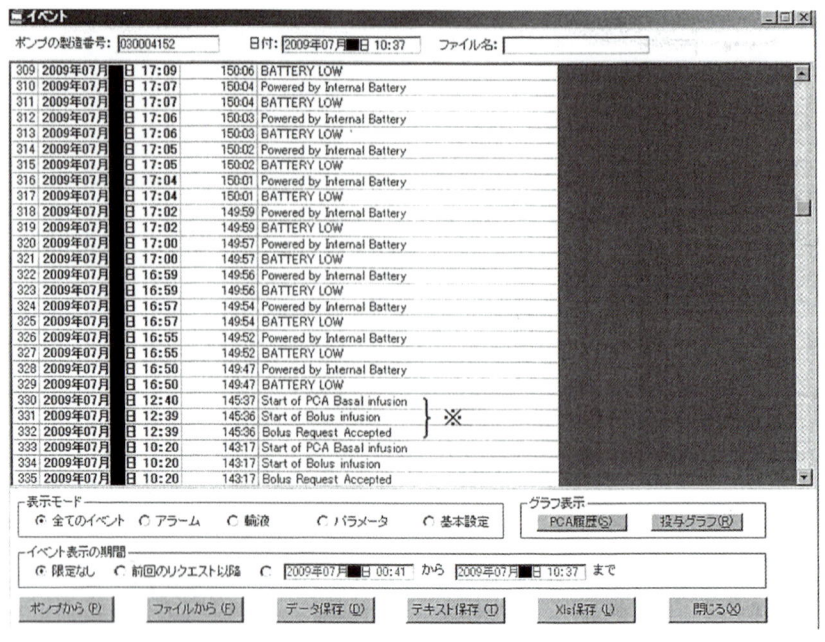

図2　図1の症例のその後
　ACアダプタが完全に断線した後，2日近く駆動してきた内臓バッテリー（Internal Battery）も枯渇した（BATTERY LOW）。2分間隔の警報音が繰り返されていた。
　1回のPCAリクエストも，履歴容量に対しては3回分のイベントとなることに注目（※）。
（石村博史. 硬膜外インフューザーポンプ. 麻酔 2009；58：1375より引用）

行えると，末梢神経ブロックなどでの応用が広がる。

5) キーロックシステム
　投与中でも変更可能な設定内容を段階的に制限しておく機能である。ポンプ管理者以外に，看護師がベッドサイドで履歴確認や投与設定の微調整を行う際の人為的ミスを減らせる。複数の暗証番号で管理を複数レベルに階層化することで，誤入力などのミスを減らせる[4]。

6) 随時投与
　痛みがひどいとき，ロックアウト時間・設定ボーラス投与量による制限を受けることなく，管理者により随時，緊急投与できることが望ましい。

7) 気泡検知システム
　ベッドサイドでもっとも頻回にアラームが鳴る原因である。保管中に冷えて大量の空気を溶存させた薬液が，ベッドサイドで，駆動モーターによって温められて，その後に薬液バッグ内に次々に気泡を発生させてこのアラームに煩わされた経験がある。検出感度は段階的に調節できることが望ましく，硬膜外投与に限れば，エアベントのついたフィルタをルート内に設置し，上流閉塞の検知システム（後述）を機能させたうえでこの気泡検知を解除して使用できることが望ましい。

8) 閉塞検出
　検出感度は，段階的に調節できることが望ましい。検出感度が鋭敏すぎると，頻回のアラームに煩わされることがある。閉塞時にも，停止・再スタートを自動的に繰り返しながら一時的な閉塞には柔軟に対応できる機種がある（アイフューザー系列）。この機能は，カテーテルや接続する薬液投与チューブが患者の背中の下敷きになることが多い硬膜外鎮痛では，特に有用である。

9) 閉塞部位の特定
　薬液バッグからポンプまで（上流）のトラブルを検知するシステムがないと，予定外にバッグが空になった場合や，この間でのルートの閉

塞が発生した場合に，ポンプは空回りを続けながら発見・対処が遅れる可能性がある。

10) フリーフロー・逆流防止

ポンプ本体から薬液カセットを着脱する際に，薬液が患者側へ流入して過量投与となることがないように確実な対策が望まれる。また，逆流によるバッグ内の汚染を予防する機構が求められる。

11) PCA機能

リモートコントロールボタンは，これまでの機種では課題が多かった。PCAコードの断線は，ACアダプタの断線と並んで多い。ボタンが硬く，押しても手応えが分かりにくいと，患者は何度も念入りに押すことがある。有効ボーラス投与時にしか電子音がしないと，押しても音がしないことで薬が出ないことを患者が疑ってしまい，ロックアウト時間内でのプラセボ効果がなくなるおそれがある。また，ポンプの駆動音が大きい場合，駆動音で薬が投与されたかどうかを判別されてしまい，プラセボ効果がなくなるおそれがある。理想としては，コードが蛇腹式で伸縮により整理しやすく，急な力が接続部にかからない構造であること，偶然に押されることがないようにボタン部が保護されていること，軽いタッチでスイッチ仕様のカチッとしたクリック感・手応えから確実に押しを実感できる点などが挙げられる。難聴の患者では，発信音ではなくてこの手応えだけが頼りになる。そして何よりも，耐久性に優れ，容易には断線しないことである。

12) PCAの履歴の確認機能

この機能は，PCAポンプにおけるもっとも重要な機能の一つである。患者による自己管理に医療従事者によるPCA履歴に基づいた管理が介入することで，PCAは理想の緩和医療を患者に提供することができる。PCAの使用に関する詳細な履歴確認が，投与を中断することなくベッドサイドでもポンプ本体の画面上で簡便に行えることが渇望されてきた。さもなければ，PCAの履歴を即座に患者管理にフィード

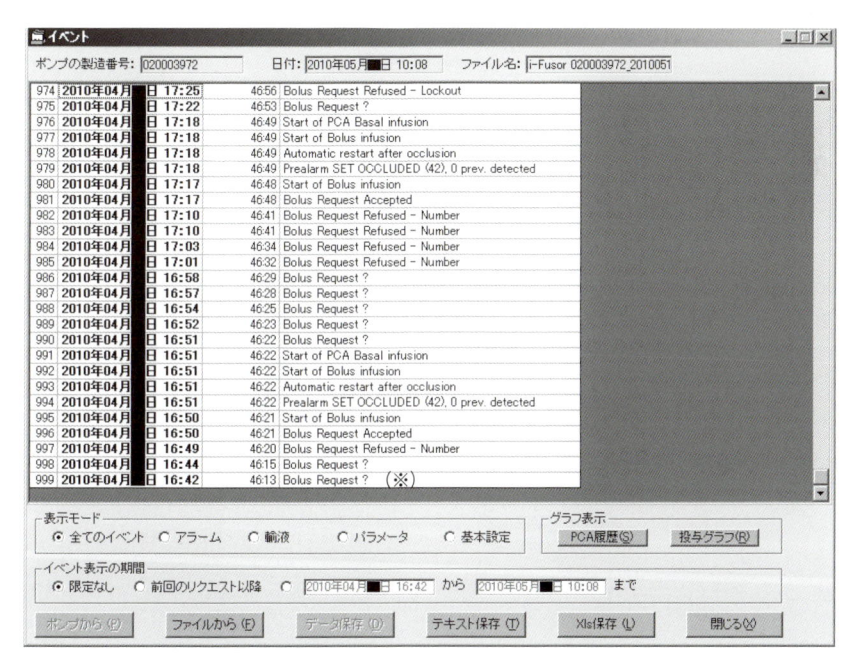

図3　PCA履歴の回収が困難であった症例

患者は大腸癌の肝転移に対して，4回目の開腹術を受けた52歳の女性。PCAを頻回に使用し続けたあまり(Bolus Request?)，管理初期の46時間以前の履歴は回収できなかった(※)。このような症例に現行の履歴容量999メモリーで対応するためには，2〜3日おきにポンプを交換して途中経過をPCにダウンロードしておく必要がある。

バックすることはできない。

13) PCへのダウンロード

トラブル発生時の原因究明のため，また数日間の履歴の回収のためには必須の機能である。専用のソフトウェアが必要となるが，日本語によるレポート形式で分かりやすいことが望まれる。ただし，データの抽出には，投与を終了してポンプをベッドサイドから引き上げる必要がある。これは，データの出力ポートとPCAリモートコントロールボタンの接続ポートが同一であるためである。また，ベッドサイドにPCを持ち込むこともあったが，実際的ではなかった。

14) 履歴のイベント容量

少なくとも千単位のメモリー数がないと，数日の管理の後には先行した履歴の一部分からPCにダウンロードしても回収ができなくなる可能性がある。電源コードの断線（図1，図2）[5]，頻回のPCAリクエストやPCAリモートコントロールコードの断線が原因で数百単位の容量が占拠されることがあった（図3）。

以上，理想のポンプに求められる諸機能について概説した。次に，各メーカーへの聞き取りと提供された資料を基に，それぞれのポンプについて概説する。

2　4機種の説明

1) テルフュージョン™TE361PCA（テルモ製，東京，図4）

本体仕様を表2に，概観を図4に示す。シリンジポンプのため，機械精度±1％，シリンジを含む注入精度は3％と高い流量精度を誇る。シリンジポンプとしては，小型・軽量化が図られているが，ほかのPCAポンプと比較するとやや大柄である。PCAのロックアウト時間は6段階，ボーラス投与量は設定された1時間量でのみ可能である（表2）。動作履歴の記録・表示機能を装備している。しかし，PCAの履歴の確認は通常できない。管理者以外にはシリンジの取り外しや設定の変更ができないようにするセーフティーロック（別売）の装着が可能で，在宅での使用にも対応できる。急速充電器なら，約70分で充電が完了する。PCAリモートコントロールボタンは，理想の条件をほぼすべて備えている。術後硬膜外鎮痛に関しては，現在の主流となっている低濃度の局所麻酔薬に少量の麻薬を添加した薬液を高流量で投与するやり方には不向きで，塩酸モルヒネ，ブプレノルフィンなど，オピオイド中心の微量投与に適する。常勤麻酔科医がいない施設で，執刀科の医師らによる術後硬膜外鎮痛に用いられているケースを見かけた。癌性疼痛・緩和ケアにおけるモルヒネの経皮・経静脈投与に適している。

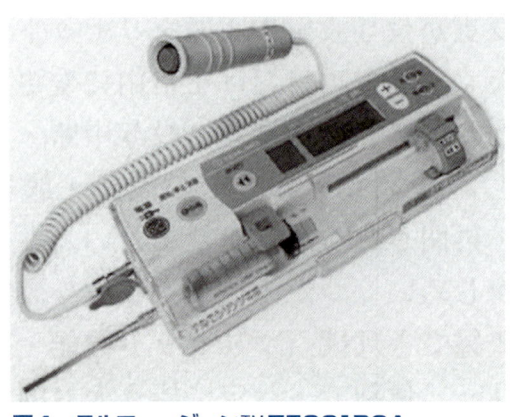

図4　テルフュージョン™TE361PCA

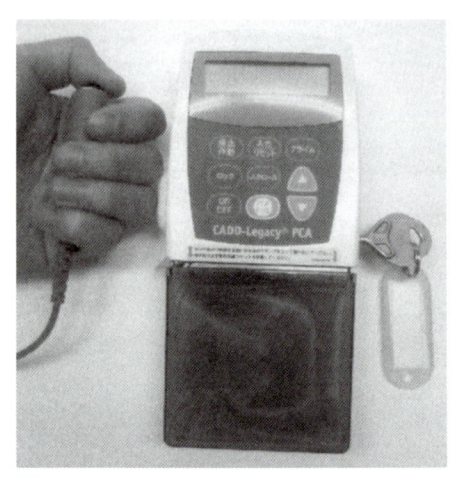

図5　CADD Legacy™ PCA

金属キーによるカセットのロックが可能。在宅での麻薬使用にも対応。
（石村博史．硬膜外持続注入ポンプ．医機学 2010；80：251より引用）

表2　テルフュージョン™TE361PCA仕様一覧

品　　　名	テルフュージョン小型シリンジポンプ TE361PCA（PCA機能付き）
外観寸法	188(幅)×35(高さ)×74(奥行)mm
質　　　量	約330g（バッテリー含む）
使用シリンジ	テルモシリンジ 5ml，10ml，指定の薬物充填シリンジ
流量設定範囲	5mlシリンジ使用時　0.05～30.0ml/時 10mlシリンジ使用時　0.05～60.0ml/時
流量表示範囲	0.05～9.95ml/時は0.05ml/時ステップ 10.0～60.0ml/時は0.1ml/時ステップ
積算量表示範囲	0.00～99.99ml（0.01ステップ）
流量精度	機械精度：±1％以内 シリンジを含む精度：±3％以内（新品のテルモシリンジを使用し，1.0ml/時以上の一定流量で注入開始1時間以降の1時間ごとの精度）
閉塞検出圧	3段階に設定可能
警　　　報	●閉塞警報　●押子外れ警報　●シリンジ外れ警報　●残量警報　●バッテリー電圧低下警報
特殊機能	●再警報機能：ブザー消音後2分以上警報が解除されないとき ●開始忘れ警告：開始可能状態が2分以上継続したとき ●積算量クリア：約2秒以上押し続けると動作しクリアする ●警報音量切り替え機能：警報音量を3段階に切り替え可能 ●シャットダウン機能：内臓のバッテリーでの電圧低下時に自動電源遮断 ●ヒストリ機能：動作履歴を表示
PCA機能 （TE361PCAのみ）	●閉塞圧検出値切換機能：閉塞圧検出部の検出感度を3段階に切り替え可能 ●電源コード外れ検出機能：電源が入った状態で，電源アダプタが外れたとき ●内臓バッテリ自動切り換え機能：AC電源運転中に電源供給が停止すると，自動的に内臓バッテリー電源に切り換わり運転を継続する ●流量上限値の変更※：1.0～60.0ml/時（1ml/時ステップ）で上限値を設定 ●前回値記憶機能※：電源を切ったときの設定値を記憶 ※機能設定時は弊社担当者にご相談下さい ●追加投与量：流量設定値の1時間投与量0.05～2.0ml ●不応期：前回PCA投与から次回までの投与禁止期間15分，30分，45分，1時間，1時間30分，2時間 ●制限：設定流量が10.1ml/時以上のときは，追加投与されない
電　　　源	AC100V 50/60Hz 内臓バッテリー連続使用時間　24時間以上（ただし，新品満充電のバッテリーで周囲温度25℃，流量1.0ml/時の場合）
価　　　格	希望小売価　320,000円

（石村博史．硬膜外持続注入ポンプ．医機学 2010；80：250より引用）

2）CADD Legacy™ PCA（スミスメディカルジャパン製，東京，図5）

本体仕様を表3に，概観を図5に示す。4機種の中ではもっとも小型・軽量化が図られている。投与モードは持続注入のみ，持続注入なしのPCAのみ，もしくはこの併用の3通りが可能である。管理者による随時投与が可能である。携帯用の電源が安価で容易に入手可能な単3アルカリ乾電池となっており，作動持続時間が一般的な硬膜外投与の場合，150時間前後まで可能とされる。これは，他機種の内蔵型充電式バッテリーでの作動時間を大幅にしのぐ。詳細な投与履歴の確認には，専用のソフトウェア（Smiths CADD PRESS）によるパソコンへのダウンロードが必要になる。日本語による表記になり，データ解析も分かりやすくなった（図6）[6]。PCA履歴のイベント容量は1,024とされる。専用輸液回路のバッグにはアンチサイホンバルブが組み込まれており，サイホン効果による意図しない薬液の逆流による汚染を防ぐ工夫がなされている。PCAボタンでリクエストしたときの電子音がボーラス投与時にしか発生しないこと，ポンプ駆動音が意外に大きいために駆動音の有無からボーラス投与がなされたか否かを判別されることがあることなどから，PCAロックアウト時のプラセボ効果を得にくいことがある。

CADD Legacy™PCAポンプは2010年8月よりJIS対応機種の販売を開始した。主な変更点は，①小数点以下の数値が小文字になった，②設定中に過大な数値が入力された場合の確認画面が新設された，③ポンプ下流側の閉塞感知レ

3 PCA機器

表3　CADD Legacy™ PCA 仕様一覧

項目	仕様
リザーバー量	1～9999／未使用から選択　1mlステップでプログラム可能：0.1mlステップで表示
投与単位	ml／mg／μgから選択
薬液濃度	mg／ml=0.1, 0.2, 0.3, 0.4, 0.5, 1, 2, 3, 4, 5, 10, 15, ……95, 100 μg／ml=1, 2, 3, 4, 5, 10, 15……100, 200, 300, 400, 500
持続投与量	0～50ml／時（ないしmg／μg等量）(0.1mlステップでプログラム可能)
PCAドーズ投与	投与量：0～9.9ml〔0.05mlステップで増加可（あるいはmg／μg等量）〕 投与速度（持続+ディマンドレートドーズ）：50ml／時 ロックアウト：時間設定プログラム
ロックアウト時間 （デフォルト：24時間）	5～20分：1分ステップ 20分～24時間：5分ステップ
ドーズ回／時	1～12回では1ドーズステップ（PCAドーズロックアウト時間で制限される）
ドーズ有効回数	0～999（回）
ドーズ回数	0～999（回）
投与済み（量）	0～9999, 95（0.05mlステップ）　　0～9999, 95
随時投与	設定：0.05～20.00ml（ないしmg／μg等量） 投与速度（持続速度+随時投与）125ml／時
注入量	当社純正のメディケーションカセットあるいは純正のアドミニストレーションセットで標準0.05ー／スト
寸法	4.1×9.5×11.2(cm) カセット・アクセサリーを含まず
質量	392g（単三乾電池2本，空の100mlメディケーションカセットを含む）。他の付属品は含まない
耐用期間	5年（製造後）
アラーム	ライン閉塞・カセット外れ・カセットなし・リザーバー残量低下・リザーバー容量ゼロ・電池切れ・電池不良・電池外れ・電圧低下・AC駆動中電池外れ・操作ボタン異常・気泡検知・アップストリーム閉塞・リモートドーズコード外れ・ポンプ未設定・耐用期間経過・その他エラー・設定値異常時の確認
閉塞圧解除によるポーラス量	0.050ml毎送液で0.15ml以下
電源ソース	単三アルカリ電池×2本，ACアダプタ：内蔵バッテリーがクロックの電源用に使用されており，電池が消耗するとクロック時間の保持が困難になる。本バッテリーはSMJにより交換できる。内蔵電池の期待寿命は5年
注入精度	±6％
高圧警報	12～40Ppsi（0.82～2.76bar=82～276kPa=615～2070.22mmHg）
気泡検知	単一気泡（低感度：0.25ml以上／高感度：0.100ml以上）複数気泡（1.0ml-標準） 閉塞検知度2段階（High/Standard）で設定可能

（石村博史．硬膜外持続注入ポンプ．医機学 2010；80：251より引用）

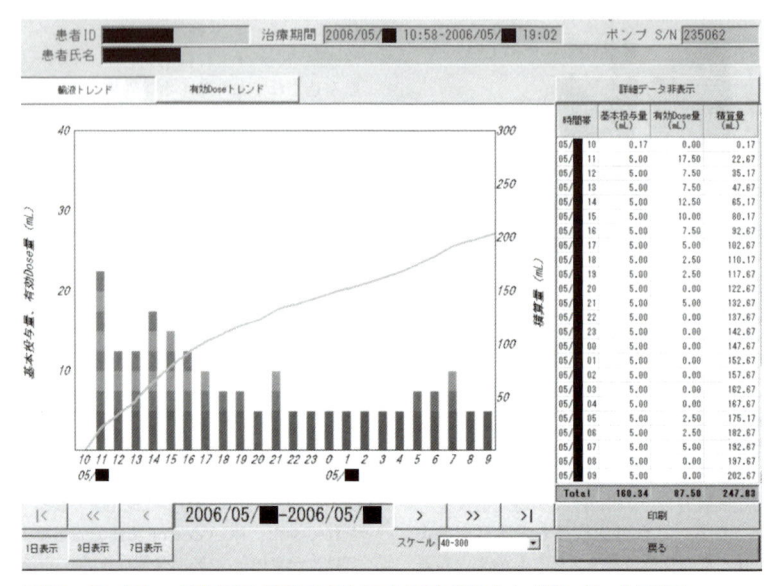

図6　Smiths CADD PRESS による治療トレンドレポート画面

　ポンプ本体に蓄積された治療データをさまざまな様式の日本語表記レポート画面で提示可能（図6はその1例）。
　（石村博史．硬膜外持続注入ポンプ．医機学 2010；80：252より引用）

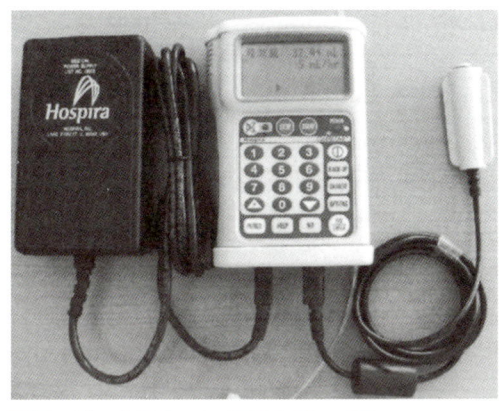

図7 ジェムスター™PCAポンプS
電源コードは，底面から垂れ流しで無理な折れ曲がりの力がかかりにくいので断線にも有利。
（石村博史．硬膜外インフューザーポンプ．麻酔 2009；58：1378より引用）

ベルが2段階になった，④設定中，入力数値がゼロから最大値（またはこの逆）に回り込むことを防止した。

3）ジェムスター™PCAポンプ（ホスピーラ・ジャパン製，大阪，図7）

世界初のPCAポンプ Lifecare 4200Pumpを1980年に発売して以来，20年以上にわたるPCA器機に関する商品開発・販売の実績を有するホスピーラ社によって90年代後半より製造・販売されてきた。PCA器機関連での市場占有率では，米国 約70％，豪州 約60％，台湾 90％ の実績がある。現在までに延べ30,000,000症例以上の臨床実績を有するとされる（以上，ホスピーラ社社内資料による）。日本では，2009年6月16日にジェムスターPCAポンプで厚生労働省からの承認を取得した。本

表4 ジェムスター™PCAポンプ仕様一覧表

本体寸法	145×97×51
重量	493g（本体）
駆動方式	容積ピストン駆動
流動精度	±10％（流量0.1〜5ml/時），±5％（流量 5〜1,000ml/時）
投与モード	疼痛管理投与
電源	単三アルカリ乾電池2本，リチウム電池パック，ACアダプタ，ドッキングステーション
電源（携帯時）	単三アルカリ乾電池2本，リチウム電池パック
携帯時電源作動時間	約96時間（5ml/時）
流量設定範囲	疼痛管理投与時：持続流量 0.1〜25ml/時間 0.01ml刻み，ボーラス 0.1〜125ml/時間 0.01ml刻み
流量設定範囲	0.1〜9,999ml 間で設定可能
ボーラス投与量刻み	0.1〜125ml/時間 0.01ml刻み
ロックアウト時間	1〜999分
ロックアウト種類	1時間，4時間，時間有効数
設定保存	可能：設定メモリー機能9個まで記憶可能
随時投与	0.1〜25ml 0.01刻み
気泡検出	0.5±0.2ml（ON時），6ml中積算2.0＋1.0／−0.2ml（2ml設定），気泡アラームの解除可能
閉塞検出	輸液側−28kPa以下の閉塞を検地・患者側 3段階に設定可能
閉塞部の特定	輸液側か患者側を表示
フリーフロー防止	ポンプセットに付属
バッテリー残量表示	電池交換アラーム・表示
PCA履歴確認	投与中はリクエストおよび成功回数，投与量を確認，停止時は1時間ごとのリクエストおよび成功回数を表示
履歴の管理	PCによりダウンロード可能
本体カスタム設定	可能
KVO	0.0〜5ml/時（自動または使用者設定可能）
メモリー保護	プログラムおよび400件の履歴がバックアップメモリーによって電源停止後も最低1年間保護

（石村博史．硬膜外インフューザーポンプ．麻酔 2009；58：1373-83より引用）

項では，PCAに特化したシングルセラピーポンプを取り上げる。

ポンプ仕様に関する概要を表4に，概観を図7にまとめた。一般論で述べた必要な機能のほとんどが網羅されている高性能ポンプである。特徴としては，①漢字・平仮名・カタカナの表記で視認性が良い，②4段階のキーロック機能，③設定画面を施設のリクエストに応じて変更可能，④9種類まで投与設定をメモリー可能，⑤毎時，1時間間隔のPCA履歴が本体で確認可能（図8）[5]，⑥ウレタンバーを採用して1.5 mからの落下にも耐用，⑦乾電池・内蔵バッテリー・外部AC電源の3様態で駆動可能，⑧ベッドサイドでもパソコンを介さずに市販の適合シリアルプリンタによる履歴情報の抽出が可能などである。専用のソフトウェア"Gemstar View"によるPCダウンロードでデータの解析が可能になった。細かい点では，警報音量の調節可能，警報後1分以内に対応がないと最大音量に自動で切り換わる点などがある。詳細は割愛するが，実際の使用に際して細かな配慮が数多く施されている。ただし，注意すべき点は，①注入制度が比較的低速（0.1～5ml/時）の硬膜外投与では容積型ピストン駆動の特徴として±10%とやや広い範囲でばらつく点，②ポンプ本体ではPCA履歴が48時間分もしくは最新ログ400件しかスクロールして確認できない点，③履歴のイベント容量が400しかない点で，これは，ベッドサイドで常時細かく履歴確認していないと，数日の管理の後には初期の履歴がPCにダウンロードしても回収できなくなる可能性がある。

このほかに大きな特徴として，円滑なPCAポンプシステム導入に向けてホスピーラ社はポンプの採用・購入前から専門チームによる研修・技術指導プログラムを用意し，さらに定期的な継続管理を組織的に準備している点が挙げられる。今までにないまったく新しい取り組みとして大いに期待される。

4）i-Fusor™ Plus（図9）

現行品のi-Fusor™は輸入品であるために，必ずしも日本での使用に馴染まない点があった。i-Fusor™ Plus（以下，プラス）では，国内での使用者の声を反映して日本人技術者により3年以上の歳月をかけて国内向けの改良がなされてきた。その結果，これまでの課題・機能面

図8 履歴確認画面（ジェムスター™ PCAポンプS）

確認時点（15:45）から直近の毎時（15時）まで，以降は1時間間隔で48時間まで画面をスクロールして確認できる。
（石村博史．硬膜外インフューザーポンプ．麻酔 2009；58：1379より引用）

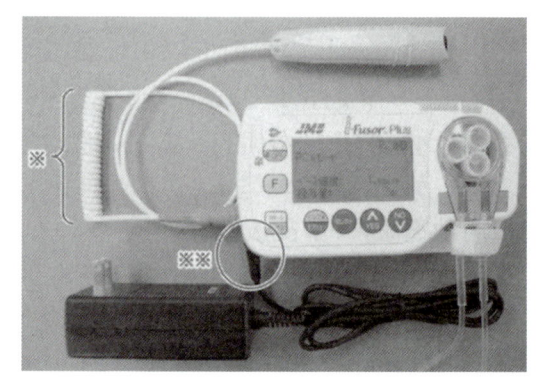

図9 i-Fusor™ Plus

PCAリモートコントロールボタンのコードに蛇腹式を採用（※）。ボタンはクリック感のあるソフトタッチ方式。ACアダプタの断線の原因であった接続法も改善された（※※）。
（石村博史．硬膜外インフューザーポンプ．麻酔 2009；58：1381より引用）

表5　i-Fusor™ Plusとi-Fusor™（現行品）の比較表

項目	i-Fusor™ Plus	i-Fusor™（現行品）
PCA投与履歴回数表示	999カウント	99カウント
履歴表示（装置本体）	99回まで	なし
イベントダウンロード	3,000件	1,000件
患者ID	あり（4桁）	なし
履歴管理用カレンダー	カレンダーIC内蔵	なし
PCAボタン	専用入力によりタイムラグなし（反応時間切替）	反応タイムラグあり
PCAボタンプッシュ音	音量切替可	固定
PCAケーブルコネクタ	専用入力ライン	通信と兼用ライン
気泡検出	100μl，300μl，累積	左に同じ
閉塞圧警報（吐出）	40kPa，80kPa	左に同じ
閉塞圧警報（吸入）	吸入側ラインの閉塞（薬液バッグ空など）	なし
サイズ	79×149×49mm	60×140×43mm
重さ	420g（バッテリー含む）	390g（バッテリー含む）
ポンプ方式	ロータリーペリスタルティック	左に同じ
電源	AC100V（ACアダプタ）	左に同じ
内部バッテリー	リチウムイオン電池（交換式）	ニッケル水素電池
バッテリー運転時間	72時間（5ml/時）	21時間（5ml/時）
LCD表示	大型（漢字表示）	小型（半角カナ表示）
投与モード	PCA，CNT	PCA，CNT，TPN，DOSE
投与設定範囲	0.0～999ml/時	0.1～999ml/時
総合的投与精度	±5%	左に同じ
ポンプケースの色彩	白/水色，白/桜色の2種類	白/グレーの1種類

（石村博史．硬膜外インフューザーポンプ．麻酔　2009；58：1373-83より引用）

が大幅に改善・充実されている（表5，図9）[5]。特筆すべき点を以下に述べる。

　プリセット設定により予備登録したPCAパラメータをもとに，3通り設定できる。また，カセットの装着がなくても設定は可能である。PCA履歴関連では大幅な機能充実が達成されている。ポンプ本体の画面では，1時間間隔で72時間，999カウントまで確認可能で，今回新たに履歴表示（図10）[5]が加わった。この機能は，4機種の中でもプラスにしかない。これにより，リハビリテーション中，尿閉（間欠導尿），事故抜去/接続外れ，補助鎮痛薬の使用時など，特定のイベント発生時の前後での詳細な状況確認が可能となる。履歴のイベント容量も3,000件までダウンロード可能となり，1週間～10日程度の管理では，途中でなんらかのトラブルが発生してもすべての履歴は回収可能と思われる。現行品の999イベントでは，ACアダプタの断線やPCAの頻回の使用などにより管理初期の履歴が回収できない事態をときに経験することがあった（図1～3）[5]。

　ほかには，内蔵バッテリーは72時間耐用（5ml/時：新品バッテリー満充電時，周囲温度25℃，節約モードの条件下で）となり，交換可能となったので緊急時の対応もすみやかである。課題であった内部時計に対しては，カレンダーICが内蔵された。キーロック機構に関してはFキーを採用して，橋口[4]の指摘した管理者の階層化が達成されている。管理者レベルでの随時投与（クリニシャン投与）を追加した。ベース速度0.0ml/時へのタイトレーションも可能となった。大型LED画面を採用し，カタカナ・平仮名に漢字表示も加わり視認性も大幅に向上した。メンテナンス関連では，イジェクトボタン・ラッチなどの故障も修理で対応可能となった。装着カセットの改善とポンプ本体の回転軸の機構部の改善から，"カセット異常"のエラー発生も大幅な改善が期待される。また，比較的低速の硬膜外投与での流量精度は，間欠回転周期を60秒から20秒にすることでさらに向上された。全体的な完成度は十分に高い印象を受けている。開発・販売にあたるのが，日本に拠点を

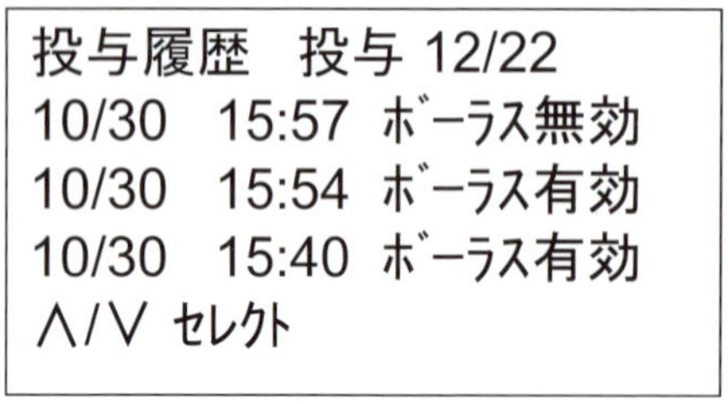

```
投与履歴　投与 12/22
10/30　15:57　ボーラス無効
10/30　15:54　ボーラス有効
10/30　15:40　ボーラス有効
∧/∨　セレクト
```

図10　履歴確認画面（投与履歴表示）i-Fusor™ Plus

置く医療品企業（JMS社，東京）であるため，ディスポーザブルキットも含めた商品開発・機器本体のバージョンアップなどに日本の利用者の声が反映されやすく，すみやかな対応が期待できる。

ディスポーザブルポンプ

ここでは，ディスポーザブルポンプについて現況を概説する。ディスポーザブルポンプでは，電動式ポンプとは異なり，駆動様式の違い・臨床での使用条件など，さまざまな要因によって注入速度の経時的変化や注入精度が影響される。したがって，正確な管理を行うには，使用する装置の特徴を熟知したうえで，きめ細かいフォローを徹底していく必要がある。

現時点で，疼痛緩和を目的に臨床の現場に供給されているポンプは8社が製造・販売している（表6）。本項では，駆動様式の違いを中心に，ディスポーザブル製品に固有の特徴・特性や使用上の留意点を概説する。

1 ポンプ仕様

1）構成・駆動様式

表6に各種ポンプの比較を示す。図11に駆動様式の違いによる，代表的な製品の概観と構造様式を示す。

ポンプの構成は，駆動源・薬液リザーバー・流量制御部からなる。駆動源としては，ゴムの弾性を利用したもの（バルーン式，図11-a），薬液充填時のピストンの移動によって発生する真空陰圧と大気圧との差を利用したもの（大気圧式，図11-b），スプリングの復元力を利用したもの（バネ式，図11-c）がある。流量制御は，ガラス，ステンレスパイプ，セラミックス，PVCなどの材質からなる毛細間隙を薬液が通過する際の高い抵抗を利用してなされる。

2）注入速度・最大充填可能量・注入時間

表7[2) 7)]に，各種ポンプの注入速度・最大充填量・注入時間を示す。目的に応じて幅広い選択が可能である。

3）駆動圧（注入圧力）

表6を参照のこと。駆動圧が低くなると，実際の使用に際しては注入速度が不正確になる可能性がある（後述）。

2 注入速度

1）注入精度

いずれも規定注入速度の±10％以内とされる。ただし，平均速度である点と環境条件が厳密に制御された実験室内での結果である点には注意を要する（後述）。

2）薬液最大充填時の注入速度の経時的変化（図12）

バルーン式では，バルーンの特性により注入初期に流量が多く，その後ほぼ安定して終了直前に再び一過性に注入速度が速まることが特徴とされてきた。この注入速度の増加が注入開始初期により大きいタイプは，バルーンの形状がより球形に近いものであり，注入終了期により大きいタイプではバルーンの形状が円筒形に近いものであるとされた[8)]。増加率は球形で40％，円筒形で29％とされた[8)]。一方で，これらの流量特性における欠点が改良された器種がある。大研医器（大阪）のバルーンジェクターでは，充填前のバルーンに一定の圧をかけておくことでバルーンの容積・圧特性がよりフラットな直線関係に近い部分で実際の薬液充填・流出を行わせる。これまでのバルーン比べて，より均一な膨張・収縮特性を実現したとされる（プレテンションシステム）。クリエートメディッ

第1章 総論

表6 各種ディスポーザブルポンプの一覧表

製品名	バクスターインフューザー	シュアフューザーA	DIBカテーテル	ベセルフューザー	バルーンジェクター	シリンジェクター	ベインブロッカーポンプ	リニアフフューザー	トレフューザー
販売元	バクスター	ニプロ	デイブインターナショナル	富士システムズ(発売元オーベクス)	大研医器	大研医器	クリエートメディック	テルモ	東レ・メディカル(株)
製造元	米国バクスター	ニプロ	三矢メディカル	エーエムアイ研究所	大研医器	大研医器	ウーヤンメディカル	テルモ	フォルテグロウメディカル
注入圧発生方式	バルーン式	バルーン式	バルーン式	バルーン式	バルーン式	陰圧式(真空)式	バルーン式	バネ式	バルーン式
注入圧	490mmHg	400〜450mmHg	300〜400mmHg	250〜300mmHg		300mmHg	285mmHg	350mmHg(100ml), 300mmHg(60ml)	300mmHg
最小・最大製品容量	65ml・300ml	50ml・300ml	40ml・300ml	100ml・300ml	200ml・300ml	60ml・120ml	60ml・275ml	60ml・100ml	100ml・300ml
最小・最大流量	0.5ml/時 10ml/時	0.3ml/時 8.3ml/時	0.5ml/時 6ml/時	0.5ml/時 15ml/時	1.0ml/時 8ml/時	0.5ml/時 12ml/時	0.5ml/時 10ml/時	0.5ml/時 10ml/時	0.5ml/時 7.5ml/時
流量セレクタ	○(一部)	○(一部)	○	○(11段階)	○	○	○	○	○(11段階)
PCA機能(オプション)	○	○	○		○		ー	ー	
流量設定条件	5%ブドウ糖・33℃およ31℃	生理食塩液・32℃	生理食塩液・25℃	生理食塩液・30℃	生理食塩液・25℃	生理食塩液・25℃	5%ブドウ糖・32℃	生理食塩液・33℃	生理食塩液・30℃
バルーン他の材質	ポリイソプレンゴム	インプレンゴム	シリコンゴム	シリコンゴム	シリコンゴム	ポリプロピレン製/シリンジ	ポリプロピレン製/シリンジ	ポリプロピレン製/シリンジ	ポリプロピレン
流量制御筒の材質	ガラス	ポリ塩化ビニール	セラミック	ポリプロピレン	ポリ塩化ビニール	ガラス	ガラス	ポリ塩化ビニール	ポリ塩化ビニール
特定保険医療材料算定	可(接続型)	可(一般型)	可(一般型・一体型)	不可	可(一般型)	可(一般型)	可(一体型)	不可	可(一般型)
フィルタ	5μm	0.2μm(セルベント式)	0.2μm(セルベント式)	0.2μm	0.2μm(セルベント式)	0.2μm(セルベント式)	1.2μm(セルベント式)	0.2μm(セルベント式)	0.2μm
非キンク性チューブ	ー	ー	○(チューブを肉厚にしている)	○	○	○	○	○	○
重量	約48g(65mlタイプ)、約78g(300mlタイプ)	42g(50mlタイプ) 103g(300ml)	31g(50mlタイプ) 101g(150mlタイプ)	70g(100mlタイプ) 100g(300mlタイプ)	116g(200mlタイプ) 123g(300mlタイプ)	81g(60mlタイプ) 117g(120mlタイプ)	61g(60mlタイプ) 76g(100mlタイプ) 102g(275mlタイプ)	120g(60mlタイプ) 125g(100mlタイプ)	80g(モノフロータイプ) 100g(フローコントロー) 120g(PCA装置付)
滅菌方法	ガンマ線	EOG	EOG	EOG	EOG	EOG	EOG	EOG	EOG
薬液の抜き取り	不可	不可	40mlタイプのみ不可	40mlタイプのみ不可	可	可	不可	可(オープナープラグ使用のみ)	不可
残量確認	自社製計りで可	可(目盛り)	自社バネ計り、スライドシェルタイプは目視で可	自社バネ計りタイプ可(目盛り)	自社バネ計りで可	目視で可	不可	目視で可	自社バネ計りで可
他の特徴	機種が豊富	温度管理しやすい流量制御部	軽量コンパクト、シンプル構造、エコロジカル切り替えが可能(ソフトシェルタイプ)	11段階の流量切り替えが可能	流量が安定残量確認可能	流量が安定残量確認可能	流量安定	流量が安定残量確認容易	PCAボタンが押しやすい

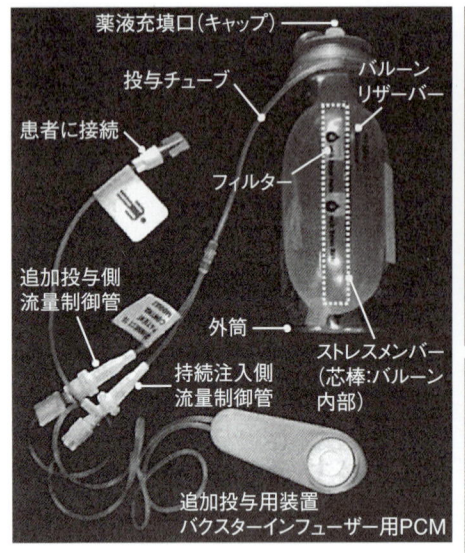

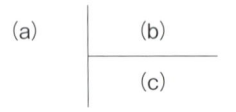

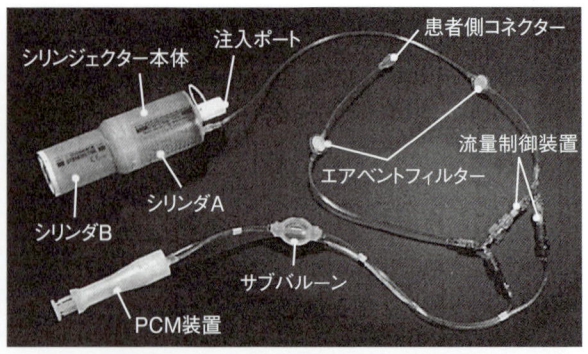

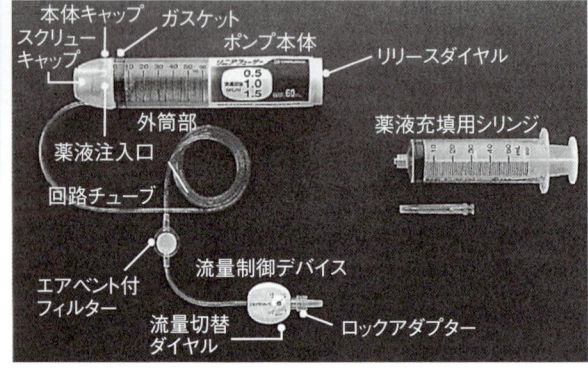

図11　駆動様式の異なる製品の概観と構成
(a)バルーン式ポンプ：インフューザー™(バクスター製)
(b)大気圧式ポンプ：クーデックシリンジェクター™(大研医器製)
(c)バネ式ポンプ：リニアフューザー™(テルモ製)
（石村博史. 術後硬膜外鎮痛に使用されるディスポーザブル微量持続注入装置. ペインクリニック 2009；30：430より引用）

ク（横浜）のペインブロッカーポンプでは，バルーンを支える芯棒により同様の効果を引き出した（図12-a）。

大気圧式では，投与開始後から安定した注入速度が続いた後，終了数時間前から急速に速度が低下する（図12-b）。

バネ式のリニアヒューザーでは，直線的な減衰となる（図12-c）。これは，スプリングの圧縮度合いが徐々に弱まるためとされる[9]。

3) 注入速度に影響を与える因子

ディスポーザブル製品であるため，以下の要因により注入速度が影響されうる。

a. 温度による影響

注入ポンプの流量Qは，Hagen-Poiseuilleの法則により

$$Q = \pi r^4 \Delta P / 8 \eta L$$

（r：管径，ΔP：圧力格差，η：薬液の粘性，L：管長）

で求められる。このうち，温度が影響するのは制御管の半径rと薬液の粘性ηである。

半径rは，熱による制御管の膨張により大きくなることが考えられる。結果として速度が増すことが予想されるが，実際の臨床使用における温度変化の範囲では，その影響は少ないとされる[10]。

薬液の粘性が温度によって受ける影響は重大である。温度と粘性は反比例する。近似的には，温度5℃の低下で粘性が約10%上昇する結果，流速が約10%低下する。また，温度5℃の上昇では粘性が約10%低下し，流速が約10%上昇するとされる。これらの原理は駆動様式によらず，バルーン式，大気圧式，バネ式のすべてに当てはまる（図13）[2) 7) 11)]。表6の流速設定条件において，設定温度には注意を要する。25℃

表7　各種ディスポーザブルポンプの速度，最大充填量，注入時間

種類	流速(ml/時)	最大充填量(ml)	最大充填時注入時間(日)
バクスターインフューザー	0.5 0.5 2.0 2.0 5.0	65 95 65 105 65	130(5日) 190(8日) 33(1日) 53(2日) 13(1日)
バクスターインフューザー (SV，LV)	1.0 1.5 2.0 2.5 5.0 10.0	130 300 130 130 300 300	130(5日) 200(8日) 65(3日) 52(2日) 60(3日) 30(1日)
バクスターインフューザー マルチレー	1，2，3 2，3，5	130 300	43-130(1.8-5.4日) 60-150(2.5-6.3日)
バクスターインフューザー BBタイプ	0.5 0.5 2.0 4.0 5.0	65 65 96 300 300	26-130(1.8-5.4日) 65-130(2.7-5.4日) 38-48(1.6-2.0日) 38-75(1.6-3.1日) 33-60(1.4-2.5日)
クーデックシリンジェクター	0.5〜0.8 0.5-1.0-1.5 1.0-2.0-3.0 2.0-3.0-5.0 2.0-4.0-6.0 4.0-8.0-12.0	60・120 60・120 60	120〜7.5・240〜15 120-60-40・240-120-80 60-30-20・120-60-40 30-20-12・60-40-24 30-15-10・60-30-20 15-7.5-5
トレフューザー	0.5 1 1.5 2 2.5 3 4 5 6 7 7.5	300	600 300 200 150 120 100 75 60 50 43 40
DIBカテーテル	0.5 1 2 4 6	50 100 50 100 200 50 100 200 50 200 300 300	100(4日) 200(8日) 50(2日) 100(4日) 200(8日) 25(1日) 50(2日) 100(4日) 12.5(0.5日) 50(2日) 75(3日) 50(2日)
シュアーフューザーA	0.3 0.4 0.7 1 2.1 4.2 10	55	183(7日) 137(5日) 78(3日) 55(2日) 26(1日) 13(半日) 5
ベセルフューザー (フローセレクタタイプ)	0.5-1-1.5-2-2.5-3-4-5-6-7-7.5 1-2-3-4-5-6-8-10-12-14-15 0.5-1-1.5-2-2.5-3-4-5-6-7-7.5	300 100	40〜(350)[1.6〜(14)日] 20〜300(0.8〜12日) 13〜200(0.5〜8日)
リニアフューザー	0.5-1.0-1.5 1.0-2.0-3.0 2.0-3.0-5.0 0.5-1.0-1.5 1.0-2.0-3.0 2.0-3.0-5.0	60 100	120(5日)-60(2日)-40(1日) 60(2日)-30(1日)-20(半日) 30(1日)-20(半日)-12(半日) 200(8日)-100(4日)-66(2日) 100(4日)-50(2日)-33(1日) 50(2日)-33(1日)-20(半日)

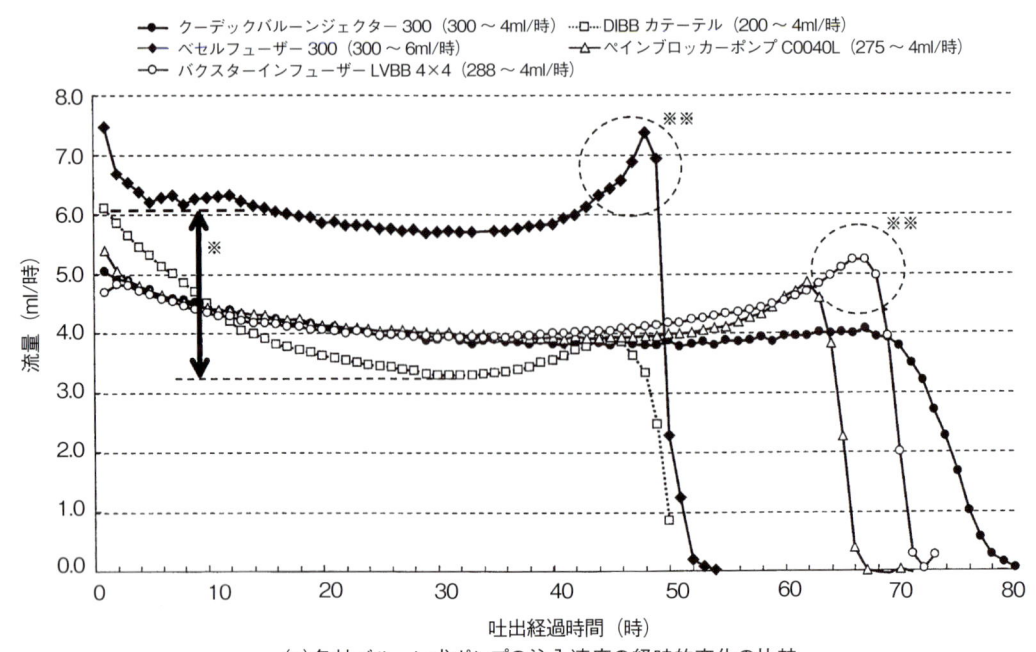

3 PCA機器

図12 注入速度の経時的変化の比較

(a)各社バルーン式ポンプの注入速度の経時的変化の比較
(石村博史.術後硬膜外鎮痛に使用されるディスポーザブル微量持続注入装置.ペインクリニック2009；30：428-39より改変引用)

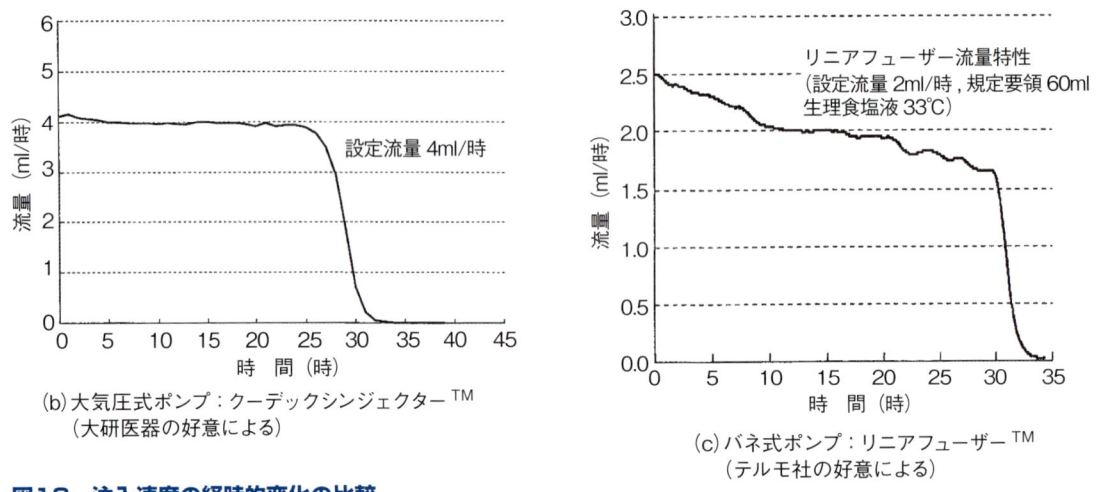

(b)大気圧式ポンプ：クーデックシンジェクター™(大研医器の好意による)

(c)バネ式ポンプ：リニアフューザー™(テルモ社の好意による)

(a)では，注入速度が投与開始直後により高まるタイプ(※：…□…)と，終了間際により高まるタイプ(※※：—◆—，—○—)がある。クーデックバルーンジェクター(●)では，注入開始直後から終了間際までより安定した注入特性となる。ペインブロッカーポンプ(—△—)でも，これに似た特性を有する。

は通常室温を想定している一方，33℃は患者体表面を想定している。患者の懐中に保持された場合では，29℃あたりと報告[12]されている。25℃で設定されている製品では，熱発患者の体温に影響されて有意に注入速度が増すことがありうる[11]。逆に33℃で注入速度が設定されて

いる場合，室温に曝露されると有意に流速が低下しうる[13]。臨床における24時間注入効率では，最小65.5％から最大118.4％までのばらつきが報告[14]されている。また，5％ブドウ糖液に比べ，0.2％ロピバカインでは粘性が約10％低くなる。結果，規定注入速度より10％

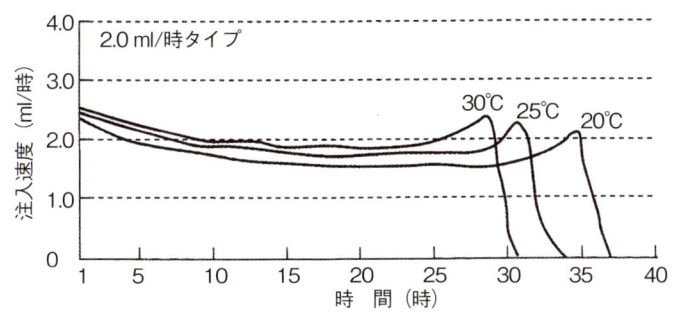

(a) バルーン式ポンプ

(有田英子, 花岡一雄. 各種携帯型ディスポーザブル注入ポンプ. ペインクリニック 1998;19:265-72より引用)

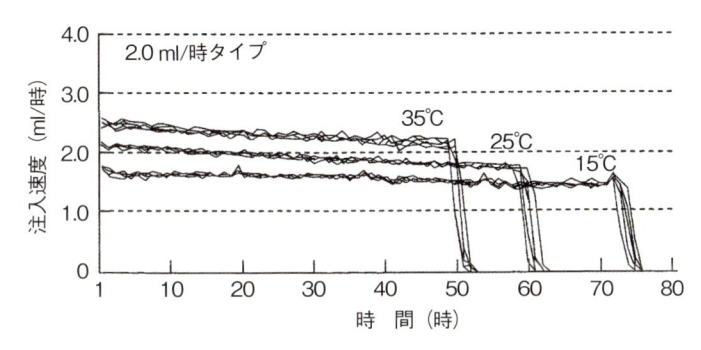

(b) 大気圧式ポンプ:クーデックシリンジェクター™120mlタイプ
（大研医器の好意による）
(石村博史. 術後硬膜外鎮痛に使用されるディスポーザブル微量持続注入装置. ペインクリニック 2009;30:428-39より引用)

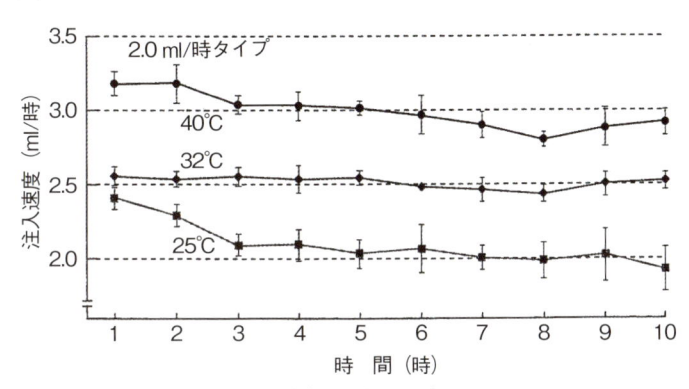

(c) バネ式ポンプ
＊エクセルフューザー™(小林メディカル)は, 現在販売されていない。
(松本重清, 鵜島雅子, 宮本光郎ほか. 温度差による携帯型ディスポーザブル注入ポンプシステム, エクセルフューザー®の流量の検討. ペインクリニック 1996;17:455-6より改変引用)

図13 ポンプの注入速度に与える環境温度の影響

駆動様式によらず, 注入速度は温度の影響を受けることが分かる。

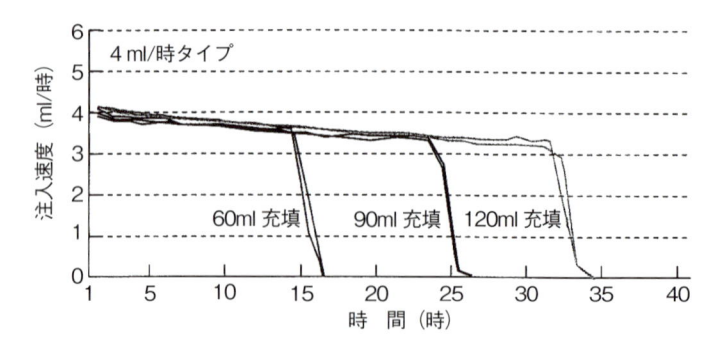

図14　充填量による注入速度の比較

クーデックシリンジェクター™120mlタイプ（4ml/時）
（大研医器の好意による）
（石村博史．術後硬膜外鎮痛に使用されるディスポーザブル微量持続注入装置．ペインクリニック　2009；30：435より引用）

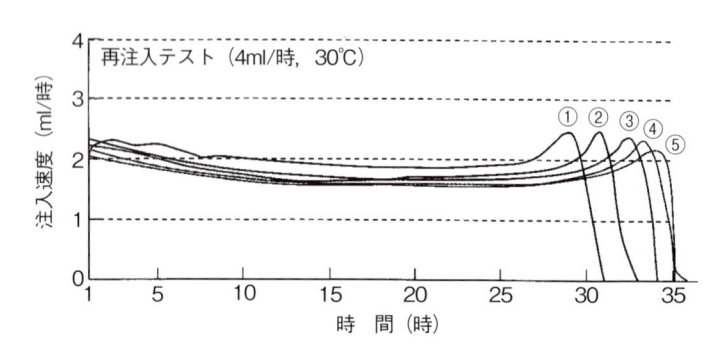

図15　バルーン式ポンプの再使用時の注入速度の変化

ベセルフューザー™（オーベックス社）
（有田英子，花岡一雄．各種携帯型ディスポーザブル注入ポンプ．ペインクリニック　1998；19：265-72より引用）

速く投与される．したがって，各製品の仕様条件を熟知したうえで実際の使用環境を整える必要がある．

b. 位置関係

心臓より高い位置に置かれると規定注入速度よりも速く流れ，低いと遅くなる可能性がある．ただし，駆動圧の高いポンプではそれほど問題にはならない[7]．バクスター社（東京）によれば注入ルアー本体がバルーンリザーバーより1インチ（約2.54cm）高くなると0.5％の流速低下を来す．使用に際しては，注入ルアー本体とバルーンが同じ高さにあることが精度のうえからも望ましいとされる．

c. 初期充填量の違いによる影響

バルーン式では，少ない充填量で投与した場合には注入速度が増す．充填量が少なくなるほど注入経過が短くなり，注入開始初期・終了直前の速度増加による影響が出やすくなるためと考えられる．バクスター社の資料によれば，

- 規定充填量の81～100％充填：規定注入速度に変化なし
- 規定充填量の61～80％充填：注入速度の5％上昇の可能性
- 規定充填量の60％以下の充填：注入速度の10％以上の上昇の可能性

が記されている．有田ら[7]の報告では，60ml充填用ベセルフューザーに20mlしか充填しなかった場合，注入速度は20％も増加したとされる．

大気圧式では，充填量の違いによる影響を受

けない（図14）[2]。バネ式では，充填量の違いがスプリング圧縮度合いの差になる。充填量が少ないと，発生圧が低下する。テルモ社の資料では容量100ml，平均流速1ml/時の場合，後半部の平均流速は－15％（0.85ml/時）となる。少ない充填量から開始すると，注入速度が低下することが予想される。

d. 再使用による影響

バルーン式では，繰り返す度に注入速度が低下する（図15）[7)15]。西山ら[8]は，反復実験による注入速度の低下は0.9〜5.3％の範囲で規定速度の範囲内のため臨床使用には問題ないとした。

大気圧式では報告により異なる。辻口ら[16]は臨床使用に際し，3ml/時で3回使用するとばらつきが生じ，遅れる傾向を報告した。弘田ら[15]は，実験室において2ml/時の3回使用においても精度の低下は見られないとした。

ディスポーザブル注入装置は使い捨てで，使用限度はあくまでも1回限りとされている。反復使用における問題点は，駆動源の劣化による注入精度の低下である。バルーン式では，長時間の高圧での液体曝露によりゴムの弾性特性が変性・劣化することが推定されている[8]。再使用においても，高い精度の再現性を示す報告は環境条件を厳密に制御した実験結果に基づいている。したがって，これらの結果を，温度以外にもさまざまな環境条件が作用する実際の臨床使用に際してそのまま期待できるとはかぎらない。さらなる問題点としては，反復注入操作に伴う感染・薬液注入ポートの破損・液漏れなどで，注意を要する。数日の携帯に伴い衝撃による破損，液漏れや接合部の接着剥がれなどをこれまでに経験した。ディスポーザブル製品の反復使用・携帯には信頼性・耐久性の面からも慎重を要する。

e. 硬膜外カテーテル・フィルタなどの接続物の影響

硬膜外カテーテル・付属フィルタの接続による抵抗の増加は，Hagen-Poiseuilleの式（p.32参照）によれば制御管の抵抗の1％にも満たないため通常は無視できる[14]。ただし，30Gでは29％の低下が報告[17]されている。現在のバクスター社の資料では，22G以下のカテーテルでは影響されるとしている。また，付属フィルタに空気が混入した場合には問題となることがある（次項 f.エアブロックを参照）。

一方，カテーテル接続部での固定様式，屈曲とカテーテルの抗屈曲性能の有無といった要因により，注入速度が影響される可能性がある。カテーテルの接続部での固定様式は重要である。ネジ込み式（ツイストロック方式）では力のかけ方しだいで強い閉め圧がかかり，カテーテルの内腔が変形・狭窄し，ときに閉塞する。Hagen-Poiseuilleの式により半径rの変化によっては少なからず影響が予想される。ワンタッチで一定の閉め圧でしか固定されないタイプ〔アロー社（東京），スナップロック方式など〕，鈍針を差し込むタイプ（八光社，長野県）では問題ない。

屈曲・ねじれによるカテーテル内腔の狭小化・閉塞は，薬液注入を障害する[18)19]。アラーム機能のないディスポーザブル装置では，特に注意を要する。ディスポーザブル装置における薬液注入の精度という観点からは，できるかぎり駆動圧の高いポンプに，カテーテル内腔保持機能を有し，閉めすぎのないスナップロック方式で接続されるタイプのものを組み合わせるのが理想的かもしれない[19]。

f. エアブロック

空気の混入・温度上昇による気泡の発生から制御管内，カテーテル内・フィルタ接続部などで気体が塞栓となって注入が停止することを以前には経験した。アラーム機能のないディスポーザブル装置では，特に注意を要する。このため現在のほとんどの製品では，制御管よりも前で空気抜き（セルフベント）の工夫がなされたフィルタが装着されている（表6,図11-b, c）。硬膜外カテーテルを留置し，付属フィルタを装着する際には内腔を十分に薬液・生理食塩液などで充填して空気を抜いておくことも重要である。

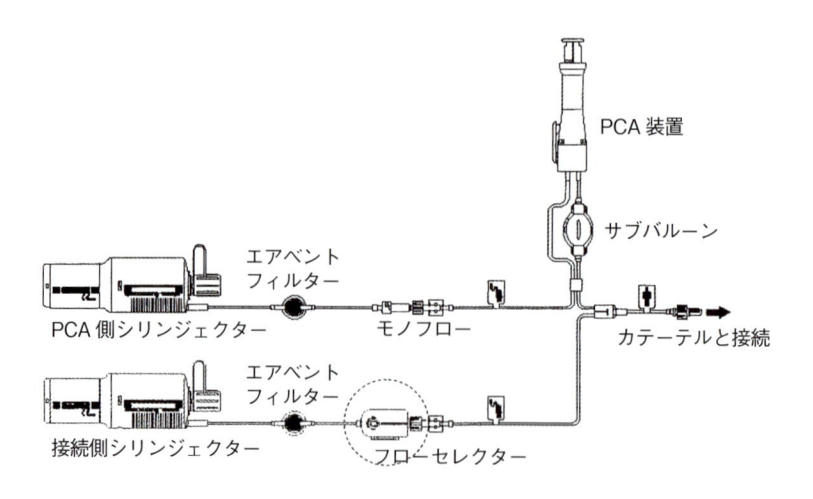

図16　容量可変式とPCAの併用

(石村博史．術後硬膜外鎮痛に使用されるディスポーザブル微量持続注入装置．
ペインクリニック 2009；30：437より引用)

3 注入速度可変・PCA機能

　注入速度可変の製品では，異なる2つの流量制御管を組み合わせて，3通りの注入速度を選択できる方式のものが多い．1例を挙げると，2ml/時・4ml/時の組み合わせで，2ml/時，4ml/時のいずれか，もしくは両者の合計から6ml/時の注入速度が選べる．オーベックス社（東京）のベセルフューザーでは，0.5〜7.5ml/時の範囲で11段階の注入速度が可能である．4本の制御管を2(6通り)・3(4通り)・4(1通り)個ずつ組み合わせ，合計11通りまで対応する．

　可変式の装置では，患者自身による誤操作による切り替えを防ぐために，切り替えに必要な専用の備品は医療者の側で管理する．

　PCAに関しては，コンピュータ制御の電気駆動式注入装置とは異なり，注意が必要である．ボーラス投与量・ロックアウト時間は製品ごとに決められており，変更することはできない．もちろん，PCAの履歴も残らない．また，ロックアウト機構はディスポーザブル製品においては，厳密には本来のそれとは異なる．バクスター社のLVBB4・4を例に取る．4ml/時で制御された持続注入回路と，並列に組み込まれたPCA回路にも4ml/時の流量制御管が配置されている．PCAはボーラス投与2ml，ロックアウト時間30分とされるが，これはボーラス投与後30分経てば2mlのPCAリザーバーの再充填が完了することを意味する．ただし，15分後でも充填された1mlのボーラス投与は可能である．

　ボーラス投与は，薬液を溜め込んだ薬液リザーバーを患者が押しつぶして行われる．このため，PCAボタンが重くて十分に活用できないことがある．高齢女性・リウマチ患者では，押せないケースが目立つ．前項(e. 硬膜外カテーテル・フィルタなどの接続物の影響)で述べたが，Hagen-Poiseuilleの式より，PCAボーラス投与では高流速となるため，持続注入とは比較にならないほどの抵抗が硬膜外カテーテルの接続により発生する．この対策として，大研医器社ではサブバルーンを用意し，PCAボーラス投与をこのバルーン式注入に代行させるシステムを開発した(図11-b, 図16)[2]．これにより，硬膜外カテーテルなどの接続による影響なく，PCAボタンの押し具合は一定となった．注入速度はカテーテルが接続されていない条件下で，ボーラス投与3mlが1分30秒以内とされる．ほかにシュアフューザーA・トレフューザーではクリック感のあるボタンにバネの復元力でボーラス投与を代行させている．

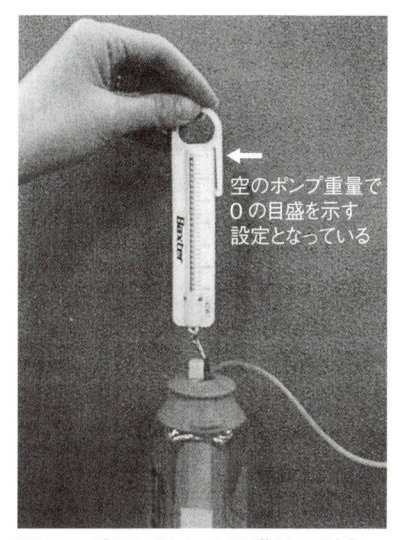

図17 専用バネによる残量の測定
(石村博史.術後硬膜外鎮痛に使用されるディスポーザブル微量持続注入装置.ペインクリニック 2009;30:438より引用)

可変式とPCAの併用も一部では可能である（図16）。持続注入用とPCAボーラス注入用の2個のポンプから構成され，持続注入を可変式装置で調整する。同様のシステムは，ニプロ社からも出ている。2つのポンプに鎮痛力価の異なる薬液を使い分けるなど，より幅広くきめ細かい管理が可能となるが，コストパフォーマンスを考えると病院側の負担が大きい（7 保険・診療報酬の項を参照）。可変式とPCAの併用は，流量精度や調節性の点からも電動式ポンプの選択がより現実的かもしれない（後述）。

4 薬液の回収・残量確認

PCAに対応した器種では，薬液の取り出しができない構造になっている。注入薬液の取り出し・入れ替えができる製品では，麻薬使用時には注意が必要である。特に，在宅での麻薬使用では問題発生が懸念される。バクスター社では，この点と汚染も考慮して，あえて途中での取り出しができない構造にした。経過によっては，薬液の内容を変更したい場合もある。著者は，局所麻酔薬の濃度の変更や添加麻薬の調整は残量を測って，そこに高濃度の局所麻酔薬や麻薬を加えたり，逆に生理食塩液で希釈して行っている（図17）[2]。

5 取り扱い上の注意

ディスポーザブル製品であるため破損が問題となる。先に述べたが，反復使用においては特に注意が必要である。バルーン式では，ときに破裂することがある。これは，外圧からの衝撃，充填操作の繰り返しや充填時の過剰な圧による損傷，アンプルガラス片の混入，直射日光によるバルーンの劣化・脆弱化などによる。クーデックシリンジェクターは，落下による破損が起きやすい。

ディスポーザブル工業製品であるため，同一のロット番号の製品に同一の不具合・製品特性が発生することがある。

6 各社・各製品の長所・短所など

表6を参照のこと。

注入精度を高めるために，Hagen-Poiseuilleの式において制御管の長さLを長くすることで，極細管rの誤差による影響を補正したスパイラル細管（大研医器）や，流量制御チューブ（オーベックス製，ベセルフューザー）がある。特に，特殊な断面構造をもつベセルフューザーの流量制御チューブには，温度による粘性の変化を補正するという可能性が指摘されている[8]。

採用に際しては，複数のメーカーの担当者から詳細を得たうえで試供品を使い比べてみることを勧める。この際，一つの種類に対してもロット番号の異なる製品をいくつか試すと公平な評価が可能となる。

7 保険・診療報酬

硬膜外麻酔後における局所麻酔薬の持続注入（1日につき）として80点が，また精密持続注入加算（10ml/時以下）として80点の加算を麻酔当日を除いて請求できる。ただし，特定保険医療材料を請求した場合，精密持続注入加算は請求できない。特定保健医療材料費は，持続注入にPCAを併用した場合に請求できる。こ

の場合，一般型（旧接続型）ポンプではPCA用注入ポンプ本体に対して3,510円を，またPCA用装置に対して1,290円をそれぞれ請求できる．一体型ポンプでは，注入用ポンプ本体2,650円のみの請求となる．注入速度可式変装置がついた場合は，特定保険医療材料費が請求できない（保医発第0306008号2010年3月5日付け）．注入速度可変式にPCAを併用した場合（図16），注入速度可変装置が付いた持続注入用のポンプの材料費は保険請求できずに病院負担となるうえに，PCAを使用するために精密持続注入加算の80点/日も請求できない．

おわりに

以上，電動式ポンプ，ディスポーザブルポンプについて解説した．今後は手術術式や予想される術後経過に応じて，電動式ポンプとディスポーザブルポンプの長所・短所（表1），コストパフォーマンスを鑑みながら両者をうまく使い分けていくことが期待される．

文献

1) Arita H, Hayashida M, Liang Z, et al. Current postoperative pain control in Japan and the use of portable disposable infusers. In : Ikeda K, Doi M, Kazama T, editors. State-of-the-art technology in anesthesia and intensive care. Amsterdam : Elsevier Science ; 1998. p.291-306.
2) 石村博史．術後硬膜外鎮痛に使用されるディスポーザブル微量持続注入装置．ペインクリニック 2009；30：428-39.
3) 石村博史．PCAポンプ．麻酔 2006；55：1128-39.
4) 橋口さおり．電動式PCAポンプ（硬膜外投与）．ペインクリニック 2009；30：421-7.
5) 石村博史．硬膜外インフューザーポンプ．麻酔 2009；58：1373-83.
6) 石村博史．硬膜外持続注入ポンプ．医機学 2010；80：248-55.
7) 有田英子，花岡一雄．各種携帯型ディスポーザブル注入ポンプ．ペインクリニック 1998；19：265-72.
8) 西山純一，杵淵嘉夫，福山東雄ほか．バルーンタイプのディスポーザブル携帯型持続注入器の流量特性－バルーンの形状，環境温度が流量に与える影響－．日臨麻会誌 2001；21：365-72.
9) 小渡有一郎，德嶺讓芳，石垣敬子ほか．バネを駆動力とするディスポーザブル持続注入器の注入特性と精度．臨床麻酔 1999；23：1795-6.
10) 横田 祥，菊地信明，荻野真護ほか．硬膜外持続注入時のディスポーザブル簡易持続注入装置の精度．ペインクリニック 1999；15：542-6.
11) 松本重清，鵜島雅子，宮本光郎ほか．温度差による携帯型ディスポーザブル注入ポンプシステム，エクセルフューザー®の流量の検討．ペインクリニック 1996；17：455-6.
12) 松元 茂，光畑裕正，重臣宗伯ほか．携帯用連続注入器を用いた局所麻酔薬の硬膜外注入における安全性の検討．麻酔 1990；39：1245-51.
13) 大澤正巳，青木基夫，久米川雅之ほか．ペインクリニックにおける携帯型持続注入器ニプロ・シュアフューザーの使用経験．ペインクリニック 1992；13：129-30.
14) 井原 郁，中溝玲恵，日比野美治ほか．ディスポーザブル携帯式持続注入器の注入速度に影響する因子の検討．ペインクリニック 1995；16：865-8.
15) 弘田博子，井関雅子，安部 通ほか．ディスポーザブル携帯型持続注入器（シリンジ型およびバルーン型）の流量精度の検討．ペインクリニック 1998；19：397-401.
16) 辻口直紀，藤田 智，川股知之ほか．携帯型持続注入器（クーデックシリンジェクター™）による硬膜外注入速度の信頼性の評価．麻酔 2000；49：177-80.
17) 岡林和弘，田中源重，中野弘行ほか．各種硬膜外カテーテル使用時におけるディスポーザブル簡易持続注入装置の注入速度に関する検討．麻酔 1995；44：656-9.
18) 萬 知子，近藤雅弘，森崎 浩ほか．断面が星

形の硬膜外カテーテルの有用性．臨床麻酔 1995；19：1439-42.
19) 萬 知子，近藤雅弘，冨澤和夫ほか．屈曲させた硬膜外カテーテルを接続したバルーン型インフューザーの流量変化．ペインクリニック 1997；18：921-4.

（石村　博史）

Point

①電動式ポンプとディスポーザブルポンプの2種類があり，特徴を理解して購入またはリースなどの選択をするとよい。
②理想的な PCA ポンプは，駆動電源と精度の安定，各種危険防止機能，使用履歴の確認と外部出力が可能なことである。
③ディスポーザブルポンプは，温度やポンプの高さなどが注入速度に影響する。

4 PCAの合併症と禁忌

はじめに

近年，PCAの使用が増加し，術後痛や癌性疼痛に対して，患者自身で痛みをコントロールできるようになってきた。この方法は，患者自身が痛みを強く感じたときに，医師や看護師を呼ぶことなく，専用の機器（PCAポンプ）に接続されたボタンを患者が押すことにより鎮痛薬（主としてオピオイド）を即座に投与することが可能である。またこれにより，トイレ移動などの体動時や疼痛増強時に合わせた鎮痛薬投与も可能となり，非常に有用な鎮痛方法として確立されている。PCAによる鎮痛薬の投与経路はさまざまで，ivPCAのみならず，PCEAや皮下投与が普及している。このPCAシステムは，設定や適応を誤らなければ安全に鎮痛を行えると考えられ，医療安全の観点からも非常に有用である。このPCAの安全面から，以前に比べてその適応は拡大しており，新生児から身体・精神障害を伴った患者，あるいは意思疎通が困難な患者では看護師や親によるPCAも施行されている。

PCAの施行でもっとも優先させなければならないのは，安全にかつ苦痛を与えずに痛みを取り除くことである。十分に除痛できていたとしても，強い吐き気を伴ったり，終日ベッドの上で眠って過ごしていては適切なPCA管理が行われたとはいい難い。また，PCAによってしばしば重篤な合併症が起こるようであれば，それは有効な鎮痛方法とはいえず，鎮痛方法の一つとして使用するのは困難である。つまり，PCAを有効に施行するためには，患者の状態に合わせた，安全でかつ痛み以外の苦痛も考慮した鎮痛方法と鎮痛薬を選択し施行しなければならない。また，PCAの適応や設定を誤ると，患者に苦痛を与えるだけではなく，ときに生命にかかわる合併症を来すことも医療従事者は熟知すべきである。一般的に，疼痛の程度や鎮痛薬の必要量は個人差が大きいといわれており，患者ごとに適した設定を必要とする。しかし，術後痛は術式によって痛みの程度が変化し，さらに時間経過とともに痛みが軽減するという経時的変化も考慮する必要がある。癌性疼痛においては，化学療法の副作用や脳圧亢進による悪心・嘔吐，終末期あるいは咳嗽による呼吸困難などをすでに有していることも少なくない。多臓器転移や多発骨転移による痛みは，時間とともに増強する可能性もあるため，より慎重で質の高い疼痛管理が必要となる。

PCAによる鎮痛薬，特に麻薬性鎮痛薬の投与は，PCA以外の投与法（持続投与や医師・看護師による調節など）と比較し，安全性が高いと考えられているが，本当にそうなのだろうか。Walderら[1]は，術後鎮痛における麻薬性鎮痛薬を用いたPCAの効果と安全性についてメタ解析を行っている。その結果，麻薬性鎮痛薬を用いたPCAによる術後鎮痛は，従来の方法と比較し患者の満足度は高かった。しかし，術後鎮痛における麻薬性鎮痛薬を用いたPCAにも麻薬性鎮痛薬に関連する合併症〔呼吸抑制（呼吸数 < 10回/分），低酸素血症（SpO_2 < 90％），悪心・嘔吐，鎮静，瘙痒感，排尿障害〕が存在し，その頻度は従来の投与方法と同等であった。このことから，PCAといえども必ずしも安全というわけでなく，従来の投与方法に準じた医療安全の徹底が必要であることが理解できる。言い換えるなら，PCAによる副作用や合併症に対して十分に対応がなされていない場合は，いかに適切な鎮痛が行えていたとして

も，かえって患者の苦痛を強める結果になることを十分に理解しなければならない。

したがって，PCA施行時の合併症や禁忌の知識を習得することは，PCAによる疼痛コントロールを行ううえで非常に重要なことである。PCAによる合併症は，先述したような麻薬性鎮痛薬の薬理作用に起因するものが主となるが，それ以外にPCAの適応とならない症例に用いたミス，指示出し時・調剤時・投与時の人為的ミスもある。また，PCAポンプ自体の問題による合併症も存在している。本項では，これらの合併症や禁忌について述べる。

麻薬性鎮痛薬に起因する合併症

1 呼吸抑制

麻薬性鎮痛薬の薬理作用の一つに呼吸抑制がある。麻薬性鎮痛薬による呼吸抑制は，呼吸中枢におけるμオピオイド受容体への作用である。呼吸中枢のμオピオイド受容体に麻薬性鎮痛薬が作用すると，二酸化炭素への反応性が低下し，その結果呼吸抑制が生じる。この呼吸抑制作用は，意識レベルの低下を起こさせるよりもはるかに少ない用量で認められ，用量依存的に増強する。麻薬性鎮痛薬による呼吸抑制は，呼吸回数の減少が典型的であるが，不規則な呼吸リズムを呈することもある。

一般的に疼痛管理に適正に使用されれば，呼吸抑制を生じることはまれである。ただし，オピオイドの過量投与，あるいは年齢，腎・肝機能障害などの患者背景，中枢抑制作動薬との併用，痛み刺激の変化などの病態の変化により，呼吸抑制が生じる可能性がある。麻薬性鎮痛薬の呼吸抑制の出現は，その投与経路により異なる。たとえば，静脈内投与と異なり，硬膜外腔へのモルヒネ投与は遅発性呼吸抑制を起こす危険性がある。この硬膜外腔へのモルヒネ投与による遅発性の呼吸抑制は，オピオイド鎮痛薬が髄液内を頭側へ拡散することによって直接呼吸中枢に作用するために起こるとされている。モルヒネのように親水性のオピオイドを硬膜外に投与した場合，硬膜通過に時間がかかるため作用発現に時間を要するが，排泄にも時間がかかるため持続的な鎮痛効果が得られる。しかし，脳脊髄液に長時間とどまり頭側へ拡散しやすくなるため，遅発性の呼吸抑制を来しやすい。親脂性のフェンタニルは，モルヒネに比べて遅発性の呼吸抑制は来しにくい。

1) 呼吸抑制を増強させる危険因子

a. 麻薬性鎮痛薬の絶対的あるいは相対的効果増強

麻薬性鎮痛薬が適した量で投与されている場合では，呼吸抑制は起こりにくいが，なんらかの原因で疼痛が軽減した場合やほかの疼痛治療によって疼痛が著しく改善した場合（神経ブロックの併用，鎮静薬の追加）など，麻薬性鎮痛薬の投与量に変化がなくても，呼吸抑制を生じることがある（相対的過量投与）。疼痛治療に必要な量を超えて麻薬性鎮痛薬を使用したときに呼吸抑制は認められる。癌性疼痛に対して，オピオイドローテーションを行った場合にも，投与経路の変更や，効力換算の間違いによる過量投与で呼吸抑制を来す可能性もあり，注意が必要である。

b. 加齢

術後疼痛にオピオイドを使用した場合，65歳以上の患者において呼吸抑制の危険性が増加することが報告[2]されている。また，モルヒネ，ペチジンあるいはフェンタニルを短期間投与された16歳以上の約9,000名の患者における呼吸抑制の発現を年齢ごとに比較したところ，加齢とともに呼吸抑制の起きる危険性が高くなっている（図1）[3]。

c. 睡眠時無呼吸症候群

肥満患者に多く認められる睡眠時無呼吸症候群も，麻薬性鎮痛薬の使用による突然の呼吸停止を含め呼吸抑制の危険性を増大させる[4)5]。睡眠時無呼吸症候群に，$PaCO_2$の蓄積が認められる肺胞低換気を伴っている場合，呼吸中枢に対する化学受容器の感受性（低酸素換気応答や

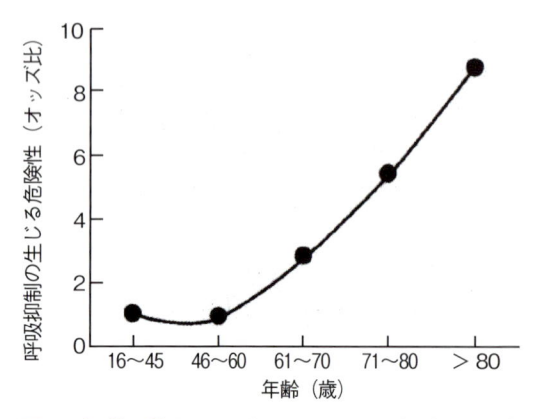

図1　加齢に伴う，オピオイドによる呼吸抑制が生じる危険性の増大

(Cepada MS, Faller JT, Baumgarten M, et al. Side effects of opioids during short-term administration: effect of age, gender, and race. Clin Pharmacol Ther 2003 ; 74 : 102-12のデータを基に作成され，亀井淳三. オピオイドによる呼吸抑制. ペインクリニック 2008 ; 29 : 1082に掲載された図を引用)

高炭酸ガス換気応答)の低下が高率に認められるため，オピオイドによる呼吸抑制を来しやすい[6]。実際，睡眠時無呼吸症候群患者(身長182.9cm，体重136kg)において，静脈内モルヒネPCAによる著明な呼吸性アシドーシス(pH 7.02, $PaCO_2$ 94mmHg)と低酸素血症(PaO_2 44mmHg)を来した症例が報告[7]されている。

d. 腎機能不全

腎障害は，麻薬性鎮痛薬による呼吸抑制の危険因子であり，PCAを用いた場合でも呼吸停止を来した症例が報告[8]されている。たとえば，モルヒネの代謝産物であるmorphine-6-glucuronide (M6G)は強い呼吸抑制作用をもつことから，腎機能障害はモルヒネおよびM6Gの排泄を遅延させ，呼吸抑制を生じさせる危険性を増大させる。

e. 中枢抑制薬との併用

抗不安薬，抗うつ薬，抗ヒスタミン薬，制吐薬あるいは筋弛緩薬とオピオイドの併用は過度の鎮静を引き起こし，呼吸抑制の危険性を増大させる[4]。癌性疼痛にオピオイドを使用する際，癌治療の副作用に対して，すでに制吐薬や抗不安薬が投与されている可能性があるため注意が必要である。術後疼痛に関しても，手術中に投与された麻酔薬やオピオイド，筋弛緩薬およびその他の中枢抑制作用を有する薬物を併用しているため，術後24時間の呼吸抑制を生じる可能性が高いと報告[1]されている。

2 悪心・嘔吐

1)悪心・嘔吐のメカニズム

悪心・嘔吐は，投与開始時期や増量時に生じることが多い。麻薬性鎮痛薬による悪心・嘔吐は，どの投与経路からでも認められるが，硬膜外投与はやや少ない傾向にある。

麻薬性鎮痛薬による悪心・嘔吐の発症機序は，①麻薬性鎮痛薬が延髄のchemoreceptor trigger zone (CTZ)を直接刺激し，嘔吐中枢に作用する，②前庭器官の感受性を増加させ，CTZを間接的に刺激する，③蠕動運動の抑制による胃内容物の停滞が消化管のセロトニン受容体(5-HT₃受容体)を刺激し，一部CTZを経由し求心性神経を介して嘔吐中枢を刺激する，④大脳皮質から直接，嘔吐中枢を刺激する，が挙げられる。

術後痛での悪心・嘔吐は，全身麻酔や外科手術の影響も考えられるため，安易なPCAの減量は疼痛が増強し，かえって患者の苦痛を増大させる可能性がある。悪心・嘔吐増強時のPCAの使用状況をよく観察し，対処する必要がある。癌性疼痛に対してのPCA使用時の悪心・嘔吐は，癌治療の化学療法に起因するもの，高カルシウム血症や，脳転移での脳圧亢進によるもの，腹水や消化管の通過障害によるものなど，ほかの原因を除外しなければならない。

2)悪心・嘔吐への対処

悪心・嘔吐と麻薬性鎮痛薬の薬物動態が一致するようであれば，麻薬性鎮痛薬が直接CTZを刺激していると考えられる。CTZの刺激による悪心・嘔吐には，ドパミン受容体が関与しているため，抗ドパミン作用を要するハロペリドール，プロクロルペラジンが有効である。体動時の悪心・嘔吐は，前庭器官の感受性亢進によるものが考えられるためジフェンヒドラミン，プロメタジンが有効である。胃内容物の貯

留が原因のときは，消化管運動亢進作用を有するメトクロプラミド，ドンペリドンが有効である。リスペリドンやオランザピンなどのセロトニン-ドパミン拮抗薬（serotonin-dopamine antagonist：SDA）の有用性も注目されている[9]。また，制吐薬の抗ドパミン作用の影響で，二次的な副作用である錐体外路症状が発生することがある。錐体外路症状を認める場合は，制吐薬の減量，抗コリン薬の投与によって治療を行う。

3 鎮静（眠気）

鎮静・眠気は，投与開始時期や鎮痛薬の増量によって鎮痛必要量を超えたときに起こりやすい。鎮痛・眠気に対する耐性は数日で得られるため，呼びかけに対し覚醒するようであれば，麻薬性鎮痛薬の減量は行わず，しばらく様子を観察する。良好な鎮痛状態が得られていて，鎮静（眠気）が継続するようなら減量を考慮する。PCAに持続投与を併用している場合には，持続投与を中止することで，その発生頻度を減らすことが可能である。

硬膜外投与でも麻薬性鎮痛薬の影響でも，眠気が出現する。術後鎮痛の場合，徐々に疼痛が軽減し，相対的に麻薬性鎮痛薬が過量となって眠気を起こすことがあるため，持続投与量の減量など調節が必要である。持続投与量を減量，中止することで痛みが増強する場合は，アセトアミノフェンや非ステロイド性抗炎症薬（non-steroidal anti-inflammatory drugs：NSAIDs）など，ほかの鎮痛方法の併用を考慮する。

4 便秘

麻薬性鎮痛薬に起因する便秘や，先述した悪心・嘔吐は，鎮痛に必要な用量と異なる投与量で発症することが動物実験において証明されている（図2）[9]。便秘や悪心・嘔吐は，鎮痛に必要な用量より，はるかに少ない用量で発症するため，これらの副作用対策は麻薬性鎮痛薬開始時期から考慮する必要がある。麻薬性鎮痛薬は，腸管の輪状筋を収縮させて蠕動運動を抑制し，さらに肛門括約筋の緊張を高めて便秘を引き起こす。フェンタニルは，モルヒネに比べて便秘を起こしにくいとされるが，高用量では便秘を起こすことがあり注意が必要である。静脈注射で便秘は起こりやすく，硬膜外投与でもモルヒネは腸蠕動を抑制するが，局所麻酔薬を併用することで，交感神経ブロック作用による副交感神経の優位効果のため，便秘は現れにくくなる。

便秘は耐性ができにくいため，酸化マグネシウムなど浸透圧性下剤や刺激性下剤の投与を開始する。

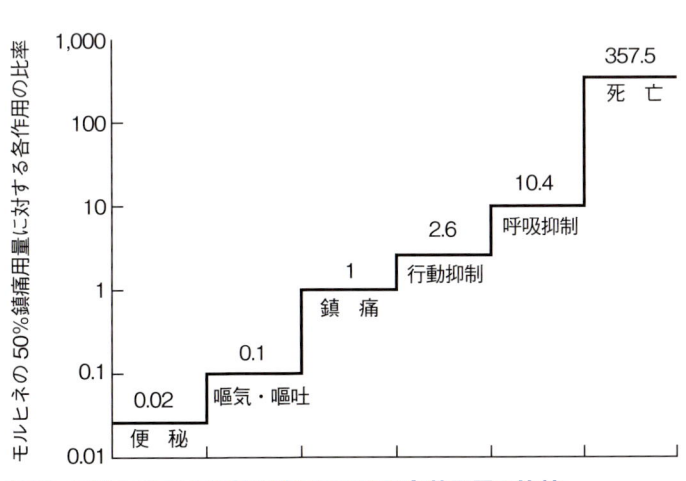

図2 モルヒネの主な薬理作用の50％有効用量の比較

（伊藤俊雅．オピオイドによる嘔気・嘔吐対策．ペインクリニック 2008；29：1069-78より引用）

5 瘙痒感

麻薬性鎮痛薬の副作用の一つに瘙痒感があり，静脈注射による全身投与よりくも膜下や硬膜外投与で発症頻度は高くなる。発症機序は明確になっていない。麻薬性鎮痛薬によるヒスタミン遊離作用や脊髄のμオピオイド受容体，くも膜下腔を上行して，脳幹延髄後角のオピオイド受容体に作用して発症するともいわれている。モルヒネによる発症の頻度が高いとされ，用量依存性のため低用量で対処できる。抗ヒスタミン薬が有効なこともある。

6 排尿障害・尿閉

麻薬性鎮痛薬は，膀胱の知覚の低下，外尿道括約筋の緊張および排尿筋を弛緩させて排尿障害を引き起こす。くも膜下や硬膜外投与では，脊髄のμオピオイド受容体に直接作用するため高頻度に発生する。男性に多く，前立腺肥大症や糖尿病などの膀胱直腸障害のある患者では注意が必要である。治療は，排尿筋の収縮力を増強させるコリン作動薬や膀胱括約筋を弛緩させるα作動薬を投与する。薬物治療抵抗性の場合は導尿を行う。

医療過誤に起因する合併症

PCAに関連する医療過誤について，Hicksら[10]が5年以上にわたる医療過誤記録から検討している。その報告によれば，PCAに関連する医療過誤は，全体の1％を占め，およそ60％の医療機関で発生していた。PCAに関連する医療過誤のうち，患者に不利益があり，かつなんらかの処置・治療を必要とした事例は6.5％に及んでいた。PCAに関連する医療過誤の種類としては，不適切な薬物濃度あるいは投与量（38％），指示抜け（17.4％），誤った薬物（17.3％），指示ミス（10.2％）などであった（表）。さらに詳細な解析により，これらの要因として，処方時の指示自体のミス，指示記載時の抜け，調剤ミス，投与時のミスなどが挙げられた。これらの原因解析では，人為的ミス（69.8％）がもっとも多く，続いてPCA機器に関連するミスであった。

1 処方時の指示自体のミス，指示記載時の抜け

"処方時の指示自体のミス"として多いのは，

表 types of errors associated with patient-controlled analgesia by year

Error Type	2000	2001	2002	2003	2004	Total
Improper dosage or quantity	254 (39.4)	561 (34.7)	815 (37.9)	893 (38.3)	854 (39.5)	3,377 (38.0)
Omission	111 (17.2)	266 (16.5)	421 (19.6)	378 (16.2)	372 (17.2)	1,548 (17.4)
Unauthorized or wrong drug	126 (19.5)	395 (24.4)	323 (15.0)	363 (15.6)	333 (15.4)	1,540 (17.3)
Prescribing error	41 (6.4)	143 (8.8)	241 (11.2)	261 (11.2)	218 (10.1)	904 (10.2)
Drug prepared incorrectly	40 (6.2)	70 (4.3)	75 (3.5)	132 (5.7)	117 (5.4)	434 (4.9)
Extra dose	32 (5.0)	71 (4.4)	86 (4.0)	104 (4.5)	111 (5.1)	404 (4.5)
Wrong administration technique	36 (5.6)	74 (4.6)	100 (4.7)	98 (4.2)	108 (5.0)	416 (4.7)
Wrong time	18 (2.8)	51 (3.2)	89 (4.1)	95 (4.1)	85 (3.9)	338 (3.8)
Wrong dosage form	18 (2.8)	25 (1.5)	27 (1.3)	13 (1.3)	43 (2.0)	126 (1.4)
Wrong patient	10 (1.6)	33 (2.0)	68 (3.2)	56 (2.4)	39 (1.8)	206 (2.3)
Expired product	0	0	3 (0.1)	20 (0.9)	27 (1.3)	50 (0.6)
Deteriorated product	0	1 (0.1)	6 (0.3)	16 (0.7)	18 (0.8)	41 (0.5)
Wrong route	5 (0.8)	9 (0.6)	13 (0.6)	12 (0.5)	18 (0.8)	57 (0.6)
Mislabeling	0	0	0	0	12 (0.6)	12 (0.1)
Total no. errors	691	1,699	2,267	2,441	2,355	9,453
Total no. records	645	1,617	2,149	2,329	2,157	8,897

（Hicks RW, Sikirica V, Nelson W, et al. Medication errors involving patient-controlled analgesia. Am J Health Syst Pharm 2008；65：429-40より引用）

薬物の投与量の計算ミスである。特に，PCA開始時の初期設定時や設定変更時の計算ミスがその主な原因である。この計算ミスには，医師やコメディカルが複数の麻薬性鎮痛薬の適正濃度について混乱（confuse）してしまったことも起因しているようである。人間がかかわっているかぎり医療現場でも，作業途中で"注意散漫"になることがある。この"注意散漫"により，それまでの作業における重要なポイントを忘れることがあり，それがミスにつながってしまうと考えられている[11]。実際に，"処方時の指示自体のミス"や"指示記載時の抜け"の要因として，作業途中の"注意散漫"や"仕事量の多さ"が関与していた。

2 PCA機器の誤作動・過量投与

PCA機器の誤作動・過量投与には，人為的要因と誤ったPCA機器設定が主要因となっていた。人的要因の原因として，先述した"注意散漫"が挙げられる。そのほかには，コミュニケーションやシステムの問題，薬物保管やラベリングミス，誤って記載された処方による過量投与や類似した薬物名（たとえばhydromorphineとmorphine）の混乱が認められた。そのほかに，経験の少ないスタッフによるミス，勤務交代時や病棟移動時のコミュニケーションミスなどもその要因として挙げられる。

PCA機器には，ディスポーザブルのバルーンタイプもある。これは，薬物が充填されたバルーンの収縮力により駆出され，それがPCAリザーバーに貯留される。PCAボタンは，使用前には押された状態で設置されている機種もある。このような機種では，PCAボタンを固定している部品を除去することでPCAシステムが作動するが，これを除去することを忘れるミスも報告[12]されている。

電動式PCA機器には，"fail safe"システムが備えられており，その機器の安全性が保障されている[13]。しかしながら，電動式PCA機器を用いて疼痛管理を行っていた症例で，PCAボタンを操作していないにもかかわらず，薬物が投与されるという機器の誤作動も報告[14]されている。

3 患者以外の者によるPCA操作

PCAの頻回操作に伴い過鎮静となることがある。これは，PCA投与量の設定に問題がある場合にも見られるが，それ以外に家族[15]，訪問客[16]あるいは看護師[17]など，患者以外の者によるPCA操作が起因していることがある。また，特殊な事例として，PCAボタンをナースコールボタンと勘違いし，頻回にPCAボタンを押してしまうという事例も報告[18]されている。

PCAの禁忌

患者の理解が得られず，PCAの使用に同意が得られない場合は禁忌である。また，PCAデバイスの使用方法が理解できない，または適切な使用方法ができない場合も禁忌である。年齢や精神・身体的な障害があっても，看護師や家族が患者のことを十分に理解し，コミュニケーションが取れる場合はPCAの適応であるが，看護師や家族の協力が得られない場合は禁忌となる。

おわりに

PCAは，術後痛や癌性疼痛に対し，有効な鎮痛方法であり，患者や家族の満足度も高い。しかし，PCA機器に習熟し適切なモニタリングを行うこと，PCA管理に関与する看護師をはじめとする医療スタッフや家族への教育が，副作用や合併症の早期発見のため，安全に施行するために重要である。PCAの投与は，基本的に患者自身が，動作時の痛みや突然の疼痛増強時に，または予防的に投与するものであるが，PCA機器を扱えない小児や，精神・身体障害を伴った患者に対し，看護師や家族が患者に代わって投与することがある。それが，しばしば

合併症を引き起こす原因となることも念頭に置かなければならない。PCA を含め，なんらかの手技や薬物の投与を行うときは，それがもたらす利益だけではなく，それによって起こりうる合併症を熟知する必要がある。患者の全身状態や年齢，投与経路，投与方法，投与薬物など，さまざまな因子によって合併症が変化する。PCA を開始する前に，起こりうる合併症を頭に思い浮かべ，適応と対策を理解して実施することが重要である。

文献

1) Walder B, Schafer M, Henzi I, et al. Efficacy and safety of patient-controlled opioid quantitative systematic review. Acta Anaesthesiol Scand 2001 ; 45 : 795-804.

2) Taylor S, Kirton OC, Staff I, et al. Postoperative day one : A high risk period for respiratory events. Am J Surg 2005 ; 190 : 752-6.

3) Cepada MS, Faller JT, Baumgarten M, et al. Side effects of opioids during short-term administration : Effect of age, gender, and race. Clin Pharmacol Ther 2003 ; 74 : 102-12.

4) Etches RC. Respiratory depression associated with patient-controlled analgesia : A review of eight cases. Can J Anesth 1994 ; 41 : 125-32.

5) Parikh SN, Stuchin SA, Maca C, et al. Sleep apnea syndrome in patients undergoing total joint arthroplasty. J Arthroplasty 2002 ; 17 : 635-42.

6) Ostermeier AM, Roisen MF, Hautkappe M, et al. Three sudden postoperative respiratory arrests associated with epidural opioids in patients with sleep apnea. Anesth Analg 1997 ; 85 : 452-60.

7) VanDercar DH, Martinez AP, De Lisser EA. Sleep apnea syndromes : A potential contraindication for patient-controlled analgesia. Anesthesiology 1991 ; 74 : 623-4.

8) Richtsmeier AJ Jr, Barnes SD, Barkin RL. Ventilatory arrest with morphine patient-controlled analgesia in a child with renal failure. Am J Ther 1997 ; 4 : 255-7.

9) 伊藤俊雅. オピオイドによる嘔気・嘔吐対策. ペインクリニック 2008 ; 29 : 1069-78.

10) Hicks RW, Sikirica V, Nelson W, et al. Medication errors involving patient-controlled analgesia. Am J Health Syst Pharm 2008 ; 65 : 429-40.

11) Chisholm CD, Collison EK, Nelson DR, et al. Emergency department workplace interruptions : are emergency physicians "interrupt-driven" and "multitasking"? Acad Emerg Med 2000 ; 7 : 1239-43.

12) Costigan SN. Malfunction of a disposable PCA device. Anaesthesia 1994 ; 49 : 352.

13) Jackson IJ, Semple P, Stevens JD. Evaluation of the Graseby PCAS. A clinical and laboratory study. Anaesthesia 1991 ; 46 : 482-5.

14) Christie L, Cranfield KA. A dangerous fault with a PCA pump. Anaesthesia 1998 ; 53 : 827.

15) Ashburn MA, Love G, Pace NL. Respiratory-related critical events with intravenous patient-controlled analgesia. Clin J Pain 1994 ; 10 : 52-6.

16) Tsui SL, Irwin MG, Wong CM, et al. An audit of the safety of an acute pain service. Anaesthesia 1997 ; 52 : 1042-7.

17) Fleming BM, Coombs DW. A survey of complications documented in a quality-control analysis of patient-controlled analgesia in the postoperative patient. J Pain Symptom Manage 1992 ; 7 : 463-9.

18) Chisakuta AM. Nurse-call button on a patient-controlled analgesia pump? Anaesthesia 1993 ; 48 : 90.

〈安部　真教，垣花　学〉

Point

①PCAによる麻薬投与でも呼吸抑制,低酸素血症,悪心・嘔吐,鎮静,便秘,瘙痒感,排尿障害は発生しうる。
②PCAによる合併症には,薬物の薬理作用に起因するもの,医療過誤によるもの,PCAポンプの問題がある。
③患者の理解力不足,PCAの使用に同意が得られない場合は禁忌となる。

第2章
各投与経路の方法とコツ

1 静脈内投与

はじめに

　PCAを用いた術後疼痛管理は，欧米では標準的な手段としてすでに定着していたが，わが国ではようやく最近になって普及してきた。オピオイドなどの薬物を，PCAポンプを用いて投与する場合，投与経路として硬膜外，静脈内，皮下，末梢神経など種々の選択肢がある。われわれの施設では，1997年からPCAポンプを用いて積極的な術後疼痛管理を行ってきた。図1に示すように，当初はほとんどの症例をPCEAで管理していたが，この数年PCEA症例数が頭打ちからやや減少傾向にあるのに対して，ivPCA症例数は明らかに増加してきている。周術期抗凝固療法の普及などにより，硬膜外麻酔が使用しにくくなってきたことが背景にあるものと思われ，今後ますます術後疼痛管理の中でivPCAの果たす役割は大きくなっていくものと予想される。本項では，ivPCAの特徴や実際の方法と注意点などについて，われわれの経験を踏まえて解説する。

ivPCAの特徴

　術後疼痛管理に使用される鎮痛薬，特にオピオイドはその必要量や最小有効血中濃度（minimum effective analgesic concentration：MEAC），鎮痛効果が患者間や同一患者でもばらつきが大きい[1]。つまり，ある患者に必要な

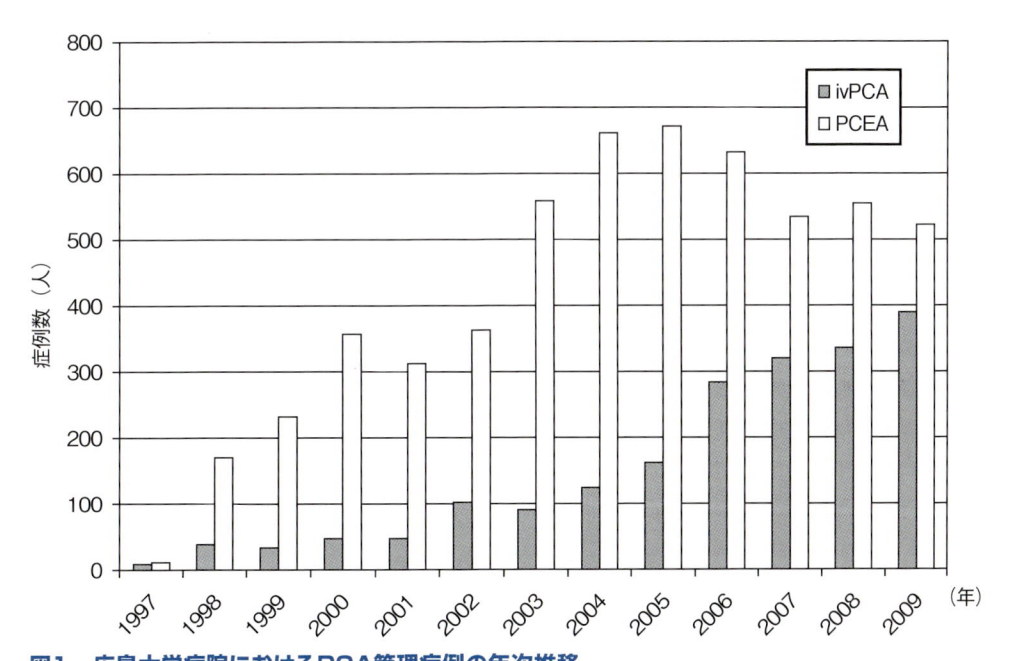

図1　広島大学病院におけるPCA管理症例の年次推移
　当初はほとんどの症例がPCEAで管理されていたが，この数年はPCEA症例の減少と同時にivPCA症例が明らかに増加傾向にある。

オピオイドの量を的確に予測するのは困難である。疼痛時に，患者の希望に基づいて鎮痛薬を決められた量だけ筋肉注射などで投与する従来の鎮痛法では，これらの患者間や患者内でのばらつきに十分対応できないうえに，患者が必要としているときに鎮痛薬が迅速に投与されないことも一因となって，十分に満足できる鎮痛効果を得ることは困難である。一方PCAは，疼痛時に患者自らが鎮痛薬の投与を可能とし，特にivPCAはほかの投与経路と比較して鎮痛薬の血中濃度がすみやかに上昇するため，従来の鎮痛法の欠点を補って満足度の高い鎮痛効果が期待できる。

PCAポンプの選択

PCAポンプには，大きく分けてディスポーザブル式と機械式がある。PCA機能をもつディスポーザブルポンプには，内容量や持続注入速度，ボーラス量，充塡時間などが異なるものが各種存在し，対象症例や使用薬物，投与経路などによって使い分ける必要がある。簡便で臨床現場への導入は容易であるが，機械式ポンプと比べて投与量の精度がやや劣ることや使用履歴を見ることができないなど，きめ細かい疼痛管理を行うには機能的にやや不十分である。一方，機械式ポンプは各種設定を自由に行うことが可能で，PCAボタンを押した回数や実際に薬物が投与された回数などの使用履歴を細かくチェックすることができるため，患者の訴えに加えて疼痛の時間的変化をある程度客観的に評価することで，よりきめ細かい疼痛管理が可能になる。また，回路の閉塞などに対するアラーム機能も充実しており，医療安全面においても充実した機能を備えているが，一方で昼夜を問わずアラームへの対応を求められること，複雑な機器であるため日々の点検管理が必要なことなど，患者に装着するだけであとは各診療科に管理を任せることも可能なディスポーザブルポンプと違って，保守管理のための人員が必要になるなど，運用上は必ずしも好ましくはない。

使用薬物

ivPCAに使用する薬物は，効果の発現が迅速で強力な鎮痛作用を有し，副作用もできるだけ少ないものが望ましい。作用の持続が極端に長い薬物は，PCAによる反復投与で薬物が蓄積する可能性があるためあまり適当ではない。逆に作用の持続が極端に短い薬物は，反復投与だけでは鎮痛効果を維持することが難しいため持続投与を併用しなければならず，しかも持続注入速度を適宜調節する必要があるため，これもあまり適当とはいえない。モルヒネやフェンタニルに代表されるμ受容体に対するpureアゴニストは鎮痛作用が強力で天井効果がなく，作用の持続も中等度であるため上記の条件に適しており，現在ivPCAにもっとも広く使用されている薬物である。特にモルヒネはもっともよく研究されており，今でもivPCAに使用される薬物のゴールドスタンダードといえる。ただしモルヒネで注意すべきことは，その活性型代謝産物であるmorphine-6-glucuronide（M6G）もまた鎮痛，鎮静，呼吸抑制などの作用をもっていることである。モルヒネは主にグルクロン酸抱合で排泄されるが，M6Gは主に腎排泄に依存している。したがって，腎不全患者ではM6Gの蓄積により作用が延長し遅発性呼吸抑制の原因となる可能性があり，血漿クレアチニン値が2mg/dl以上の患者ではモルヒネによるivPCAは避けることが推奨されている[2]。一方，フェンタニルの力価はモルヒネの80～100倍と強力であり，脂溶性が高いためモルヒネより発症が速く，さらに排泄が腎機能に依存しないため，モルヒネが使用できない患者に対する優れた代替薬物となりうる[3]。われわれの施設では現在，ivPCAにはモルヒネを基本薬物としているため，以下の解説はモルヒネの使

表 広島大学病院におけるivPCAの薬液組成とPCAポンプ設定

基本組成
　塩酸モルヒネ　　20ml（200mg）
　生理食塩液　　　180ml
　　　　計　　　　200ml（1mg/ml）
基本設定
　持続投与量　　　0ml/時
　1回投与量　　　1ml
　ロックアウト時間　5分
　時間制限回数　　10回/時

用を前提とする。ほかの薬物については他項を参照されたい。

ポンプ設定

　機械式PCAポンプの設定条件は，主に持続投与量（backgroundまたはcontinuous infusion），1回投与量（demand dose, PCA dose, またはbolus dose），ロックアウト時間（lockout interval），時間内投与制限回数（dose limits）からなっている。当施設では，PCAポンプはCADD-Legacy® PCA（Smiths Medical製，英国）を使用している。基本的な薬液組成とPCAポンプの基本設定を示す（表）。一般的には，まずローディングとしてモルヒネ2～3mgを数分間隔で鎮痛効果が現れるまで投与した後にPCAを開始するが，われわれは回復室で疼痛の訴えがある場合は，術中に使用したフェンタニルを鎮痛が得られるまで静注した後にPCAを開始している。PCAポンプを装着したら，まず1回はPCAボタンを押して，ポンプが正常に作動して薬物が投与されることを確認している。

1 持続投与量

　PCAは，痛みに対して患者が自らPCAボタンを押すことで鎮痛薬を投与するものであるため，特に睡眠中の鎮痛が不十分となる可能性が考えられる。以前は持続投与を併用することで，鎮痛の不足部分を補うことができると考えられていたが，多くの研究により持続投与を併用しても鎮痛効果に差がないばかりか，オピオイドの総投与量が増えて呼吸抑制などの副作用の発生が増加して利点がないことが示された[4]～[11]。したがって現在は，オピオイドを日常的に使用していない患者の通常の術後疼痛に対しては，持続投与は併用しないのが一般的である。当施設でも，以前はモルヒネを0.5ml/時で持続投与を併用していたが，現在は1回投与のみとしている。持続投与を止めたことによって，それ以前と比べて睡眠中の痛みが増強して対応に困るような症例は経験しておらず，おそらく代謝産物であるM6Gの作用が残っていることが影響していると考えられる。

2 1回投与量

　PCA成功のカギは，患者が痛みを感じたときに1回のPCAボタン操作でどれだけ十分な鎮痛が得られるかによる[3][12]。すなわち，1回投与量が患者の満足度に大きく影響し，少なすぎると満足な鎮痛が得られず失望させることになるが，逆に多すぎると重篤な副作用の原因になる。1回の投与でMEACを維持し，なおかつ安全な血中濃度の範囲を超えないような投与量設定が必要になる。モルヒネの一般的な1回投与量は1～2mgとされるが[3]，1mgを採用している施設が多い[13]。われわれも1mgを基本設定としている。

3 ロックアウト時間

　ロックアウト時間は薬物が過量投与とならないための安全装置として設定されるが，長すぎると鎮痛効果が不十分となり，逆に短かすぎると必要以上の投与を許すことになり，副作用の増加につながる危険性がある。一般的に，オピオイドの種類にかかわらずロックアウト時間は5～10分に設定されることが多く，この範囲内で鎮痛効果や副作用には差がないと考えられる[14][15]。また，1回投与量とロックアウト時間の関係も重要である。Badnerら[16]は，1回投与量とロックアウト時間が異なる3つの組み合

わせ（1mg/6分，1.5mg/9分，2mg/12分）で比較した結果，モルヒネの消費量や鎮痛効果に群間で差がなかったことと，1.5mg/9分と2mg/12分でナロキソンを必要とする呼吸抑制が発生したことから，1mg/6分の組み合わせがもっとも安全で初期の設定として適していたと結論している。われわれの施設では，1mg/5分を基本初期設定としており，患者の状態などによっては1回投与量を減量するなど個別に対応している。眠気が強いなど，1回投与量が過量であることが原因と思われる副作用が発生した場合には，早めに1回投与量を減量することで特に有害事象は経験していない。

4 時間内投与制限回数

CADD-Legacy® PCAにはロックアウト時間以外に，1回投与の有効回数を1時間に何回までと制限をかける機能がある。ロックアウト時間を5分に設定した場合，ボタンを押し続ければ1時間に10回以上注入されることになるが，最大有効回数を設定することで薬物の総投与量に制限を加え二重の安全機構が設定可能になる。この設定を追加することにより，ロックアウト時間を短くすることで初期の強い痛みに対応が可能となる。われわれは以前，ロックアウト時間5分，制限回数1時間に5回までと設定していた。この場合，痛みが強い時期には頻回にボタンを押すため，1時間のうち前半の30分以内に設定投与量を使い切ってしまい，後半30分は空打ちになっていた。経験を重ねて検討した結果，患者の満足度を考慮して10回/時としている。これにより疼痛の強い時期には，常にロックアウト時間を挟んでほぼまんべんなく薬物が投与されるようになった。

副作用

オピオイドを用いたivPCAで良好な鎮痛が得られたとしても，副作用のために減量や中止を余儀なくされることもある。できるかぎり副作用の発生を抑制ないし軽減し，十分な鎮痛を維持することが不可欠である。主な副作用は，悪心・嘔吐，瘙痒感，鎮静，呼吸抑制などで，ivPCAに特有というよりオピオイドでは一般的に見られるものがほとんどである。

1 悪心・嘔吐

術後の悪心・嘔吐（postoperative nausea and vomiting：PONV）が，ivPCAの副作用としてもっとも頻度が高い[3]。2003年に発表されたPONV対策のガイドライン[17]がivPCAの副作用にも適用できる。その骨子は，一つの受容体に作用する制吐薬単独投与でPONVの頻度は約30％減少する[18]が，異なる受容体に作用する制吐薬を組み合わせることでさらに発生頻度を抑制できることにある。すなわち，PONVの発生に関して患者をリスク分類し，リスクが中等度以上の患者についてはセロトニン拮抗薬，ドロペリドール，デキサメタゾンなどを組み合わせて予防的に投与することである[17]。ドロペリドールはPONV予防に有効とされ[19,20]，モルヒネによるivPCAでも同時に投与するとnumber needed to treat（NNT）が約3と有効性が高いことが示されている[21]。ドロペリドールの至適投与量は，モルヒネ1mgに対して0.015～0.1mgとされる[22~24]。ただしドロペリドールの使用に関しては，QT延長の報告により米国食品医薬品局（FDA）[25]が使用を制限する勧告を出しており，十分注意して使用する必要があるが，価格の面からも日本ではPONV対策の第一選択と考えられる。当施設でも時に鎮痛効果より嘔気を嫌ってPCAボタンを押さない患者がある。今はメトクロプラミド（プリンペラン®）の静注などで対応しているが，今後はドロペリドールの使用も検討したい。

2 瘙痒感

瘙痒感は，ivPCAの副作用として頻度が高いが，これに対する薬物の効果を調べた研究は

ない[3]。ただし，われわれもときどき経験するが特に対処に困るほどではなく，経過観察だけにとどめることが多い。

3 過鎮静

高齢者ではわれわれの初期設定では過度の鎮静を招くことがあるため，適宜1回投与量を0.5mlに減量している。また，腎機能低下症例ではモルヒネの代謝産物（M6G）蓄積により過鎮静を生じる可能性があり（前出），ほかの鎮痛薬を併用するなどしてオピオイドの使用量を減らすことで対応している[3]。

4 呼吸抑制

持続投与をしない1回投与のみのivPCAでは，ほかの方法と比較して有意に呼吸抑制の発生率は低く，0.25%程度と推測される[3)26)]。ivPCAに伴う呼吸抑制の危険因子として，高齢，頭部外傷，睡眠時無呼吸，肥満，呼吸不全，鎮静薬の投与，循環血液量減少，腎不全などがあり[27)28)]，さらにPCAポンプのプログラムエラーや薬物濃度の不適切な調剤などの人為的ミスも要因となる[26)29)]。当施設では呼吸抑制に伴う重篤な合併症は経験していないが，人為的なエラーを防止する意味で，現在は以下に述べるようなチームによる術後疼痛管理を行っている。

広島大学病院での実際の術後疼痛管理の実際

以前は薬液の調剤，PCAポンプの設定・点検管理，痛みや副作用の評価など，一連の術後疼痛管理をすべて麻酔科単独で行っていた。数年前，薬剤師が手術室に配置されたのを機に，それまでは麻酔担当医が術中管理のかたわら薬液の調剤も行っていたものを，すべて薬剤師に一任した。薬液の調剤を一元化したことにより，麻酔担当医が調剤する場合より薬液の濃度などを間違える危険性が減少し，しかも手術室内のクリーンベンチで一括調整するため清潔度も向上した。さらに，2009年春より手術室看護師と臨床工学技士も加えてチーム化した。PCA回診用紙（図2）を用いて，疼痛と副作用の評価，PCAポンプの情報収集と設定変更を朝夕2回行っている。PCA回診を手術室看護師が行うことは，看護師の視点に基づいた術後疼痛や副作用の評価を手術看護にフィードバックすることも可能で，麻酔科医と看護師の双方にとってメリットは大きい。さらに臨床工学技士にPCAポンプの点検管理を一任したことで，器械上のトラブルも減少し医療安全面での質の向上も図れた。

以下に，実際のivPCAでの管理症例を呈示する。なお，PCAポンプの初期設定や薬液の組成は，いずれの症例も表1に示した内容である。

症例1 ■■■

81歳，男性。肝細胞癌に対して肝S5部分切除術を施行した。血小板数の減少を認めたため硬膜外麻酔は施行せず，術後疼痛管理をivPCAで行った。手術時間は4時間24分，麻酔時間は5時間59分であった。術中のフェンタニルおよびレミフェンタニルの使用量はそれぞれ375μg，4.4mgであった。回復室で疼痛の評価を行った後PCAポンプを接続して帰室した。術後1日目の安静時および体動時の疼痛スコアはそれぞれ10/100，28/100であり，その後も大きく変化することなく経過した。副作用としては，痒みおよび尿道カテーテル抜去後に一時的な排尿障害を認めたが，ポンプの設定を変更することなく，術後6日目にivPCAを中止した。モルヒネの総投与量は93mgであった。

症例2 ■■■

23歳，男性。慢性腎不全に対して生体腎移

ID: フリガナ
科 氏名：年齢：歳（病棟 号室） 主治医： 診断／術式

ivPCA No.2098	/		/		/		/		/		/		/		/	
	0POD		1POD		2POD		3POD		4POD		5POD		6POD		7POD	
	回復室	病棟帰室後	AM	PM	AM	PM	AM	PM	AM	PM	AM	PM	AM	PM	AM	PM
時間	:	:	:	:	:	:	:	:	:	:	:	:	:	:	:	:
設定 持続投与(ml/時)																
設定 ボーラス・LOT																
設定 総量(ml)																
設定 注入回数／リクエスト	/	/	/	/	/	/	/	/	/	/	/	/	/	/	/	/
薬液量(追加量/総量)																
疼痛評価 VAS(安静時)																
疼痛評価 VAS(体動時)																
疼痛評価 PHS																
疼痛評価 VRS																
副作用 鎮静(score)																
副作用 PONV(score)																
副作用 瘙痒(score)																
副作用 排尿障害(score)																
副作用 Bromage score																
副作用 その他																
回復 ①排ガス/②飲水/③摂食																
回復 ①坐位/②起立/③歩行																
観察医署名																
その他 ①睡眠(薬物の使用の有無), ②補助鎮痛薬の使用状況, ③ドレーン/胃管・バルーンの抜去など, ④創とドレーンの略図																
ガーゼ交換（マーカー）	☐				☐						☐					

図2 広島大学病院で使用しているPCA回診用紙

ポンプ情報(ポンプの設定条件，PCAボタンを押した回数と実際に注入された回数)，疼痛の評価〔安静時と運動時の疼痛スコア(VAS)，Prince Henry score，verbal rating score〕，副作用(鎮静度，PONV，瘙痒感，排尿障害，Bromage score)などを毎日朝夕2回の回診で記録している。疼痛の程度や副作用などの評価を基に，設定の変更や中止を行っている。

植術を施行した。手術時間は5時間15分，麻酔時間は6時間25分であった。術中のフェンタニルおよびレミフェンタニルの使用量はそれぞれ350μg，6mgであった。回復室で疼痛の訴えがあり，フェンタニル50μgおよびモルヒネ3mgを使用して病室に帰室した。術後1日目は疼痛および副作用の訴えもなく順調に経過していたが，術後2日目に昼も眠気があると訴えがあった。咳をしても痛みがないということであったので，ボーラス投与量を1回につき0.5mlに下げて経過を観察することにした。それ以後は副作用もなく，術後7日目に投与を終了した。モルヒネの総投与量は233mgであった。

われわれが行っているPCAの設定はロックアウト時間が短く，1時間あたりの制限回数が多いので，過量投与になる可能性がある。今回の症例では痛みを感じることがなく眠気が生じているということで早めに投与量を減量した。高齢者および乳幼児などでは自らボタンを押すことができないこともあるが，その場合，看護師など周囲の者が押しすぎることがあるので，過量投与にならないように十分注意する必要がある。

症例3

65歳，女性。膵癌に対して膵頭十二指腸切除術を施行した。この症例は，冠動脈にdrug eluting stentが挿入されているため，抗血小板薬が投与されていた。抗血小板薬を術前に中止

し，周術期はヘパリンの持続静注を行うため，硬膜外麻酔は施行しなかった．手術時間は6時間22分，麻酔時間は8時間であった．術中のフェンタニルおよびレミフェンタニルの使用量はそれぞれ300µg，3.2mgであった．術後1日目で安静時の疼痛スコアが9/100，体動時の疼痛スコアが27/100と疼痛コントロールは良好であったが，嘔気があったためボーラス量を1回あたり0.5mlに減量して経過を観察した．その後も疼痛コントロールは良好で嘔気も見られず，術後5日目にPCAを終了した．モルヒネの総投与量は27.5mgであった．

嘔気に対してドロペリドールを予防的に投与している施設もあるが，われわれは嘔気・嘔吐が生じたときにはメトクロプラミドを投与し，モルヒネの1回投与量を減量することで対応している．

おわりに

術後疼痛管理において，硬膜外麻酔は非常に強力な武器であるが，周術期の抗凝固療法が主流となりつつある状況の中で，今後ますますivPCAの果たす役割は大きくなるものと思われる．術後の痛みは術後経過に大きな影響を及ぼす可能性があるため，麻酔科医はより積極的に術後疼痛管理に携わるべきである．ivPCAはどのような症例に対しても使用可能で，術後の痛みを効果的にコントロールする基本となる手段であるため，術後疼痛管理を行ううえで最低限習得しておくべき技術である．患者にとって十分満足な鎮痛を得るためには，刻々と変化する疼痛や副作用に対するきめ細かい評価と対応が必要になる．質の高い安全な管理を行うためには，麻酔科医を中心に看護師，薬剤師，臨床工学技士などが連携したチームを構成することが最善の方法であると考える．

文献

1) Gourlay GK, Kowalski SR, Plummer JL, et al. Fentanyl blood concentration—Analgesic response relationship in the treatment of postoperative pain. Anesth Analg 1988 ; 67 : 329-37.

2) Sear JW, Hand CW, Moore RA, et al. Studies on morphine disposition : Influence of renal failure on the kinetics of morphine and its metabolites. Br J Anaesth 1989 ; 62 : 28-32.

3) Grass JA. Patient-controlled analgesia. Anesth Analg 2005 ; 101 : S44-61.

4) Dawson PJ, Libreri FC, Jones DJ, et al. The efficacy of adding a continuous intravenous morphine infusion to patient-controlled analgesia (PCA) in abdominal surgery. Anaesth Intensive Care 1995 ; 23 : 453-8.

5) Doyle E, Robinson D, Morton NS. Comparison of patient-controlled analgesia with and without a background infusion after lower abdominal surgery in children. Br J Anaesth 1993 ; 71 : 670-3.

6) Parker RK, Holtmann B, White PF. Patient-controlled analgesia. Does a concurrent opioid infusion improve management after surgery? JAMA 1991 ; 266 : 1947-52.

7) Smythe MA, Zak MB, O'Donnell MP, et al. Patient-controlled analgesia versus patient-controlled analgesia plus continuous infusion after hip replacement surgery. Ann Pharmacother 1996 ; 30 : 224-7.

8) Fleming BM, Coombs DW. A survey of complications documented in a quality-control analysis of patient-controlled analgesia in the postoperative patient. J Pain Symptom Manage 1992 ; 7 : 463-9.

9) Hansen LA, Noyes MA, Lehman ME. Evaluation of patient-controlled analgesia (PCA) versus PCA plus continuous infusion in postoperative cancer patients. J Pain Symptom Manage 1991 ; 6 : 4-14.

10) Looi-Lyons LC, Chung FF, Chung VW, et al. Respiratory depression : An adverse outcome during patient-controlled analgesia therapy. J Clin Anesth 1996 ; 8 : 151-6.

11) Parker RK, Holtmann B, White PF. Effects of nighttime opioid infusion with PCA therapy on patient comfort and analgesic requirements after abdominal hysterectomy. Anesthesiology 1992 ; 76 : 362-7.
12) Owen H, Plummer JL, Armstrong I, et al. Variables of patient-controlled analgesia. 1. bolus size. Anaesthesia 1989 ; 44 : 7-10.
13) Walder B, Schafer M, Henzi I, et al. Efficacy and safety of patient-controlled opioid analgesia for acute postoperative pain. A quantitative systematic review. Acta Anaesthesiol Scand 2001 ; 45 : 795-804.
14) Macintyre PE. Safety and efficacy of patient-controlled analgesia. Br J Anaesth 2001 ; 87 : 36-46.
15) Ginsberg B, Gil KM, Muir M, et al. The influence of lockout intervals and drug selection on patient-controlled analgesia following gynecological surgery. Pain 1995 ; 62 : 95-100.
16) Badner NH, Doyle JA, Smith MH, et al. Effect of varying intravenous patient-controlled analgesia dose and lockout interval while maintaining a constant hourly maximum dose. J Clin Anesth 1996 ; 8 : 382-5.
17) Gan TJ, Meyer T, Apfel CC, et al. Consensus guidelines for managing postoperative nausea and vomiting. Anesth Analg 2003 ; 97 : 62-71.
18) Gan TJ. Postoperative nausea and vomiting—Can it be eliminated? JAMA 2002 ; 287 : 1233-6.
19) Domino KB, Anderson EA, Polissar NL, et al. Comparative efficacy and safety of ondansetron, droperidol, and metoclopramide for preventing postoperative nausea and vomiting : A meta-analysis. Anesth Analg 1999 ; 88 : 1370-9.
20) Henzi I, Sonderegger J, Tramer MR. Efficacy, dose-response, and adverse effects of droperidol for prevention of postoperative nausea and vomiting. Can J Anesth 2000 ; 47 : 537-51.
21) Tramer MR, Walder B. Efficacy and adverse effects of prophylactic antiemetics during patient-controlled analgesia therapy : A quantitative systematic review. Anesth Analg 1999 ; 88 : 1354-61.
22) Klahsen AJ, O'Reilly D, McBride J, et al. Reduction of postoperative nausea and vomiting with the combination of morphine and droperidol in patient-controlled analgesia. Can J Anaesth 1996 ; 43 : 1100-7.
23) Lamond CT, Robinson DL, Boyd JD, et al. Addition of droperidol to morphine administered by the patient-controlled analgesia method : What is the optimal dose? Eur J Anaesth 1998 ; 15 : 304-9.
24) Culebras X, Corpataux J-B, Gaggero G, et al. The antiemetic efficacy of droperidol added to morphine patient-controlled analgesia : A randomized, controlled, multicenter dose-finding study. Anesth Analg 2003 ; 97 : 816-21.
25) Food and Drug Administration. FDA strengthens warnings for droperidol. Available at : http://www.fda.gov/bbs/topics/ANSWERS/2001/ANS01123.html. Accessed July 25, 2004.
26) Schug SA, Torrie JJ. Safety assessment of postoperative pain management by an acute pain service. Pain 1993 ; 55 : 387-91.
27) Baxter AD. Respiratory depression with patient-controlled analgesia. Can J Anaesth 1994 ; 41 : 87-90.
28) VanDercar DH, Martinez AP, DeLisser EA. Sleep apnea syndromes : A potential contraindication for patient-controlled analgesia. Anesthesiology 1991 ; 74 : 623-4.
29) White PF. Mishaps with patient-controlled analgesia. Anesthesiology 1987 ; 66 : 81-3.

　　　　（濱田　宏，安田　季道，河本　昌志）

Point

①周術期抗凝固療法の普及により，ivPCA はさらに広まると思われる。
②モルヒネは，基礎持続投与が不要であり，ivPCA の標準薬であるが，腎不全患者では作用が延長する。
③フェンタニルの排泄は腎機能に依存しないため，腎不全患者でも使用できる。
④ivPCA 成功のカギは，1 回の PCA ボタン操作でどれだけ十分な鎮痛が得られるかにかかっている。

2 硬膜外投与

はじめに

　硬膜外麻酔は，局所麻酔薬を硬膜外腔に投与して脊髄や脊髄近傍の神経組織に作用させ，頸髄から仙髄にわたる脊髄神経を遮断する麻酔法である。特徴は，硬膜外穿刺部位に応じた脊髄分節に麻酔効果をもたらすことができる"分節麻酔作用"があること，投与する局所麻酔薬の濃度によって運動神経機能を温存しつつ鎮痛効果を得る"分離麻酔作用"があること，さらには硬膜外腔に細径のカテーテルを留置することで麻酔作用を維持させることができることである。これらの特徴を活かし，術後鎮痛，無痛分娩，癌性疼痛緩和を含めたペインクリニック領域における治療に，局所麻酔薬やオピオイドを硬膜外投与する硬膜外鎮痛法が用いられる。

　本項では，この硬膜外鎮痛の適応となる痛み，硬膜外鎮痛の利点・欠点，硬膜外鎮痛にPCAを応用したPCEAの適応，硬膜外穿刺を避けるべき状態と慎重に考慮すべき状態，PCEAにおける投与方法と薬物の選択，PCEAを用いている患者のケアの要点について述べる。

硬膜外鎮痛の適応となる痛み，硬膜外鎮痛の利点・欠点

　理論上，硬膜外鎮痛は脊髄神経に支配されている頸部から会陰部にわたって分節的に鎮痛効果を発揮する。そこで，これらの領域における術後痛，難治性非癌性疼痛，癌性疼痛の治療や無痛分娩の目的に用いることが可能である。

　術後鎮痛における硬膜外鎮痛の利点として，メタ分析や大規模な臨床研究によって明らかにされていることは，局所麻酔薬を用いた硬膜外鎮痛はオピオイドの全身投与と比較して，体動時の鎮痛効果が優れていること，術後呼吸器合併症の頻度が低下すること，術後の消化管機能の回復がすみやかなことである[1]。また，大血管手術後の患者や，高齢患者の術後心血管合併症の頻度を低下させる[1]。そこで，創の大きい胸部手術や上腹部手術後の痛みに対して硬膜外鎮痛は第一選択であるといえる。理由は，これらの手術は胸膜・腹膜の損傷があること，呼吸運動によって創部に機械的な刺激が加わるために安静時の痛みの程度が強いことや，咳，離床などの体動時に痛みが増強するからである。内視鏡視下胸部・腹部手術，下腹部手術，股関節手術，膝関節手術後に対しても硬膜外鎮痛は適応があり，わが国ではこれまで積極的に用いられてきた。しかし，周術期の静脈血栓塞栓症（venous thromboembolism：VTE）および肺血栓塞栓症（pulmonary embolism：PE）の予防法が変化しつつあること，末梢神経ブロックやivPCAが術後鎮痛法として普及しつつあること，内視鏡視下手術の術式および機器の改良によって手術侵襲が縮小されている術式もあることから，今後はこれらの術後に硬膜外鎮痛を用いる頻度は変化していくのではないかと推察される。

　ペインクリニック領域における硬膜外鎮痛の適応について，厳密なものはない。帯状疱疹後神経痛や開胸後慢性痛などの神経障害性疼痛，腰痛，癌性疼痛の一部に用いられる。適応の目安は，各種鎮痛薬や鎮痛補助薬が無効な痛み，"温めると楽になる"といった交感神経の関与が考えられる痛み，癌性疼痛ではオピオイドの急速な増量が必要な状態，オピオイドが無効な痛み，オピオイドの増量に伴い副作用が強くな

表1 PCAによる術後鎮痛が不適当な症例

患者の拒否
PCAによる鎮痛法が理解できない患者
PCAに用いる機器を操作できない患者
術後に鎮静が行われる症例
術後痛の程度が弱い，中等度でも持続期間の短い症例
術後早期から経口摂取のできる患者の一部
PCAに用いる鎮痛薬が禁忌となる患者

〔井上荘一郎，平 幸輝，瀬尾憲正．IV-PCAと硬膜外PCA（PCEA）の選択と適応—IV-PCAの適応—．日臨麻会誌 2010；30：676-82より引用〕

る場合である。無痛分娩では，世界的に見て硬膜外鎮痛が第一選択である。

　硬膜外鎮痛の欠点のなかで重大な結果を引き起こしうるものに，硬膜外血腫，硬膜外膿瘍や，神経損傷による非可逆的中枢神経障害がある。発生頻度は非常に少ないものではあるが，この危険性は常に念頭におかなくてはならない。特に最近は，血栓性疾患の治療や予防，周術期VTE/PE予防のために抗凝固療法を受けている患者が増加しているために注意が必要である。硬膜外鎮痛の可逆的な合併症には，血圧低下，運動神経遮断作用による歩行機能の低下，知覚神経遮断に起因する皮膚障害，オピオイド投与による悪心・嘔吐，瘙痒感がある。また，穿刺に痛みを伴うことや穿刺に特殊な技術を要することも欠点といえる。そこで，硬膜外鎮痛の適応を考えるときには，常に得られる鎮痛効果と穿刺に伴う危険性をケース・バイ・ケースで勘案する姿勢が重要である。

PCEAの適応—硬膜外鎮痛にPCAを付加することの利点と適応—

　硬膜外鎮痛では，硬膜外カテーテルを用いて局所麻酔薬やオピオイドを硬膜外持続投与（continuous epidural infusion：CEI）することが多い。しかし，痛覚が遮断される分節は患者によって異なり，時間の経過とともに狭くなる。そこで，PCAの一般的な利点である，痛みの程度の個人差や経時的変化に柔軟に対応するこ

とや鎮痛薬の要求から投薬までを最短にできることに加え，痛覚遮断域を維持する目的でもCEIにPCAを付加することは有益であるといえる。そこで，表1に示す"PCAによる鎮痛が不適当な症例"に該当しなければ，簡単にいえば拒否がなく，"痛みがあればPCAボタンを押してよい，痛くなければPCAボタンを押さない"というPCAの基本を理解できていれば，硬膜外鎮痛を選択した場合にはPCEAを用いるほうがよい[2]。

硬膜外穿刺を避けるべき状態と，慎重に考慮すべき状態

　硬膜外穿刺を計画する場合には，対象となる痛みの部位，程度，持続時間，硬膜外鎮痛を行うことの利点，起こりうる合併症について十分に勘案する必要がある。表2に硬膜外穿刺を避けるべき状態と慎重に考慮すべき状態を示す[3]。脊椎や中枢神経系に活動性病変がある場合，神経症状の変化に対する硬膜外穿刺の影響が判別できないおそれがある。脊椎の高度な変形や硬膜外穿刺のための体位保持が困難な患者，高度肥満患者では穿刺が困難となることがあり，硬膜穿破，出血，神経損傷の危険が高まる心配がある。穿刺部位の感染，敗血症は，皮下膿瘍や硬膜外膿瘍の危険因子となる。血液凝固能に異常がある患者では，硬膜外穿刺時や硬膜外カテーテルの抜去（以下，併せて硬膜外処置）が契機となって硬膜外血腫が発生し，非可逆的中枢神経障害が発生するおそれがあることには注意が必要である。血液凝固能と硬膜外処置については次項で詳細に述べる。

血液凝固能と硬膜外鎮痛

　血液凝固能と硬膜外処置の適応について，本邦には明確な指針がない。海外の指針では，血

表2 硬膜外鎮痛を避けるべき状態，慎重に考慮すべき状態

避けるべき状態
　1)患者の拒否
　2)局所麻酔薬の成分または当該薬と同型の局所麻酔薬に対する過敏症の既往
　3)明らかな血液凝固異常
　4)注射部位またはその周辺に感染，炎症がある場合
　5)敗血症

慎重に選択すべき状態
　1)中枢神経系疾患(髄膜炎，脊髄瘻，灰白脊髄炎など)
　2)脊椎の活動性疾患(結核，脊椎炎，転移性腫瘍など)
　3)血液凝固能障害，抗凝固薬投与中
　4)穿刺のための体位保持が困難
　5)脊柱の著明な変形
　6)全身状態低下
　7)小児
　8)高度肥満

(井上荘一郎，平　幸輝，瀬尾憲正．―PCEAの適応―．日臨麻会誌　2010；30：682-9より引用)

小板数50,000/μl以上，プロトロンビン時間-国際標準化比(prothrombin time - international normalized ratio：PT - INR) 1.5以下および活性化部分トロンボプラスチン時間(activated partial thromboplastin time：APTT) 45秒以下(APTT比1.5以下)が挙げられている[4)5)]。しかし，実際にこれらの数値を上限として硬膜外処置が行われることは少ないと思われる。英国での調査では，硬膜外カテーテルを挿入する最大のPT-INRとして1.2～1.3および1.4～1.5を選択したものはそれぞれ約35％，最低の血小板数として100,000～124,000/μlを選択したのは62％，75,000～99,000/μlを選択したのは約20％であった[6)]。現在の国内における状況も，これに似ているのではないかと推察される。

血液凝固能に影響を及ぼす薬物を服用している患者への硬膜外処置は，個々の薬物によって対応が異なる。アスピリン服用患者への侵襲的処置に対する指針として，日本循環器病学会は大手術の場合，手術の7日前に服用を中止すること[7)]，日本消化器内視鏡学会は低危険内視鏡手技の場合，3日前に服用を中止すること[8)]を推奨している。一方，欧米の指針の多くはアスピリン服用患者への硬膜外処置について休薬期間を設けていない[4)5)]。ワルファリン服用患者で周術期に休薬が可能な場合，休薬後にPT-INRが正常化していることを確認して穿刺することは可能である。一方，手術数日前にワルファリンの内服を中止して周術期に未分画ヘパリン(unfractionated heparin：UFH)の持続静脈内投与に変更する患者では，表3に示す手順を守ることで術後硬膜外鎮痛は可能であるとされている[9)]。しかし，このような症例では硬膜外鎮痛の必要性を十分に検討したうえで選択するべきである。

周術期のヘパリン投与と硬膜外処置では，投与と処置の間隔に注意する必要がある。ヘパリン投与から1時間以内に硬膜外処置を行った際の脊髄硬膜外血腫の危険度は，1時間以上経過した後にこれらの処置をする場合と比較して，10倍以上(1/100,000 vs 1/8,700)高いとされていることには注意が必要である[10)]。

周術期VTE/PEの予防にUFHを用いる場合，本邦で使用されている指針では高リスク患者(40歳以上の癌の大手術，静脈血栓塞栓症の既往あるいは血栓性素因のある婦人科良性疾患の手術，高齢肥満妊婦の帝王切開，股関節全置換術，膝関節全置換術，股関節骨折手術など)ではUFHを5,000単位／回，12時間間隔で皮下投与するか間歇欠的空気圧迫法を行うかのどちらか一方を選択し，最高リスク患者

(PTEの既往あるいは血栓性素因のある大手術，帝王切開，股関節全置換術，膝関節全置換術および股関節骨折手術など)ではこれら両方を用いることが推奨されている[9]。

術後VTE/PE予防に低用量UFHを皮下投与する場合，脊髄くも膜下麻酔や硬膜外麻酔は禁忌とならない[4)5)9]。ただし，表3に挙げる注意点を遵守しなくてはならない。

2007年，現行のVTE/PE予防の指針には含まれない抗凝固薬であるフォンダパリヌクスと低分子ヘパリン(low molecular weight heparin：LMWH)であるエノキサパリンが本邦でも利用可能となった。これらを用いる際は，硬膜外処置により細やかな対応が必要となる。フォンダパリヌクスとエノキサパリンのいずれも，初回投与は術後24時間以降に出血がないことを確認してからであり，硬膜外カテーテルは初回投与開始2時間前までに抜去することが望ましいとされ，やむをえず留置したまま投薬する場合には投与とカテーテル抜去のタイミングを守る必要があるとされている[11)12]。しかし，米国局所麻酔学会の指針ではフォンダパリヌクス投与中ならびに低分子ヘパリン40mg/回，1日2回投与中の患者への硬膜外カテーテル挿入は禁忌である[4]。一方，LMWH 40mg/回，1日1回投与では，最終投与後10～12時間で硬膜外カテーテルを抜去し，2時間以上経過後に次回のLMWH投与を行うことで安全に管理できるとしている[4]。VTE/PE予防にLMWHを20～40mg/日投与している欧州諸国のガイドライン[5]も，ほぼ同様である。両薬の適応は，股関節全置換術，膝関節全置換術，股関節骨折手術患者，VTE発症リスクの高い腹部手術患者であり[11)12]，これらの患者では患者の状態，術後抗凝固療法に使用する薬物の種類を勘案したうえで硬膜外鎮痛を行うか否かを決定していかなくてはいけない。さらに，凝固機能に影響を及ぼす薬物が複数投与されている，もしくは予定されている患者ではさらに慎重な対応が必要となる。

PCEAにおける投与方法

PCEAを用いた投与法は，ボーラス投与のみを行うpure PCEAと，CEIにPCEAによるボーラス投与を併用する方法に大別され，後者が用いられることがほとんどである。pure PCEAでは鎮痛薬投与は患者のボタン操作だけとなるため，作用持続時間が長い局所麻酔薬やオピオイドを用いるほうがよい。pure PCEAは，CEI＋PCEAを用いた際に副作用が強いためにCEIを中断する場合や，CEI＋PCEAによる術後鎮痛を終了する場合にも活用できる。術後鎮痛を終了する際の具体的な使用方法は，術後第2～5病日にCEIを停止してpure PCEAとし，PCEAによる要求が一定時間(6～12時間程度)ないことを確認して術後硬膜外鎮痛を終了するというものである。CEI＋PCEAでは持続投与を2～6ml/時程度，ボーラス投与量を2～4ml，ロックアウ

表3 術後静脈血栓塞栓症/肺血栓塞栓症予防として低用量未分画ヘパリン投与を受ける症例に対する中枢神経ブロックの注意点

中枢神経ブロック前後の投与量	ヘパリン投与量を2,500単位に減量することを考慮する
中枢神経ブロックの刺入操作	未分画ヘパリン投与から4時間以上経過してから施行*
刺入操作後の未分画ヘパリン投与	刺入操作から1時間以上経過してから投与
硬膜外カテーテルの抜去	未分画ヘパリン最終投与から2～4時間以上経過してから抜去
硬膜外カテーテル抜去後の未分画ヘパリン投与	抜去から1時間以上経過して神経症状ないことを確認して投与*

＊：高濃度未分画ヘパリン(ヘパリンカルシウム，カプロシン® など)を用いる場合，5,000単位皮下投与のデータがないため，20,000単位皮下投与のデータに基づいて，刺入操作およびカテーテルの抜去は投与後10時間以上経過してから行う。

ト時間を15～60分の範囲で設定することが多い。

薬物の選択—局所麻酔薬とオピオイドの選択—

1 局所麻酔薬とオピオイドを併用することの利点

硬膜外鎮痛では，低濃度の局所麻酔薬とオピオイドを併用することがほとんどである。理由は，併用するほうが薬物の副作用を減らし，鎮痛効果を高めることができるからである。硬膜外投与する局所麻酔薬の濃度や量を増加させることで，鎮痛効果を高めることはできる。しかし，血圧低下，下肢の知覚・運動障害が生じてしまうと，鎮痛法として不適切になってしまう。オピオイドを局所麻酔薬に併用すると，同等の鎮痛効果を得るために要する局所麻酔薬量が減り，血圧低下，下肢の知覚・運動障害の頻度が減る。一方，オピオイドだけを硬膜外投与した場合，交感神経遮断作用や運動神経遮断作用がないために血圧低下や下肢の運動障害が起こらず，安静時の鎮痛効果が得られる。モルヒネの硬膜外投与では，静脈内投与量よりも少量で同等の鎮痛効果が得られ，鎮痛効果が長時間持続するという利点もある。しかし，局所麻酔薬を併用するほうが体動時の鎮痛効果は高まる[13)14)]。

2 局所麻酔薬の選択

リドカインやメピバカインのような短時間作用性局所麻酔薬が用いられることもあるものの，長時間作用性局所麻酔薬であるブピバカイン，ロピバカイン，レボブピバカインが用いられることがほとんどである。その理由は，短時間作用性局所麻酔薬では繰り返し投与によって鎮痛範囲が狭くなることや効果持続時間が短縮する"tachyphylaxis（速成耐性）"が生じることや[15)]，長時間作用性局所麻酔薬のなかでもロピバカインは中枢神経毒性および心毒性の閾値が高く，知覚神経遮断と比較して運動神経遮断が起こりにくい[16)]からである。PCEAでのおおよその投与量を表4に示す。これらの局所麻酔薬は運動神経遮断作用が弱いとはいえ，下部胸椎レベル以下から硬膜外投与したときには下肢の筋力低下が生じることがあるので，筆者の施設では，ロピバカインでは0.1％溶液を用いている。

1）オピオイドの選択

国内では，硬膜外鎮痛にフェンタニルやモルヒネが用いられることが多い。硬膜外投与されたモルヒネの特徴は，投与後にくも膜下腔へ移行したわずかなモルヒネが中枢神経系に直接作用することによって鎮痛効果が発揮されること，鎮痛範囲が緩徐に頭側へ移動すること，鎮痛効果発現に15分程度要し，鎮痛効果持続時間が長いことである[17)]。これは，モルヒネの脂溶性が低いために，硬膜外腔から髄液中へ移行

表4 PCEAに用いるオピオイドと局所麻酔薬の種類，投与濃度，投与法の例

オピオイドの種類と濃度	局所麻酔薬	持続投与速度 (ml/時)	PCAボーラス投与量 (ml)	ロックアウト時間 (分)
持続硬膜外投与とPCEAの併用				
モルヒネ　12.5～25 μg/ml フェンタニル　2～5 μg/ml	ロピバカイン（0.05～0.2％） レボブピバカイン（0.06～0.15％） ブピバカイン（0.06～0.15％）	2～6	2～4	15～60
pure PCEA				
モルヒネ　100 μg/ml フェンタニル　5～10 μg/ml ブプレノルフィン　10 μg/ml	ロピバカイン（0.05～0.2％） レボブピバカイン（0.06～0.15％） ブピバカイン（0.06～0.15％）	0 0 0	2 2～4 2	30～60 15 15

注意点：これはおおよその例であり，硬膜外鎮痛を用いる患者の病態，病状に合わせて薬液濃度，投与方法の設定を調節することが望ましい。

後も投与部位近傍の脊髄へすみやかに浸透せず，髄液循環によって頭側へ移動しながら中枢神経系に作用するためである．そのため，痛みが広範囲に及ぶ場合や硬膜外カテーテルを留置した部位が痛みの部位に対応していない場合であっても，モルヒネによる鎮痛効果が期待できる．一方，髄液中をモルヒネが緩徐に頭側へ移動することによって，投与後2時間以上経過してから呼吸抑制が生じる遅発性呼吸抑制がモルヒネでは生じるおそれがある．遅発性呼吸抑制の危険因子は，4mg以上の単回大量投与，繰り返し投与（2mgを12.5時間以内に2回投与），ほかのオピオイドや鎮静薬の全身投与，衰弱患者，高齢者，硬膜穿破後の硬膜外投与，偶発的なくも膜下投与である[17]．

フェンタニルの硬膜外投与による鎮痛の機序は，髄液中へ移行したフェンタニルが脊髄に直接作用する機序と，硬膜外腔においてフェンタニルが血管内へ吸収されて血中濃度が上昇する結果，全身性に鎮痛効果が発揮されるという機序の二通りが考えられ，いずれが優位であるかは解明されていない[17]．硬膜外ボーラス投与では脊髄に作用して分節性に鎮痛効果が発揮され，持続投与では血中濃度が上昇することによって非分節性の鎮痛効果が発揮されるという報告[18]もある．フェンタニルの硬膜外投与はモルヒネと比較して効果発現が早く，鎮痛範囲がより分節的である．これは，フェンタニルは脂溶性が高く，髄液中へ移行後に投与部位近傍の脊髄へ作用するためと考えられる．そこで，フェンタニルを用いる場合は硬膜外カテーテルを痛みの部位の脊髄分節に合わせて留置するほうがよい．また，脊髄に対して分節的に作用するため，モルヒネと同じ機序による遅発性呼吸抑制の危険は少ない．しかし，血中フェンタニル濃度が上昇して呼吸抑制が生じる危険性があることには注意しなくてはならない．

硬膜外術後鎮痛においてオピオイドを比較した研究では，モルヒネ1mgに対してフェンタニル10～100μgが用いられ，鎮痛効果には差がないこと，悪心・嘔吐および瘙痒感の頻度はモルヒネのほうがフェンタニルよりも高いことが報告[17]されている．

PCEAにおける実際の工夫―PCEA使用患者に対するケアの要点―

術後鎮痛では，手術中の鎮痛から術後の鎮痛に円滑に移行させること，鎮痛処置が行われていなければもっとも痛みが激しい手術終了直後に十分な鎮痛を図り，その後はその鎮痛が得られた状態を維持することである．手術中の鎮痛から術後鎮痛への移行には，長時間作用性の局所麻酔薬とオピオイドの硬膜外ボーラス投与や非ステロイド性抗炎消薬の全身投与を組み合わせるとよい．さらに，患者が上手にPCAを操作できるように，術前だけでなく術後にも繰り返し説明することが肝要である．PCEAではボタン操作直後に鎮痛効果が得られるものではないことから，説明では痛みが強くなってからPCAボタンを押すのではなく，"弱い痛みが中くらいになってきたら""いやな感じがしたら"ボタンを押し，PCEAを用いて"痛みがない""痛みが少ない""痛みが気にならない"状態を維持することが大切であることを強調するとよい．また，ボタンを押すことを躊躇することはないこと，体を動かす直前にボタンを押すことも説明するとよい．

術後鎮痛以外でも，ボタンを押すタイミングは術後鎮痛と同様であるが，痛みの程度は必ずしも術後鎮痛のように経時的に軽減するものではないことには注意が必要である．癌性疼痛の場合，PCEA導入後に全身投与に用いるオピオイド必要量が減量できることが多いので，オピオイドの副作用の有無に注意する．その一方で，急激な減量による退薬症状の出現の可能性も考えなくてはならない．そのため，PCEA開始後は患者をより注意深く観察する必要がある．

PCEAを使用している患者がほかの患者と異なる点は，患者自身がPCEAの機器を操作

することである．上述のように，PCAボタンを押すタイミングについてアドバイスを繰り返すことが肝要である．また，硬膜外鎮痛を行っている患者であるため，下肢の運動機能の評価，知覚障害の有無，起立性低血圧の有無は歩行を促す際に重要な観察のポイントとなる．オピオイドを併用している場合，硬膜外投与はほかの投与経路と比較して瘙痒感が強い．また，硬膜外投与でも悪心・嘔吐が生じることがあるので注意が必要である．

まとめ

硬膜外鎮痛とPCEAについて概説した．局所麻酔薬やオピオイドを用いた硬膜外鎮痛は，体動時痛を抑えるという点で優れている．さらに，PCEAを併用することで，痛みの程度の個人差や時間の経過に応じた変化に柔軟に対応できる．一方，硬膜外鎮痛にはきわめてまれではあるものの，非可逆的な中枢神経障害を引き起こす危険性がある．そこで，硬膜外鎮痛で得られる利点と硬膜外穿刺の弊害とを常に勘案し，その適応を考えなくてはならない．オピオイドは，フェンタニルを使用するときは分節性に，モルヒネを使用するときは呼吸抑制に留意する必要がある．また，PCEAによる鎮痛を成功させる要点は，PCEA開始時の鎮痛とPCAボタンを操作するタイミングを患者に繰り返し伝えることである．

文献

1) Liu SS, Wu CL. Effect of postoperative analgesia on major postoperative complications : A systematic update of the evidence. Anesth Analg 2007 ; 104 : 689-702.
2) 井上荘一郎, 平 幸輝, 瀬尾憲正. IV-PCAと硬膜外PCA（PCEA）の選択と適応—IV-PCAの適応—. 日臨麻会誌 2010；30：676-82.
3) 井上荘一郎, 平 幸輝, 瀬尾憲正. —PCEAの適応—. 日臨麻会誌 2010；30：682-9.
4) Horlocker TT, Wedel DJ, Rowlingson JC, et al. Regional anesthesia in the patient receiving antithrombotic or thrombolytic therapy : American Society of Regional Anesthesia and Pain Medicine Evidence-Based Guidelines（Third edition）. Reg Anesth Pain Med 2010 ; 35 : 64-101.
5) Llau JV, De Andrés J, Gomar C, et al. Anticlotting drugs and regional anaesthetic and analgesic techniques : Comparative update of the safety recommendations. Eur J Anaesthesiol 2007 ; 24 : 387-98.
6) O'Higgins F, Tuckey JP. Thoracic epidural anaesthesia and analgesia : United Kingdom practice. Acta Anaesthesiol Scand 2000 ; 44 : 1087-92.
7) 循環器疾患における抗凝固・抗血小板療法に関するガイドライン作成班. 循環器病の診断と治療に関するガイドライン, 2002-2003年度合同研究班報告. Circ J 2004；68：1153-219.
8) 小越和栄, 金子榮蔵, 多田正大ほか. 内視鏡治療時の抗凝固薬, 抗血小板薬使用に関する指針. Dig Endosc 2005 ; 47 : 2691-5.
9) 肺血栓塞栓症/深部静脈血栓症（静脈血栓塞栓症）予防ガイドライン作成委員会. 肺血栓塞栓症/深部静脈血栓症（静脈血栓塞栓症）予防ガイドライン. ダイジェスト版. 第2版. 東京：メディカルフロントインターナショナルリミテッド；2004.
10) Stafford-Smith M. Impaired haemostasis and regional anaesthesia. Can J Anaesth 1996 ; 43 : R129-41.
11) 医薬品インタビューフォーム. クレキサン®皮下注キット2000IU. 改訂第2版. 2009年2月.
12) 医薬品インタビューフォーム. 合成Xa阻害剤アリクストラ®皮下注1.5mg アリクストラ®皮下注2.5mg. 改訂第6版. 2008年7月.
13) Inoue S, Mitsuhata H, Kawakami T, et al. Addition of 0.1% bupivacaine to buprenorphine and droperidol in patient-controlled epidural analgesia improved postoperative pain scores on coughing after gynecological surgery. J Clin Anesth 2005 ; 17 : 167-71.
14) Dahl JB, Rosenberg J, Hansen BL, et al. Dif-

ferential analgesic effects of low-dose epidural morphine and morphine-bupivacaine at rest and during mobilization after major abdominal surgery. Anesth Analg 1992 ; 74 : 362-5.
15) Cousins MJ, Veering BT. Epidural neural blockade. In : Cousins MJ, Bridenbaugh PO, editors. Neural blockade in clinical anesthesia. 3rd ed. Philadelphia : Lippincott-Raven ; 1998. p. 243-321.
16) Markham A, Faulds D. Ropivacaine. A review of its pharmacology and therapeutic use in regional anesthesia. Drugs 1996 ; 52 : 429-49.
17) 井上莊一郎. 術後痛とオピオイド. 並木昭義, 表 圭一編. オピオイド. 第1版. 東京：克誠堂出版；2005. p. 90-102.
18) Ginosar Y, Riley ET, Angst MS. The site of action of epidural fentanyl in humans : The difference between infusion and bolus administration. Anesth Analg 2003 ; 97 : 1428-38.

(井上 莊一郎)

Point

①下肢麻痺，起立性低血圧，まれに発生しうる非可逆的中枢神経障害と，鎮痛効果とのバランスで適応を考える。
②低濃度の局所麻酔薬とオピオイドを併用すると，体動時の鎮痛効果は高まる。フェンタニルを用いる場合は，硬膜外カテーテルを痛みの部位の脊髄分節に合わせて留置する。モルヒネは作用発現時間，作用持続時間が局所麻酔薬と大きく異なるため，PCEAでの使用が難しい。
③PCEA開始時に十分な鎮痛を行い，PCAボタンを操作するタイミングを患者に繰り返し説明する必要がある。

3 末梢神経投与

はじめに

　末梢神経ブロック（peripheral nerve block：PNB）は，各脊髄神経（頸・胸・腰・仙骨）より末梢の神経レベルで，特定の神経周囲に局所麻酔薬を作用させ，限局的な疼痛の伝達遮断を生じさせる手技である。

　PNBは，硬膜外や脊髄くも膜下投与と異なり，片側のみに効果をもたらすことが可能で，尿閉などの合併症は生じない。また，全身オピオイド投与に比較して，眠気や悪心などの消化器症状も少ない。したがって，四肢の術後痛をはじめ各種疼痛に有用であり，場合によっては硬膜外投与などの代替手段としても使用可能である。

　長時間作用性局所麻酔薬の大量投与による持続PNBも選択肢にはなりうるが，PCAを用いたPNB，すなわちpatient-controlled regional analgesia（PCRA）は局所麻酔薬の総使用量を軽減し，患者の安心感や満足感の点からもより優れた鎮痛法であると考えられる。

　ここでは，一般的なPCRAを行う際の用具や手技，局所麻酔薬の濃度や投与時の設定について解説を行う。

　なお，手技については代表的なPNBについてのみ扱い，神経同定法については神経刺激法（nerve stimulation：NS）および超音波ガイド下法（ultrasound-guided：USG）について解説する。

PCRAの概念

　PNBは，特定の神経周囲に局所麻酔薬が分布することによって成立する。単回投与による効果持続時間は局所麻酔薬の種類によって規定され，より長時間の鎮痛を得たいと考えると，より高濃度の局所麻酔薬を使用することになるが，結果として運動神経遮断時間も長くなる。理想的な鎮痛が，患者の運動機能などを妨げることなく疼痛のコントロールがなされることであるとすると，運動神経遮断を生じない程度の低濃度局所麻酔薬を持続的に神経周囲に投与されることが理想的である。これが持続PNBであり，カテーテルを神経の近傍に留置することで，カテーテルを通じて薬液を持続注入することが可能となる。

　持続PNBの場合にも問題点がないわけではない。傍神経カテーテル留置において，NS，USGいずれの方法の場合でも針先が神経近傍にあることは間違いないが，そこから挿入したカテーテル先端がどの程度神経に近接しているかどうかは分からない。それゆえに，固定した流量で持続PNBを行う場合は効果が安定しない可能性があり，これを防ぐために10ml/時以上といった大量の持続投与量が使用され，ポンプへの追加充填の必要性や持続時間の制限を生じていた。カテーテル先端位置の問題を解決するデバイスとしては，神経刺激可能なカテーテル[1]（stimulating catheter）や超音波可視性カテーテル[2]（echogenic catheter）の報告がある。

　また，一般に疼痛の強さは一定ではなく，術後痛を例にとっても安静時と体動時では疼痛の程度は大きく異なる。PCEAの場合に薬液の追加注入を行うことで自ら鎮痛域の拡大（top-up）を実施できるのと同様に，持続PNBにおいても自ら局所麻酔薬の追加を行うことで（PCRA，図1），患者の満足度を高め，必要最

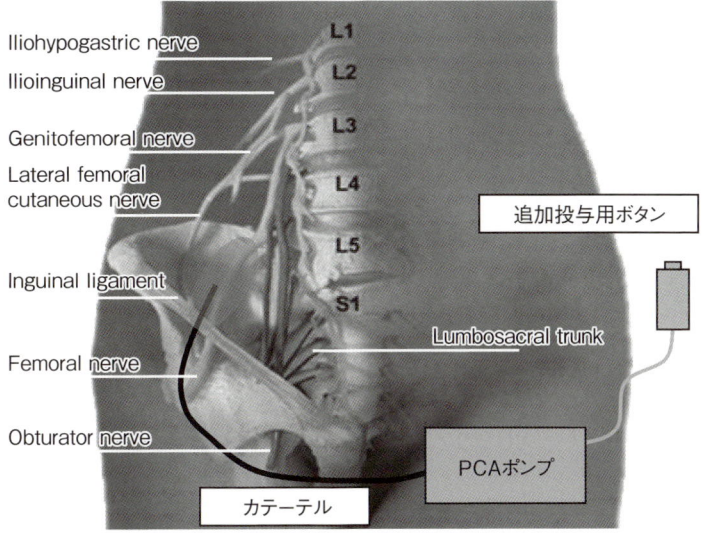

図1　PCRAのイメージ図

大腿神経近傍にカテーテルを留置し，局所麻酔薬を充填したPCAポンプを接続する。疼痛時やリハビリテーション前に追加投与用ボタンを押して自ら痛みのコントロールを行う。

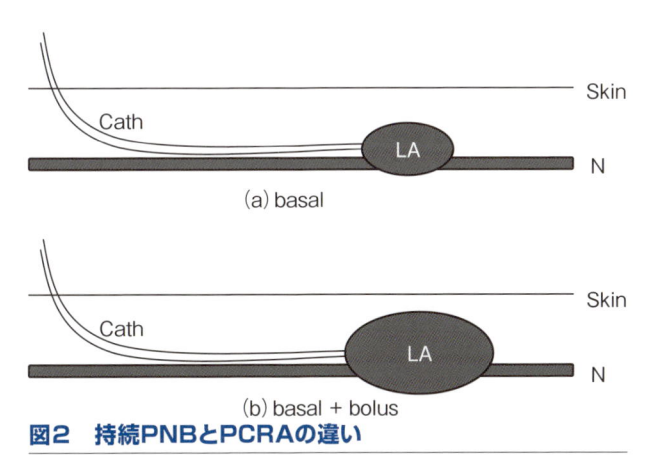

図2　持続PNBとPCRAの違い

カテーテル（Cath）先端位置によっては持続投与（basal）のみでは局所麻酔薬が十分に末梢神経（N）に作用しないことがある（a）が，PCRA（basal+bolus）によって末梢神経に対する作用が増強される（b）。

小限の局所麻酔薬使用量で体動時痛にもより有効に対応できる（図2）。この点においてPCRAの優位性があり，整形外科領域では術後早期リハビリテーションにおける疼痛のみならず，機能面での回復を早めることができる[3)4)]。

PCRAの実施方法

1 準備物品

持続神経ブロック用キット（神経刺激併用時）または硬膜外カテーテルセット，長時間作用性局所麻酔薬，5％ブドウ糖液または生理食塩液，

3 末梢神経投与

神経刺激装置，超音波診断装置，プローブカバー，カテーテル固定用縫合糸，フィルムドレッシング，PCAポンプ（ディスポーザブルまたは電動式）

2 神経ブロック法（神経同定・穿刺）

PCRAを実施するにあたって，疼痛部位に対する適切な神経ブロック・アプローチ法を選択する。腕神経叢ブロックや坐骨神経ブロックについては，カテーテルの固定性の良いアプローチを用いるとよい。

各神経ブロック・アプローチ法の詳細については，別途成書を参照していただきたいが，ここでは代表的な神経ブロックとして肩関節手術の術後鎮痛に用いられる腕神経叢ブロック斜角筋間アプローチ[5]および後方アプローチ[6]と，膝関節手術の術後鎮痛に用いられる大腿神経ブロック[7,8]について解説を行う。

1）腕神経叢ブロック斜角筋間アプローチ（神経刺激法）

患者は仰臥位で顔をブロック側の対側に軽く向かせ，顎を前方に突き出すようにして頸部の皮膚を伸展させる。頭部を挙上させ胸鎖乳突筋の外縁を確認し，輪状軟骨レベルでマーキングを行う。患部を広範囲に消毒したうえで，穴あきドレープで覆う。神経刺激装置に50mm持続ブロック用絶縁Tuohy針（コンチプレックスツーイ，B. Braun製，ドイツ）を接続し，2Hz，0.1ms，1〜1.5mAの設定でマーキング部から針先を乳頭方向に向けて刺入する。この際，血管・神経損傷を避けるため，内側へは針先を向けないことが重要である。針先が腕神経叢に近づくと，対応する筋肉（三角筋，上腕二頭筋）の収縮が確認できる。筋収縮を維持しつつ刺激強度を徐々に下げ，0.5mA以下で筋収縮が確認できる所へ針先を微調整する。5％ブドウ糖液を10〜25ml注入し，これに伴ってすみやかに筋収縮が消失することを確認する[9]。続いて，カテーテルを針先からさらに3cm程度挿入する。5cmを超える挿入は肩甲上神経分枝を大

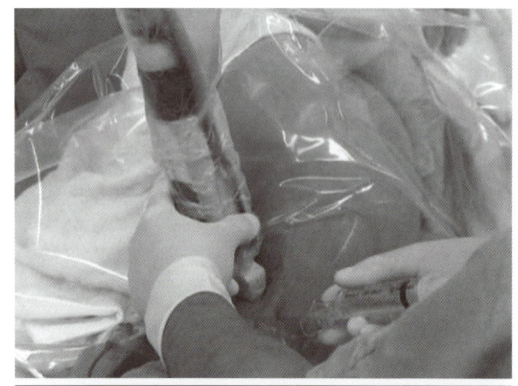

図3 超音波ガイド下腕神経叢ブロック後方アプローチによるカテーテル留置
(a) 超音波プローブの位置およびTuohy針刺入部位
(b) 第5・第6頸神経間にTuohy針を誘導
(c) カテーテル挿入のための局所麻酔薬注入による液性剥離
C5：第5頸神経，C6：第6頸神経，LA：局所麻酔薬，NT：針先

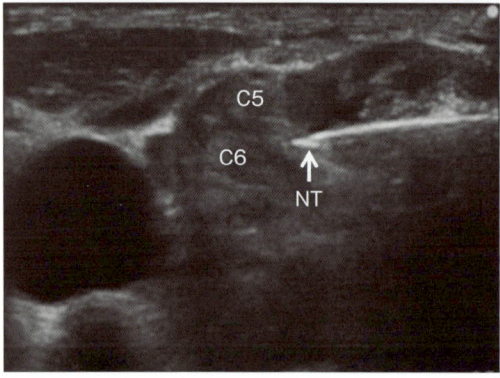

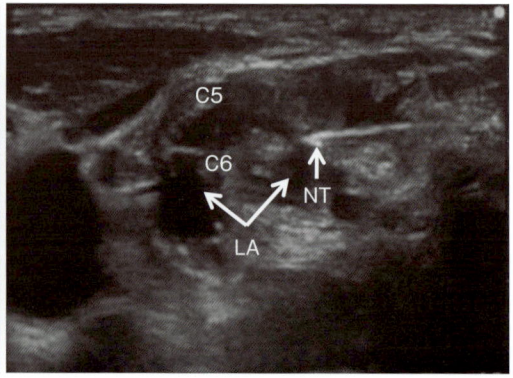

きく越えるため，肩手術の術後鎮痛法としては不適当である。

2) 腕神経叢ブロック後方アプローチ（超音波ガイド下法，図3）

患者を側臥位（患側を上）あるいは坐位とする。10MHz以上の高周波数リニアプローブを用いて超音波診断装置でプレスキャンを行い，第5および第6頸神経が確認できるプローブ位置（第6〜7頸椎横突起間）を決定しマーキングしておく。マーキング部を含め頸〜後頸部にかけて広範囲に消毒し，穴あきドレープで覆う。リニアプローブにプローブカバーを装着し，マーキング部へプローブを当て再度第5・第6頸神経を描出する。プローブを背部へスライドさせ，延長線上の僧帽筋外縁から80mm Tuohy針を平行法で刺入し，肩甲挙筋と深頸筋群の間に進めていく。針先を描出しつつ，プローブをマーキング部へ向かってスライドさせ，針先を中・後斜角筋を経て第5頸神経と第6頸神経の間へと誘導する。これらの神経を周囲組織から

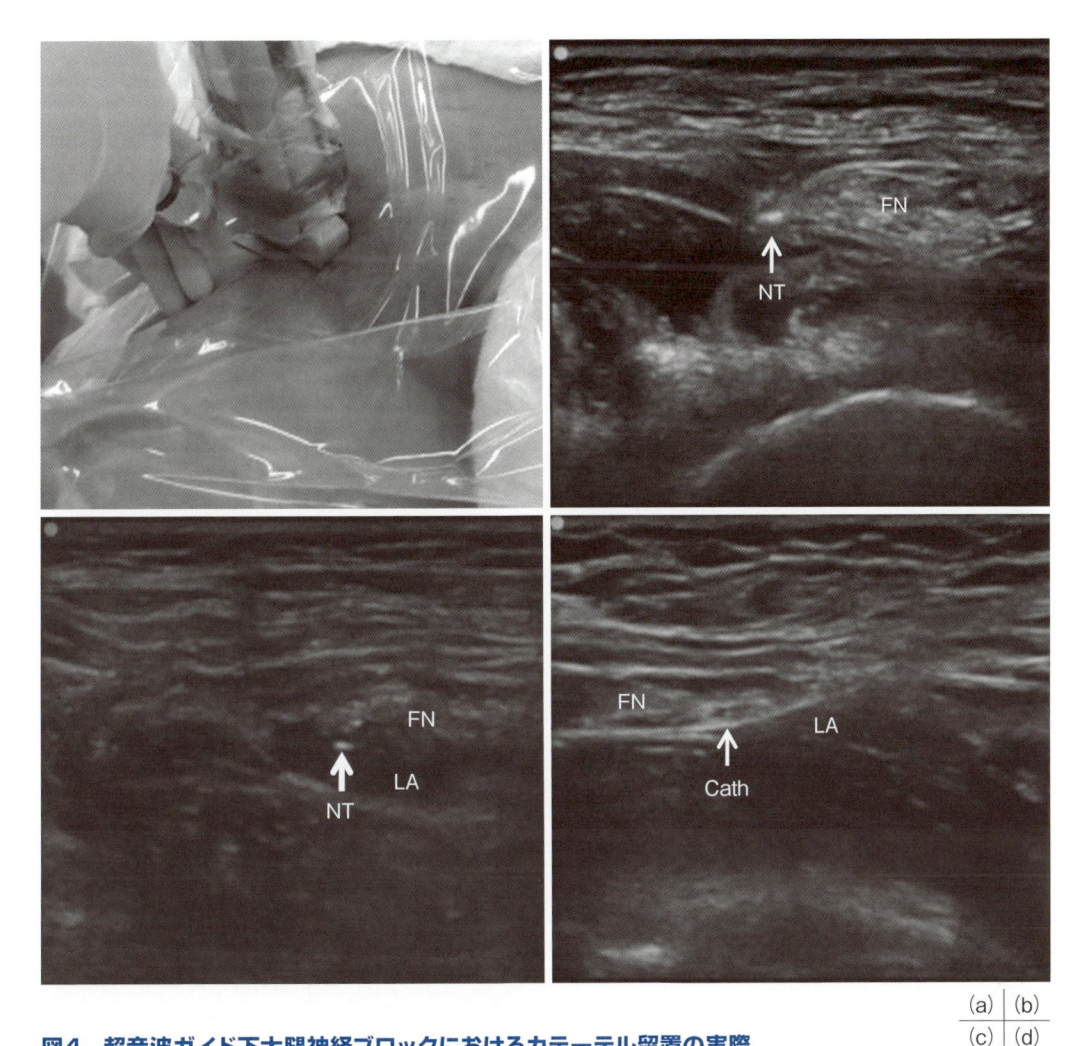

図4 超音波ガイド下大腿神経ブロックにおけるカテーテル留置の実際
(a) 超音波プローブの位置と交差法での穿刺
(b) 大腿神経外縁での針先の確認
(c) 局所麻酔注入による神経周囲空間の拡大
(d) 長軸走査でのTuohy針および空気注入によるカテーテル走行の確認
Cath：カテーテル，FN：大腿神経，LA：局所麻酔薬，NT：針先

液性剥離するように，薬液（生理食塩液，5％ブドウ糖液，局所麻酔薬）を10〜20ml分割注入し，神経周囲に薬液のプールを作製する。ベベルをプローブ側（やや尾側）に向けてカテーテルを進め，針先を越えて3cm程度挿入する。

3）大腿神経ブロック
a. 神経刺激法

患者を仰臥位にする。患側の大腿動脈の拍動を触れ，動脈の走行を確認する。大腿基部の鼠径溝より2cm下で，大腿動脈の外縁よりさらに2cm外側の点をマーキングする。鼠径部を広範囲に消毒したうえで，穴あきドレープで覆う。

刺入部を真皮まで18G注射針でプレカットした後，神経刺激装置に50〜100mm持続ブロック用絶縁Tuohy針（コンチプレックスツーイ，B. Braun製，ドイツ）を接続し，2Hz，0.1ms，1〜1.5mAの設定でマーキング部から大腿動脈に平行に，ベベルを上にして約45°の角度で刺入する。

大腿筋膜・腸骨筋膜を貫く"pop"感とともに大腿四頭筋の収縮（膝蓋骨の動き）が確認される。筋収縮を維持しつつ刺激強度を徐々に下げ，0.5mA以下で筋収縮が確認できる所で，5％ブドウ糖液を10〜25ml注入し，これに伴ってすみやかに筋収縮が消失することを確認する。Tuohy針からカテーテルを進め，針先を越えて5〜10cm程度挿入する。最後に，血液の逆流がないことを確認したうえで，カテーテルを通じて局所麻酔薬の注入を行う。

b. 超音波ガイド下法

患者を仰臥位にする。7.5MHz以上の高周波数リニアプローブを鼠径溝上に当ててプレスキャンを行う。腸腰筋の大腿動脈側で腸骨筋膜直下に楕円〜細長い三角形の高エコー性の構造として大腿神経を確認し，プローブ位置をマーキングしておく。鼠径部を広範囲に消毒したうえで，穴あきドレープで覆う。

リニアプローブにプローブカバーを装着し，マーキング部へプローブを当て再度大腿神経を描出する。あらかじめ20mlシリンジに薬液（生理食塩液5％ブドウ糖液，局所麻酔薬）を充填し，Tuohy針に接続しておく。プローブ外側より平行法でTuohy針を刺入し，腸骨筋膜を大腿神経外側で貫く。薬液を少量注入して，腸骨筋膜と腸腰筋を液性剥離するように広がるこ

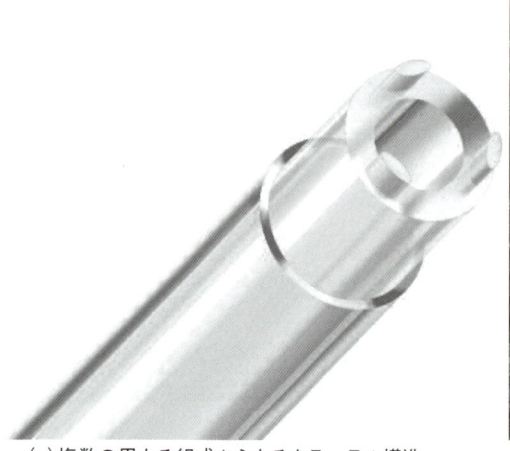

(a) 複数の異なる組成からなるカテーテル構造　　(b) 高エコー性にカテーテルが坐骨神経と平行に走行するのが確認できる

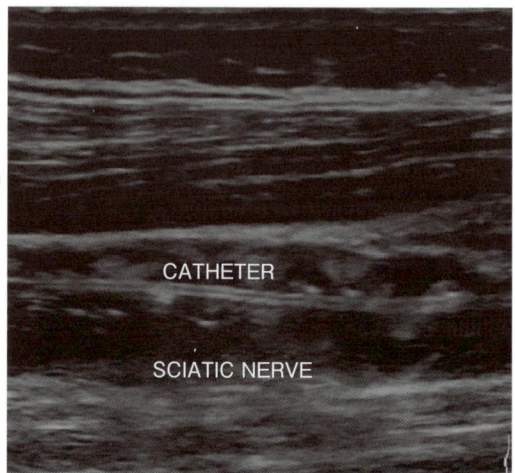

図5　超音波可視性カテーテルと超音波走査画像

（Koscielniak-Nielsen ZJ, Rasmussen H, Hesselbjerg L. Long-axis ultrasound imaging of the nerves and advancement of perineural catheters under direct vision : Preliminary report of four cases. Reg Anesth Pain Med 2008 ; 33 : 477-82より引用）

とを確認する．剝離した境界に針を進め，液性剝離と針の操作を繰り返し，大腿神経の周囲に薬液を分割注入する．カテーテル留置のためには，とりわけ大腿神経前面および外側に薬液のプールを作るようにするとよい．このまま大腿神経前面に神経に対して垂直にカテーテルを留置する方法も報告[10]されているが，術後の体動に伴うカテーテル先端位置の移動が懸念されるかもしれない．神経の走行に沿ってカテーテル留置を行う際には，いったん針を抜いたのち，交差法を用いて神経前面の薬液プールを目標にTuohy針を再刺入する（図4-a）．

針先が高エコー性の点として確認されるので，これが無エコー性の薬液プールの中で確認できるように針を誘導し（図4-b），Tuohy針を通じて再度薬液（生理食塩液5％ブドウ糖液，局所麻酔薬）を注入する．図4-cに示すように，神経周囲の無エコー性領域が拡大するのを確認したうえで，Tuohy針からカテーテルを進め，針先を越えて5〜10cm程度挿入する．

3 カテーテル留置法・固定法

超音波可視性カテーテル（echogenic catheter, Perifix ONE Catheter, B. Braun 製，ドイツ）を使用すれば，カテーテル位置を超音波画像下に確認できる（図5）[2]．また，カテーテルから空気を混入した薬液を注入すると，図4-dのように気泡がカテーテルを通過する際に高エ

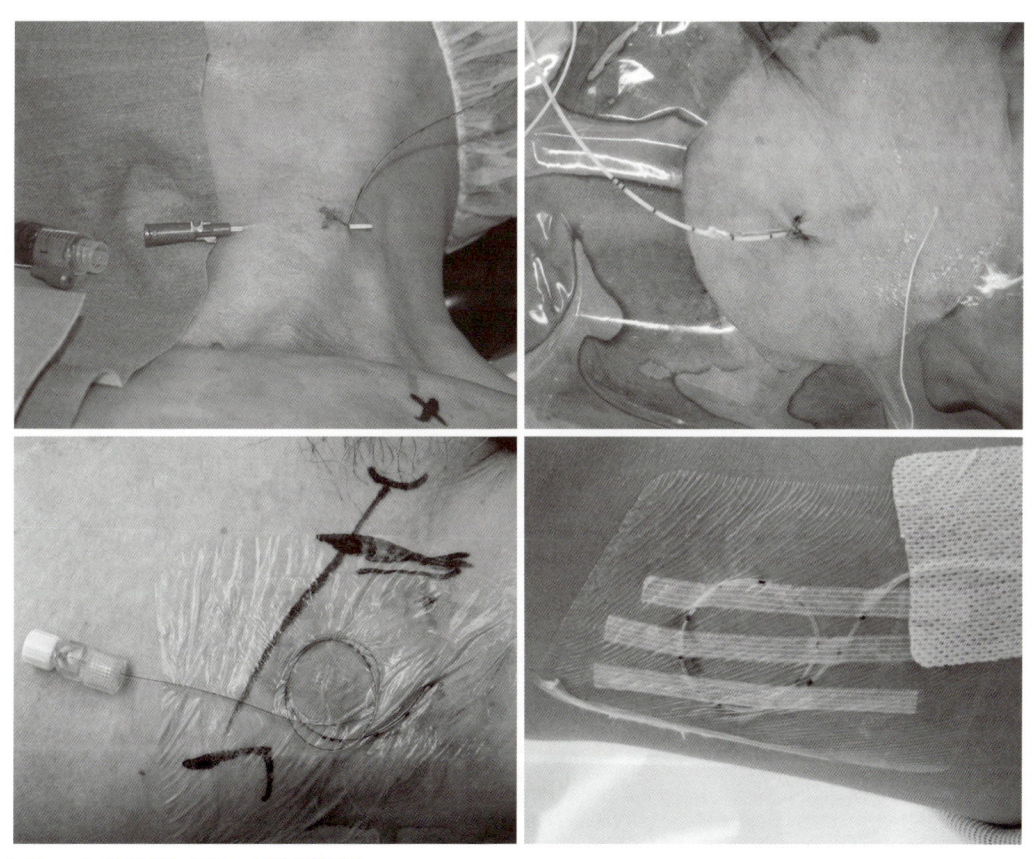

図6　さまざまなカテーテル固定法

(a)	(b)
(c)	(d)

(a) 腕神経叢斜角筋間アプローチでの皮下トンネル作製
(b) 大腿神経ブロックでの縫合糸による結紮固定
(c) 大腿神経ブロックでのシアノアクリレートおよびフィルムドレッシングによる固定
(d) 坐骨神経ブロック膝窩アプローチでのサージカルストリップおよびフィルムドレッシングによる固定

コー性に描出されるとともに，神経周囲に高エコー領域が広がることで，カテーテル留置位置の妥当性が確認できる。同様に，カラードプラーを用いてカテーテル先端からの薬液の流出をとらえる方法もある[11]。

カテーテルの固定に関しては，PCRA実施期間中の患者の動きに伴うカテーテルの逸脱・偶発的抜去，カテーテル刺入部からの薬液漏れなどを防止するために工夫が必要であり，これまでにもさまざまな報告がある。

著者の施設では，カテーテル留置部位によって，皮下トンネル作製[12]，縫合糸による結紮固定[13]，シアノアクリレートによる固定[14]，フィルムドレッシングやテープ固定[5]などを適宜組み合わせて用いている（図6）。

一般に，大腰筋溝ブロックや腕神経叢ブロック後方アプローチなど，皮膚から神経までの間にある程度の距離があり，筋膜間や筋肉を貫通するブロックの際にはカテーテルの固定性が良いが，腕神経叢ブロック斜角筋間アプローチや大腿神経ブロックなど，神経が皮膚から2～3cm以内の深さで存在するブロックでは，薬液漏れやカテーテルの逸脱防止のための方策が必要なことが多い。

4 使用薬物およびPCRAの条件設定・ポンプの選択

PCRAに用いる局所麻酔薬の種類と一般的なPCAポンプの設定について表に示す。神経ブロックごとの対象となる手術やカテーテル留置の際の神経同定法（NSあるいはUSG）が異なると，最適な局所麻酔薬の濃度や投与量も異なる可能性がある。また，現状では大容量・高流速のPCA機能付きディスポーザブルポンプは，海外でのみ入手可能であることから，日本国内ですぐにこれらの設定をそのまま利用できないかもしれない。早期のPCRA用のディスポーザブルポンプの普及が望まれる。参考までに，筆者の施設での下肢手術の際の設定についても示す。

手術部位や術後早期のリハビリテーションの有無によって異なるが，とりわけ下肢手術後早期にリハビリテーションを開始する場合には，運動神経ブロックをできるかぎり生じないこと，体動時の疼痛を良好にコントロールすることが望まれる。一見，相反することが求められるわけであるが，低濃度長時間作用性局所麻酔薬を用い，PCRAの1回投与量を適切に用いれば実現可能であると思われる。ただし，ロピバカインに関しては0.1％未満の低濃度にする利点はないとされている[15]。PCRA実施時の持続投与量と1回投与量の関係についてはいくつかの報告があるが，Ilfeldら[16][17]によれば，持続投与のみではポンプの使用時間が短縮するうえ，突出痛に対して対応できない問題があり，持続投与量を0ml/時として，1回投与のみとしても突出痛の問題や夜間の睡眠を妨げるなど患者の満足度は高くなかった[16][17]。したがって，疼痛をコントロールできうる最低限度の基礎投

表 部位別PCRAに用いる局所麻酔薬とPCAポンプ設定

ブロック部位	使用薬物	薬液量	持続投与量	1回投与量	ロックアウト時間	実施期間	文献
斜角筋間	0.15％ブピバカイン	—	5ml/時	3または4ml	20分	48時間	5)
鎖骨下	0.2％ロピバカイン	500ml	8ml/時	4ml	60分	—	16)
坐骨神経膝窩	0.2％ロピバカイン	500ml	8ml/時	4ml	60分	—	17)
斜角筋間・大腿神経・脛骨神経	0.2％ロピバカイン	—	5ml/時	5ml	20～30分	48時間	18)
大腿神経	0.15％ロピバカイン	400ml	4ml/時	4ml	30分	4日以上	*
腰神経叢	0.2％ロピバカイン	300ml	4～6ml/時	4～6ml	30分	2～3日	*

*：筆者の施設での設定

与量(持続投与・間歇投与は問わない)を行ったうえでの,1回投与量設定が重要である。

ポンプの選択については,ディスポーザブル式と電動式でそれぞれ特徴があるため,PCRA実施における優先度(正確性,簡易性など)や使用背景(院内あるいは院外,実施期間)によって選択すべきである[18]。各ポンプの特徴については,前章を参照していただきたい。

5 PCRAの実施期間(表)

術式によって術後鎮痛の必要な期間は異なるものの,おおむね48~72時間程度の実施期間の報告[5)16)~18)]が多い。筆者の施設では,術後早期からのリハビリテーションが開始される人工膝関節手術では4日間を標準とし,リハビリテーションの進捗状況に応じて7日間程度まで延長している。

PCRA 実施のコツ

先にも述べたように,PCRAを患者にとってより満足なものにするコツは,第一に確実なカテーテル留置と神経周囲の液性剥離,第二に基礎投与量の設定であると考える。

通常,末梢神経は筋膜や筋組織などと疎な結合でその周囲を覆われている。PNBの際には,周囲組織と末梢神経の境界部へ針先を誘導し,薬液で十分に神経周囲を液性剥離・空間の確保をすることが重要である(図7)[19)]。USG,NSいずれの方法でもカテーテル挿入前の薬液注入が非常に重要であり,筆者の施設では15~25mlの生理食塩液を用いることが多い。NSでのカテーテル留置の際には,カテーテル先端位置の評価を,カテーテルからの局所麻酔薬による神経ブロック効果で判断するため,カテーテル留置空間を確保するための薬液としては,局所麻酔薬ではなく生理食塩液もしくは5%ブド

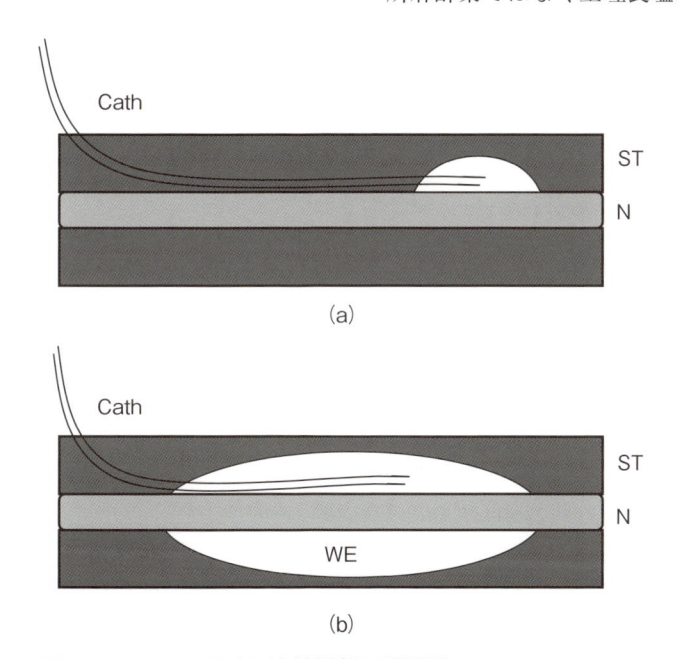

図7 PCRAにおける液性剥離の重要性

カテーテル留置時に事前に液性剥離を十分に行うことで(b),単純なカテーテル留置時(a)よりもブロック効果が安定する。
Cath:カテーテル,N:末梢神経,ST:周囲組織,WE:液性剥離

ウ糖液のほうがよい。

また，PCRA は ivPCA などと比較すると追加投与時の鎮痛効果発現に時間がかかるため，持続投与量を必ず設定しておくことが大切である。筆者の施設では，0.15〜0.2%ロピバカインを用い，持続投与量として4〜6ml/時，追加投与量は3〜6ml/回，ロックアウト時間15〜30分としている。

持続投与によって安静時痛をコントロールしたうえで，疼痛の有無にかかわらずリハビリテーションなどの前に PCRA による追加投与を行うことを患者に勧めることで良好な結果を得ている。その意味では，PCRA 導入の最大のコツは，患者指導にあるのかもしれない。

おわりに

PCRA の方法と，筆者の考えるコツについて解説を行った。従来の鎮痛法と比較して，USG や NS を用いた PCRA は重篤な合併症の危険性も少なく良好な鎮痛が得られ，結果として高い患者の満足度が得られるものである。ぜひ，PCRA を新たな鎮痛法リストの一つとして取り入れていただきたい。

文献

1) Copeland SJ, Laxton MA, A new stimulating catheter for continuous peripheral nerve blocks. Reg Anesth Pain Med 2001 ; 26 : 589-90.
2) Koscielniak-Nielsen ZJ, Rasmussen H, Hesselbjerg L, Long-axis ultrasound imaging of the nerves and advancement of perineural catheters under direct vision : A preliminary report of four cases. Reg Anesth Pain Med 2008 ; 33 : 477-82.
3) Capdevila X, Dadure C, Bringuier S, et al. Effect of patient-controlled perineural analgesia on rehabilitation and pain after ambulatory orthopedic surgery : A multicenter randomized trial. Anesthesiology 2006 ; 105 : 566-73.
4) Hogan MV, Grant RE, Lee L Jr. Analgesia for total hip and knee arthroplasty : A review of lumbar plexus, femoral, and sciatic nerve blocks. Am J Orthop (Belle Mead NJ) 2009 ; 38 : E129-33.
5) Borgeat A, Schappi B, Biasca N, et al. Patient-controlled analgesia after major shoulder surgery : Patient-controlled interscalene analgesia versus patient-controlled analgesia. Anesthesiology 1997 ; 87 : 1343-7.
6) Antonakakis JG, Sites BD, Shiffrin J. Ultrasound-guided posterior approach for the placement of a continuous interscalene catheter. Reg Anesth Pain Med 2009 ; 34 : 64-8.
7) Chelly JE, Greger J, Gebhard R, et al. Continuous femoral blocks improve recovery and outcome of patients undergoing total knee arthroplasty. J Arthroplasty 2001 ; 16 : 436-45.
8) Fredrickson MJ, Danesh-Clough TK. Ambulatory continuous femoral analgesia for major knee surgery : A randomised study of ultrasound-guided femoral catheter placement. Anaesth Intensive Care 2009 ; 37 : 758-66.
9) Tsui BC, Kropelin B. The electrophysiological effect of dextrose 5% in water on single-shot peripheral nerve stimulation. Anesth Analg 2005 ; 100 : 1837-9.
10) Wang AZ, Gu L, Zhou QH, et al. Ultrasound-guided continuous femoral nerve block for analgesia after total knee arthroplasty : Catheter perpendicular to the nerve versus catheter parallel to the nerve. Reg Anesth Pain Med 2010 ; 35 : 127-31.
11) Dhir S, Ganapathy S. Use of ultrasound guidance and contrast enhancement : A study of continuous infraclavicular brachial plexus approach. Acta Anaesthesiol Scand 2008 ; 52 : 338-42.
12) Borgeat A, Tewes E, Biasca N, et al. Patient-controlled interscalene analgesia with ropivacaine after major shoulder surgery : PCIA vs PCA. Br J Anaesth 1998 ; 81 : 603-5.
13) Klein SM, Grant SA, Greengrass RA, et al. Interscalene brachial plexus block with a continuous

catheter insertion system and a disposable infusion pump. Anesth Analg 2000 ; 91 : 1473-8.
14) Klein SM, Nielsen KC, Buckenmaier CC 3rd, et al. 2-Octyl cyanoacrylate glue for the fixation of continuous peripheral nerve catheters. Anesthesiology 2003 ; 98 : 590-1.
15) Paauwe JJ, Thomassen BJ, Weterings J, et al. Femoral nerve block using ropivacaine 0.025%, 0.05% and 0.1% : Effects on the rehabilitation programme following total knee arthroplasty : a pilot study. Anaesthesia 2008 ; 63 : 948-53.
16) Ilfeld BM, Morey TE, Enneking FK. Infraclavicular perineural local anesthetic infusion : A comparison of three dosing regimens for postoperative analgesia. Anesthesiology 2004 ; 100 : 395-402.
17) Ilfeld BM, Thannikary LJ, Morey TE, et al. Popliteal sciatic perineural local anesthetic infusion : A comparison of three dosing regimens for postoperative analgesia. Anesthesiology 2004 ; 101 : 970-7.
18) Capdevila X, Macaire P, Aknin P, et al. Patient-controlled perineural analgesia after ambulatory orthopedic surgery : A comparison of electronic versus elastomeric pumps. Anesth Analg 2003 ; 96 : 414-7.
19) Pham Dang C, Guilley J, Dernis L, et al. Is there any need for expanding the perineural space before catheter placement in continuous femoral nerve blocks? Reg Anesth Pain Med 2006 ; 31 : 393-400.

（中本　達夫）

Point

① PCRAは，患者の満足度を高め，必要最小限の局所麻酔薬で体動時痛や術後早期リハビリテーションに利用できる。
② 持続神経ブロックを行うためのカテーテル留置と固定には，習熟が必要である。
③ PCRAは，重篤な合併症の危険性は低く，患者の満足度が高い方法と思われる。

4 くも膜下投与

はじめに

脊髄くも膜下鎮痛法（spinal analgesia）は，硬膜外（epidural）とくも膜下（intrathecal/subarachnoid）に分けられるが，ここではくも膜下に関して言及する。術後（急性痛）鎮痛目的に少量のオピオイドをくも膜下に投与する方法は，広く普及しているが，持続投与に関しては通常の場合，硬膜外が一般的である。また，PCAに関してもPCEA（patient-controlled epidural analgesia）においては普及しているが，くも膜下に関してはエビデンスと呼べるレベルの報告はいまだなく，一部症例報告は見受けられるが，intrathecal PCAを術後鎮痛法として使用するには安全性の面で問題を残していると思われる。本項の目的は，投与経路の特徴・方法およびコツを紹介することであるので，ここではPCAにとらわれず，くも膜下投与に関して述べさせていただく。

一体化した硬膜とくも膜を挟んで硬膜外とくも膜下に分かれているが，効果の強さを見ても雲泥の差があり，硬膜外とは同様に考えられないのがくも膜下投与である。薬液は直接脳脊髄液内に注入されるため，神経細胞へより強力に作用するだけでなく，少なからず脳自体にも影響を与える。いったん感染が起こると髄膜炎を引き起こす可能性も高く，まさにハイリスク・ハイリターン的な要素も大きい。しかしながら，脳幹・脊髄にはオピオイド受容体が高密度で存在することが知られており，直接脊髄レベルにオピオイドを作用させることで，良好な鎮痛を得ることが可能となる。さらに，局所麻酔薬は電位依存性のナトリウムチャネルやカリウムチャネルのほか，各種イオンチャネルを遮断するため，麻酔作用を示す用量よりもより低い用量で侵害受容性および神経障害性疼痛を抑制することができ，多くの症例で両者の併用が利用されている。

くも膜下に投与してよい薬物

PCAに関しては，1970〜1990年にかけて術後痛管理を中心に盛んに報告されたが，1980年代中ごろには癌性疼痛に対して応用されるようになった。また，1980年代後半には，オピオイドやその他の鎮痛薬を癌性および非癌性の慢性痛治療目的にくも膜下投与する報告が増加していった。そのような流れのなか，2000年にはBennettら[1]が中心となって臨床使用におけるガイドラインを発表した。その後，2004年，2007年と改訂版[2,3]が発表されている。2007年度版臨床ガイドラインにおいては，オピオイドとしてモルヒネ，ヒドロモルフォン，フェンタニル，局所麻酔薬としてブピバカイン，さらに有効性が確立している薬物としてクロニジン，ジコノタイドを挙げている。その他，4th line以降の位置づけとして，スフェンタニルやロピバカインをはじめケタミン，バクロフェンなど多数の薬物も挙げている。しかし，米国Food and Drug Administration（FDA）において長期間のくも膜下投与を認めているのはモルヒネとジコノタイドだけで，ほかに痙攣性疾患に対してバクロフェンを認めているのみである。本邦では，添付文書上でその使用が認められているのは，モルヒネ，フェンタニルの麻薬である。局所麻酔薬に関しては，脊髄くも膜下麻酔用として使用が認められてはいるが，長期

表1　投与経路によるオピオイドの等鎮痛力価

	経口	経静脈/経皮下	硬膜外	くも膜下
モルヒネ	1	1/2～3	1/10	1/100
フェンタニル	―	1	1/1～2	1/10～20

フェンタニルに経口薬はない。モルヒネとフェンタニルの等鎮痛力価自体は注射薬で1：75～100と考えられる。
（Mercadante S. Neuraxial techniques for cancer pain：An opinion about unresolved therapeutic dilemmas. Reg Anesth Pain Med 1999；24：74-83より改変引用）

投与に関しては言及されていない。また，くも膜下投与に関する臨床ガイドラインはいまだ作成されておらず，施設ごとに独自の基準で対応しているのが実情であろう。したがって，以下に述べることの中には多分に私見が含まれている点をご理解いただきたい。

1 オピオイド

脊髄後角ではオピオイド受容体が高密度に存在し，オピオイドを脊髄内に投与することは理にかなっていると考えるが，投与に際しては投与経路の違いによるオピオイドの等鎮痛力価（表1）を理解している必要がある。通常，モルヒネは帝王切開時の術後鎮痛目的に0.1～0.3mgを局所麻酔薬に混注して使用されることが多いと思われるが，水溶性が強いため広く長く脊髄内にとどまっている。周術期においては呼吸抑制がもっとも問題となるが，モルヒネの場合は投与後6～20時間程度は十分な監視下に置く必要がある。特に，モルヒネが脳内に到達するのはくも膜下投与して8時間後位なので，準・深夜帯に呼吸抑制が起こりやすくなる。この投与と呼吸抑制発現にタイムラグがあることをよく理解していないと，焦ることになるので要注意である。逆に，フェンタニルは脂溶性が強いため脳内への移行が少なく，モルヒネに比較すると呼吸抑制の可能性は低い。用量依存性に呼吸抑制が起こる可能性自体は否定できないが，この点が全身投与した場合と大きく異なる点である。フェンタニルの1回投与であれば，投与後2時間程度の監視でよいと考えるが，鎮痛効果自体も長続きしないので，術後鎮痛にフェンタニル単回投与法は適していない。

逆に持続法投与においては，高濃度のオピオイドまたはカテーテル留置に伴う肉芽腫発現が問題となる。2007年度版臨床ガイドラインにおいては，その点も考慮されてモルヒネの使用量は15mg/日を上限としている（表2）。本邦において，くも膜下にカテーテルを留置して長期に持続使用する場合は，癌性疼痛に限られているように思われるが，欧米では非癌性疼痛（慢性痛）にも応用されている。癌性疼痛に対する自験例においても，多くの症例はモルヒネ10mg/日までの量でほぼ満足のいく除痛が得られるが，20mg/日以上になると増量しても有効性が感じられなくなる。その場合は，オピオイドの適応を再考したほうがよいと考えている。開始量に関してはさまざまな報告が認められるが，タイトレーションを急ぐあまり比較的大量のモルヒネ（4mg/日程度）で開始したときにopioid-induced hyperalgesia（OIH）と思われるような，それまでは存在しなかった異常な全身性の痛みを訴え，くも膜下投与を断念した症例を経験してからは，0.5～1.0mg/日から開始し1～2日ごとに徐々に増量する形をとっている。これは，あくまで自験例から得た経験則であって，施設ごとに導入量に関する意見も分かれるところだとは思うが，このような方法を採用してからは異常な反応を示す症例は経験していない。

2 局所麻酔薬

くも膜下に局所麻酔薬を使用する場合は，添加剤をいっさい含まないものを選択することが大切である。また，長期使用においては局所麻酔薬の神経毒性が最大の問題となる。実際には，

表2 くも膜下に投与する薬物の用量

	開始量(mg/日)	最大量(mg/日)
モルヒネ	0.5〜1.0	15
ブピバカイン	2〜3	30

フェンタニルはモルヒネからのローテーションで使用すると思われ、通常用量は10〜150μg/日程度と考える。
〔Deer TR, Krames ES, Hassenbusch SJ, et al. Polyanalgesic Consensus Conference 2007：Recommendations for the management of pain by intrathecal (intraspinal) drug delivery：Report of an interdisciplinary expert panel. Neuromodulation 2007；10：300-28より改変引用〕

体位による影響を受けないことも考慮し、脊髄くも膜下麻酔用等比重0.5％ブピバカインを希釈して使用することになると思われる。局所麻酔作用を示す量よりもより低い量で十分に効果を発現することが知られており、オピオイドと併用することで相乗・相加的に効果を増強する。オピオイド使用に伴う耐性形成を抑制する意味でも、併用は理にかなっていると考える。適応としては、侵害受容性疼痛に対してオピオイド、神経障害性疼痛に対してブピバカインと考えられるが、癌性疼痛においてはそもそも混合性疼痛が多いので、併用で開始しても問題ないと考える。ブピバカインは2〜3mg/日程度から開始し、運動神経に与える影響や除痛レベルを評価しながら調節するが、30mg/日を一応の最大量と考える（表2）。

3 鎮痛補助薬

オピオイドの耐性形成抑制、鎮痛効果増強などの目的にケタミン、クロニジン、ミダゾラム、ネオスチグミンなどが報告されているが、どれも試験的段階であり、これらの薬物のくも膜下投与は癌性疾患に限られる。

くも膜下投与の施行方法（＆コツ）

術後痛（急性痛）に対するくも膜下鎮痛法は単回投与で行われ、主には産科領域（帝王切開、無痛分娩）で利用されている。上述した呼吸抑制以外には、嘔気・嘔吐、瘙痒感、尿閉などの問題点はあるが、単回で済むため施行後の制約が少なく、薬物動態もシンプルで確実性も高い。抗凝固療法再開もスムーズで利点も多いが、最大のネックは調節性に欠ける点である。したがって、術後に限れば、多くの場合で持続硬膜外鎮痛法のほうが有益性は高いと思われる。

次いで、慢性痛（癌性、非癌性疼痛）に対するくも膜下鎮痛法は持続投与で行われるが、持続くも膜下投与を行う場合、選択肢としては、①通常の持続硬膜外と同様にカテーテルを体外に出す方式、②体内に埋め込み型ポートを作製する方式、③本邦ではいまだ市販化されてはいないが、植え込み型持続注入ポンプ（implantable drug delivery systems：IDDS）とする方式の3つが考えられる。10年以上前は28〜30Gの持続くも膜下用カテーテルキットが販売されていたが、現在では製造中止となっている。そのため、どの施設でも一般に使用されている17〜19Gの持続硬膜外用カテーテルキットをくも膜下に流用しているのが実情であろう。

くも膜下穿刺にあたって常に問題となるのは、硬膜穿刺後頭痛（postdural puncture headache：PDPH）であるが、硬膜外用のTouhy針で硬膜を穿破しカテーテルをくも膜下に挿入する本手技においては常に懸念される問題である。くも膜下穿刺時のPDPH発現頻度を減らす工夫としては、①穿刺は傍正中法で行う、②必ず皮下トンネルを作製する（少なくとも7〜10cm程度は作製する）の2点が重要と考える[4]。自験例にかぎっては、この2点に注意してから

施行後の髄液漏やPDPHの発現を経験していない。ただし，PDPHに関しては，施行当初よりも留置カテーテル抜去時のほうが問題となりやすいことも念頭に置く必要がある。いずれにしてもこのPDPHの問題があるため，持続くも膜下鎮痛法の場合，硬膜外と異なりテストブロックを施行してその効果を確認してから長期へ移行する，という通常の手順がなかなか踏めないのが難点である。

施行時および施行後の管理で，もっとも問題となるのは感染であるが，持続くも膜下が持続硬膜外に比べて特段に感染率が上がるわけではない[5]。しかし，くも膜下の感染では髄膜炎となりやすいため，患者の意識レベルに与える影響は大きい。感染対策としては，①くも膜下穿刺直前に抗生物質を投与する，②十分な長さの皮下トンネルを作製する，③カテーテル出口部にはクロルヘキシジン含有ディスク（バイオパッチ®）を使用し，高通気性ドレッシング材で被覆するなどが考えられるが，3カ月以上の長期使用が見込まれる場合は早い段階から硬膜外用皮下埋め込み型ポートキットなどを利用し完全皮下埋め込みとしてしまうほうが安全である。

カテーテル留置が長期になってくると，カテーテル先端の位置異常，閉塞，屈曲，破損などのカテーテルトラブルや，コネクタの外れがしばしば問題となってくる。仮に，くも膜下への薬液注入が途絶しても数時間は痛みの再燃が抑えられているので，この間に迅速にカテーテル入れ換えが可能であれば大きなトラブルにはならずに済むが，疼痛コントロールができたため在宅管理へと移行した症例の場合などは対応に苦慮することもある。常に迅速に対応できる態勢をとっている必要がある。また，埋め込み型ポートとした場合であっても，疾患が癌のときには急速な腹水貯留で腹囲が増した結果，体内でカテーテルが逸脱してしまったケースも経験しているので注意を要する。さらに，くも膜下に長期間カテーテルを留置した場合に，常に念頭に置きながら経過を見る必要がある特徴的な問題としては，肉芽腫形成がある。硬膜外腔にカテーテルを長期に留置した場合，容易に硬膜外腔の線維化が起こることはよく知られているが，くも膜下の場合はカテーテル先端部位の炎症性変化，なかでも肉芽腫形成が問題となる。この点に関しては，オピオイドの項にも記載したが，起こしてからの対応は困難であるので予防的態度で臨むことが肝要である（くも膜下投与の適応を十分に考える，高濃度の薬液注入を避ける）。

まとめ

くも膜下鎮痛法はPCAになじまない点も多いが，大変利用価値の高い鎮痛方法と思われるのでここに記した。今後，本邦でも植え込み型の持続注入ポンプが普及し，癌性・非癌性疼痛に広く応用されるようになると，intrathecal PCAも市民権を得るようになるかもしれない。それまでは体外カテーテル法を中心に経験を重ね，くも膜下鎮痛法自体に慣れ親しんでいくことがまずは大切なことであると考える。

文献

1) Bennett G, Burchiel K, Buchser E, et al. Clinical guidelines for intraspinal infusion : Report of an expert panel. Polyanalgesic Consensus Conference 2000. J Pain Symptom Manage 2000 ; 20 : S37-43.
2) Hassenbusch SJ, Portenoy RK, Cousins M, et al. Polyanalgesic Consensus Conference 2003 : An update on the management of pain by intraspinal drug delivery report of an expert panel. J Pain Symptom Manage 2004 ; 27 : 540-63.
3) Deer T, Krames ES, Hassenbusch SJ, et al. Polyanalgesic Consensus Conference 2007 : Recommendations for the management of pain by intrathecal (intraspinal) drug delivery : Report of an interdisciplinary expert panel. Neuromodulation 2007 ; 10 : 300-28.

4) 渡辺昭彦, 田巻知宏, 前野 宏ほか. がん疼痛に対するクモ膜下鎮痛法施行に伴う硬膜穿刺後頭痛の発生頻度に関する検討. 緩和医療学 2001;3: 195-9.

5) Mercadante S. Neuraxial techniques for cancer pain : An opinion about unresolved therapeutic dilemmas. Reg Anesth Pain Med 1999;24:74-83.

（渡辺　昭彦）

Point

①カテーテルの管理では，髄液漏と感染の防止が大切である。
②使用可能な薬は，局所麻酔薬，モルヒネ，フェンタニル，ジコノタイド，バクロフェンであるが，効果のエビデンス，長期投与の安全性やくも膜下投与に関する臨床ガイドラインは，いまだ作成されていない。

5 その他の部位

はじめに

　現在，日本でもっとも多く使用されているPCAは，おそらく静脈内PCA（ivPCA）であろう．本章の他項でも，ivPCAをはじめ比較的よく用いられている投与ルートについては，個別に詳解がなされている．患者が自らの痛みに応じて鎮痛薬を投与するという概念は，鎮痛薬のタイトレーションを最適化することにつながるであろう．しかし現在，静脈内鎮痛薬の主流であるオピオイドには，潜在的に嘔気・嘔吐，便秘などの副作用があり，PCAを用いたとしてもこれらの副作用を完全に回避できるわけではない．また，オピオイドは比較的安静時痛には強い鎮痛作用を発揮する一方で，体動時の痛みを抑える効果は弱いとされている．硬膜外PCAは，体動時痛にも効果的な鎮痛法であるが，局所麻酔薬を投与した場合，血圧低下・運動麻痺が起こることがあるという欠点を有する．また，近年，血栓性疾患の予防のため術前より抗凝固薬，抗血小板薬を服用していたり，周術期に投与されたりする患者が増えており，硬膜外麻酔に伴う硬膜外血腫の危険性をいつも念頭に置かねばならない．こうした状況下，従来のPCAの弱点を克服するために，さまざまな新しい投与ルートでのPCAが試みられている．本項では，今までに報告されている静脈内・硬膜外ルート以外のPCAについて紹介するとともに，今後PCAが導入されると予想される鎮痛法についても言及したい．

フェンタニル・イオントフォレーシス経皮吸収システム

　オピオイドを用いたPCAのもっとも大きな問題点は，過量投与に伴う呼吸抑制の可能性である．実際，欧米でもPCAに伴う致死的合併症が報告[1]され問題になっているが，これらは投与薬液の調合ミス，PCAポンプの設定ミスによるものが多いといわれている．近年，欧米では微電流を流す装置を内蔵したフェンタニルの経皮吸収貼付薬が商品化され，注目を集めている[2]．患者が痛みに応じて貼付薬の表面に設置されたボタンを押すと，微電流が流れ，イオントフォレーシスの原理によってフェンタニルの経皮吸収が促進され，フェンタニルの血中濃度が上昇する（図1）．たとえば，Johnson & Johnson社（米国）のE-TRANSは，10分間かけて40 μgのフェンタニルを投与できるようになっている．本システムによって40 μgを投与した場合，39分後に1.37 μg/mlの最高血中濃度を達成する[3]．Viscusiら[4]は，本システムが静脈内モルヒネPCA（ボーラス投与量1mg/5分，最大投与量10mg/時）とほぼ同等の鎮痛効果を有していると報告している．これら商品化された経皮的イオントフォレーシスによるフェンタニル投与法は，あらかじめ投与量が設定されているため，薬物の誤投与のような事故が起こる可能性はきわめて低いと考えられる．また，静脈路を確保したり，複雑なPCAポンプを用意したりする必要がないという長所もある．その反面，投与量が固定されており，微調整は行いにくい．2010年5月の時点で残念な

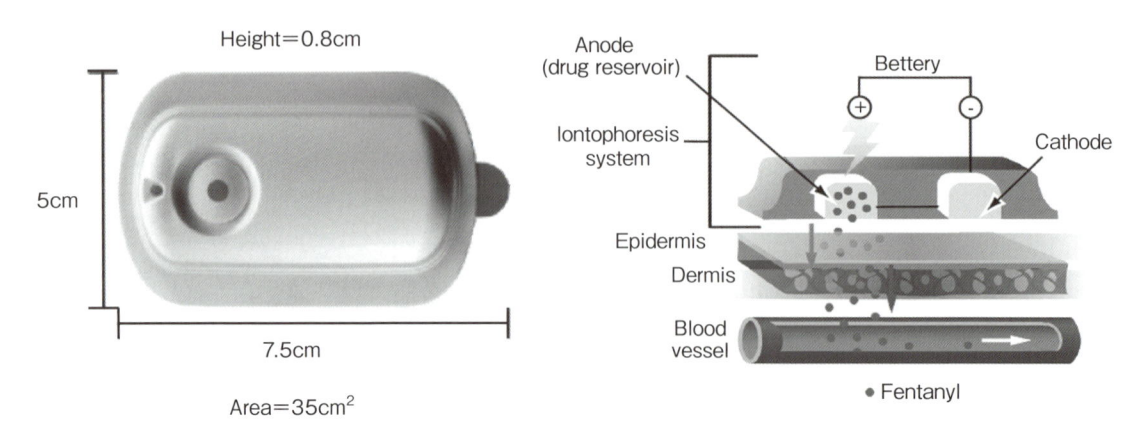

(a) System dimensions of the fentanyl HCl patient-activated transdermal system

(b) A cross-section of the fentanyl HCl patient-controlled transdermal system

図1　フェンタニル・イオントフォレーシス経皮吸収システム（E-TRANS）の構造
表面の赤いボタンを押すことによって電流が流れ，イオントフォレーシスによってフェンタニルの吸収が促進される。
(Chelly JE. An iontophoretic, fentanyl HC1 patient-controlled transdermal system for acute postoperative pain management. Expert Opin Pharmacother 2005 ; 6 : 1205-14より引用)

がら本鎮痛法は日本において臨床使用されていない。

皮下投与 PCA

　ivPCAは，静脈路が確保できない患者では実施することが難しい。こうした場合，皮下にオピオイドを投与することによって，ivPCAとほぼ同様の効果を得ることができると報告[5)6)]されている（表1）。前胸部，腹部，上腕，大腿など，動きの少ない場所を選んで25～27Gの翼状針を皮下に留置し，透明なドレープなどで固定する。使用薬物としては，モルヒネ，フェンタニルが考えられるが，術後鎮痛としてモルヒネの場合，基礎投与量0.025mg/kg/時，疼痛時ボーラス投与量0.025mg/kg，ロックアウト時間30分，フェンタニルの場合，基礎投与量0.2～0.5 μg/kg/時，疼痛時ボーラス投与量0.2～0.5 μg/kg，ロックアウト時間15分程度で

投与を開始する。投与速度は2ml/時以下と低めに設定しないと注入部の腫脹・疼痛が生じるため，薬液の濃度を濃く調整する必要がある。長期間同じ場所で投与すると皮下が硬結してくるので，必要に応じて投与部位を変える。

経鼻投与 PCA

　フェンタニルをはじめとするいくつかのオピオイドは，鼻粘膜の毛細血管より容易に吸収されるうえ，肝における初回通過効果を逃れることができるため，高い鎮痛効果を発揮する。たとえば，フェンタニルを経鼻投与した場合の生物学的利用能は71％と高く，効果発現までの時間も約5分と静脈投与に比べても遜色はない（表2）[7)]。Striebelら[8)]は以前，0.027mgのフェンタニルを用いて経鼻投与と静脈内投与を行い，鎮痛効果を比較した。彼らは，経鼻投与は静脈内投与とほぼ同等の鎮痛効果を有し（図

表1 モルヒネ皮下投与時の薬物動態学的指標

	i.v.	s.c.b.	s.c.i.
Appearance $t_{1/2}$† (時)	—	0.08±0.03	1.53±0.74**
Elimination $t_{1/2}$ (時)	2.2±1.0	2.1±0.4	2.2±0.8
Apparent CL (ml/分)	1,584±408	1,385±259	2,125±860
Apparent Vd(l)	276±72	248±74	406±229
C_{max} (nmol/l)	283±74	262±49	46±8***###
t_{max} (時)	0.08 (0.08〜0.08)	0.25 (0.17〜0.25)***	4.0 (3.5〜5.0)***###
AUC(0,t) (nmol/l・時)	269±62	303±55	198±55#
AUC(0,∞) (nmol/l・時)	290±67	323±60	225±49#
Bioavailability (%)	100	113.6±16.9	83.2±34.6

Data standardized to 10mg dose to 70kg subject. Results are mean±s.d. except t_{max} which is median (range).

i.v.: intravenous, s.c.b.: subcutaneous bolus, s.c.i.: subcutaneous infusion, †: equivalent to absorption half-life for the parent drug.

*: $P<0.05$ compared with i.v., **: $P<0.01$ compared with i.v., ***: $P<0.001$ compared with i.v., #: $P<0.05$ compared with s.c.b., ##: $P<0.01$ compared with s.c.b., ###: $P<0.001$ compared with s.c.b.

N.B. paired t-tests used throughout, except for appearance $t_{1/2}$ and t_{max} for M3G for which the Wilcoxon Signed-Ranks test was used as the data were not normally distributed.

(Stuart-Harris R, Joel SP, McDonald P, et al. The pharmacokinetics of morphine and morphine glucuronide metabolites after subcutaneous bolus injection and subcutaneous infusion of morphine. Br J Clin Pharmacol 2000;49:207-14より引用)

2),血圧低下,鎮静などの副作用の発現頻度もほぼ同等であったうえ,投与時の鼻粘膜の痛み,刺激症状などを訴える患者も認められなかったと報告し,静脈路確保の必要がない経鼻投与は優れた鎮痛法であると述べている[8]。経鼻投与の際,注意すべき点は1回投与量が多くなると,患者の不快感が増すと同時に鼻粘膜で吸収されず咽頭に薬液が流れてしまうことである。このため,1回の投与量を150μlに抑える必要がある。Striebelら[8]は,フェンタニルの原液(1ml=50μg)を,スプレーを用いて投与しているが,1回の投与量を90μlに抑えている。

PCAを用いた腹直筋鞘ブロック・腹横筋膜面ブロック・腸骨筋膜下ブロック

近年,超音波ガイド下神経ブロック技術の発展に伴い,腕神経叢,大腿神経,坐骨神経などの神経周囲にカテーテルを留置し,持続的に局所麻酔薬を投与する神経ブロック法が普及してきた。これらの鎮痛法に,PCAを応用した報告もいくつかなされている。これらの特定の神経をターゲットとした神経ブロックに比べ,腹直筋鞘ブロック・腹横筋膜面ブロック・腸骨筋膜下ブロックはいわゆるコンパートメントブロックの要素が強いブロック法であるが,これらにもカテーテル留置による持続ブロック法を適応した報告がなされている。いずれのブロックも,超音波ガイドによって比較的安全かつ容易に施行することが可能である。各ブロックの詳細について述べるのは本項の主旨ではないが,腹直筋鞘ブロックの手技の実際についてのみ触れておく。腹直筋鞘ブロックは,腹部の正中切開創に対する鎮痛手段として,非常に有効な方法である[9,10]。肋間神経の最終枝である前皮枝は,腹横筋と内腹斜筋の間を走行したあと,腹直筋と腹直筋鞘後葉の間に入り,腹直筋を貫いて腹部正中の皮膚に達する。腹直筋と腹直筋鞘後葉の間に局所麻酔薬を投与して,この神経をブロックするのが,腹直筋鞘ブロックである。実際の手技としては,まず手術創の範囲を確認する。その中央あたりで正中より2〜3cm外側に体軸と平行に超音波プローブを当てる。われ

表2 オピオイド経鼻投与と静脈内投与の効果の比較[1]

Drug	Design	Dose(mg)	Onset time(分) Nasal	Onset time(分) Intravenous	Peak effect(分) Nasal	Peak effect(分) Intravenous	Duration of action (時)	Reports on bad taste published
フェンタニル (61)	Randomized, double-blind n=53(nasal) n=59(i.v.)	0.027mg every 5th min until satisfactory effect	16.0(12.6)[2]	10.8(9.0)[2]	26.3(15)[2]	20.2 (12.0)[2]	Not given	—
フェンタニル (62)	Randomized, double-blind n=23(nasal) n=25(i.v.)	0.025mg nasal 0.0175mg i.v. every 6th min PCA/PCINA[3]	21(11)[2]	22(16)[2]	106(67)[2]	107(47)[2]	Not given	—
ペチジン (63)	Randomized, double-blind n=30(nasal) n=30(i.v.)	27 mg every 5th min until satisfactory effect	12.0(5.9)[2]	9.7(3.6)[2]	32.6(9.4)[2]	23.8(9.5)[2]	Not given	+(63)
ブトルファノール (64)	Randomized, double-blind[4] n=72(nasalB)	1 or 2mg, single doses	15	—	30〜60	—	3〜5	(+)(82)

[1]: The studies included in this table are the only ones that provide data on onset times for a nasal administration, [2]: Mean(SD), [3]: PCA, patient-controlled analgesia；PCINA, patient-controlled intranasal analgesia, [4]: In this study butorphanol (nasalB) was compared with intramuscular pethidine (37.5 or 75mg) in 65 patients.
(Dale O, Hjortkjaer R, Kharasch ED. Nasal administration of opioids for pain management in adults. Acta Anaesthesiol Scand 2002；46：759-70 より引用)

われは，ボーラス投与のみを行う際には，超音波プローブを体軸と垂直に置き，その外側からブロック針を刺入しているが，カテーテルを留置する際には手術創の長さに沿ってカテーテルが進むように体軸方向にプローブを当てている。プローブは，高周波数リニアプローブを用

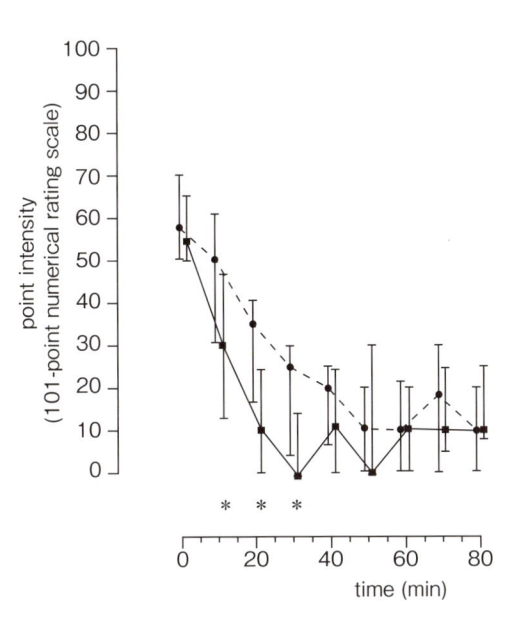

(a) Postoperative course of pain intensity determined on the 101-point numerical rating scale of both the intranasal (dashed line) and the intravenous (solid line) group (median ± interquartile range).
＊：P＜0.05。

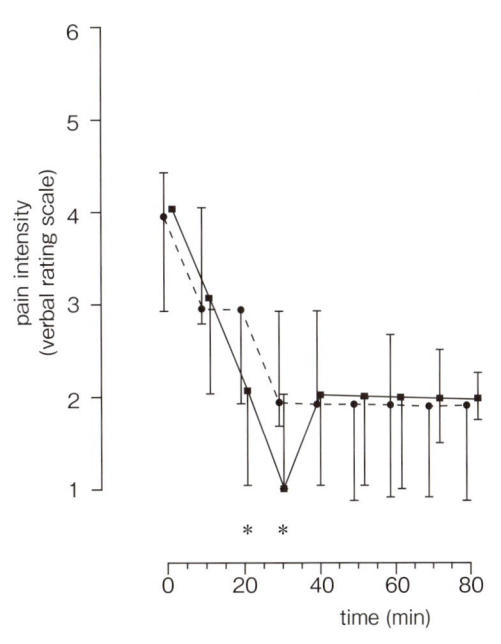

(b) Postoperative course of pain intensity determined on the verbal rating scale of both the intranasal (dashed line) and the intravenous (solid line) group (1 ＝ no pain, 6 ＝ worst pain possible, median ± interquartile range).
＊：P＜0.05。

図2　フェンタニル経鼻投与と静脈投与の術後鎮痛効果
(Striebel HW, Koenigs D, Krämer J. Postoperative pain management by intranasal demand-adapted fentanyl titration. Anesthesiology 1992；77：281-5より引用)

いる。体表より脂肪組織，腹直筋を同定し，超音波ガイド下に硬膜外麻酔用のTuohy針を平行法でプローブの頭側あるいは尾側より刺入する。針先が腹直筋を貫いて腹直筋鞘後葉に達したことを確認した後，局所麻酔薬（0.25％ロピバカインを通常使用している）15～20mlを注入する。この際，局所麻酔薬が腹直筋と腹直筋鞘後葉の間に広がるように，針先の位置を微調整する。その後，局所麻酔薬でできたスペースに，針を通してカテーテルを数cm進め固定する（図3）。興味深いことに，Taboadaら[11]は，持続坐骨神経ブロックにおいて1時間おきのボーラス投与と定常流持続投与を比較し，前者のほうがより効果的に鎮痛効果を得ることができたと報告している（図4）。コンパートメントブロックの場合，単なる持続投与よりもボーラス投与

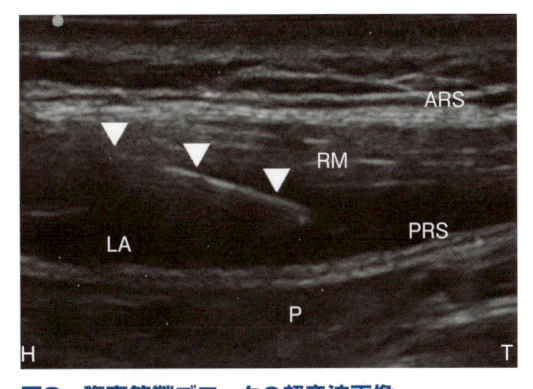

図3　腹直筋鞘ブロックの超音波画像
ARS：腹直金鞘前葉，PRS：腹直筋鞘後葉，RM：腹直筋，P：腹膜，LA：局所麻酔薬，▼：カテーテル，H：頭側，T：尾側

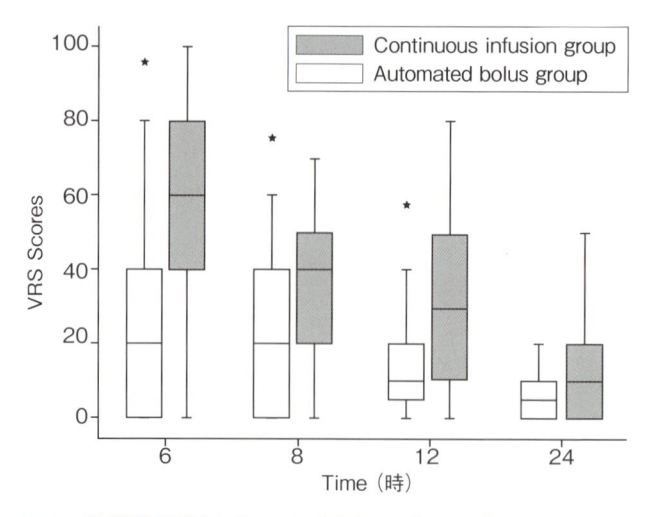

図4 持続坐骨神経ブロック（膝窩アプローチ）に0.125%レボブピバカインを定常流5ml/時で投与した場合と1時間おきに5mlを投与した場合の鎮痛効果の比較

(Taboada M, Rodríguez J, Bermudez M, et al. A "new" automated bolus technique for continuous popliteal block : A prospective, randomized comparison with a continuous infusion technique. Anesth Analg 2008；107：1433-7より引用)

のほうがコンパートメント内での局所麻酔薬の広がりを促進し，ブロックの効果を高めることを示唆する結果であると考えられるが，これらのブロックにはPCAがより適しているのではないかと推測できる．われわれの施設でも，たとえば本ブロックに対し，0.2%ロピバカインを3ml/時で持続投与するよりも6時間おきに18mlずつボーラス投与したほうがより良い鎮痛効果が得られる印象をもっている．また，本ブロックのカテーテル留置に，われわれは通常の硬膜外カテーテルを用いているが，局所麻酔薬が分布すべきコンパートメントの容積が大きいため，次に述べるような，ある程度のカテーテルの長さにわたって薬液の出る穴が設けられている，多孔式カテーテルのほうがより好ましいかもしれない．

創部カテーテル

静脈内オピオイドや硬膜外ブロック，神経ブロックは術後鎮痛に非常に有用であることが証明されているが，一方でこれらの鎮痛法にはさまざまな副作用・合併症の可能性があるうえ，高度な技術を要する場合もある．最近，簡単な技術でこれらの鎮痛法に匹敵する鎮痛効果を得る方法として，多孔式カテーテルを用いた局所麻酔薬の手術創への投与（創部カテーテル鎮痛法）が報告されている．多孔式カテーテルとは，通常の硬膜外カテーテルなどと異なり，カテーテルの先端，数cmの長さにわたって薬液の流出する孔が複数設けられており，広い範囲にわたって薬液が散布できるようになっている．Forastiereら[12]は，腎摘出後の疼痛に対する創部カテーテル鎮痛法の実際について詳細に述べている．多孔式カテーテルは2本挿入・留置する．閉創時，腹横筋を縫合した後，その前面

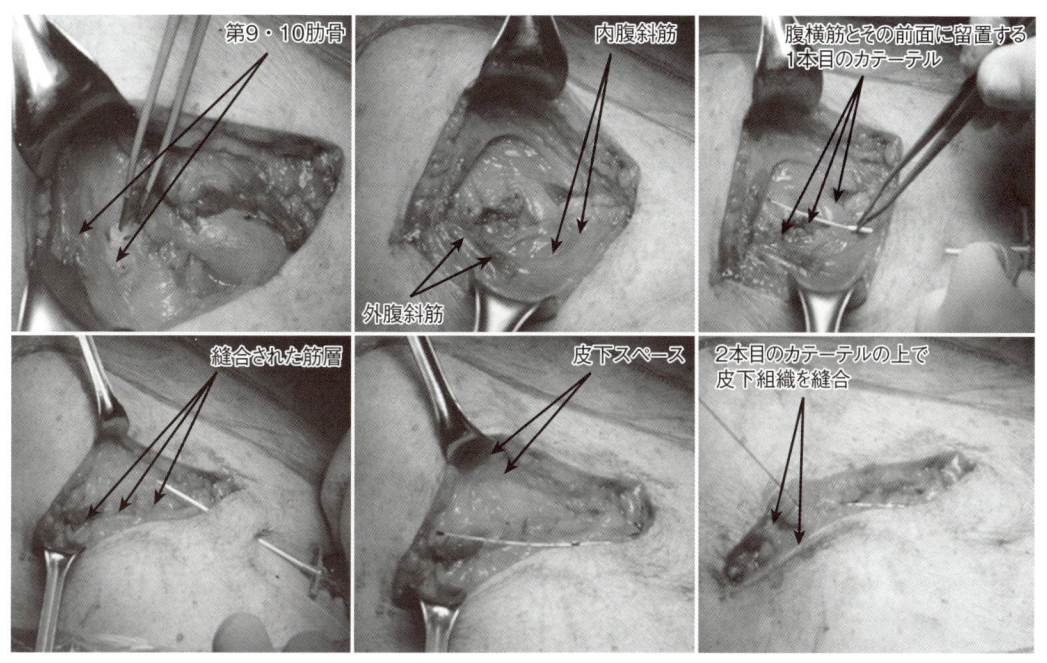

図5 創部カテーテル挿入の実際

(Forastiere E, Sofra M, Giannarelli D, et al. Effectiveness of continuous wound infusion of 0.5% ropivacaine by On-Q pain relief system for postoperative pain management after open nephrectomy. Br J Anaesth 2008 ; 101 : 841-7より引用)

に1本目のカテーテルを創の長さにわたって留置する。さらに，外・内腹斜筋を縫合した後，2本目のカテーテルを皮下に留置する。これらのカテーテルは手術創の近傍の皮膚より体外に出し，持続投与用の注入ポンプに接続する（図5）。彼らは，0.5％のロピバカインを2ml/時ずつそれぞれのカテーテルから持続投与し，良好な鎮痛を得たと報告している（図6）。いまだ，本鎮痛法にPCA鎮痛法を応用した報告は見当たらないが，創部カテーテルによる鎮痛法にもPCAは応用可能と思われる。

まとめ

現在報告されている，あるいは今後応用される可能性があるPCA投与ルートについて概説した。経鼻投与や経皮的イオントフォレーシスなど，簡易で有効なPCAが開発されつつある一方で，近年の神経ブロック・局所麻酔の発展・普及を受け，さまざまな持続局所麻酔法へのPCAの応用の可能性が考えられる。より合併症の少ない鎮痛法を，PCAも含めて複数組み合わせることによって，より質の高い鎮痛を実現できるものと期待される。

文献

1) Macintyre PE, Coldrey J. Intraveous patient-controlled analgesia. In : Sinatra RS, Leon-Cassasda OA, Viscusi ER, et al, editors. Acute pain management. New York : Cambridge University Press ; 2009. p.204-20.

2) Chelly JE. An iontophoretic, fentanyl HCl patient-controlled transdermal system for acute postoperative pain management. Expert Opin Pharmacother 2005 ; 6 : 1205-14.

3) Sathyan G, Jaskowiak J, Evashenk M, et al. Characterisation of the pharmacokinetics of fentanyl HCl transdermal system (PCTS). Clin Pharmacokinet 2005 ; 44 : 7-15.

5 その他の部位

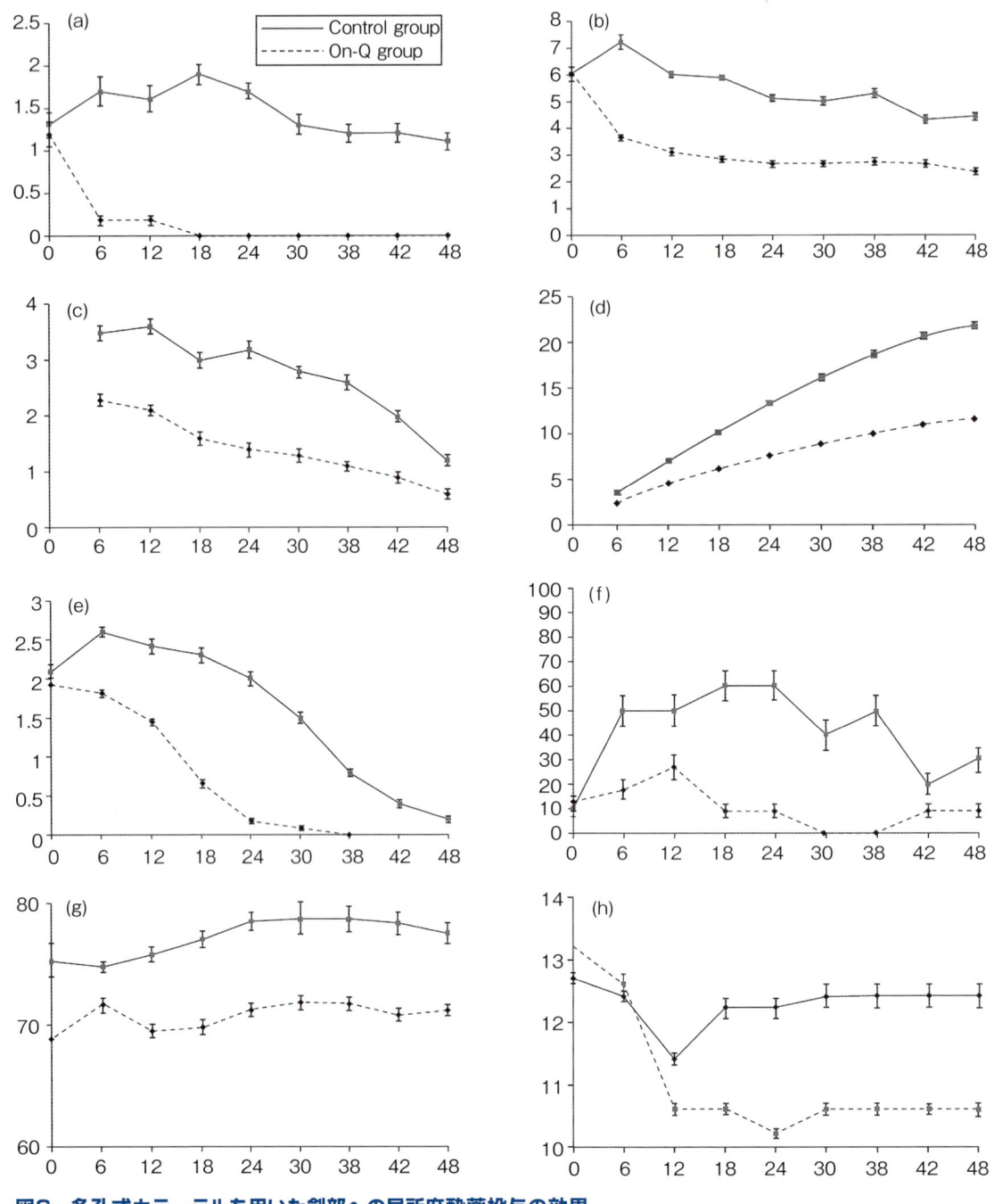

図6 多孔式カテーテルを用いた創部への局所麻酔薬投与の効果

[縦軸] (a)：平均VASスコア(安静時)　　(e)：鎮静スコア
　　　 (b)：平均VASスコア(体動時)　　(f)：嘔気・嘔吐を有する患者の割合(％)
　　　 (c)：モルヒネ消費量(mg)　　　　(g)：平均心拍数(beats/min)
　　　 (d)：使用モルヒネ積算量(mg)　　(h)：呼吸回数(回/min)
[横軸]　術後経過時間(時)
（Forastiere E, Sofra M, Giannarelli D, et al. Effectiveness of continuous wound infusion of 0.5% ropivacaine by On-Q pain relief system for postoperative pain management after open nephrectomy. Br J Anaesth 2008；101：841-7 より引用）

4) Viscusi ER, Reynolds L, Chung F, et al. Patient-controlled transdermal fentanyl hydrochloride versus intravenous morphine pump for postoperative pain : A randomized controlled trial. JAMA 2004 ; 291 : 1333-41.

5) Stuart-Harris R, Joel SP, McDonald P, et al. The pharmacokinetics of morphine and morphine glucuronide metabolites after subcutaneous bolus injection and subcutaneous infusion of morphine. Br J Clin Pharmacol 2000 ; 49 : 207-14.

6) Capper SJ, Loo S, Geue JP, et al. Pharmacokinetics of fentanyl after subcutaneous administration in volunteers. Eur J Anaesthesiol 2010 ; 27 : 241-6.

7) Dale O, Hjortkjaer R, Kharasch ED. Nasal administration of opioids for pain management in adults. Acta Anaesthesiol Scand 2002 ; 46 : 759-70.

8) Striebel HW, Koenigs D, Kramer J. Postoperative pain management by intranasal demand-adapted fentanyl titration. Anesthesiology 1992 ; 77 : 281-5.

9) Cornish P, Deacon A. Rectus sheath catheters for continuous analgesia after upper abdominal surgery. ANZ J Surg 2007 ; 77 : 84.

10) Jankovic ZB, Pollard SG, Nachiappan MM. Continuous transversus abdominis plane block for renal transplant recipients. Anesth Analg 2009 ; 109 : 1710-1.

11) Taboada M, Rodriguez J, Bermudez M, et al. A "new" automated bolus technique for continuous popliteal block : A prospective, randomized comparison with a continuous infusion technique. Anesth Analg 2008 ; 107 : 1433-7.

12) Forastiere E, Sofra M, Giannarelli D, et al. Effectiveness of continuous wound infusion of 0.5% ropivacaine by On-Q pain system for postoperative pain management after open nephrectomy. Br J Anaesth 2008 ; 101 : 841-7.

（藤原　祥裕）

Point

①皮下投与 PCA は，静脈路が確保できない場合に，ivPCA とほぼ同様の効果を得ることができる．
②経鼻投与 PCA は，オピオイドの鼻粘膜吸収率が高く，優れた鎮痛法である．

第3章
各種薬物の特徴と使い方

1 麻薬血中濃度の理論と実際

はじめに

　静脈麻酔薬を用いた全身麻酔では鎮痛・鎮静効果を適切に調節する必要があるため，薬物の体内濃度を予測する薬物動態学と薬物濃度から効果を予測する薬力学を用いて薬物投与を調節する方法が利用されている．鎮痛薬の静脈内投与法の一つであるivPCAについて，薬物動態・薬力学を応用することにより，鎮痛薬要求量の経時的変化・個体差を理解するとともに，合理的なivPCA管理を実践するプロトコルを作成することができる．

薬物動態・薬力学による合理的なivPCAとは

　鎮痛薬をはじめとするさまざまな薬物を投与する場合，何を指標としてどれくらいの薬物を投与するのかは非常に重要な問題である．本書で取り上げるPCAであれば"患者が強い痛みと感じること"が重要な指標であるが，ではそのような状況でどれくらいの鎮痛薬を投与すればよいのだろうか．1回あたりの投与量が少量であれば，痛みが治まるまでに追加投与する回数は増えるうえ，場合によっては十分な鎮痛がまったく得られないこともある．逆に1回あたりの投与量が大きすぎると，たった1回の投与であっても危険な副作用を招くことになる．このような問題が起こりにくい適切なプロトコルを経験と勘で作成せざるをえないため，ivPCAでは，薬物による十分な鎮痛効果よりも，鎮痛薬を投与されたという安心感・満足感による偽薬（プラセボ）効果が強いと考える者も少なからずいるであろう．

　また，同一プロトコルであっても，鎮痛薬を必要とした時間，そして鎮痛が得られるまでに必要とした薬物量のパターンが患者ごとに異なるため，この理由を正確に把握することが難しいこともivPCAの理解を妨げる理由の一つである．ivPCAでの疼痛管理を評価する際には，ボタンを押した正確な時刻ではなく，朝・昼・夜など時間帯ごとにPCAボタンを押した回数を記録することもあるが，この回数や総投与量からは疼痛に苦しんでいたかどうかを客観的に評価できるものの，ほかの患者と鎮痛薬の感受性を比較したり，同じ患者であっても時間帯ごとに鎮痛薬の必要量が変動することを客観的に予測することは困難である．

　では，ivPCAを"経験と勘による医療"から"合理的で客観的な医療"にするためには，どのような概念が必要であろうか．周術期に用いられる代表的な鎮痛薬であるオピオイド（そして多くの静脈麻酔薬）は，薬力学により薬物の効果と体内濃度（血中濃度・組織内濃度）の用量反応関係が解明されているうえ，薬物動態学により単回投与・持続投与した後の体内濃度が，時刻とともに減少する関係が明らかになっている．この2つの関係を利用すると，希望する鎮痛効果を得るためには，鎮痛薬の体内濃度を調節すればよいことが容易に理解できよう．そこで，静脈麻酔薬を利用した現代の全身麻酔管理では，鎮痛効果だけを指標として静脈麻酔薬を"必要に応じて適宜調節する"という経験と勘による薬物投与から，体内濃度を指標とした"希望する鎮痛・鎮静状態を得るために必要な体内濃度を確保する"という理論的な薬物投与が行われている．

　鎮痛薬を薬物動態・薬力学に基づき投与調節

図1　薬物動態・薬力学モデル

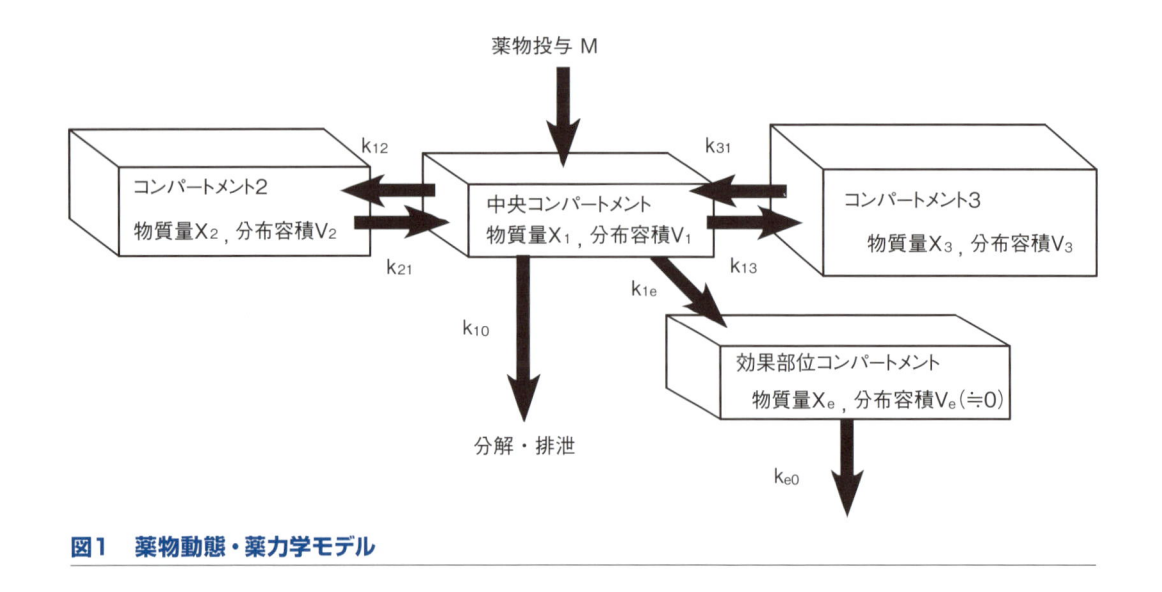

式　各コンパートメント内の薬物量を規定する微分方程式

$dX_1 = -(k_{12}+k_{13}+k_{10})\cdot X_1 + k_{21}\cdot X_2 + k_{31}\cdot X_3 + dM$, $dX_2 = k_{12}\cdot X_1 - k_{21}\cdot X_2$, $dX_3 = k_{13}\cdot X_1 - k_{31}\cdot X_3$

する考え方は，術中のみならず術後にまで拡張することで，ivPCAプロトコルの設計や実際の症例への解析が可能となる。そこで本項では，薬物動態・薬力学の基本的知識からivPCAにおける臨床応用について解説する。

薬物動態学：薬物血中濃度を予測する

　鎮痛薬を静脈内投与すると，血中濃度は急速に上昇し，その後は時間とともに指数関数的に減少する。薬物動態学では，このような現象をコンパートメントモデルという数学的モデルを用いて解析することができる。モルヒネ・フェンタニルなど，オピオイド鎮痛薬の薬物動態は多くの静脈麻酔薬と同様に，3つのコンパートメントから構成される3コンパートメントモデルに従うことが判明しており[1)2)]，血液に相当する中央コンパートメント内の薬物量と分布容積から予測血中濃度を求めることが可能である。しかしながら，薬物投与を開始した直後など，計算上は血中濃度が上昇しているにもかかわらず，薬物の効果が発現するまでには時間がかかることも周知の事実である。このような時間的遅れを説明するために，3コンパートメントモデルに薬物の効果を直接説明する仮想的な"効果部位"コンパートメントを追加した，薬物動態薬力学モデルが開発された（図1）。このモデルを利用することで，薬物の効果を（血中濃度ではなく）効果部位濃度によって説明することが可能となり，現在では多くの静脈麻酔薬で予測血中濃度とともに効果部位濃度を用いて定量的な評価が行われている。

　コンパートメントモデルに基づき，薬物の投与履歴から予測血中濃度・効果部位濃度を求めるには，式のように数値積分法による膨大な計算が必要である。このような計算を従来は表計算ソフトなどを利用して行っていたが，TivaTrainer（入手先 http://www.eurosiva.org/TivaTrainer/tivatrainer_main.htm）などパソコン上で動作する薬物動態解析用ソフトを利用すると，一瞬で計算することが可能である[3)]。薬物が各コンパートメント間でどのように移動

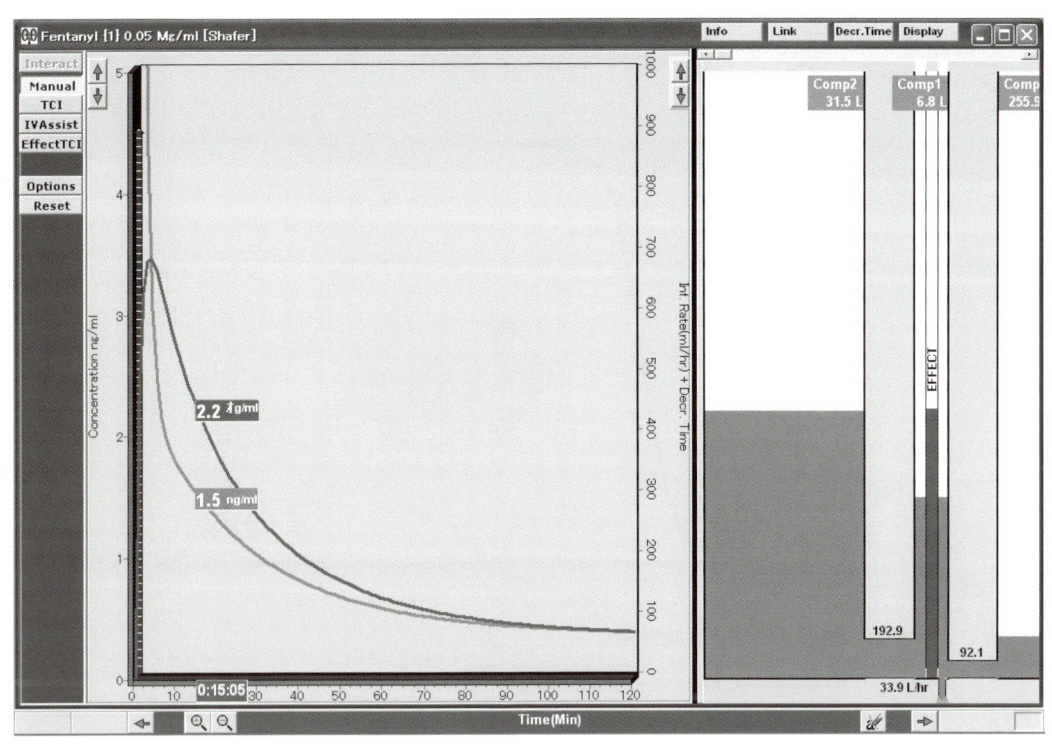

図2 薬物動態シミュレーションの水柱モデルによる表現

しているのかを理解するために，各コンパートメント内の薬物濃度（＝薬物量／分布容積）を水柱の高さで表現する水柱モデルが利用されるが，TivaTrainerでは各時刻でのコンパートメント濃度を水柱モデルで表示できる（図2）こともあり，鎮痛薬の投与条件（投与時刻，投与量／投与速度）を入力して，予測血中濃度・効果部位濃度の推移を検討する薬物動態シミュレーションが広く利用されている[4]。そこで，本項での薬物動態シミュレーションは，年齢45歳，身長170cm，体重65kgとしてTivaTrainer ver 8を用いて解析を行った。TivaTrainerでは，Shaferら[1]のフェンタニル薬物動態パラメータが最初から登録されているが，モルヒネについてはインターネット経由でSartonら[2]の薬物動態パラメータをダウンロードして利用することができる。

薬力学：体内濃度と薬物効果の関係

μ受容体への作動薬として知られるオピオイド鎮痛薬では，鎮痛効果と薬物濃度の関係がS状曲線を用いて説明される（図3）。オピオイド鎮痛薬の鎮痛効果を適切に調節するには，この関係を利用して体内濃度を調節すればよいが，この関係には個体差（濃度によるズレ）が非常に大きいことに注意が必要である。臨床現場で同程度の鎮痛に必要なモルヒネ量には，10倍程度の個体差がある[5]とされている。一方，各個体においては，十分な鎮痛作用が得られる最小限の濃度（minimum effective analgesic concentration：MEAC）と痛みを感じる最大の濃度（maximum concentration with pain：MCP）の較差については，個体差が少ない[6]。鎮痛薬の濃度がさらに高くなると，呼吸抑制をはじめとする重篤な副作用が生じるため，すべ

図3 鎮痛薬濃度と薬物効果

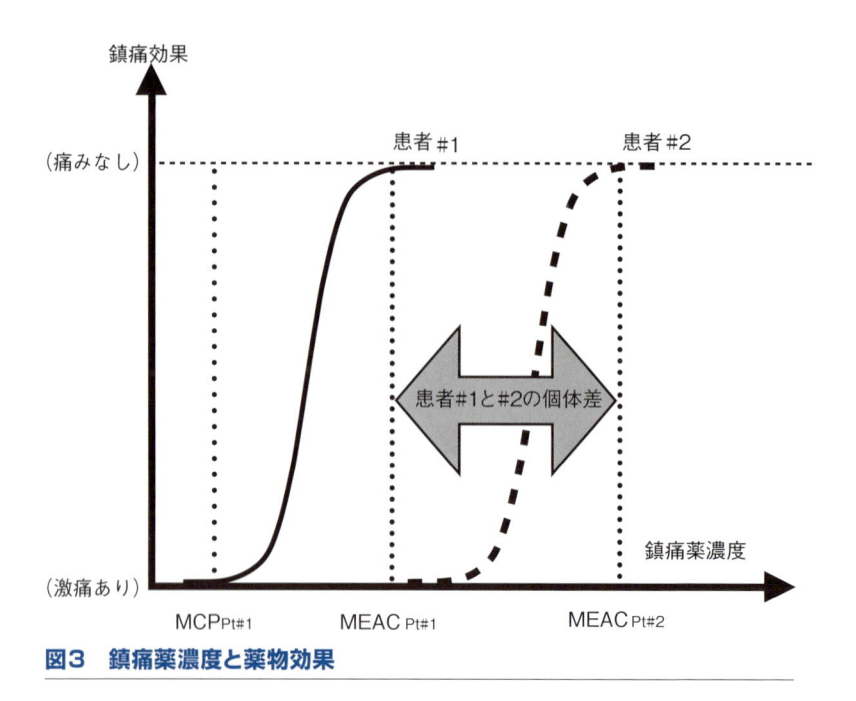

ての個体のMCPを上回る濃度となるよう十分量の鎮痛薬を投与するのは（全身麻酔中など副作用の管理が行われている場合を除く）現実的ではない。個体差をすみやかに把握し，痛みが強くなった時点で，体内濃度がMEACを若干上回るよう鎮痛薬を追加投与しつつ，体内濃度がMCPを下回らないよう維持することが望ましい。また，ある患者にとって十分な鎮痛を得るための必要量であっても，別の患者では重篤な副作用を惹起する危険性がある[7]ため，ivPCA装着時の体内濃度は平均的な個体での必要量よりも低く設定するのが安全である。

このような大きな個体差が存在するため，事前に規定した平均的な鎮痛薬投与では，ある個体に対しては鎮痛効果が不足し，一方である個体に対しては鎮痛効果が過量とならざるをえない。適切な疼痛管理を実現するモデルでは，患者自身が痛みを感じた（鎮痛薬濃度がMCPを下回った）ときに鎮痛薬を投与し，患者の痛みが和らぐ（鎮痛薬濃度がMEACを上回る）まで鎮痛薬を投与することが要求される。患者自身が痛みを感じた時点で鎮痛薬が投与されるivPCAでは，副作用が発現する濃度に至ることなくMEACに到達する投与量・ロックアウト時間を設定することで，適切な疼痛管理が可能である（図4）。

鎮痛薬の選択において留意すべき点として，フェンタニル，モルヒネ，レミフェンタニルなどμ受容体への完全作動薬では高濃度で受容体を完全に活性化するのに比べ，部分作動薬では非常に高濃度でも完全な活性化を生じないことが挙げられる。部分作動薬では，天井効果が強く認められるなど，体内濃度による鎮痛効果の推定には限界がある。

フェンタニルとモルヒネの薬物動態

フェンタニルの薬物動態を理解するため，以下の条件でフェンタニル予測血中濃度と効果部位濃度を算出した（図5）。

単回投与条件：フェンタニル 0.2 mg i.v. (t=0)

持続投与条件：フェンタニル 2 μg/kg/分 d.i.v. (0 ≤ t)

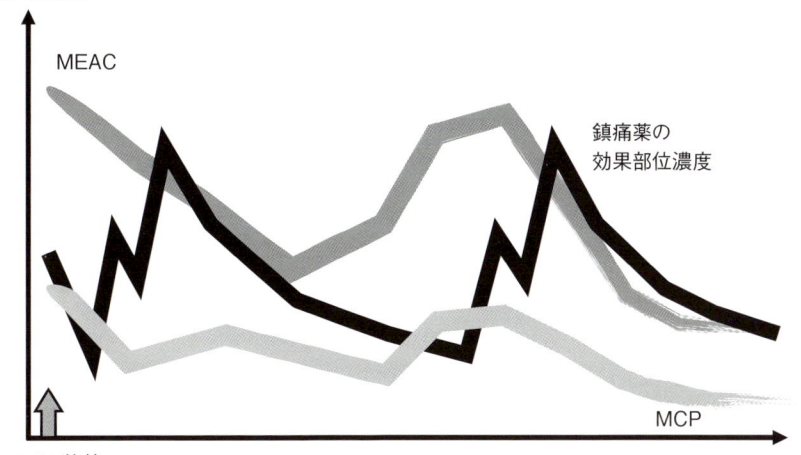

図4 鎮痛効果の調節法

術後痛は時間とともに軽減するが，体動や就眠などの影響も受けるため，MCP/MEACは（一定値ではなく）変動しながら低下する。効果部位濃度がMCPを下回ると強い痛みを感じるようになり，患者がivPCAボタンを押すことで鎮痛薬が注入される。1回または複数回の鎮痛薬投与によってMEACを上回ると痛みが消失し，効果部位濃度が再びMCPを下回るまで鎮痛薬は投与されない。

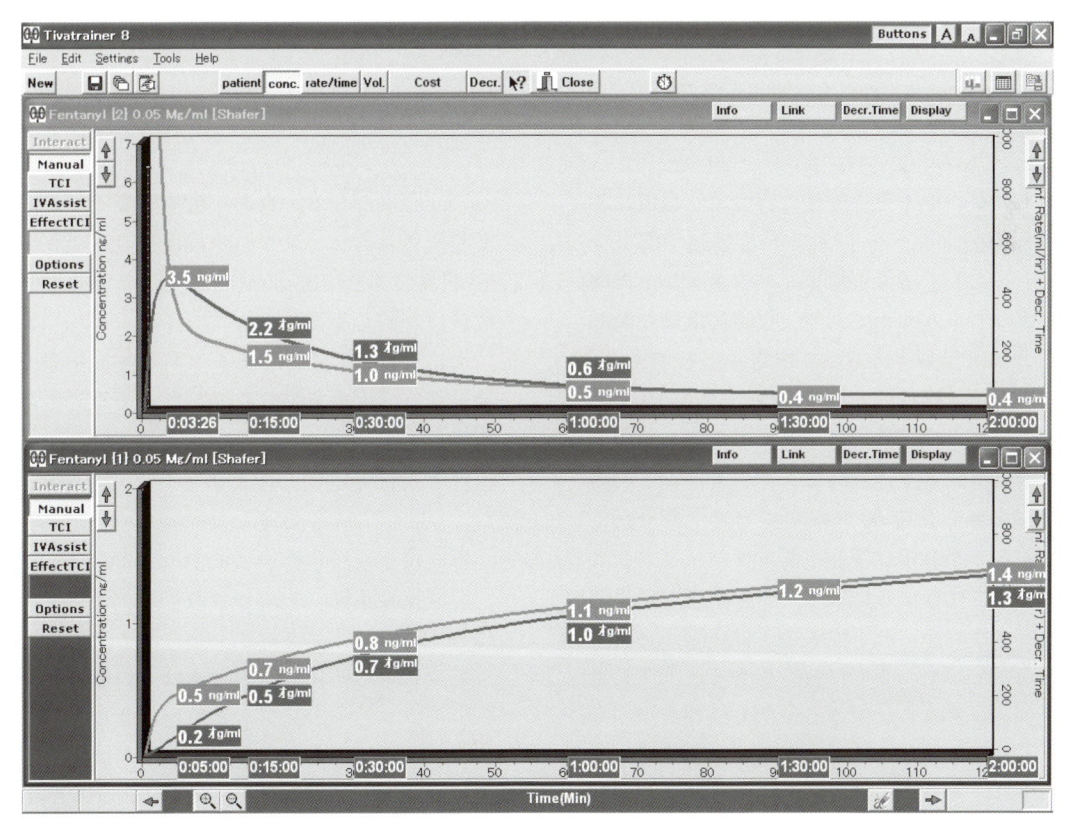

図5 フェンタニルの薬物動態

上段：単回投与，下段：持続投与

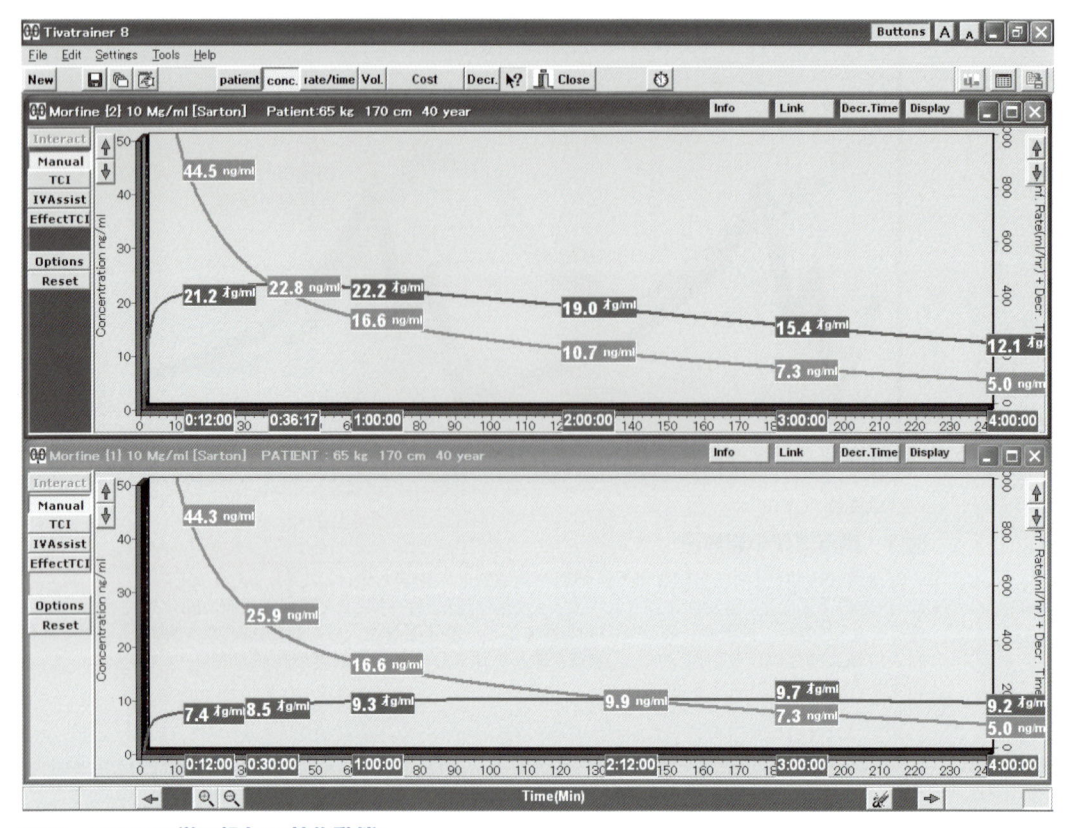

図6 モルヒネ単回投与の薬物動態
上段：男性，下段：女性

　フェンタニルの薬物動態の特徴は，血液に相当する中央コンパートメントと急速平衡コンパートメント，緩徐平衡コンパートメントの移行が比較的すみやかであり，代謝排泄は比較的長い（排泄半減期が約3.6時間）ことである。このため，単回投与ではすみやかに効果部位濃度が上昇し，約3分でピークに達する。血中濃度・効果部位濃度は，各コンパートメントの濃度差が小さくなる60分程度まではすみやかに低下する。その後は緩徐平衡コンパートメントから血液に移行する影響で，血中濃度・効果部位濃度が緩やかに低下することに注意が必要である。フェンタニルを持続投与すると，注入されたフェンタニルはすみやかに末梢コンパートメントに移行するため，血中濃度・効果部位濃度の上昇はきわめて緩徐である。平衡状態に到達するには約46時間を要し，投与速度が1μg/kg/時であれば血中濃度・効果部位濃度は1.9 ng/ml程度となる。なお，術後疼痛管理において利用されるフェンタニル濃度は0.7〜2.0 ng/ml程度であり，3ng/mlを超えると呼吸抑制の危険性が高くなる[8]。

　次に，以下の条件でモルヒネ予測血中濃度と効果部位濃度を算出した。なお，モルヒネの薬物動態パラメータではk_{e0}に性差があるため，男性と女性を区別して解析を行った（図6，図7）。

　単回投与条件：モルヒネ 10 mg i.v.（t=0）

　持続投与条件：モルヒネ 0.1 mg/kg/時 d.i.v.（0 ≦ t）

　モルヒネの薬物動態の特徴は，血液に相当する中央コンパートメントと急速平衡コンパートメント，緩徐平衡コンパートメントの移行が比較的すみやかであるうえ，代謝排泄が比較的すみやかなことである。しかしながら，フェンタニルとの相違点は，中央コンパートメントとす

第3章　各種薬物の特徴と使い方

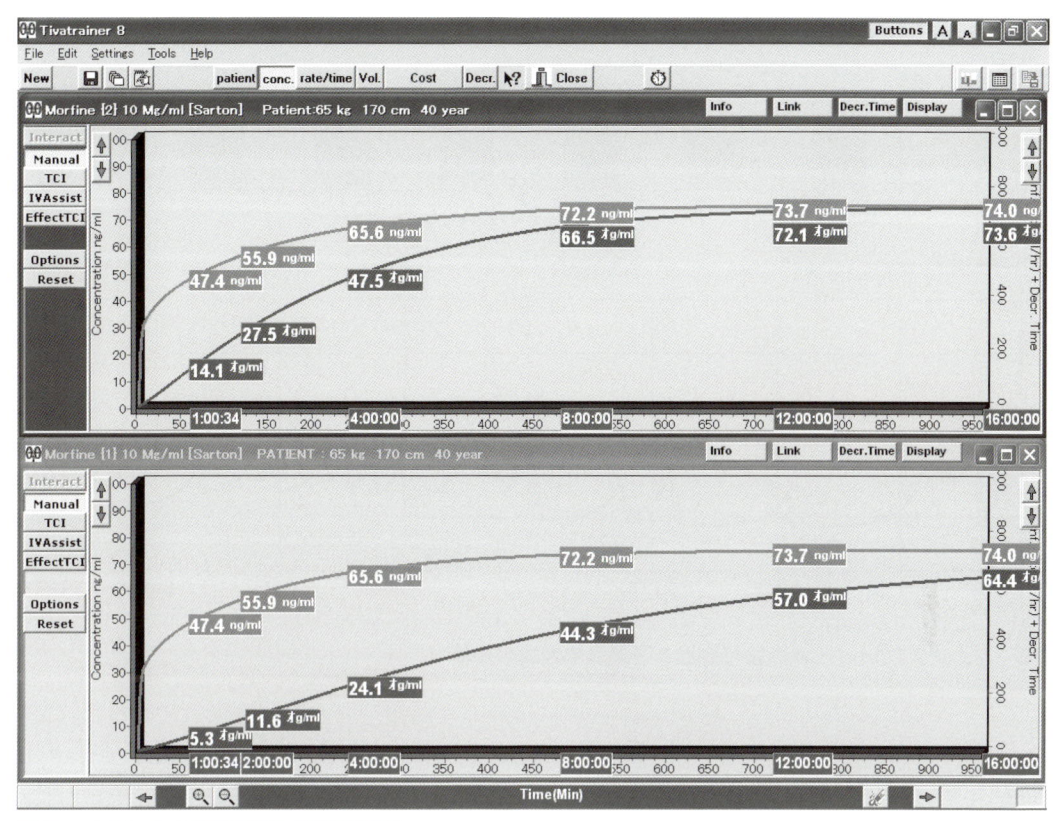

図7　モルヒネの薬物動態（持続投与）
上段：男性，下段：女性

みやかに移行するコンパートメントの分布容積が非常に大きく，また効果部位への薬物移行が遅いことである。この影響で，モルヒネの効果部位濃度は緩やかに上昇し緩やかに下降する。単回投与では効果部位濃度がピークに達するまでに男性では約36分，女性では約133分が必要であり，血中濃度がフェンタニルよりもすみやかに低下するとともに効果部位濃度は緩徐に低下する。モルヒネを持続投与すると，注入されたモルヒネはすみやかに末梢コンパートメントに移行するため，血中濃度は緩徐に上昇し，効果部位濃度はさらに遅れて上昇する。血中濃度が平衡状態に到達するには12時間以上を要し，男性は20時間程度，女性は46時間程度で効果部位濃度が平衡に達する。投与速度が0.1 mg/kg/時であれば，血中濃度・効果部位濃度は74 ng/ml 程度となる。なお，術後疼痛管理において利用されるモルヒネ濃度は20～30 ng/ml であるが，モルヒネ ivPCA に関する研究[7]では MEAC が 16 ± 9 ng/ml であったことから，6 ng/ml 程度でも十分な鎮痛状態が得られる症例も存在すると考えられる。

実際の症例を解析する

ivPCA による術後の鎮痛状況を評価する場合などでは，観察時間帯ごとに疼痛スケールを用いた痛み具合と ivPCA での薬物投与回数を記録することが多い。この場合，ivPCA による薬物投与回数が多いほど鎮痛が不足していると考えるわけであるが，ivPCA の投与回数と鎮痛効果の関係はどのようなものであろうか。この問題を解決するには，鎮痛薬の薬物動態・薬力学を考慮する必要がある。

1 麻薬血中濃度の理論と実際

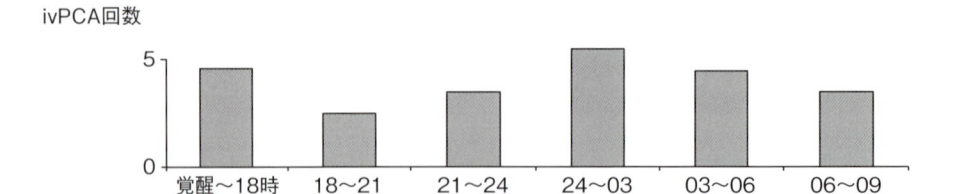

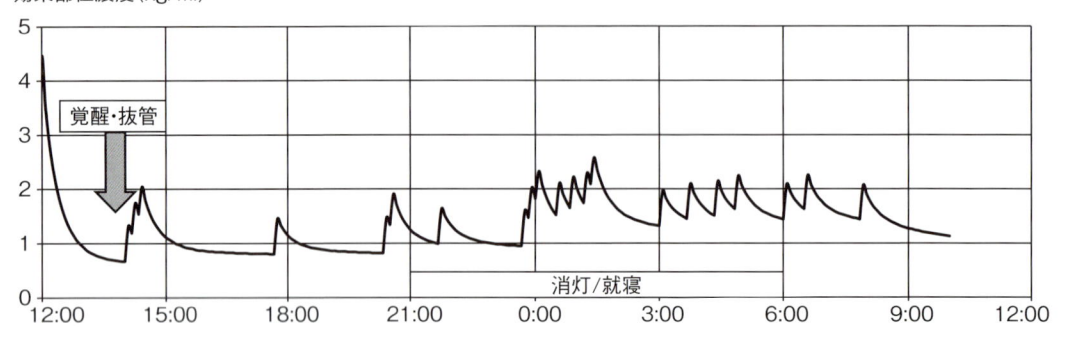

図8 フェンタニルivPCAの投与履歴と予測血中濃度の関係

　フェンタニルによるivPCA（PCA 20μg/push, LOT 10分, background 20μg/時）で術後疼痛管理が行われた症例について，3時間ごとにivPCAでフェンタニルが注入された回数を集計するとともに，薬物動態シミュレーションによりフェンタニル効果部位濃度を算出した（図8）。この集計（上段）を見ると，各時間帯で2～5回フェンタニルが投与されており，総じて鎮痛が不足しているように感じられる。また，夜間帯にフェンタニル投与回数が多くなっているが，この理由としてivPCAのプロトコル上の制約からフェンタニルを追加投与しても体内濃度（効果部位濃度）が低下している可能性も否定できない。ところが，薬物動態シミュレーション（下段）によると夜間帯からフェンタニル効果部位濃度の最低レベル（MEAC）が上昇しており，鎮痛薬投与が少ないことよりも非ステロイド性抗炎症薬（NSAIDs）や局所麻酔薬など，ほかの鎮痛方法[8]が影響していると推測される。このように，さまざまな要因によって疼痛強度が大きく変動する状況を管理するのは困難であるが，ivPCAであれば適切に対応することが可能である。

　続いて，女性患者に対してモルヒネによるivPCA（PCA 1mg/push, LOT 10分, background なし）で術後疼痛管理が行われた症例について，3時間ごとにivPCAでモルヒネが注入された回数を集計するとともに，薬物動態シミュレーションによりモルヒネ効果部位濃度を算出した（図9）。この集計（上段）を見ると，覚醒直後の時間帯でもっとも頻回に投与されており，手術直後のモルヒネ濃度が不十分（低い）と危惧される。また，深夜から早朝にかけてモルヒネの追加投与を必要としていないことから，この時間帯は安定したモルヒネ濃度が維持できていると考えがちである。ところが，薬物動態シミュレーション（下段）によると手術直後から夜間帯にかけてモルヒネ効果部位濃度は上昇しており，深夜から早朝にかけて大きく低下していることから，手術直後の激しい疼痛レベル（MCP）が時間とともに軽減していると考えられた。一方で，このように大きく変動する疼痛であっても，ivPCAであれば適切に対応することが可能であることが理解できよう。

　どちらの症例でも，ivPCAによる投与回数

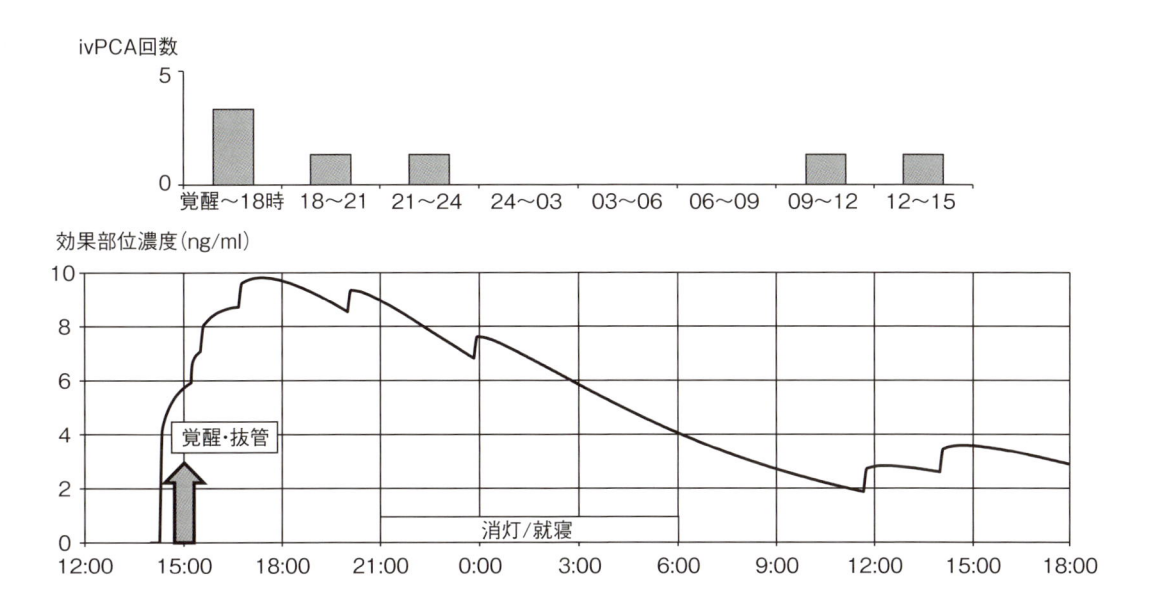

図9　モルヒネivPCAの投与履歴と予測血中濃度の関係

だけで体内濃度を予測することは困難である。鎮痛薬の投与量・投与回数は目に見える数値ではあるが，目に見えるものが真実を指し示すとはかぎらない。患者が鎮痛薬を必要とする状況を予測したり，ivPCAプロトコルを評価するためには，薬物濃度を指標とするのが合理的である。

薬物動態シミュレーションの限界

　薬物動態シミュレーションにより計算される薬物濃度は鎮痛効果の推定に有用であるが，一方で，その限界についても認識する必要がある。成人を対象とした薬物動態モデル（パラメータ）を小児に適応できないことは自明であるが，加齢に伴う臓器障害や肥満，肝不全，腎不全の影響を受けるうえ，体外循環など特殊な状態にある患者への適応についても慎重でなければならない。個体差については，薬物動態学的な差は小さいものの，薬力学的な差が非常に大きいことが判明している。さらに同一個体においても，活性をもつ代謝産物の影響，緩和医療など長期投与時に見られる耐性の影響が加わるため，鎮痛効果を得るために必要な濃度が大きく変化する。このような理由から，薬物動態シミュレーションは鎮痛薬投与プロトコルの評価・作成や個体差の評価に利用するにとどめ，オピオイド鎮痛薬の体内濃度だけで十分な鎮痛効果がある／ないと断定することは避けるべきである。また，鎮痛薬のivPCA投与プロトコルにおいて初期濃度を設定する際には，平均的個体を想定すると，一部の患者に対して過量投与となる危険性を忘れてはいけない。

文献

1) Shafer SL, Varvel JR, Aziz N, et al. Pharmacokinetics of fentanyl administered by computer-controlled infusion pump. Anesthesiology 1990; 73: 1091-102.

2) Sarton E, Romberg R, Dahan A. Gender differences in morphine pharmacokinetics and dynamics. Adv Exp Med Biol 2003; 523: 71-80.

3) 木山秀哉. TIVA Trainer (Windows). 内田　整, 中尾正和編著. 静脈麻酔/TCIソフトウェアガイ

ドブック．東京：克誠堂出版；2003. p.80-95.
4) 長田　理．第1章　薬物動態の基本的な考え方　3．薬物動態のシミュレーション．小田　裕編著．麻酔薬の薬物動態—基本的な考え方，臨床で何に気をつけるか—．東京：真興交易医書出版部；2006. p.16-29.
5) Pico L, Hernot S, Nègre I, et al. Perioperative titration of morphine improves immediate postoperative analgesia after total hip arthroplasty. Can J Anaesth 2000；47：309-14.
6) Bennett RL, Batenhorst RL, Bivins BA, et al. Patient-controlled analgesia：A new concept of postoperative pain relief. Ann Surg 1982；195：700-5.
7) Dahlström B, Tamsen A, Paalzow L, et al. Patient-controlled analgesic therapy, Part IV：pharmacokinetics and analgesic plasma concentrations of morphine. Clin Pharmacokinet 1982；7：266-79.
8) Iwakiri H, Nagata O, Matsukawa T, et al. Effect-site concentration of propofol for recovery of consciousness is virtually independent of fentanyl effect-site concentration. Anesth Analg 2003；96：1651-5.
9) Essving P, Axelsson K, Kjellberg J, et al. Reduced morphine consumption and pain intensity with local infiltration analgesia（LIA）following total knee arthroplasty. Acta Orthop 2010；81：354-60.

（長田　　理）

Point

① PCA では，麻薬の効果と体内濃度（血中濃度・組織内濃度）の用量反応関係，薬物動態学による体内濃度の変化を適切に調節できる．
② TivaTrainer は，予測血中濃度・効果部位濃度の推移を検討するのに便利である．
③ 小児，肥満，肝不全・腎不全患者などでは，シミュレーションどおりになりづらい．

2 麻薬感受性の個人差

はじめに

　麻酔科学領域で，麻薬（オピオイド）ほどその効果の大小と副作用出現の有無に関して，個人差の大きい薬物がほかにあるであろうか。たとえば，われわれ麻酔科医が術後鎮痛のためにivPCAを用いたとする。たとえ同じ術式で，かつオピオイドの処方が同じであっても，疼痛の程度（鎮痛の程度）はとても痛がっている患者もいれば，自制内の鎮痛を得ている患者もいる。また，副作用も個人差が大きい。翌朝，回診した際に嘔吐で苦しんでいる患者もいれば，"先生，今日少し朝ごはんを食べました"と笑顔で話す患者もいる。瘙痒で苦しんでいる患者もいれば，オピオイドの効果が強すぎて翌日も昼間でもぐっすり寝ている患者もいる。このように，オピオイドは薬力学的に個人差の大きい薬物である。Austinら[1]は，オピオイドの用量反応曲線で鎮痛が得られないオピオイドの血中濃度と，無痛となる血中濃度には個人差が大きいことを1980年代にすでに示している（図1）。本項では，PCAの臨床使用にあたって，その中心的役割を担うオピオイドの問題点である"効果や副作用出現に個人差が大きいので使い方が難しい"という点にスポットを当て，最近の基礎研究について解説する。

オピオイドの薬物動態学（PK）／薬力学（PD）

　オピオイド感受性の個人差を論じるにあたり，まずは薬理学の基本である薬物動態学（pharmacokinetics：PK）と薬力学（pharmacodynamics：PD）から考察する。

　PKとは，薬物の投与量と血中濃度の関係に注目して，薬物の吸収，分布，代謝，排泄を論じる学問分野である。血中濃度測定が議論に必須であるが，オピオイドの実際の血中濃度測定が臨床では容易ではないため，血中濃度のシミュレーションを実証することが困難である。たとえば，フェンタニルは臨床における投与量だと血中ではng/mlというナノグラムレベルの濃度であり，高分子であることから，従来の測定技術，特に液クロマトグラフィでは研究が困難であった〔最近の質量分析化学は技術革新が著しく，液体クロマトグラフィ・タンデム質量分析法（LC/MS/MS）などを用いればオピオイドの正確な血中濃度測定も可能となっている〕。

　PDは，薬物の生体内での作用に注目して，

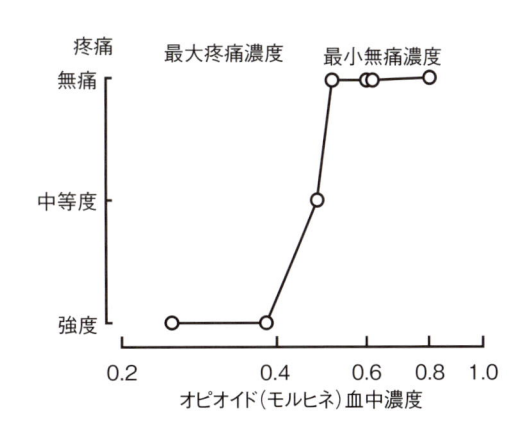

図1　オピオイド感受性の古典的な説明

すでに80年代に最大疼痛濃度（MCP）と最小無痛濃度（MEAP）の個人差が大きいことが報告されている。ただし，MEAPとMCPの差は個人差が少ないことも示されている。

（Bisgaard T, Klarskov B, Rosenberg J, et al. Characteristics and prediction of early pain after laparoscopic cholecystectomy. Pain 2001；90：261-9より改変引用）

効果部位濃度との関係を論じる学問分野である。オピオイドに関していえば，疼痛スコア（visual analogue scale など）や合併症の有無や重症度と関連する。PCA を用いた術後鎮痛では，ボーラス投与回数や1日の総投与量，非ステロイド性抗炎症薬（NSAIDs）などの追加鎮痛薬の投与回数なども検討項目となる。ただし，疼痛スコアは客観性に少し乏しいので，個人差を統計学的に検出することが難しい可能性がある。

1990 年以降，主として抗菌薬について PK の概念と PD の概念を組み合わせた PK/PD 理論が提唱されている[2]。抗菌薬は，血中濃度の測定が容易であったために PK 解析が昔から行われてきたが，細菌側の抗菌薬への感受性〔最低抑制濃度（minimal inhibitory concentration：MIC）などを指標とする〕などの PD に関するパラメータも加味すべきというのが PK/PD 理論の始まりである。前項（麻薬血中濃度の理論と実際）でも述べているが，目標制御注入（target controlled infusion：TCI）という PK/PD のシミュレーションが麻酔科の臨床で実際に用いられており，そのシミュレーションは有用である。

よって，オピオイド感受性の個人差の機序を解明するには，PK からのアプローチと PD からのアプローチの双方が必要である。もし個人差の機序が主として PK であるならば，薬物トランスポータや肝での代謝酵素など血中濃度に影響する因子がターゲットになる。その際，個々の患者でのオピオイドの血中濃度測定は必須となる。対して，その機序が主として PD であるならば，オピオイド受容体発現や細胞内情報伝達，シナプス伝達や神経回路形成など力価の個体差に注目すべきである。

臨床におけるオピオイド感受性の予測

実際の臨床で，われわれ麻酔科医が周術期にオピオイドを投与する前に（全身麻酔を導入する前に），簡便に患者の疼痛感受性やオピオイド感受性を予測するために，術前の疼痛閾値と術後痛や鎮痛薬の必要量の関係について報告がある[3]〜[6]。しかし，最近のメタ分析では術前の疼痛閾値との関連は認められず[7]，術式，年齢，精神疾患の有無だけが術後のオピオイド必要量の予測因子であると結論づけている。しかし実際は，同じ術式，同じ年代であったとしてもオピオイド感受性の個人差は大きく，その関連因子はいまだ明らかではない。客観的な指標となる検査法もまだ開発されていない。

オピオイド感受性の個人差の遺伝的機序

近年，オピオイド感受性の個人差の機序の一つとして，遺伝的多様性が示唆されている。特にデオキシリボ核酸（deoxiribonucleic acid：DNA）レベルでの解析がもっとも研究されており，報告が増えつつある。DNA 配列は，世代が変わらないかぎり個体の塩基配列は不変なので，客観的指標としては十分である。次は，この遺伝的多様性とオピオイド鎮痛の個人差との関連について概説する。

1 個別化医療

個別化医療，あるいはテーラーメイド医療という言葉が広がっている。これらの医療の最終目標は個々の患者における遺伝的多様性を同定し，疾患の発症リスクや投薬の効果，副作用の個人差を事前に予測することである。すなわち，医療を受ける前に遺伝子検査を行い，その患者にもっとも適した治療を選ぶという未来の医療である。この概念をオピオイド鎮痛に適応できると，オピオイドの効きやすい者・効きにくい者，代謝の速い者・遅い者を遺伝子レベルで事前に把握して鎮痛を行うことが可能となる。

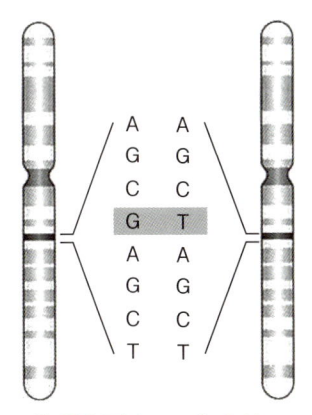

図2 一塩基多型（SNP）とは

一塩基多型（single nucleotide polymorphism：SNP）とは，個人のDNA配列の遺伝的多様性のうち一塩基の違い（この場合，4番目のGがT）による多型のことをいう。ヒトゲノムには約300万か所あるといわれている。
（安孫子宜光．医歯薬系学生のためのビジュアルゲノム科学入門．東京：日本医事新報社；2007．p.49より改変引用）

2 一塩基多型

遺伝的多様性を論じる際，もっとも研究されているのが，一塩基多型（single nucleotide polymorphisms：SNPs）である。SNPsは，遺伝子内の一つの塩基が，2003年に決定したヒトゲノム配列（リファレンス配列）と比べて違う塩基に置き換わっている変異である（図2）。SNPsは，数百塩基対に1か所ほどの頻度で存在している。ヒトゲノムは3.2Gbpの長さであるが，SNPsはそのおよそ0.3％であることが分かっている。近年の研究では，これらのSNPsと前立腺癌，乳癌，心筋梗塞，II型糖尿病，気管支喘息，関節リウマチ，統合失調症などとの関連が示唆されている。また，SNPsは抗癌薬，ワルファリンなどの効果の個人差との関連も報告されている。

3 オピオイド感受性と疼痛関連遺伝子のSNPs

では，オピオイド鎮痛ではどうなのだろうか。疼痛学領域で，オピオイドの効果と関連があると報告されている遺伝子はOPRM1，COMT，MC1R，CYP2D6，ABCB1，KCNJ6の6つである（2010年4月の時点）。

もっともよく研究されているのがOPRM1遺伝子である。OPRM1遺伝子は6番染色体に存在し，μオピオイド受容体をコードしている遺伝子であるが，A118G（118番目の塩基がAからGへ変異する）というSNPが有名である。臨床研究もいくつかあり，引用が多いものにはChouら[8]の単純子宮全摘後の術後痛との関連についての報告，Siaら[9]の帝王切開の術後痛との関連についての報告，Klepstadら[10]の癌性疼痛患者での報告がある。いずれも，野生型のアレルA（アデニン）より変異型アレルG（グアニン）を有するほうが，オピオイドの使用量が増えるというものである（図3）。悪心・嘔吐などの副作用は，関連があるとするものとないとするものがあり，結論は得られていない。また，変異がある遺伝子によってコードされる受容体の機能解析はいまだ不十分であり，詳細な機序解明までには至っていない。

COMT遺伝子は，カテコラミン代謝酵素の一つをコードする遺伝子で，2003年にZubietaら[11]がそのSNPと咬筋への高張食塩液を注入したときの疼痛の個体差との関連を報告した。さらに，Rakvågら[12)13)]やReye-Gibbyら[14]が，癌性疼痛患者におけるモルヒネ必要量との関連を報告している。また，MC1R遺伝子はメラノコルチン受容体をコードする遺伝子で，Morgilら[15]によりマウスとヒトでオピオイド鎮痛との関連が報告されている。

CYP2D6遺伝子やABCB1遺伝子は，PKに関する遺伝子である。前者は肝での代謝酵素を，後者は脳血液関門にあるオピオイドのトランスポータであるP-糖タンパクをコードする。CYP2D6遺伝子多型はコデインやトラマドールでの報告[16]が多く，ABCB1遺伝子多型は，脊髄くも膜下麻酔にオピオイドを添加した際の呼吸抑制の発症の個人差に関する論文[17]しかない。前述したように，PKに関する研究では薬物の血中濃度測定が必須であるため，LC/MS/MSなどの質量分析のテクノロジーの進歩

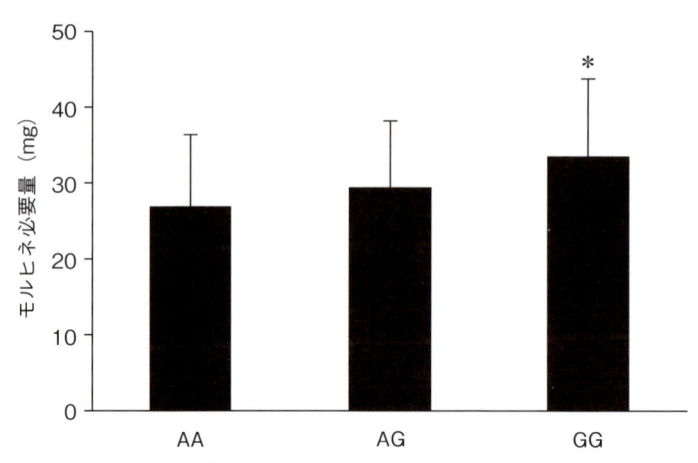

図3 子宮全摘出術後のivPCAにおける24時間でのモルヒネ必要量の遺伝子型間の差

*oprm1*遺伝子の代表的SNPであるA118Gの野生型ホモ（AA），ヘテロ（AG）と，変異型ホモ（GG）の3群間では，変異型ホモGGはモルヒネを多く投与されている。すなわち，モルヒネ感受性がほかより低い。
（Klepstad P, Rakvåg TT, Kaasa S, et al. The 118 A>G polymorphism in the hyman mu-opioid receptor gene may increase morphine requirements in patients with pain caused by malignant disease. Acta Anaesthesiol Scand 2004；48：1232-9より改変引用）

により，PKにおけるオピオイド感受性の個人差の機序はさらに解明されていくと思われる。

もっとも新しい研究として，Kチャネルの一つのサブタイプをコードする*KCNJ6*遺伝子のSNPsと，開腹術後のオピオイド必要量との関連を報告した論文[18]が本邦から発信されている（図4）。イオンチャネル型の受容体はサブタイプが多いものが多く，研究対象となる候補遺伝子は多岐にわたっている。そのため，遺伝子多型の詳細が不明なものがいまだ多く残されており，今後の研究が待ち望まれる。

5 オピオイド研究における薬理ゲノム学

個別化医療を支える柱の一つとして，薬理ゲノム学の学問的発展は重要である。従来の既知の遺伝子1つか2つを標的とした薬理遺伝学から，近年はゲノム全体を標的とした薬理ゲノム学に研究の中心はシフトしつつある。これには，次世代シークエンサの発展が大きく寄与している。現在，150種類ほどの疾患で高速で大量データ処理が可能な次世代シークエンサを用いてゲノムワイド関連分析が行われている（図5）[19]。

口腔手術の術後痛に関するゲノムワイド関連分析の報告[20]があり，関連があるとされたSNPは遺伝子間領域にあったが，近傍の*ZNF426*遺伝子のSNPsと強い連鎖があったため，*ZNF426*遺伝子の術後痛との関与が示唆された。この遺伝子はDNAの転写を調節する機能を有しているが，疼痛伝達や鎮痛薬に関する生化学的機序は何も報告されていない。*ZNF426*遺伝子は，オピオイド感受性と関連しているかもしれないが，現在のところ不明である。さらなるゲノム関連分析が待たれるところである。

また，次世代シークエンサは全ゲノムにわたるエピジェネティック解析も可能にする。エピジェネティックスは後天的DNA修飾を研究する学問であるが，環境因子による生体への影響を根源的に解明する可能性がある。オピオイド感受性に関しては，いまだ何の研究もないが，疼痛関連遺伝子の転写を修飾していると筆者は考えている。

おわりに

以上，オピオイド感受性の個人差に関する基

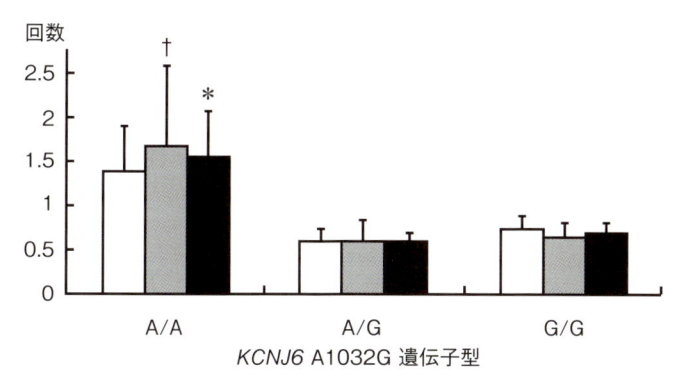

図4 腹部手術後のフェンタニルを添加した持続硬膜外麻酔における追加鎮痛薬の投与回数の遺伝子型間の差

*KCNJ6*遺伝子のSNPの一つであるA1032Gの変異型ホモ(AA)は，野生型ホモ(GG)とヘテロ(AG)と比べて追加鎮痛薬を多く投与されている．すなわち，フェンタニル感受性がほかより低い．
白：男性，灰色：女性，黒：男女双方
〔Nishizawa D, Nagashima M, Katoh R, et al. Association between KCNJ6 (GIRK2) gene polymorphisms and postoperative analgesic requirements after major abdominal surgery. PLoS One 2009；4：e7060より改変引用〕

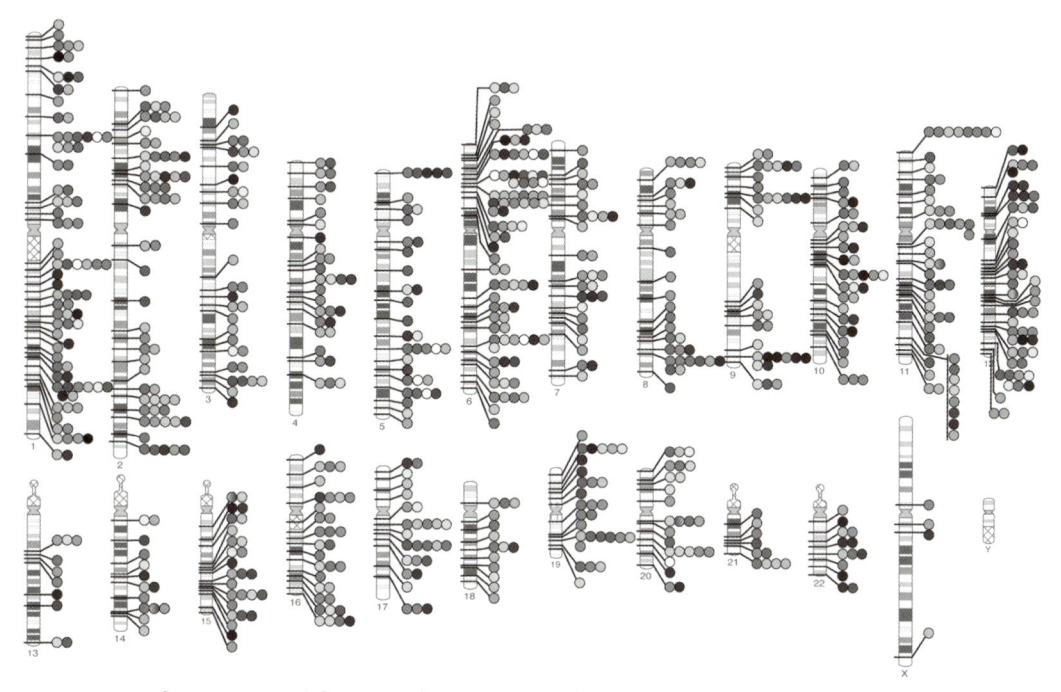

図5 2010年3月までに発表されたゲノムワイド関連分析で示唆された148の形質との関連

(Manolio TA. Genomewide association studies and assessment of the risk of disease. N Engl J Med 2010；363：166-76より改変引用)

礎研究について解説した．個人差の機序は遺伝的多様性だけではおそらく説明できないが，麻酔科学領域では未知の分野であり，今後さらなる研究が大きく期待される．

文献

1) Austin KL, Stapleton JV, Mather LE. Relationship between blood meperidine concentrations and analgesic response : A preliminary report. Anesthesiology 1980；53：460-6.

2) Schmidt S, Barbour A, Share M, et al. PK/PD：New insights for antibacterial and antiviral applications. Curr Opin Pharamacol 2008；8：549-56.

3) Bisgaard T, Klarskov B, Rosenberg J, et al. Characteristics and prediction of early pain after laparoscopic cholecystectomy. Pain 2001；90：261-9.

4) Granot M, Lowenstein L, Yarnitsky D, et al. Postcesarean section pain prediction by preoperative experimental pain assessment. Anesthesiology 2003；98：1422-6.

5) Hsu YW, Somma J, Hung YC, et al. Predicting postoperative pain by preoperative pressure pain assessment. Anesthesiology 2005；103：613-8.

6) Pan PH, Coghill R, Houle TT, et al. Multifactorial preoperative predictors for postcesarean section pain and analgesic requirement. Anesthesiology 2006；104：417-25.

7) Ip HY, Abrishami A, Peng PW, et al. Predictors of postoperative pain and analgesic consumption：A qualitative systematic review. Anesthesiology 2009；111：657-77.

8) Chou WY, Wang CH, Liu PH, et al. Human opioid receptor A118G polymorphism affects intravenous patient-controlled analgesia morphine consumption after total abdominal hysterectomy. Anesthesiology 2006；105：334-7.

9) Sia AT, Lim Y, Lim EC, et al. A118G single nucleotide polymorphism of human mu-opioid receptor gene influences pain perception and patient-controlled intravenous morphine consumption after intrathecal morphine for postcesarean analgesia. Anesthesiology 2008；109：520-6.

10) Klepstad P, Rakvåg TT, Kaasa S, et al. The 118 A > G polymorphism in the human mu-opioid receptor gene may increase morphine requirements in patients with pain caused by malignant disease. Acta Anaesthesiol Scand 2004；48：1232-9.

11) Zubieta JK, Heitzeg MM, Smith YR, et al. COMT val158met genotype affects mu-opioid neurotransmitter responses to a pain stressor. Science 2003；299：1240.

12) Rakvåg TT, Ross JR, Sato H, et al. Genetic variation in the catechol-O-methyltransferase (COMT) gene and morphine requirements in cancer patients with pain. Mol Pain 2008；4：64.

13) Rakvåg TT, Klepstad P, Baar C, et al. The Val158Met polymorphism of the human catechol-O-methyltransferase (COMT) gene may influence morphine requirements in cancer pain patients. Pain 2005；116：73-8.

14) Reye-Gibby CC, Shete S, Rakvåg TT, et al. Exploring joint effects of genes and the clinical efficacy of morphine for cancer pain : OPRM1 and COMT gene. Pain 2007；130：25-30.

15) Mogil JS, Ritchie J, Smith SB, et al. Melanocortin-1 receptor gene variants affect pain and mu-opioid analgesia in mice and humans. J Med Genet 2005；42：583-7.

16) Moore RA, McQuay HJ. Single-patient data meta-analysis of 3453 postoperative patients：Oral tramadol versus placebo, codeine and combination analgesics. Pain 1997；69：287-94.

17) Park HJ, Shinn HK, Ryu SH, et al. Genetic polymorphisms in the ABCB1 gene and the effects of fentanyl in Koreans. Clin Pharmacol Ther 2007；81：539-46.

18) Nishizawa D, Nagashima M, Katoh R, et al. Association between KCNJ6 (GIRK2) gene polymorphisms and postoperative analgesic requirements after major abdominal surgery. PLoS One 2009；4：e7060.

19) Manolio TA. Genomewide association studies

and assessment of the risk of disease. N Engl J Med 2010 ; 363 : 166-76.
20) Kim H, Ramsay E, Lee H, et al. Genome-wide association study of acute post-surgical pain in humans. Pharmacogenomics 2009 ; 10 : 171-9.

(杉野　繁一)

Point

①麻薬の個人差には，薬物動態学（PK）と薬力学（PD）の個人差が影響している。
②PK/PDに関する遺伝的多様性と，個人差の関係についての解明が期待される。
③麻薬の感受性や，代謝の個人差を遺伝子レベルで臨床的に検査できると，鎮痛薬のテーラーメイド医療が可能となる。

3 モルヒネ

はじめに

　モルヒネは，ivPCAで使用する薬物として，歴史的に見てもっとも一般的な薬物である。2005年のAnesthesia & Analgesia誌のPCAに関するレビューによると，モルヒネは米国においてもっとも使用されている薬物である[1]。一方，日本国内では，フェンタニルを用いたivPCAに関する報告も近年増えてきている。両薬物はともにμ作動薬であるが，それぞれの作用の特徴を理解して使いこなすことが求められる。ここでは，モルヒネの特徴とivPCAを用いた術後鎮痛法について述べる。

薬理作用

　モルヒネはアヘンに含まれるアルカロイドで，オピオイドの代表的薬物として長年使用されてきた。オピオイドであるモルヒネの薬理作用は，オピオイド受容体を介して発現する。モルヒネに対してもっとも期待されるのは鎮痛作用であり，これは主にμ受容体を介する作用である。また，モルヒネはδおよびκ受容体にも親和性を有しており，鎮痛作用のほかにも傾眠，情緒変調，呼吸抑制，便秘，悪心・嘔吐，内分泌・自律神経系の変化など多彩な作用がある。鎮痛作用以外の作用は，一般に副作用と見なされる。

　オピオイド受容体は，中枢神経系のさまざまな部位に発現している。モルヒネは，神経回路の種々の部位に作用して鎮痛効果を示す。モルヒネの作用機序としては，視床下部への作用により疼痛情報を抑制し，中脳水道周囲灰白質や延髄の傍巨大細胞網様核などへの作用により，下行性抑制系の活動を亢進させ，さらに脊髄への作用により脊髄後角から中枢への疼痛情報の伝達を抑制すると考えられている。

　モルヒネは，侵害受容性疼痛に対しては良く反応するが，神経障害性疼痛には反応が不十分なことが多い。鎮痛作用とともに，眠気や気分の変化，精神機能の低下などを生じることもあるが，単独では意識の消失は来さない。

作用発現の特徴と薬物動態

1 作用発現の特徴

　モルヒネは，脂溶性の低いオピオイドである。脂溶性は効果部位へのオピオイド移動に影響し，脂溶性の低いモルヒネは作用発現が遅いといった特徴がある。モルヒネのpKaは8.0である。生理的pHでは非イオン化型は10～20%で，多くはイオン化していることから，水溶性が高く組織に取り込まれにくい。また，血中のモルヒネは，血漿タンパクと結合していない遊離型が作用を発現し，代謝を受ける。モルヒネのタンパク結合率は約30%で，フェンタニルの約80%と比べて低い。タンパク結合率が低いので，血漿タンパクの変動による影響を受けにくい。

　モルヒネの血中濃度と薬理学的活性は厳密には相関せず，血中濃度と最大薬物効果の間には時間的なずれがある。これは，モルヒネの脳血液関門の通過が比較的遅いために生じる。ボーラス投与する場合には，この時間的なずれが重要である。血中濃度が上がっていても，鎮痛効果や呼吸抑制作用はピークとなっておらず，そ

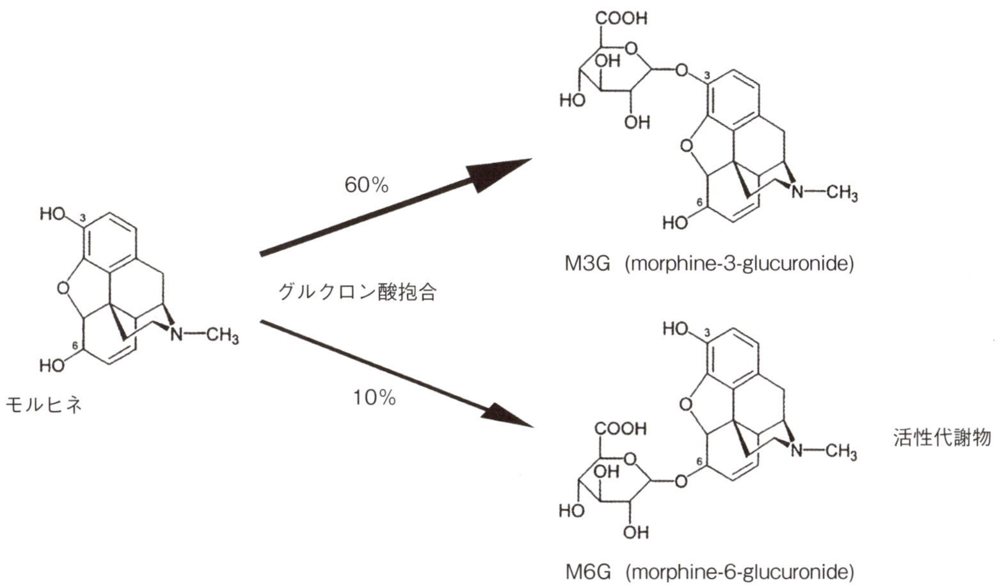

図1　モルヒネとその代謝産物

の後，血中濃度が下がってきても作用が持続する可能性がある。

2 吸収と分布

経口投与されたモルヒネは，腸管から容易に吸収される。肝で初回通過効果を受けるため，生物学的利用率は約35％と低い。分布容積は200 l と大きい。

モルヒネは，硬膜外PCAとして硬膜外腔に投与されることも多い。硬膜外腔へ投与されたモルヒネはくも膜下腔へ移行するが，脂溶性が低いために脊髄への浸透性が低く，髄液循環によって頭側へ移動して中枢神経に作用する。脳脊髄液中のモルヒネ濃度の上昇は緩徐であり，60～180分後にピークに達する[2]。この場合，脳脊髄液中の濃度は血中濃度よりも高くなり，静脈投与よりも少量で同等の鎮痛効果が長時間得られる。硬膜外腔から血中にも吸収されるが，鎮痛効果に及ぼす影響は小さい。

3 代謝と排泄

モルヒネはおもに肝臓でのグルクロン酸抱合により代謝される。モルヒネの約60％がmorphine-3-glucuronide（M3G）へ，約10％がmorphine-6-glucuronide（M6G）へと変換され，腎から排泄される（図1）。モルヒネはかなりの肝外代謝を受けるので，肝不全による薬物動態の変化は比較的小さい。代謝産物のM3Gはオピオイド受容体に結合せず，ほとんど鎮痛作用がない。一方，M6Gは薬理活性のあるμ受体作動薬であり，鎮痛，鎮静，呼吸抑制作用などを有する。M6Gの血漿濃度のピークはモルヒネのピークよりも遅れる[3]。M6Gの鎮痛作用はモルヒネと同等または大きいとされており，M6Gはモルヒネの臨床上の鎮痛効果に大きく関与していると考えられている[4]。また，腎排泄のM6Gは腎不全患者では著しく蓄積し（図2）[5]，遷延する呼吸抑制の報告[6]がある。そのため，腎不全患者ではモルヒネ以外のオピオイドを使用することが勧められる。

PCAによるモルヒネの使い方

1 適応

PCAの概念が理解でき，PCAポンプの操作ができる患者が適応となる。この条件を満たせ

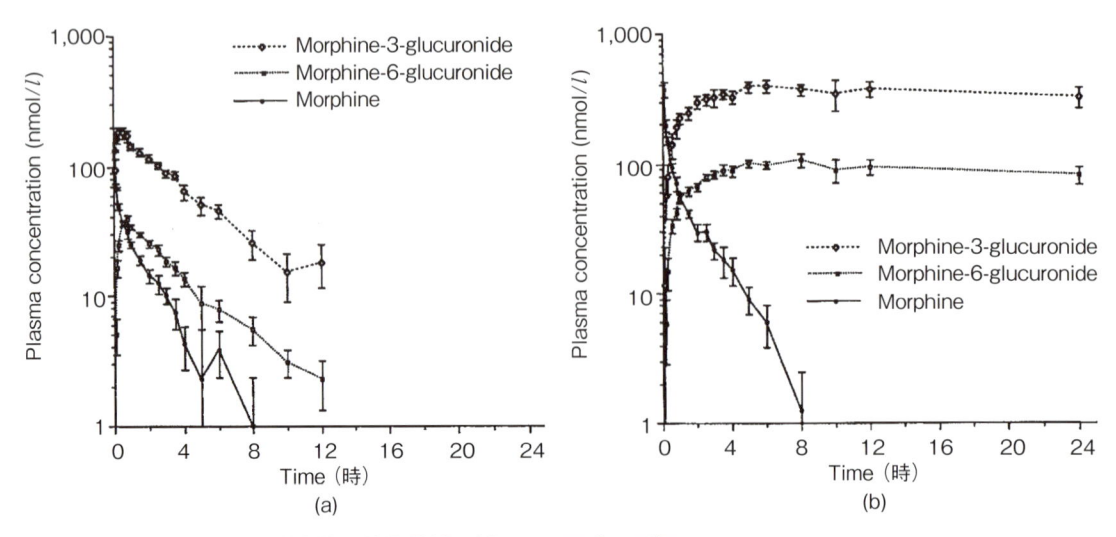

図2　モルヒネおよび代謝産物の薬物動態に対する腎不全の影響

モルヒネ0.1mg/kgの静脈投与を受けた対照患者(a)と腎不全患者(b)におけるモルヒネおよび代謝産物の血漿濃度の経時変化を示している。
(Osborne R, Joel S, Grebenik K, et al. The pharmacokinetics of morphine and morphine glucuronides in kidney failure. Clin Pharmacol Ther 1993；54：158-67より引用)

ば，高齢者や小児でも禁忌ではない。

2 ローディングドーズとタイトレーション

　オピオイドの投与量と鎮痛効果は直線的な関係ではなく，ある程度のオピオイド投与量に到達してから鎮痛効果が得られる。minimum effective anesthetic concentration（MEAC）とは，"鎮痛が得られる最低の血中濃度"である。鎮痛に必要なオピオイドの量は個人差が大きく，同じ術式であってもMEACは4～5倍の個人差があることが知られている[7]。モルヒネのivPCAの効果を検討した臨床研究では，MEACは20～40ng/mlとの報告[8]や，腹部手術患者におけるモルヒネのMEACが7～34ng/ml（平均19ng/ml）であるとの報告[9]がある。

　このような背景から，ivPCA開始時にモルヒネの血中濃度が低すぎると，PCAボタンを押してもなかなかMEACに到達せず，鎮痛効果が得られないことになる。モルヒネのivPCAでは，個人差のあるMEACに対応するために，ivPCA開始前にローディングドーズの投与とタイトレーションを行い，モルヒネの血中濃度をMEACにまで到達させて，痛みの弱い状態からivPCAを開始することが重要である（図3）。いったん血中濃度がMEACに達していれば，ボーラス投与によるわずかな血中濃度の上昇により，有効な鎮痛効果が得られるので，ボーラス投与量は少量でよい。少量のボーラス投与は，過量投与の防止や副作用の軽減につながる。

　近年，レミフェンタニルを主体とした麻酔管理が広く行われるようになっている。レミフェンタニルは，投与中止によりすみやかに鎮痛効果が消失するため，術後鎮痛に移行するためのトランスレーショナルオピオイドがより重要になる。モルヒネのivPCAで術後鎮痛を行う場合，ローディングドーズの目安としては，手術終了の30分以上前にモルヒネ0.1～0.15mg/kgを投与する。高齢者では0.5～1.0mg/kgに減量してもよい。モルヒネのローディングドーズを0.15mg/kgまたは0.25mg/kgとして比較検討した研究では，0.25mg/kgのほうが呼吸抑制の頻度が高くなると報告[10]されている。そして，麻酔覚醒後に痛みが強い場合にはタイトレー

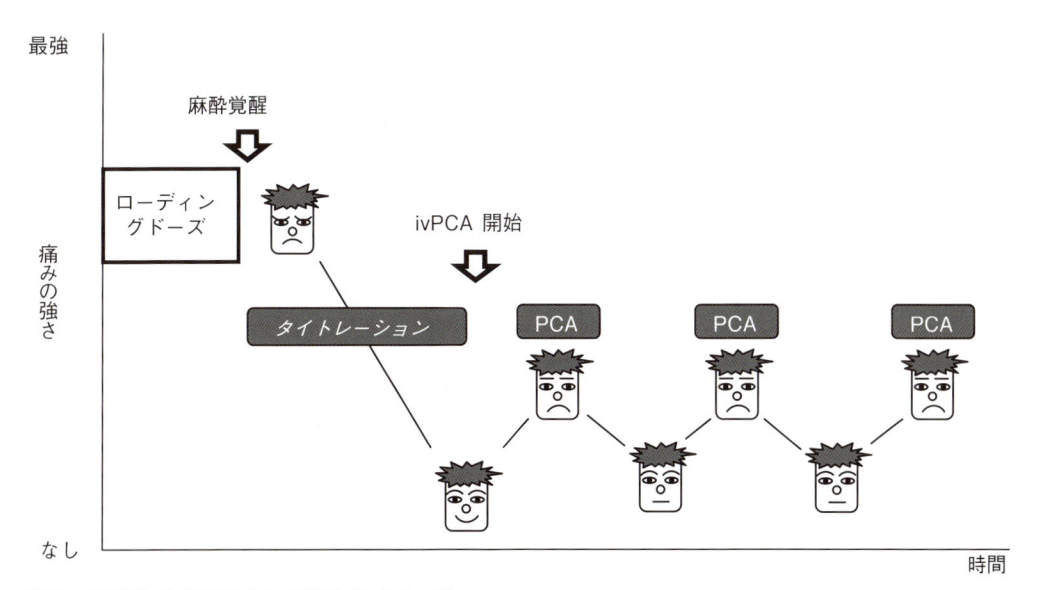

図3　モルヒネを用いたivPCAのイメージ

縦軸は痛みの強さを示し，横軸は時間経過を示している．手術終了前にローディングドーズを投与して，麻酔覚醒後に痛みが強い場合には，タイトレーションを行う．痛みの弱い状態からivPCAを開始して，痛みが少し強くなってきたところでPCAボタンを押すことにより，痛みが弱い状態を維持することができる．

ションが必要で，モルヒネを少量ずつ（体重60kg未満は2mg，60kg以上は3mg），5〜10分間隔で投与して，痛みが減弱するまで投与する[11]．タイトレーションは，患者の痛みや呼吸・循環動態を観察しながら行う．患者モニターが十分整った手術室，またはリカバリールームで実施するのが望ましい．安静時のペインスコアが3/10〜4/10以下となった時点で，ivPCAを開始する．

3 PCAポンプの設定

過去に報告[12]されているPCAポンプの一般的な設定としては，持続投与なし，1回投与量モルヒネ1〜2mg，ロックアウト時間6〜10分といった設定が多い．持続投与の必要性を検討した研究では，持続投与の有無で鎮痛効果に差がないという報告[13]がある．また，持続投与を行った場合やボーラス投与量が高用量になると，呼吸抑制のリスクが高くなることが知られていることから[14]，モルヒネでivPCAを行う場合は，基本的には持続投与は設定せず，鎮痛効果が不十分な場合にのみ0.5〜1mg/時の持続投与を考慮すべきである．持続投与を設定するのは，集中治療室（intensive care unit：ICU）などの患者モニターが行える環境が望ましい．少量の1回投与量は，呼吸抑制などの合併症リスクを低くし，短いロックアウト時間はMEACの個人差に対応できる利点がある．

4 患者への説明

PCAポンプは患者自身が操作するものであるので，PCAの原理やポンプの操作方法を患者に説明する必要がある．モルヒネのivPCAは持続投与を設定しないことが多いため，PCA機器の不適切な使用は術後鎮痛の成否を左右する．痛みを我慢しすぎてしまうと，モルヒネの血中濃度がMEACを大きく下回り，PCAボタンを押しても十分な鎮痛状態が得られない．術後の痛みは我慢しなくてもよいことを説明し，痛みが強くなる前にPCAボタンを押すことを説明する．また，ロックアウト時間は過量投与を防ぐためのシステムであり，PCAボタンを押すことを躊躇しなくてもよいことを説明する．具体的には，"痛みが出始めたら""嫌な感じがしたら"PCAボタンを押すタイミングである．身体を動かす前にPCAボ

タンを押してもよいが，痛みがまったくないときに押してはいけないことも説明する。

5 注意すべき病態の患者

モルヒネに対して感受性の高い患者や，代謝・排泄能の低下した患者では，低用量で投与を開始するなど，患者の状態を観察しながら慎重に投与する必要がある。高齢者は一般に生理機能が低下しており，モルヒネによる呼吸抑制の感受性が高い。また，著しく呼吸機能が低下した患者でも，モルヒネによる呼吸抑制に注意が必要である。腎機能や肝機能が低下すると，代謝産物の排泄遅延や蓄積が生じる。特に透析中の患者は，代謝産物のM6Gが蓄積することにより，モルヒネによる遅発性の呼吸抑制のリスクが高い[6]。また，気管支喘息患者はモルヒネのヒスタミン遊離作用により，発作を起こす可能性がある。これらの患者では，ほかのオピオイドや術後鎮痛法を検討する。

副作用

モルヒネには多くの薬理作用がある。鎮痛以外の効果は，一般に副作用とされる。モルヒネの薬理効果の50％有効用量（ED_{50}）を比較検討した動物実験では，鎮痛作用のED_{50}を1とした場合，便秘のED_{50}は0.02であり，嘔気・嘔吐のED_{50}は0.1である。したがって，これらの副作用は鎮痛用量よりも低用量で発現するとされる。これに対し，呼吸抑制のED_{50}は10.4であるが，全身麻酔後は麻酔薬との相互作用を受けることに注意が必要である。

1 呼吸抑制作用

モルヒネは延髄の呼吸中枢を直接抑制し，二酸化炭素に対する換気促進作用を抑制する。その結果，用量依存性に呼吸抑制作用が生じる。呼吸抑制は，モルヒネのivPCAを行ううえでもっとも重大な合併症である。ivPCAによる重大な呼吸抑制の頻度は0.5％との報告[15]がある。これは，持続投与の設定や，高齢者，鎮静薬の併用，睡眠時無呼吸症候群の合併により発生頻度が高くなる。全身麻酔による術後患者では，麻酔薬や筋弛緩薬の相互作用を受けるので，呼吸抑制のリスクが高い。また，モルヒネを硬膜外腔に投与した場合，くも膜下腔に移行したモルヒネが緩徐に頭側へ移動するために，投与後数時間後に遅発性の呼吸抑制を起こすことがある。

2 嘔気・嘔吐

嘔気・嘔吐の発現機序としては，第四脳室のchemoreceptor trigger zone（CTZ）への直接刺激により延髄の嘔吐中枢を刺激することや，前庭器官を介したCTZへの影響などが考えられている。前庭器官への作用により，嘔気にめまいを伴ったり，身体を起こしたときに嘔気を生じることがある。高頻度に見られる合併症であり，このためにivPCAを中断せざるをえないケースもある。オピオイドは全身麻酔後に見られる術後悪心・嘔吐（postoperative nausea and vomiting：PONV）の一因ではあるが，揮発性吸入麻酔薬をはじめとした全身麻酔薬によるものとの鑑別が困難な場合もあり，ivPCAのボーラス投与によって嘔気・嘔吐が誘発されるかどうかをよく見極める必要がある。治療としては，プロクロルペラジンやメトクロプラミド，ドロペリドール，セロトニン受容体拮抗薬，デキサメタゾンなどが有効である。

3 便秘

腸管平滑筋に存在する末梢のオピオイド受容体に対する作用で，アセチルコリンの遊離を抑制し，セロトニンの遊離を促進することにより，腸管の運動を低下させ，便秘が生じる。緩下剤としては，大腸刺激性緩下剤や浸透圧性緩下剤が用いられる。

4 排尿障害

括約筋，排尿筋，尿管の緊張が増強し，尿意

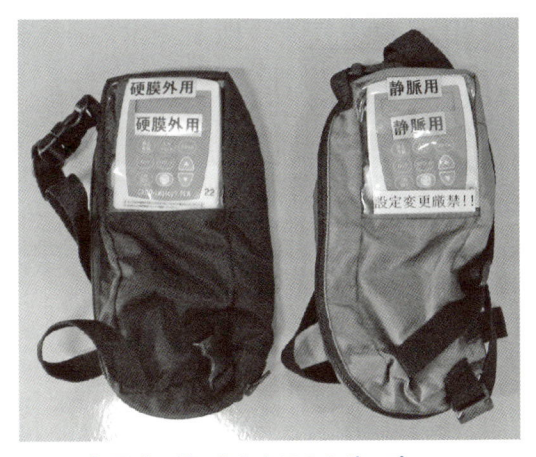

図4 専用バッグに入れたPCAポンプ
硬膜外用は黒のバッグ（左），静脈用は紫のバッグ（右）に入れて，接続ミスを防止するようにしている。

促迫や尿閉を起こす。前立腺肥大症の患者では注意が必要である。

5 その他

その他の副作用として，ヒスタミン遊離，瘙痒感，縮瞳などがある。

筆者の施設における運用

自治医科大学附属病院で行っているモルヒネのivPCAの方法を紹介する。当院では，ivPCAの薬物は基本的にモルヒネを使用している。その理由としては，海外を含めてこれまでに多くの報告があり，手技がもっとも確立されていることが挙げられる。持続投与は原則として行わないので，機械式のPCAポンプ（CADD Legacy PCA 6300，スミスメディカル製，英国）を使用している。投与経路の接続ミスを防止するために，個々のPCAポンプの用途を限定し，硬膜外用とivPCA用でバッグの色を変えている（図3）。持続投与の設定をしている硬膜外用のPCAポンプを，そのままの設定でivPCAポンプとして使用することは絶対に避けなければならないので，1台のPCAポンプを複数の用途に使い回すことは禁止している。

1 ローディングドーズとタイトレーション

手術終了の約30分前にモルヒネ0.1〜0.15mg/kgを投与し，麻酔覚醒後に痛みが強い場合は，手術室内のリカバリールームでタイトレーションを行う。モルヒネ投与量は，体重60kg以上では3mg，60kg以下では2mgとしている。5〜10分間観察し，呼吸状態に注意しながら，ペインスコアが3/10〜4/10以下になるまで繰り返す。高齢者や全身状態の不良な患者では，1回投与量を1mgに減量して慎重に投与する（表）。

2 PCAポンプの設定

成人患者における基本的な設定は，モルヒネ40mgに生理食塩液76mlを加えて薬液バッグの総量を80ml（モルヒネ濃度0.5mg/ml）としている。PCAポンプの設定は，持続投与なし，1回投与2ml（モルヒネ1mg），ロックアウト時間6〜10分，1時間の投与回数を6〜10回としている（表）。

術後痛の強い上腹部の開腹手術や開胸開腹手術などでは，頻回のボーラス投与が必要で痛みのコントロールが困難な場合（たとえば，1時間に3回以上のボーラス投与が必要な場合）に，持続投与を考慮する。モルヒネの持続投与には呼吸抑制のリスクがあるので，初めから持続投与は設定せず，呼吸状態の監視が可能なICUなどでのみ行っている。

文献

1) Grass JA. Patient-controlled analgesia. Anesth Analg 2005 ; 101 : S44-61.
2) Sjostrom S, Hartvig P, Persson MP, et al. Pharmacokinetics of epidural morphine and meperidine in humans. Anesthesiology 1987 ; 67 : 877-

表　自治医科大学附属病院のモルヒネによるivPCAの基本的な方法

(a) ローディングドーズとタイトレーションで用いるモルヒネの用量

	モルヒネ投与量	備考
ローディングドーズ	0.1〜0.15mg/kg	手術終了30分前
タイトレーション	60kg未満　2mg 60kg以上　3mg	高齢者や全身状態 不良患者では1mg

(b) A. ポンプに充填する薬液の内容，B. 標準的なPCAポンプの設定

A. 薬液内容

生理食塩液	モルヒネ	モルヒネ濃度
76ml	40mg(4ml)	0.5mg/ml

B. ポンプ設定

持続投与	ボーラス投与	ロックアウト時間
なし	2ml	6〜10分

88.

3) Osborne R, Joel S, Trew D, et al. Morphine and metabolite behavior after different routes of morphine administration: Demonstration of the importance of the active metabolite morphine-6-glucuronide. Clin Pharmacol Ther 1990 ; 47 : 12-9.

4) Mazoit JX, Butscher K, Samii K. Morphine in postoperative patients : Pharmacokinetics and pharmacodynamics of metabolites. Anesth Analg 2007 ; 105 : 70-8.

5) Osborne R, Joel S, Grebenik K, et al. The pharmacokinetics of morphine and morphine glucuronides in kidney failure. Clin Pharmacol Ther 1993 ; 54 : 158-67.

6) Osborne R, Joel S, Slevin M. Morphine intoxication in renal failure ; The role of morphine-6-glucuronide. Br Med J (Clin Res Ed) 1986 ; 293 : 1101.

7) Gourlay GK, Kowalski SR, Plummer JL, et al. Fentanyl blood concentration-Analgesic response relationship in the treatment of postoperative pain. Anesth Analg 1988 ; 67 : 329-37.

8) Graves DA, Arrigo JM, Foster TS, et al. Relationship between plasma morphine concentrations and pharmacologic effects in postoperative patients using patient-controlled analgesia. Clin Pharm 1985 ; 4 : 41-7.

9) Dahlstrom B, Tamsen A, Paalzow L, et al. Multiple and single-dose kinetics of morphine in patients with postoperative pain. Acta Anaesthesiol Scand Suppl 1982 ; 74 : 44-6.

10) Fletcher D, Pinaud M, Scherpereel P, et al. The efficacy of intravenous 0.15 versus 0.25 mg/kg intraoperative morphine for immediate postoperative analgesia after remifentanil-based anesthesia for major surgery. Anesth Analg 2000 ; 90 : 666-71.

11) Aubrun F, Monsel S, Langeron O, et al. Postoperative titration of intravenous morphine in the elderly patient. Anesthesiology 2002 ; 96 : 17-23.

12) Walder B, Schafer M, Henzi I, et al. Efficacy and safety of patient-controlled opioid analgesia for acute postoperative pain. A quantitative systematic review. Acta Anaesthesiol Scand 2001 ; 45 : 795-804.

13) Parker RK, Holtmann B, White PF. Patient-controlled analgesia. Does a concurrent opioid infusion improve pain management after surgery? JAMA 1991 ; 266 : 1947-52.

14) Schug SA, Torrie JJ. Safety assessment of postoperative pain management by an acute pain service. Pain 1993 ; 55 : 387-91.

15) Etches RC. Respiratory depression associated with patient-controlled analgesia : A review of eight cases. Can J Anaesth 1994 ; 41 : 125-32.

〔堀田　訓久〕

Point

①モルヒネは，主にμ受容体に結合するが，δおよびκ受容体にも親和性があり，さまざまな作用をもたらす。
②モルヒネは，脊髄から視床下部までの領域で疼痛情報の伝達を抑制するが，神経障害性疼痛には反応が不十分なことが多い。
③モルヒネは，脂溶性が高いため，作用発現が遅く脳血液関門の通過も比較的遅いため，血中濃度が下がってきても作用が持続する可能性がある。
④モルヒネの肝不全による薬物動態の変化は，比較的小さい。薬理作用を有するM6Gは，腎不全患者では著しく蓄積，遷延する。

4 フェンタニル

はじめに

　フェンタニルは，強い鎮痛効果をもつ短時間作用性のオピオイドである。わが国では，術中の麻酔管理および術後鎮痛にしばしば使用され，麻酔科医にとってなじみの深い薬物である。海外ではPCAに使用される薬物は主にモルヒネであるが，わが国ではその使いやすさからフェンタニルが使用されている施設も多い。安全で有効な術後鎮痛を行うためには，その特徴および投与法について熟知する必要がある。
　本項では，フェンタニルの薬理学的特徴およびPCA法における投与法について，自験例を踏まえて示す。

薬理

1 特徴

　フェンタニルの一般名はフェンタニルクエン酸，分子量528.59の物質である（図1）。フェニルピペリジンの誘導体で，モルヒネよりも強い鎮痛作用と少ない副作用を特徴として人工的に開発された合成麻薬である。フェンタニルは，主にμオピオイド受容体に結合して鎮痛効果を発揮し，鎮痛作用はモルヒネの約80〜200倍に相当する。

2 吸収・分布

　フェンタニルは，脂溶性が高く（モルヒネと比べて約160倍）急速に組織に移行するため，すみやかに鎮痛効果を発揮する[1]。作用持続時間は30分〜1時間程度とされ，血漿中からは投与後60分以内に98％が消失する。その後，脂肪組織からフェンタニルが緩徐に血中に移行するので，排泄半減期は3.1〜7.9時間と作用持続時間に比べて長い。

3 代謝・排泄

　フェンタニルの代謝・排泄の機序は，主として，肝代謝酵素CYP3A4により代謝され，72時間以内に投与量の約85％が尿糞中に排泄される。体内利用率は92％であり，代謝されなかったものは腎から排出される。主な代謝産物であるノルフェンタニルの薬理活性はほとんどないため，腎障害あるいは腎不全患者でも使用できる[2]。また，ほかのオピオイドと異なり，皮膚から吸収されやすいという特徴を有するため経皮的に投与することができる。

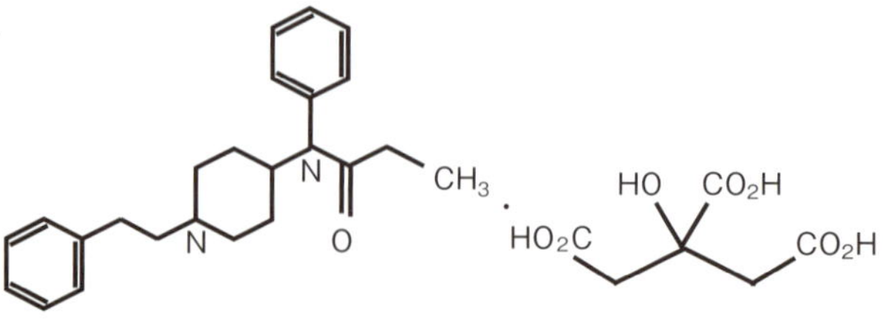

図1　フェンタニルの構造式

剤 形

2010年4月現在，わが国で臨床上使用可能なフェンタニルの剤型は注射剤および経皮吸収型貼付剤の2種類である。しかしながら，経皮吸収型貼付剤の適応は癌性疼痛および非癌性の慢性疼痛のみで，術後痛には使用できない。海外では，通電によってイオン化された分子を皮膚に浸透させるイオントフォレーシスの原理に基づいた経皮吸収促進システムが臨床使用されている。

効果，効能

添付文書に記載されている効果，効能は，①全身麻酔，全身麻酔における鎮痛，②局所麻酔における鎮痛の補助，③術後鎮痛や癌性疼痛などに対する鎮痛である。

投与法

現在，認められている投与法としては，静脈内投与，硬膜外投与，くも膜下投与である。

1 静脈内投与

脂溶性が高く，急速に組織に移行するため，すみやかに全身のμオピオイド受容体と結合して鎮痛効果を発揮する。

2 硬膜外投与

モルヒネは脂溶性が低いため，硬膜外に投与されると組織には取り込まれずに長い時間をかけて脳脊髄液中へと移行し，脊髄のμオピオイド受容体と結合して鎮痛効果を発揮するとされている。一方，フェンタニルは脂溶性が高いため，硬膜外に投与されるとすみやかに組織に取り込まれる。Ginosarら[3]は，フェンタニルを硬膜外にボーラス投与した場合にはその部位の脊髄に作用して分節性に効果を得るが，持続投与した場合は血中に取り込まれたフェンタニルが全身性に効果を発現すると報告している。そのため，硬膜外投与されたフェンタニルは，血行性の全身作用と脊髄への作用を生じる。

3 くも膜下投与

フェンタニルは，帝王切開などの下腹部の開腹術に用いられ，局所麻酔薬と併用されることが多い。投与量については，添付文では5～25 μg とされているが，10 μg で十分な効果が得られるとする報告[4]もある。しかしながら，乳汁移行性が指摘されており，小児に移行する可能性があるので注意が必要である。

副作用

1 呼吸抑制

呼吸抑制は，呼吸中枢の二酸化炭素に対する感受性を低下させることによって起こる。術後などに生じた場合，適切な対応が行われなければ低酸素症に至り，重篤な合併症を来す可能性があるため，厳密なモニタリングが必要である。経皮的酸素飽和度を計測することも有用であるが，早期発見のためにはリアルタイムで持続的にモニタリングすることが必要である。しかしながら，頻回に呼吸回数を確認するのは病棟管理上，大きな負担になる。心電図を持続的にモニタリングすることは，胸郭の動きをとらえて呼吸回数もリアルタイムで計測することができるため，非常に有用である（図2）。

呼吸抑制を生じた場合の対策としては，酸素投与を行い，ナロキソンを用いて拮抗する。重篤な場合には，気道確保および調節呼吸が必要な場合もある。また，筋硬直による換気困難が認められることがある。この場合には筋弛緩薬

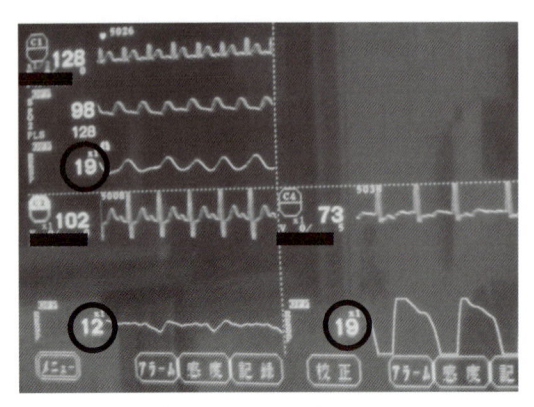

図2　呼吸回数のモニタリング

の投与が有効であるが，投与後は確実な気道確保と調節呼吸とが必要となる。

2 悪心・嘔吐

悪心・嘔吐は，オピオイドが延髄の化学受容体誘発部位（chemoreceptor trigger zone）に作用するために，生じるとされている。硬膜外投与において，フェンタニルはモルヒネよりも悪心・嘔吐の発生頻度が少ないと報告されている[5]。対処法として，メトクロプラミドの投与や予防的なドロペリドール 1.25mg 程度の静脈内投与が有効であることがある。ただし，ドロペリドールは錐体外路症状を来す可能性があるうえにアメリカ食品医薬品局（Food and Drug Administration：FDA）から，心電図上 QT が延長している症例では，制吐薬として使用するような少量の投与で致死性の不整脈が出現する可能性があると警告されているため注意が必要である。

3 瘙痒感

フェンタニル・瘙痒感は，ヒスタミン遊離作用によるものではなく，中枢神経への作用によると考えられている。硬膜外投与においては，フェンタニルのほうがモルヒネよりも瘙痒感の発生頻度が低いとされている。対策としては，拮抗薬であるナロキソンの投与であるが，本来の鎮痛効果が得られなくなる可能性がある。

4 便秘

便秘はオピオイド受容体の中でも，μ受容体およびδ受容体を介して腸管神経叢でのアセチルコリン遊離抑制作用と，腸管でのセロトニン遊離作用により発現するとされている。癌性疼痛などで長期的に使用するような場合には必発であるため，緩下剤などの併用が必要となる。

PCAにおけるフェンタニルの投与法

PCA によるフェンタニルの主な投与方法は，PCEA および ivPCA である。PCA を用いたく も膜下投与も有効であったという報告はあるが，カテーテル感染や髄液漏などの問題を考慮し，一般的には使用されていない。また，皮下投与での PCA を行っている報告も多く認められているが，静脈投与と同等の鎮痛効果を得ようとするならば静脈内投与の場合よりも多くの量が必要になる，作用発現が遅いという欠点がある。さらに，術中は体表が外気に曝されることが多く，皮膚血流が低下するが，その状態で皮下投与を行った場合，そこに薬液がとどまり，術後血流が改善するに伴って血中濃度が急激に増加して，鎮静，呼吸抑制などの合併症を来す可能性があることを十分念頭に置いておかなければならない[6]。また，フェンタニルの皮下投与は，わが国では保険適用外使用法であるため，ここでは省略する。

前述したイオントフォレーシスの原理に基づいた経皮吸収促進システムには，PCA 機能も搭載されており，モルヒネ ivPCA と比較しても同等の鎮痛効果を得ると報告[7]されている。わが国でも，導入する目的で治験が開始される予定であったが，薬物運搬システムの欠陥によって患者に過量投与をもたらすおそれがあるということで，2008 年に欧州医薬品審査庁（European Medicines Evaluation Agency：EMEA）が承認差し止めを推奨したため，現時点ではまだわが国への導入の見込みはない。

1 PCEAとしての使用

　作用機序の異なる薬物を用いることで，鎮痛における相乗効果を得られるとともに，それぞれの必要量を少なくすることで副作用を減らすことができる利点がある。術後疼痛管理に持続硬膜外ブロックを用いた場合，フェンタニルを局所麻酔薬と併用することで，単独で投与するよりも特に体動時において良好な鎮痛が得られることが知られている。ただし，局所麻酔薬を硬膜外投与する場合には交感神経遮断作用および運動神経遮断作用があるため，血圧低下や運動麻痺が生じる。近年，知覚神経と運動神経の遮断作用が解離しているロピバカインやレボブピバカインを使用すると，鎮痛効果はリドカインと同様でも運動神経麻痺の頻度は減少する可能性がある。一方，フェンタニルには交感神経遮断作用および運動神経遮断作用がないため，循環動態は安定し，下肢運動機能は温存される。

　局所麻酔薬およびフェンタニルの投与量は，術式，患者背景，硬膜外カテーテルの留置部位などによって調整されるべきである。Scottら[8]は，開腹術の術後疼痛管理法としては0.2%ロピバカインにフェンタニル4μg/mlの投与量が適切であると報告している。わが国におけるPCEAにおける設定例としては，以下のようなものがある[9]。

　薬液内容：0.05〜0.2%ロピバカインと2〜4μg/mlとの混合液
　　持続投与：2〜4ml
　　ボーラス投与：2〜3ml
　　ロックアウト時間：15〜20分

　フェンタニルの副作用には，腸管蠕動運動抑制による便秘があるが，下腹部の開腹術後鎮痛効果を0.2%ロピバカインにフェンタニルを添加した混合液によるPCEAとモルヒネによるivPCAとの比較検討では，術後3日目まではPCEA群が有意に良好な効果が得られ，また，腸管蠕動運動の回復も有意に早かったと報告[10]されている。

2 ivPCAとしての使用

　海外では，ivPCAに用いる薬物としてはモルヒネが一般的である。その理由として，これまでの報告が圧倒的に多いことと作用時間が長いこと，ほかの薬物と比較してコストが安価であることが挙げられる。しかしながら，フェンタニルを用いたivPCAの使用も増加している。利点としては，強い鎮痛効果を有すること，代謝産物が薬理活性をもたないため薬物が蓄積しにくく，腎機能が低下している症例にも使用可能であること，また，術中の使用頻度も高く，使用に慣れていることなどが挙げられる。当施設でも，フェンタニルによるivPCAを施行している。

　鎮痛に必要なフェンタニルの最小有効血中濃度（minimum effective analgesic concentration：MEAC）は，0.6〜3ng/mlと報告[11]されている。最近は，薬物の血中濃度をシミュレーションするソフトも容易に手に入るので，血中濃度をある程度予測することは可能であるが，薬物に対する生体の感受性は遺伝子によって規定され，個人差が非常に大きいためにそれを事前に判断することは困難とされている。また，周術期は患者の循環血漿量変化などの体液分布の変動によっても効果が左右されるので，至適投与量を判定することは難しい。

　ivPCAの設定において，モルヒネの場合，ボーラス投与に加えて持続投与を併用することは，鎮静や呼吸抑制などの副作用を増加するだけで鎮痛状態を改善しないということが指摘されている[12]。一方，フェンタニルは作用時間がモルヒネと比べて短いため，しばしば持続投与が併用される。しかしながら，ほかのオピオイドと同様に総投与量が増加すると副作用が出現する可能性もあり，結論は出ていない。日本麻酔科学会の麻酔薬および麻酔関連薬使用ガイドラインでは，術後痛に対するivPCAによる鎮痛を行う場合は4〜60μg/時で持続投与を行い，適宜7〜50μgの単回投与を行う，とされている。しかし，その投与量の幅は非常に広く，患者状態によって投与量を調節することが必要である。

ivPCAの投与薬物の検討（フェンタニル vs モルヒネ）

ivPCAでの投与薬物として，モルヒネとフェンタニルの有用性および副作用の差については十分に検討されていない。

帝王切開の術後鎮痛にモルヒネまたはフェンタニルによるivPCAを用いてその効果を比較した報告[13]では，持続投与のないボーラス投与のみのフェンタニルを用いたivPCAは，鎮痛効果が劣るとされている。この報告は，開腹術の術後疼痛管理法としてフェンタニルを用いてivPCAを行う場合には，持続投与が必要である可能性があるということを示唆している。

われわれは，開腹術後疼痛管理におけるフェンタニルまたはモルヒネによるivPCAの比較対照研究を行った（表）。ASAの術前の全身状態分類Ⅰ・Ⅱの全身麻酔下に開腹術を予定された成人患者で，硬膜外麻酔を施行できなかった20名を対象とした。麻酔は，酸素-空気-セボフルランおよびレミフェンタニルにより維持した。手術終了前にフルルビプロフェンアキセチル50mgとドロペリドール1.25mgを投与してからivPCAを開始した。モルヒネ群では，手術終了30〜60分前にローディングドーズとしてモルヒネ0.1〜0.15mg/kgを静脈内投与した。薬液内容は，モルヒネが50mgにドロペリドール2.5mgと生理食塩液を加えて総量100mlとし，モルヒネ濃度を0.5mg/mlとした。設定は持続投与なし，ボーラス投与2ml（1mg），ロックアウト時間10分とした。覚醒後，患者の疼痛状態を確認し，必要に応じて適宜モルヒネの追加投与を行い，重篤な副作用がないことを確認して帰室させた。一方，フェンタニル群では手術終了約1時間前にフェンタニル6μg/kgを投与してからivPCAを開始した。薬液内容は，フェンタニル2,500μgにドロペリドール2.5mgと生理食塩液を加えて総量100mlとし，フェンタニル濃度を25μg/mlとした。設定は，持続投与1ml/時（フェンタニル25μg/時），ボーラス1ml，ロックアウト時間10分とした。手術終了前にフルルビプロフェンアキセチル50mg，ドロペリドール1.25mgを静注してから患者を覚醒させた後，適宜フェンタニルの追加投与を行い，重篤な副作用がないことを確認し帰室させた。術後疼痛スコアは，フェンタニル群がモルヒネ群に比較して有意に低かった（図3）。また，追加鎮痛薬の使用もフェンタニル群で有意に少なかった。副作用は両群に有意差を認めず，重篤な呼吸抑制は生じなかった（図4）。患者満足度も，フェンタニル群で有意に高い結果を得た（図5）。

本研究において，モルヒネが特に術後早期に鎮痛効果を十分に得られなかった理由として，第一に，モルヒネの作用発現が遅く，効果を実感しにくかったこと，第二に，当施設には回復室がないため鎮静や呼吸抑制を恐れてタイトレーションが不十分であったことが考えられる。本来であれば，術後は回復室で専属の医師および看護師の監視のもと，呼吸・循環動態が安定した状態で十分な鎮痛が得られるまでタイ

表 ivPCAの内容

	モルヒネ群	フェンタニル群
投与薬物	・モルヒネ 50mg(5ml) ・ドロペリドール 2.5mg(1ml) ・生理食塩液 94ml 総量100ml：モルヒネ 1mg/ml	・フェンタニル 250μg(50ml) ・ドロペリドール 2.5mg(1ml) ・生理食塩液 49ml 総量100ml：フェンタニル25μg/ml
ローディング	手術終了30〜60分前 モルヒネ0.10〜0.15mg/kg	手術終了60分前 フェンタニル6μg/kg
ivPCA設定	・持続投与　　なし ・ボーラス投与　1ml ・充填時間　　10分	・持続投与　　1ml/時 ・ボーラス投与　1ml ・充填時間　　10分

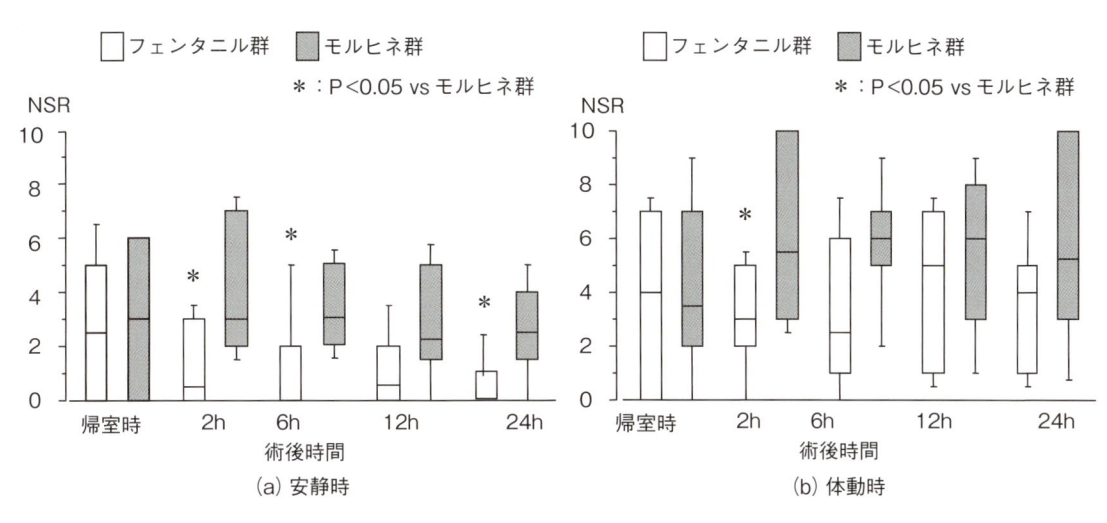

図3　疼痛スコア

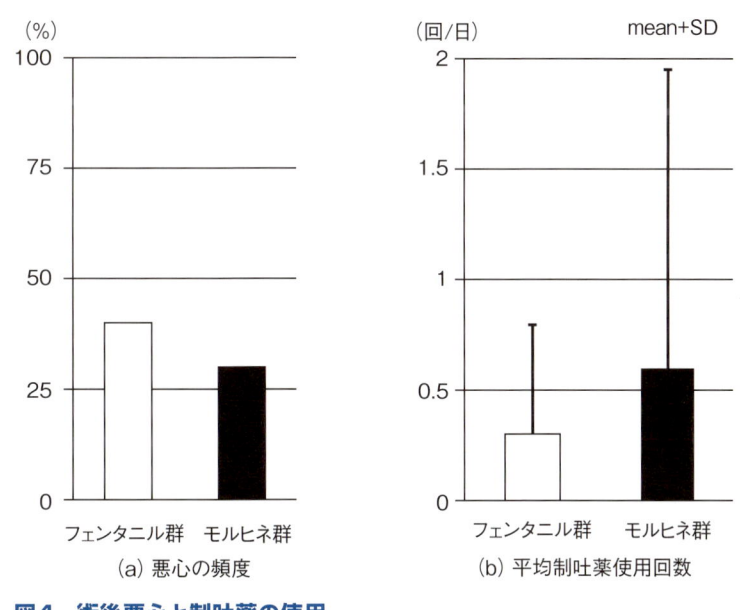

(a) 安静時

(b) 体動時

図4　術後悪心と制吐薬の使用

(a) 悪心の頻度

(b) 平均制吐薬使用回数

トレーションを行ってから病棟に帰室させるべきである。第三に，患者・看護師に対する教育不足の可能性がある。十分に理解できていないため持続投与がないモルヒネ群では，患者および看護師が痛くても押さないでいる間に血中濃度が低下してしまい，疼痛コントロールが不良となった可能性がある。

一方，フェンタニルを用いた ivPCA が有効であった理由としては，第一に効果発現が速いというフェンタニルの薬物特性により，効果を実感しやすかったためと考えられる。第二に，持続投与を併用していたため血中濃度が大きく低下することがなく，疼痛コントロール不良に陥るということが少なかったことが考えられる。

おわりに

PCA のもっとも優れている点は，患者が鎮痛薬を欲してから投与されるまでの時間を短くできることである。フェンタニルは，強い鎮痛

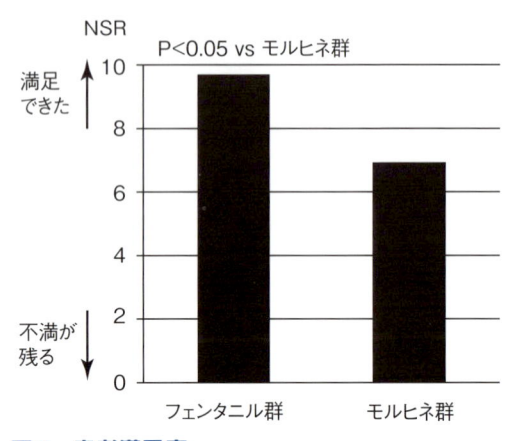

図5　患者満足度

作用を有し，発現が速く，すみやかに鎮痛効果を実感できるため，PCEA および ivPCA どちらにも有効である。

近年，合併症，内服薬や周術期の抗凝固療法の併用など術後鎮痛法として，硬膜外ブロックが適応とならない症例が増えている。そのような症例に対してフェンタニルを用いた ivPCA 法は有効な鎮痛法である。しかしながら鎮静，呼吸抑制といった副作用を来す可能性があるため十分なモニタリング下で行うことが必要である。

文献

1) Hug CC Jr: Pharmacokinetics of new synthetic narcotic analgesics. In：Estafanous FG, editor. Opioids in anesthesia. 1st ed. Boston：Butterworth；1984. p.50-69.

2) Mater LE. Clinical pharmacokinetics of fentanyl and its newer derivatives. Clin Pharmacokinet 1983；8：422-6.

3) Ginosar Y, Riley ET, Angst MS. The site of action of epidural fentanyl in humans：The difference between infusion and bolus administration. Anesth Analg 2003；97：1428-38.

4) Seewal R, Shende D, Kashyap L, et al. Effect of addition of various doses of fentanyl intrathecally to 0.5% hyperbaric bupivacaine on perioperative analgesia and subarachnoid-block characteristics in lower abdominal surgery：A dose-response study. Reg Anesth Pain Med；2007；32：20-6.

5) Fischer RL, Lubenow TR, Liceaga A, et al. Comparison of continuous epidural infusion of fentanyl-bupivacaine and morphine-bupivacaine in management of postoperative pain. Anesth Analg 1988；67：559-63.

6) Urquhart ML, Klapp K, White PF. Patient-controlled analgesia：A comparison of intravenous versus subcutaneous hydoromorphine. Anesthesiology 1988；69：428-32.

7) Mayes S, Ferrone M. Fentanyl HCl patient-controlled iontophoretic transdermal system for the management of acute postoperative pain. Ann Pharmacother 2006；40：2178-86.

8) Scott DA, Blake D, Buckland M, et al. A comparison of epidural ropivacaine infusion alone and in combination with 1, 2, and 4 μg/ml fentanyl for seven-two postoperative analgesia after major abdominal surgery. Anesth Analg 1999；88：857-64.

9) 稲垣喜三．腹部外科手術におけるロピバカインの臨床使用の実際．岩崎　寛，佐藤重仁編．アナペインの上手な使い方．東京：ライフメディコム；2009. p.48-69.

10) Steinberg RB, Liu SS, Wu CL. Comparison of ropivacaine-fentanyl patient-controlled epidural analgesia with morphine intravenous patient-controlled analgesia for perioperative analgesia and recovery after open colon surgery. J Clin Anesth 2002；14：571-7.

11) Peng PW, Sandler AN. A review of the use of fentanyl analgesia in the management of acute pain in adults. Anesthesiology 1999；90：576-99.

12) Parker RK, Holtmann B, White PF, et al. Patient-controlled analgesia. Doses a concurrent opioid infusion improve pain management after surgery? JAMA 1991；266：1947-52.

13) Howell PR, Gambling DR, Pavy T, et al. Pa-

tient-controlled analgesia following caesarean section under general anaesthesia : A comparison of fentanyl with morphine. Can J Anaesth 1995 ; 42 : 41-5.

（新山　幸俊）

Point

① 主に μ 受容体に結合するが，モルヒネよりも強い鎮痛作用と少ない副作用を特徴とする。
② 主な代謝産物であるノルフェンタニルの薬理活性はほとんどないため，腎機能低下患者でも，作用の遷延はない。
③ 脂溶性が高く，急速に組織に移行するため，硬膜外投与した場合は分節性および血行性に作用する。
④ 作用時間が短いため，ivPCA では持続投与の併用が好ましい。

5 ケタミン

はじめに

　ケタミンは，1965年に米国のG. CorssenとE.F. Dominoらにより臨床導入され，その特異的な薬理作用から40年以上経過した現在でも出血性ショック，循環不全患者の麻酔導入に欠くべからざる位置を保っている。さらにその強力な鎮痛作用は，ほかの静脈麻酔薬にない特長であり，麻酔作用以下の投与量で効果が出現するが，ケタミンの最大の欠点である幻覚や悪夢などの精神症状のため，全身麻酔や術後鎮痛への積極的使用を忌避される要因であった。ところが1990年代，慢性疼痛の発生のメカニズムとして，N-メチル-D-アスパラギン酸（N-methyl-D-aspartic acid：NMDA）受容体の活性化が強く示唆され[1]，NMDA受容体拮抗薬であるケタミンが神経因性疼痛などの慢性痛の治療薬として再注目された。さらに，大量のオピオイド使用による耐性形成にもNMDA受容体の関与が報告[2]され，多くの基礎的な研究が急速に進んだ（後述）。

薬　理

1 構造・化学特性

　フェンサイクリジンの誘導体であり（$C_{13}H_{16}ClNO \cdot HCl$, 図1）。分子量が小さく（＝238），脂溶性がチオペンタールの5〜10倍でありすみやかに効果を発揮する。本邦で臨床的に使用されているケタラール®（静注，筋注用）は，S（＋）-ケタミンとR（−）-ケタミンが等比率で混合したラセミ体である。S（＋）-ケタミンは，NMDA受容体への親和性が強く，催眠・鎮痛作用が2〜4倍強い。一方，R（−）-ケタミンは覚醒反応の発生頻度が多い（7倍）。
　図1にS（＋）-ケタミンとR（−）-ケタミンの構造式を示す。

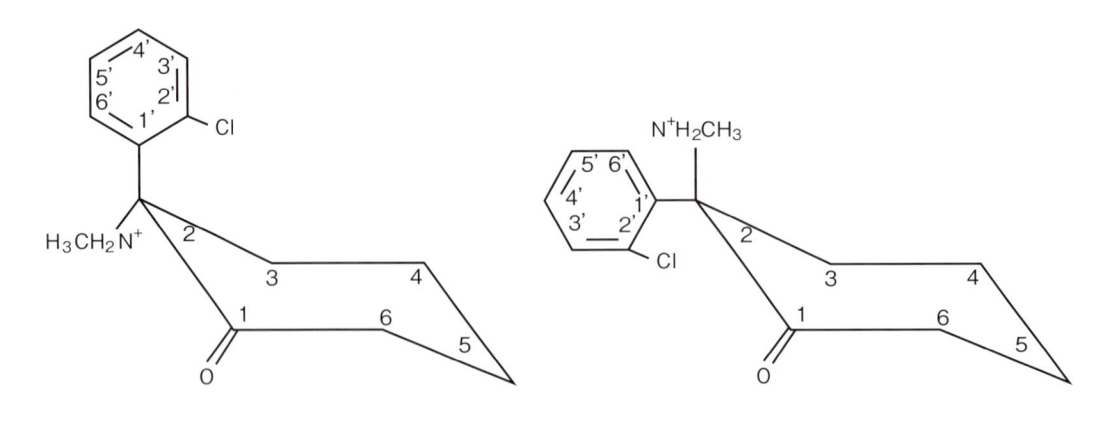

(a) S_1(＋) Ketamine hydrochloride　　(b) R_1(−) Ketamine hydrochloride

図1　ケタミンの光学異性体の構造
（Reves JG, Glass PS, Lubarsky DA. Nonbarbiturate intravenous anesthetics. In：Miller RD, editor. Millers anesthesia. Vol 1. 4th ed. Philadelphia：Churchill Livingstore；1994. p.260より引用）

2 作用部位

1) 中枢での作用

視床-新皮質投射系で，①大脳皮質の一部と視床を選択的に抑制，②海馬を含む大脳辺縁系を興奮（=①+②による機能的な解離状態），③内側延髄網様体で脊髄から高位中枢へ侵害情報伝達を抑制，④脳幹部で下降性抑制系を賦活化する。

2) 脊髄での作用

脊髄後角の病的刺激による興奮状態で抑制する。

3 作用機序

ケタミンの作用機序には，いまだ不明な点が多い。鎮静作用に較べ鎮痛作用は，低用量で長時間持続することから，複数の神経伝達経路への影響が示唆される。NMDA受容体は，ケタミンの鎮痛と麻酔効果を介在するが，単独のメカニズムではない。その他の受容体，たとえば脳や脊髄に分布するオピオイド受容体に親和性がある。S(+)-ケタミンは，μ受容体を賦活化して鎮痛作用に関与する[3]。中枢神経作用は，コリン系，モノアミン系などいくつかの機序が介在するので，ケタミンの特異的な拮抗薬はまだ存在しない。

4 体内分布および代謝

静注直後および筋注5分後に，血中濃度はピークに達する。分布半減期（$T1/2\alpha$）は11～16分と短く，脂溶性が高いので分布容量は大きい。また，クリアランスも大きいので排出半減期（$T1/2\beta$）は2～3時間と短い。代謝は肝臓でN-demethylation（脱メチル）され，ノルケタミンとなる。この第1代謝産物はケタミンの約20～30%の活性を有するが，その他の代謝産物の活性はあまり知られていない。

ケタミンの臨床的特徴

1 中枢神経系への作用

1) 解離性麻酔 (dissociative anesthesia)

用量依存性の意識消失と鎮痛効果を発現する。特に単独投与では，ほかの麻酔薬の作用（通常の睡眠のような穏やかな意識消失）と異なるカタレプシーの状態になる。すなわち，患者は深い鎮静と鎮痛が得られているのに，開眼したままで各種の反射が維持された状態である。

2) 覚醒反応 (emergence reaction)

ほかのフェンサイクリジン誘導体と同様，覚醒中に生じる鮮烈な夢や幻覚，離人現象などの心因反応を引き起こし，たびたび興奮，混乱，多幸感，恐怖心などを引き起こす。ケタミンを中心として全身麻酔を行った場合，成人の10～30%に発症する。この反応に影響する因子は，年齢（高齢者＞若年者），性差（女性＞男性），感受性，投与方法（大量または急速）が知られており，ベンゾジアゼピンやマイナートランキライザなどが治療に有効である。術後鎮痛に使用する低用量ケタミンでの覚醒反応の発症の可能性は低い。

3) 弱い健忘作用

ケタミンによる全身麻酔後に手術や麻酔の状況の記憶はないが，ベンゾジアゼピンやマイナートランキライザに比べて健忘作用は弱いので，これらの薬物を併用する場合もある。個人差があるものの，ケタミンの最小麻酔濃度は0.4～2.0 μg/ml[4]であり，小児ではさらに高濃度の設定が必要である。ケタミンを2mg/kg投与した場合，この麻酔濃度は約10～15分間維持される。

2 呼吸器系への作用

二酸化炭素に対する呼吸中枢の反応を減少させない。気道確保を伴わない自発呼吸下で，体表部の創傷治療や検査の鎮痛・鎮静が可能であ

表1　ケタミンの主な薬理作用と臨床的特徴

構造	フェンサイクリジン誘導体。臨床的使用薬（ケタラール®）は，S(＋)/R(－)＝1/1のラセミ体（図1参照）。鎮痛作用：S(＋)＞R(－)，覚醒反応：R(－)＞S(＋)。
体内分布	脂溶性が高く，静注直後にピーク濃度に達する。 分布半減期15分，排泄半減期3時間。
代謝	肝臓でN-demethylation（脱メチル）が行われ，ノルケタミンへ（活性はケタミンの20〜30%）。
中枢神経系	解離麻酔：開眼しカタレプシー様の不動化，各種の反射が残存など。 覚醒反応：不快な夢や幻覚，離人現象など。
呼吸系	分時換気量の減少，ただし二酸化への呼吸中枢の反応は不変。 気管支拡張作用あり。
循環系	交感神経刺激作用により，心拍数，血圧，心拍出量が上昇。

る。ただし，追加の鎮静薬や麻酔薬を併用する場合は注意を要する。また，気管支平滑筋の弛緩作用があり，気管支喘息患者への使用に支障はない。欠点としては，特に小児で唾液の分泌が亢進し，上気道の閉塞や喉頭痙攣の原因となる。分泌物の吸引，アトロピンの使用などの対処が必要である。

3 循環系への作用

ケタミンによるカテコラミン，ノルアドレナリンの再吸収阻害による交感神経刺激作用により心拍数増加，血圧上昇，心拍出量増加が起こる。また，この反応は投与量の多寡に依存しないため，循環不全，出血性ショック患者の麻酔導入に比較的安全に使用されている。先天性心疾患患者でも，シャントの方向やシャント率または酸素化能にほとんど影響を与えない[5]。ただし，心仕事量を増加するため，虚血性心疾患を有する患者では注意する必要がある。

ケタミンの主な薬理作用を表1にまとめた。

ケタミン研究に関する最新の知見 —オピオイドと併用する背景—

1 オピオイド耐性の抑制

ケタミン-オピオイド併用の理論的背景は，MK-801などの各種のNMDA受容体拮抗薬によるモルヒネ耐性の抑制が示されたことに始まる[6][7]。続くvivoの研究で，Simoyamaら[8]やTrujilloら[9]が，臨床的に使用しているケタミンがオピオイド耐性にどのように影響するか検討した。その結果，ケタミンが用量依存性にモルヒネ耐性の形成を抑制すること[8][9]，また耐性が確立したラットに継続的にケタミンを投与すると耐性現象がリバースされることを示した[8]。さらに，Shimoyamaら[8]はくも膜下投与による強力なモルヒネの耐性（痛み刺激に対するモルヒネのED_{50}が46倍に増加）を，ケタミン投与でほぼ完全に抑制することを証明した。NMDA受容体に関するvitro研究では，NMDAチャネル電流の発生は，細胞内のタンパクキナーゼC（protein kinase C : PKC）の賦活化によるMgイオン減少と考えられている。μ受容体も同様に，PKC活性化を誘導することによりNMDAチャネルを賦活化すると考えられている[10]。さらに，モルヒネ耐性を生じたラットの中枢神経でNMDA受容体の減少作用（down regulation）や遺伝子発現（gene expression）が生じている。詳細なメカニズムはいまだ不明であるが，NMDA受容体活性化による細胞内変化が，オピオイド急性耐性に関与していることは疑いない。

2 フェンタニルによる遷延性痛覚過敏の抑制

Célèrierら[11]は，フェンタニルによる痛覚過敏の有無を長期的に評価した。大量のフェンタニル（80〜400μg/kg：4回に分割投与）をラッ

トに皮下注射し，短・長期の侵害受容閾値変化を計測し，次の結果が得られた。①数時間の鎮痛効果の後に，数日間の痛覚過敏を認めた。②この現象は侵害刺激の有無に無関係であり，またフェンタニルの用量依存性に増加した。③長期の痛覚過敏は，ケタミンの先行投与により抑制される。このことから，周術期のNMDA受容体拮抗薬の投与は，手術侵襲に伴う強力な侵害刺激による中枢性の感作を予防するだけでなく，オピオイド自体による痛覚過敏を避ける意義が示唆された。

Laulinら[12]は同様の実験系を用いて，大量フェンタニルによる急性期の痛覚過敏やその直後に投与したモルヒネの鎮痛作用，さらに長期の痛覚過敏を測定した。その結果によれば，①フェンタニルの鎮痛作用消失後に，数時間の痛覚過敏を起こす，②追加したモルヒネに急性耐性を生じる。また，①②の現象はいずれも投与量依存性で，ケタミンの前処置で抑制された。さらに，③フェンタニル投与直後のモルヒネ投与が長期の痛覚過敏を増強した。ただし，モルヒネ単独では長期型の痛覚過敏を起こさないので，侵害刺激の経路がモルヒネ投与により再活性化した可能性が示唆された。痛覚過敏にケタミンは有効であったが，フェンタニル投与前，モルヒネの投与前後に再投与した群では，遷延性痛覚過敏は強く抑制された。

オピオイドの急性耐性やケタミンの効果について，否定的な報告[13][14]もなされている。臨床研究では，手術侵襲（術式，手術時間など）や麻酔・鎮痛薬の差異が大きく，特に遷延性痛覚過敏の評価は難しいと思われる。しかし前述の概念は，周術期にケタミンを利用する基本的な考え方として銘記する必要があろう。

表2に，ivPCAでオピオイドとケタミンを併用する利点を示した。

表2　PCA鎮痛法にオピオイドとケタミンを併用する利点

1) ケタミンの鎮痛作用
　先行鎮痛による慢性疼痛の予防
　体性痛に効果的
2) モルヒネの急性耐性の予防
3) オピオイドによる遷延性痛覚過敏の予防
4) 鎮痛効果増強によりオピオイドの副作用を軽減
　嘔気，嘔吐，めまいなど
　呼吸抑制

ケタミンの使い方

術後鎮痛におけるケタミンの役割は，主役となるモルヒネやフェンタニルの効果を修飾し，副作用を軽減する補助的な使用が一般的である。①投与経路，②投与方法-持続またはivPCA，③投与量，④投与開始時期など，これまでの報告[15]〜[17]で示された有効性を伴う事項について紹介する。

1 投与経路：静脈投与が原則

麻酔薬としてのケタミンの投与方法は，静脈投与のほかに経口・経鼻投与，筋肉注射，皮下注射，経直腸投与などが行われている。いずれも薬物の吸収に個人差を生じ，薬物動態が不安定になる可能性がある。対象患者は，静脈路が確保されていることが多いので，あえて静脈投与以外を選択する理由はない。

ケタミン硬膜外投与・くも膜下投与については，保存薬や神経毒性の問題があり，安全性が確立されていない[18]。したがって，以下では静脈投与について解説する。

2 投与方法：持続投与＞単回投与（ivPCAボーラス）

Subramaniamら[17]がまとめた報告では，モルヒネとケタミン（投与比率はモルヒネ：ケタミン＝1：1〜2.5）をivPCA用いて間歇的に単回投与した場合，6件中4症例の研究に有効

表3　PCAの使用薬物：ケタミンの使用法

投与経路	静脈内投与が望ましい（吸収，効果が安定） 硬膜外投与は安全性が未確認
投与方法	持続投与法＞単回投与 （安定したケタミンの血中濃度を維持しうる）
投与量	①低用量ケタミン 　2mg/kg/時以下または1mg/kg以下の静注 ②血漿ケタミン濃度（シミュレータ設定も含む） 　100μg/ml以下　蓄積が少なく重大な合併症が少ない 　50μg/ml以下　幻覚や失認を起こし難い ③モルヒネ/ケタミンの比＝1：1〜2.5
投与開始	手術侵襲が加わる前または手術中からの開始が効果的

性を認めなかった。一方，持続投与では，7件中4症例の研究で疼痛スコアとモルヒネ使用量の減少を認めた。ケタミン持続投与により，安定したケタミンの血中濃度を維持し，オピオイドの補助作用を有効にしうる。

3 投与量：sub-psychotomimetric dose（2.5μg/kg/分以下の投与量）が安全[18)19)]

低用量ケタミンの定義は，単回投与 2mg/kg 以下，持続投与 1mg/kg/時以下（sub-anesthetic dose）であるが，実際の使用は，さらに低容量で十分である。2.5μg/kg/分以下の持続投与で，予測血中ケタミン濃度は 50μg/ml 以下（sub-psychotomimetric range）に保たれ幻覚や失認などを起こす可能性が低い[20)]。また，シミュレータを用いた設定では，たとえば 10μg/kg/分で開始し，5分後に 7.5μg/kg/分，さらに 30〜45分後に 5〜2.5μg/kg/分に漸減すると理論的濃度が 100μg/ml 以下に設定される[21)]。この濃度では，蓄積や重大な副作用もなく鎮痛効果が得られる[22)]。

4 開始時期：手術直前・術中に開始（preemptiveケタミン）

術後慢性疼痛は，NMDA受容体を介する中枢性感作の関与が示唆され[1)]，NMDA受容体拮抗薬であるケタミン投与により，中枢性感作を抑制し術後痛の改善が示唆される。また先述し

たとおり，急性耐性や痛覚過敏に対するケタミンの作用は，その投与時期に影響を受ける。先行ケタミンによる術後鎮痛の改善は，これまで多数報告されているが，Zakine ら[23)]は，先行投与群と先行投与＋術後48時間まで継続した群の鎮痛状況を比較し，継続して使用した群での鎮痛モルヒネの使用量の減少を認めた。このことは，中枢性感作が手術中だけではなく，術後に神経障害よる神経因性疼痛や炎症反応などが継続する可能性が示唆される[24)]。

表3に，ケタミンの使用方法をまとめた。

低用量ケタミンの副作用

オピオイドにケタミンを併用することの安全性に関しては，2004年以降に報告された4編のレビュー[15)〜17) 25)]は同一の見解であり，ケタミンにより副作用が増加することはない。Sveticic ら[26)]は，ケタミンとモルヒネを併用した PCA で術後管理を行った 1,026 名の患者の前向き調査を行い，この方法が安全であり，また鎮痛効果と患者の満足度に優れていることを示した。合併症の発生率は，呼吸抑制2％，嘔気23.5％，夢，幻覚6.2％，鎮静21.4％，瘙痒10.3％であった。PCAによる治療を中止に至った患者は，全体の7％であった。この結果は，ケタミンを使用しない状況でのPCAの合併症の頻度を超えない。

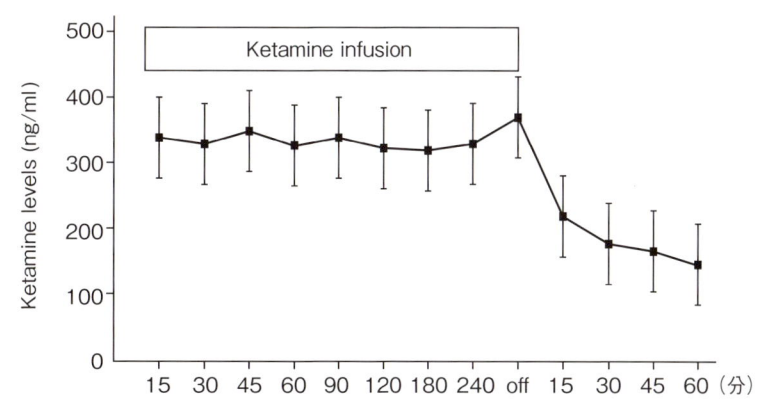

図2　ケタミン持続投与中止前後のケタミン濃度の推移

（坂井哲博，北山眞任．第Ⅱ章．プロポフォールを中心とした全静脈麻酔の実施法と薬物動態．1．プロポフォールにケタミンを併用する根拠．松木明知，石原弘規編．プロポフォールを中心とする全静脈麻酔の臨床．東京：克誠堂出版；1997. p.25-32, 図3より引用）

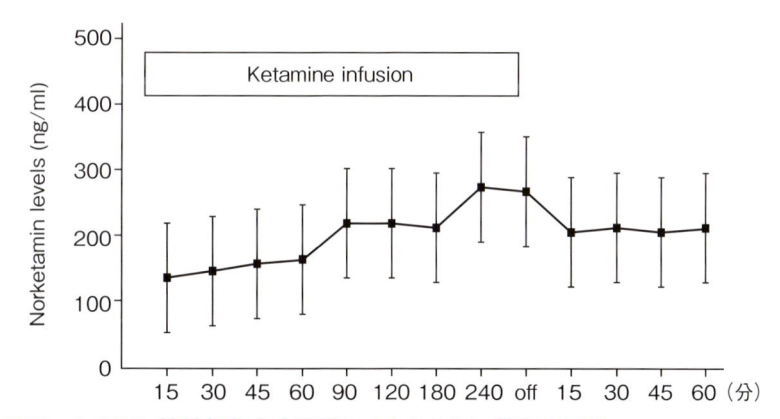

図3　ケタミン持続投与中止前後のノルケタミン濃度の推移

（坂井哲博，北山眞任．第Ⅱ章．プロポフォールを中心とした全静脈麻酔の実施法と薬物動態．1．プロポフォールにケタミンを併用する根拠．松木明知，石原弘規編．プロポフォールを中心とする全静脈麻酔の臨床．東京：克誠堂出版；1997. p.25-32, 図4より引用）

各施設のコツ

弘前大学医学部附属病院では，1989年から行っていた全静脈麻酔（ドロペリドール，フェンタニル，ケタミンによるDFK）に引き続き，1995年からプロポフォール，フェンタニル，ケタミンによるPFK法，さらに2007年からプロポフォール，レミフェンタニル，ケタミンによるPRK法を開始した．現在は，全身麻酔症例の90％以上をPFKまたはPRKにより麻酔管理している[27]．ケタミンをプロポフォールなどの麻酔薬に併用する基本的な考え方は，術中の循環動態の安定や吸入麻酔薬による合併症の回避のほかに，術後鎮痛に優れている点である．図2，図3に，当院で行われているPFKのケタミン持続投与後（1〜2mg/kg/時）のケタミン，ノルケタミンの薬物動態を示す．持続投与中止から，ケタミン濃度はすぐに減衰し，中止後約15分には覚醒濃度（0.5 μg/ml以下）に至る．患者は，適度に鎮静された状態で覚醒

表4 PFK法とPRK法でのケタミンを含む麻酔薬投与の実際とivPCA

薬物		PFK	PRK	ivPCA*
プロポフォール	導入 維持	1～2mg/kg IV 4～10mg/kg/時 (BISモニターを参考に増減)		(－)
ケタミン	導入 維持	0.5～1.0mg/kg IV 0.2～1mg/kg/時	(－)	20～30mg/日
フェンタニル		5～10μg/kg	(－)	(－)
レミフェンタニル		(－)	0.05～0.5μg/kg/分	(－)
モルヒネ		まれに使用	5～20mg	20～30mg/日
その他		筋弛緩薬ほか		ドロペリドール 2.5mg/日

*：携帯型PCAシステム（1日投与量50mlを，持続投与量2ml/時，1回投与量1ml，ロックアウト時間30分でivPCAを開始する）

し，プロポフォールの併用や麻酔全投薬の影響により精神症状を来す頻度は少ない．さらにケタミン濃度は，sub-anesthetic concentrationに減少し，ノルケタミン濃度はさらに緩やかに減少するので，本項で示した鎮痛補助効果やオピオイドへの有効性が期待できる結果となっている．PRK法では，ケタミンを先行投与し，術後に携帯型ivPCAシステムを用いて，モルヒネとケタミンの投与を行っている．

表4に，PFKおよびPRKでの各麻酔薬の投与方法の実際およびivPCAの組成を示す．

文献

1) Woolf CJ, Thompson SW. The induction and maintenance of central sensitization is dependent on N-methyl-D-aspartic acid receptor activation ; Implications for the treatment of post-injury pain hypersensitivity states. Pain 1991 ; 44 : 293-9.

2) Mao J, Price DD, Mayer DJ. Mechanisms of hyperalgesia and morphine tolerance : A current view of their possible interactions. Pain 1995 ; 62 : 259-74.

3) Freye E, Latasch L, Schmidhammer H. Pharmacodynamic effects of S-(+)-ketamine on EEG, evoked potentials and respiration. A study in the awake dog. Anaesthesist 1992 ; 41 : 527-33.

4) Idvall J, Ahlgren I, Aronsen KR, et al. Ketamine infusions : Pharmacokinetics and clinical effects. Br J Anaesth 1979 ; 51 : 1167-73.

5) Zsigmond EK, DominoEF. Clinical pharmacology and current uses of ketamine. In : Aldrete JA, Atanley TH, editors. Trends in intravenous anesthesia. Chicago : Year Book Medical Publishers ; 1980. p. 283.

6) Trujillo KA, Akil H. Inhibition of morphine tolerance and dependence by the NMDA receptor antagonist MK-801. Science 1991 ; 251 : 85-7.

7) Elliott K, Minami N, Kolesnikov YA, et al. The NMDA receptor antagonists, LY274614 and MK-801, and the nitric oxide synthase inhibitor, NG-nitro-L-arginine, attenuate analgesic tolerance to the mu-opioid morphine but not to kappa opioids. Pain 1994 ; 56 : 69-75.

8) Shimoyama N, Shimoyama M, Inturrisi CE, et al. Ketamine attenuates and reverses morphine tolerance in rodents. Anesthesiology 1996 ; 85 : 1357-66.

9) Trujillo KA, Akil H. Inhibition of opiate tolerance by non-competitive N-methyl-D-aspartate receptor antagonists. Brain Res 1994 ; 633 : 178-88.

10) Chen L, Huang LY. Sustained potentiation of NMDA receptor-mediated glutamate responses through activation of protein kinase C by a mu opioid. Neuron 1991 ; 7 : 319-26.

11) Célèrier E, Rivat C, Jun Y, et al. Long-lasting hyperalgesia induced by fentanyl in rats : Preven-

tive effect of ketamine. Anesthesiology 2000 ; 92 : 465-72.

12) Laulin JP, Maurette P, Corcuff JB, et al. The role of ketamine in preventing fentanyl-induced hyperalgesia and subsequent acute morphine tolerance. Anesth Analg 2002 ; 94 : 1263-9.

13) Engelhardt T, Zaarour C, Naser B, et al. Intraoperative low-dose ketamine does not prevent a remifentanil-induced increase in morphine requirement after pediatric scoliosis surgery. Anesth Analg 2008 ; 107 : 1170-5.

14) Ganne O, Abisseror M, Menault P, et al. Low-dose ketamine failed to spare morphine after a remifentanil-based anaesthesia for ear, nose and throat surgery. Eur J Anaesthesiol 2005 ; 22 : 426-30.

15) Carstensen M, Møller AM. Adding ketamine to morphine for intravenous patient-controlled analgesia for acute postoperative pain : A qualitative review of randomized trials. Br J Anaesth 2010 ; 104 : 401-6.

16) Bell RF, Dahl JB, Moore RA, et al. Peri-operative ketamine for acute post-operative pain : A quantitative and qualitative systematic review (Cochrane review). Acta Anaesthesiol Scand 2005 ; 49 : 1405-28.

17) Subramaniam K, Subramaniam B, Steinbrook RA. Ketamine as adjuvant analgesic to opioids : A quantitative and qualitative systematic review. Anesth Analg 2004 ; 99 : 482-95.

18) Schmid RL, Sandler AN, Katz J. Use and efficacy of low-dose ketamine in the management of acute postoperative pain : A review of current techniques and outcomes. Pain 1999 ; 82 : 111-25. Review. PubMed PMID : 10467917.

19) Himmelseher S, Durieux ME. Ketamine for perioperative pain management. Anesthesiology 2005 ; 102 : 211-20.

20) Krystal JH, Karper LP, Bennett A, et al. Interactive effects of subanesthetic ketamine and subhypnotic lorazepam in humans. Psychopharmacology 1998 ; 135 : 213-29.

21) Adriaenssens G, Vermeyen KM, Hoffmann VL, et al. Postoperative analgesia with i.v. patient-controlled morphine : Effect of adding ketamine. Br J Anaesth 1999 ; 83 : 393-6.

22) Clements JA, Nimmo WS. Pharmacokinetics and analgesic effect of ketamine in man. Br J Anaesth 1981 ; 53 : 27-30.

23) Zakine J, Samarcq D, Lorne E, et al. Postoperative ketamine administration decreases morphine consumption in major abdominal surgery : A prospective, randomized, double-blind, controlled study. Anesth Analg 2008 ; 106 : 1856-61.

24) Kissin I, Bright CA, Bradley EL Jr. The effect of ketamine on opioid-induced acute tolerance : Can it explain reduction of opioid consumption with ketamine-opioid analgesic combinations? Anesth Analg 2000 ; 91 : 1483-8.

25) Elia N, Tramèr MR. Ketamine and postoperative pain―A quantitative systematic review of randomised trials. Pain 2005 ; 113 : 61-70.

26) Sveticic G, Eichenberger U, Curatolo M. Safety of mixture of morphine with ketamine for postoperative patient-controlled analgesia : An audit with 1026 patients. Acta Anaesthesiol Scand 2005 ; 49 : 870-5.

27) 松木明知, 石原弘規編. プロポフォールを中心とする全静脈麻酔の臨床. 東京：克誠堂出版 ; 1997.

（北山　眞任, 廣田　和美）

5 ケタミン

Point

① NMDA受容体拮抗薬であるケタミンは，オピオイド使用による耐性に拮抗的に働く可能性があり，オピオイドの鎮痛補助作用を発揮する。
② 大脳皮質，視床，脊髄を抑制し，大脳辺縁系を興奮させる作用をもつ。呼吸抑制は生じさせにくい。
③ 静脈投与が原則で，術後鎮痛に使用する低用量ケタミンでの覚醒反応の発症の可能性は低い。

6　NSAIDs，アセトアミノフェン，補助鎮痛薬

はじめに

　PCAに用いる薬物には麻薬，局所麻酔薬などがあるが，PCAのみで質の高い鎮痛を行うことは難しい．PCA以外の鎮痛薬を適切に併用することで，それぞれの鎮痛効果を高めたり，その副作用を軽減することが可能となり，より質の高い鎮痛を行える．本項では，そのような薬物を紹介する．

非ステロイド性抗炎症薬（nonsteroidal anti-inflammatory drugs：NSAIDs）

1 NSAIDsの薬理作用

　生理的刺激や組織損傷が起こると，アラキドン酸カスケードによって種々のプロスタグランジン（prostaglandin：PG）が生成される（図1）．このPGにより自発痛の惹起，疼痛閾値の低下が起こるが，NSAIDsはシクロオキシナーゼ（cyclooxygenase：COX）活性を阻害することによりPGの産生を抑制し作用を発揮する．

　COX-1は恒常的に発現しており，COX-1によって合成されるTXA_2は血小板凝集作用を促し止血に働き，PGE_2，PGI_2は血流を維持し，胃粘膜保護・利尿に働き，生体機能の維持に作用している．一方COX-2は，正常な生理的条件下では大部分の組織での発現量は非常に低いレベルであるが，成長因子，サイトカイン，ホルモン，エンドトキシンなどの刺激によって，マクロファージ，線維芽細胞，滑膜細胞などで発現が誘導され，大量のPGを合成する．COX-2により合成されたPGは，炎症反応，血管新生，排卵，骨吸収，創傷治癒などに関与する．

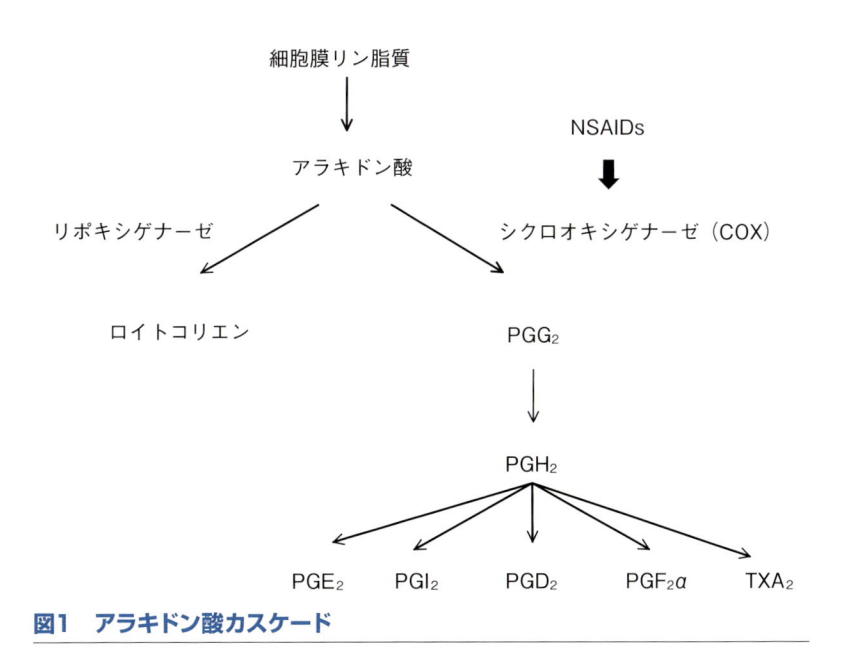

細胞膜リン脂質
↓
アラキドン酸
├─リポキシゲナーゼ→ ロイトコリエン
└─シクロオキシゲナーゼ（COX）← NSAIDs
　　　↓
　　PGG_2
　　　↓
　　PGH_2
　　　├─PGE_2
　　　├─PGI_2
　　　├─PGD_2
　　　├─$PGF_{2\alpha}$
　　　└─TXA_2

図1　アラキドン酸カスケード

表1 化学構造式によるNSAIDsの分類

化学構造	一般名（主な商品名）	特徴
サリチル酸系	アスピリン	抗血小板作用が強い，耳鳴り，胃腸障害
アリール酢酸系	インドメタシン ジクロフェナク（ボルタレン®） エトドラク（ハイペン®）	効果が強い
プロピオン酸系	イブプロフェン（ブルフェン®） ナプロキセン（ナイキサン®） フルルビプロフェンアキセチル（ロピオン®） ロキソプロフェン（ロキソニン®）	消炎・鎮痛・解熱作用をバランスよく有する
オキシカム系	メロキシカム（モービック®）	鎮痛作用が強い
フェナム酸	メフェナム酸（ポンタール®）	半減期が長い
非酸性	チアラミド（ソランタール®）	効果が弱い

COX-2 ↑

セレコキシブ，エトドラク，メロキシカム

ジクロフェナク

ロキソプロフェン

ピロキシカム

イブプロフェン

アスピリン

インドメタシン

フルルビプロフェン

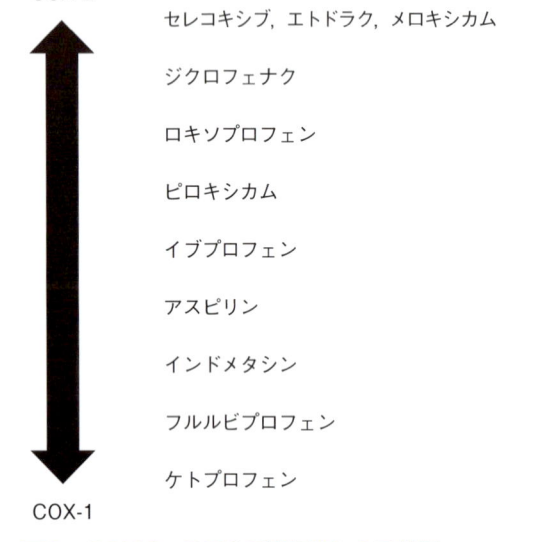

ケトプロフェン

↓ COX-1

図2　COX-1，COX-2選択性による分類

表2　DDSによる分類

DDS	特徴	主な商品名
徐放剤	効果持続	インテバンSP® ボルタレンSR®
坐剤	胃障害減少	ボルタレン®坐剤
注射剤	速効性	メナミン® サルソニン®
プロドラッグ	胃腸障害軽減	ロキソニン® フルカム®
ターゲット療法	作用増強	ロピオン®
経皮吸収剤	副作用減少	インテバン®軟膏
貼付剤	副作用減少	モーラス® アドフィード®
皮膚外用剤	局所効果	スチックゼノール®

2 NSAIDsの分類

1）化学構造による分類（表1）

以前は，化学構造によるNSAIDsの分類が重要視され，各群で作用が類似していると考えられていた．しかし現在では，下記に示すCOX-1，COX-2阻害の選択性やdrug delivery system（DDS）による分類が主流である．

2）COX-1，COX-2選択性による分類

COX-2選択阻害薬には，COX-2選択性を目指して開発されたコキシブ系薬物と，すでに発売されたNSAIDsで後にCOX選択性が証明された薬物がある．COX-2選択阻害性について図2に示す．

3）DDSによる分類（表2）

消化管障害などの副作用を軽減するために，坐剤，徐放剤，プロドラッグ，経皮吸収剤などが開発されている．

3 代表的なNSAIDs，実際の使い方

NSAIDsは軽～中等度の痛みに対して使用されるが，オピオイドが必要なほど痛みが強い場合でも，NSAIDsと併用することで相乗的な鎮痛効果も期待できる．オピオイド単独の治療に比べ，オピオイドの投与量をより少なくしながら質の良い鎮痛を得ることが可能であり，特に禁忌がなければivPCAと併用して定期的に投与する．

1) フルルビプロフェンアキセチル(ロピオン®)
　使用法：1回50mgを必要に応じ反復投与
　特徴：静注できる唯一のNSAIDsである。微小脂肪粒子が炎症部位や腫瘍に効率良く薬物を供給する性質を利用した，ターゲット療法として用いられる。

2) ジクロフェナク (ボルタレン® など)
　使用法：75～100mg/日を3回/日
　特徴：胃部不快感や，消化管出血の頻度が比較的高い。坐剤は投与時の粘膜への直接刺激を回避できるが，消化器症状を完全になくするわけではなく，胃粘膜保護薬とともにミソプロストール（サイトテック®）やプロトンポンプ阻害薬を併用する。
　幼小児，高齢者，消耗性疾患の患者は，過度の体温下降，血圧低下が起こることがある。

3) ロキソプロフェン (ロキソニン® など)
　使用法：60mg/日，3回/日
　特徴：鎮痛・抗炎症作用を有し，特に鎮痛作用が強力である。
　経口投与後，未変化体のまま消化管より吸収され吸収後に活性化されて作用を発揮するプロドラッグであるため，直接的な胃腸障害は少ない。

4) セレコキシブ（セレコックス®）
　使用法：100～200mg/日，2回/日投与
　特徴：COX-2 選択性を目指して開発された薬物である。COX-2 を阻害することにより，PG の生合成が減少するため，ナトリウム利尿が低下し，血管収縮が起きる。そのため，血圧上昇や浮腫，うっ血性心不全を招くおそれがある。特に冠動脈バイパス術の術後は，心血管系合併症の発生率が高くなるため，COX-2 阻害薬の使用は避けるべきである。また，術後の出血が問題となる耳鼻科，形成外科の手術では，血小板機能を抑制しない COX-2 阻害薬が推奨される。

4 副作用

　COX-1 により合成される PG は生体機能の維持に作用しているため，NSAIDs の副作用は，主に COX-1 抑制に起因する。NSAIDs の主な副作用を以下に示す。

1) 胃腸障害
　もっとも頻度の高い副作用であり，服用している患者の3～15％に見られる。胃腸障害の予防に，プロドラッグ，COX-2 阻害薬の使用や，NSAIDs と PG 製剤であるミソプロストール（サイトテック®），H_2 受容体拮抗薬，プロトンポンプ阻害薬の併用が考慮される。わが国で，NSAIDs による胃・十二指腸潰瘍予防の保険適用をもつのはミソプロストールのみである。

2) 腎障害
　腎臓では，COX-1 だけでなく COX-2 も発現しており，腎臓の恒常性維持に作用する機能をもつ PG 類が産生されている。腎臓の PG は，特に腎機能異常時に調節作用を果たすため，腎機能障害患者や高齢者の場合，特に注意する。

3) 骨髄障害
　再生不良性貧血，血小板減少症，白血球減少症を来す。

4) インフルエンザ脳症増悪
　小児においてライ症候群（脳症と脂肪肝）を来す。

5) アスピリン喘息
　アスピリン喘息は，成人患者の約10％を占めるとされ，アスピリンのみが原因薬物ではなく，NSAIDs によって気管支喘息が惹起される現象を呼ぶ。鼻内ポリープと合併する頻度が高く，鼻内視鏡手術術後に NSAIDs を使用する場合に注意が必要である。

6) 他の薬物との薬物間相互作用
　NSAIDs は，アルブミンと結合して血中を運搬されるが，その結合部位が抗凝固薬パラミヂン®（ワルファリン）と同一である。そのため，これら2つの薬物を併用すると，アルブミン非結合型のワルファリンの血中濃度が高くなり，ワルファリンの効果が増強される。また，ニューキノロン系薬との併用では，高齢者において痙攣発症の報告があり注意する。

6 NSAIDs，アセトアミノフェン，補助鎮痛薬

表3 アセトアミノフェンの容量設定の各国の違い

	1回の最大投与量	1日の最大投与量
日本	500mg	1,500mg
大韓民国	1,000mg	4,000mg
米国	975mg	3,950mg
英国	1,000mg	4,000mg

アセトアミノフェン

アセトアミノフェンは，COX-1 と COX-2 の阻害作用に依存せず，解熱鎮痛効果をもたらす。このため通常使用量では，胃粘膜障害・腎機能障害・血小板機能障害の発現はまれであり，高齢者や腎機能が低下した患者で用いられる。

アセトアミノフェンの容量設定の各国の違いを示す（表3）。本邦で設定されている1回最大投与量 500mg，1日最大投与量 1,500mg は，海外での容量と比べて極端に少ない容量設定であり，解熱薬としては十分な効果を発揮するが，有効な鎮痛を得ることができない場合もある。

1 副作用

肝と腎に毒性があるとされ，長期投与では特に肝障害に注意する。しかし，肝細胞壊死は常用量の10倍以上の内服で生じるとされ，治療の用量内でのアセトアミノフェンは安全性の高い解熱鎮痛薬である。

鎮痛補助薬

鎮痛補助薬とは，オピオイドに抵抗性の特殊な痛みに対して用いられる薬物と，鎮痛薬による副作用の治療に用いられる薬物の総称である。狭義には前者のみを指すことが多いが，ここでは狭義の鎮痛補助薬のうち ivPCA と併用する機会のある薬物と，オピオイドを使用する際に出現しうる副作用の治療に用いられる薬物について述べる。

1 狭義の鎮痛補助薬

原則として鎮痛以外の治療に用いられる薬物であるが，ある状況においては鎮痛効果が生じるものと考えられる。神経因性疼痛など，オピオイドが効きにくい疼痛では鎮痛補助薬の適応となり，抗うつ薬，抗痙攣薬，抗不整脈薬，NMDA受容体拮抗薬，ステロイド，筋弛緩薬，抗不安薬などがある。鎮痛補助薬は，オピオイドと併用することによる鎮痛効果の増強，オピオイドなどの鎮痛薬に抵抗性の痛みの軽減，鎮痛薬の投与量の減少などの効果が期待される。

現在使用されているほとんどの鎮痛補助薬が，不整脈やてんかんなどの特定の疾患・病態の治療薬であり，疼痛治療に保険適用をもたないので，疼痛治療に対する一般的な投与量はない。投与量は，鎮痛効果より安全性を重視して選択し，副作用が出ないように低用量から開始し，鎮痛効果と副作用発現を注意深く観察しながら徐々に増量する。

1）抗てんかん薬

ガバペンチン（ガバペン®）は，神経因性疼痛の治療薬として広く使われている。てんかんの治療薬としての効能のみ認められているが，術後痛に対する鎮痛補助薬として麻薬とともに用いられ，麻薬の使用量を減少させ，麻薬による副作用を軽減できるとの報告がある。抗不安作用や傾眠作用も認められるので，麻酔前投薬として使用される可能性もあり，今後の研究が待たれている。

2）抗不整脈薬

抗不整脈薬のうち，Na^+チャネル遮断作用を有するリドカイン，メキシレチンが痛みの治療に用いられることが多い。投与量は不整脈治療に用いられるよりも少量であるが，副作用に中枢神経症状としてめまい・眠気，心血管系では血圧低下などがある。

3）抗 NMDA 受容体薬

ケタミンの経口投与や持続静注が用いられている（第3章5ケタミンを参照）。

表4 オピオイドの副作用

副作用	特徴
便秘	消化管のμ受容体の活性化
嘔気・嘔吐	延髄化学受容体(CTZ)の刺激や前庭への影響による
呼吸抑制	μ受容体に作用し，血液中の二酸化炭素分圧の増加に対する呼吸中枢の反応性を低下させる
尿閉	δ受容体に作用し，膀胱括約筋の筋緊張，排尿筋を弛緩させる
瘙痒	おそらくヒスタミン遊離が原因ではないが，抗ヒスタミン薬が有効な場合がある
傾眠	3～5日で耐性を生じるが，除痛が得られた状態で強い眠気を訴える場合にはオピオイドの過量投与を考慮する

表5 緩下剤の分類

分類	薬物名	特徴
浸透圧性緩下剤		
塩類	酸化マグネシウム（マグラックス®など） 水酸化マグネシウム（ミルマグ®）	腸内水分量を増やし便を軟化することで，腸管運動を亢進
糖類	ラクツロース，D-ソルビトール（モニラック®）	
刺激性緩下剤		
大腸刺激性	センナ製剤（プルゼニド®，アローゼン®など） ピコスルファートナトリウム（ラキソベロン®）	大腸のアウエルバッハ神経叢を刺激して，腸管運動を亢進 腸内細菌叢により分解されたジフェニル体が，直接腸を刺激 腸で徐々にCO_2を発生させ，運動亢進・排便反応促進
CO_2による直腸刺激	新レシカルボン坐剤®	
その他		
漢方	大建中湯®	術後イレウスに対する効果は確立しているが，便秘に対する保険適用はなし 高齢者では，血圧低下などを引き起こすことがあり注意
浣腸	麻子仁丸 グリセリン	

2 副作用に対して用いられる薬

オピオイド受容体の分布は，脳・脊髄ばかりではなく消化管など末梢組織にも点在し，中枢神経系，消化器系，自律神経系，皮膚症状など多くの副作用が認められる（表4）。

1）便秘

モルヒネの副作用のうち，もっとも頻度が高いものは便秘であり，この作用にはほとんど耐性を生じないため，オピオイド投与中は予防的に緩下剤を投与する必要がある。モルヒネの副作用対策としての緩下剤をまとめる（表5）。緩下剤は同じ作用の薬物を多く投与するよりも，作用の異なる薬物を併用するほうが効果的と考えられる。

2）嘔気・嘔吐

オピオイド投与中の患者では，投与開始初期，あるいは増量時に比較的多く見られる。これは耐性を生じやすく，数日～2週間程度で消失することが多い。

オピオイドによる嘔気・嘔吐は，主に①第4脳室にある化学受容体トリガーゾーン（chemoreceptor trigger zone：CTZ）にあるD_2受容体を刺激し，その刺激が延髄の嘔吐中枢を刺激することによって起こる。ほかに，②末梢臓器

表6 制吐薬の種類

制吐薬の種類	薬物名	特徴
中枢性D_2受容体拮抗薬	プロクロルペラジン（ノバミン®） ハロペリドール（セレネース®）	錐体外路症状の頻度が高い
末梢性D_2受容体拮抗薬	メトクロプラミド（プリンペラン®） ドンペリドン（ナウゼリン®） オランザピン（ジプレキサ®）	中枢移行が少なく効果が弱い 同上
5-HT_3受容体拮抗薬	グラニセトロン（カイトリル®） オンダンセトロン（ゾフラン®）	抗癌薬，放射線による嘔気・嘔吐に適応
中枢性H_1受容体拮抗薬	ジフェンヒドラミン・ジプロフィリン（トラベルミン®）	前庭器官を介する嘔気・嘔吐に適応

（消化管）などに存在するセロトニン受容体（5-HT_3受容体）からの刺激が直接，あるいはCTZを介して嘔吐中枢に伝達される，③前庭器官を介して嘔吐中枢へ刺激が伝えられる，④心因反応から大脳皮質を介して嘔吐中枢を刺激する，などの機序がある。オピオイドによる嘔気・嘔吐は延髄のドパミン受容体を介して生じるため，ドパミン受容体拮抗薬が有効である。

各制吐薬について表6に示す。

文献

1) 日本緩和医療学会，がん疼痛治療ガイドライン作成委員会編．Evidence based medicine に則った「がん疼痛治療ガイドライン」．東京：真興交易医書出版部；2000．
2) 特集「疼痛治療に用いる薬物 ─ Update ─ 」．ペインクリニック 2008；29：606-24．
3) 特集「臨床におけるオピオイドの副作用とその対策」．ペインクリニック 2008；29：1061-78．

（橘　信子）

Point

① NSAIDsは，消化管障害などの副作用を軽減するために，坐剤，徐放剤，プロドラッグ，経皮吸収剤などが開発されている。
② COX-2阻害薬は，冠動脈バイパス術の術後は心血管系合併症の発生率が高くなるため，使用は避けるべきである。
③ 鎮痛補助薬には，抗うつ薬，抗痙攣薬，抗不整脈薬，NMDA受容体拮抗薬，ステロイド，筋弛緩薬，抗不安薬，緩下剤，制吐薬などがある。

第4章
さまざまなPCAの実際

1 開胸術後のPCEA

はじめに

開胸術後の鎮痛法として優れた方法である硬膜外持続鎮痛法にPCEAを組み合わせることにより，持続投与だけでは鎮痛域が狭小化してしまう欠点を補えるため，より質の高い鎮痛が可能となる。本項では，開胸術後の鎮痛法としてのPCEAについて，筆者が日常施行している方法に基づく薬物選択および設定法や注意点，副作用対策，またPCEA装置を応用した術後の胸腔ドレーン抜去に伴う疼痛への対策法などについて概説する。

開胸術後の痛みのターゲット

開胸術で侵襲を受ける部位は，主に肺および胸壁である。肺の全表面を覆う胸膜である臓側胸膜には，知覚神経が分布しないため，痛覚がない。肺自体の求心性線維としての支配神経は，主に迷走神経感覚線維とされている。しかし，開胸術後痛という意味では，ここからの痛みは臨床上あまり大きな問題にはならない。その一方で，胸内筋膜の下にあり，胸腔を内面から覆う胸膜である壁側胸膜には，肋間神経から知覚神経が分布するので，痛覚に敏感であるという特徴をもつ。このため，胸壁および壁側胸膜への侵襲，あるいは肋間神経そのものの損傷が，開胸術後痛の大きな原因となると考えられる。この痛みは，呼吸時，咳嗽で増強し，時に同側肩部への痛みを示すことがある。したがって，開胸術後の術後鎮痛には，胸髄レベル，特に開胸および胸腔ドレーン留置部位を中心としたレベルに対する鎮痛が重要となる。

胸部硬膜外鎮痛法は，開胸術後の鎮痛法の中でもっとも優れた方法として広く認識されている。もっとも汎用されている硬膜外鎮痛法は，持続注入装置を用いた硬膜外持続鎮痛法であるが，本法にPCEAを組み合わせると，より質の高い術後鎮痛が可能になる。以下に開胸術後鎮痛におけるPCEAの実際を述べる。

症例提示

73歳，男性，身長168cm，体重65kg，ASA PS-2，合併症に肺気腫があった。右肺悪性腫瘍（S2）に対して胸腔鏡下 video-assisted thoracoscopic surgery（VATS）右肺上葉切除術が予定された。

前投薬はアトロピン0.5mg，ミダゾラム2.5mgを手術室入室30分前に筋肉注射した。

麻酔方法は空気・酸素・セボフルラン・レミフェンタニル，術後鎮痛法は硬膜外持続鎮痛＋PCEAとした。硬膜外カテーテルをT6～7より留置した後，プロポフォール・レミフェンタニルで麻酔導入を行い，ダブルルーメンチューブを気管挿管した。麻酔維持はセボフルラン1～1.5％，レミフェンタニル0.1～0.2μg/kg/分で行った。

手術終了15分前にレミフェンタニルの投与を終了し，同時にエピネフリン添加1.5％リドカイン4mlを投与した後に，PCEA装置付きディスポーザブル持続注入装置を用いて，0.2％ロピバカイン100ml＋1％ロピバカイン20ml（約0.33％）を，持続投与量4ml/時，1回投与量3ml，ロックアウト時間1時間でPCEAを開始した。手術時間3時間10分，麻酔時間4

時間40分であった。

術翌朝までにPCEAを3回使用したが，疼痛コントロールは良好であった。術後1日目に薬物を0.2％ロピバカインに変更し，その後非ステロイド性抗炎症薬（nonsteroidal anti-inflammatory drugs：NSAIDs）の定期内服を開始した。術後2日目に2本留置していた胸腔ドレーンのうち1本を抜去，同日に持続投与速度のみを2ml/時に変更し，術後4日目にもう1本の胸腔ドレーン抜去と同時に硬膜外鎮痛を終了した。術後4日間の1日あたりのPCEA平均使用回数は2.2回であった。その後もNSAIDsの定期内服などで疼痛コントロールは良好であり，術後10日目に退院した。

コメント：開胸手術では術後の喀痰排出を促進させるためにも疼痛対策は重要である。たとえVATSの手術で比較的低侵襲であると考えられても，硬膜外鎮痛を用いない場合は術後疼痛管理に難渋する場合が多い。本症例では，PCEA装置付きディスポーザブル持続注入装置を用いて硬膜外持続鎮痛を行い，そのうえで疼痛を訴えた場合には，レスキューとしてPCEAを効果的に用いて良好な術後鎮痛を得た。術直後より，深呼吸も喀痰排出も問題なく可能であり，肺合併症の発生も認められなかった。

薬物選択

筆者の施設では，年間400症例程度の開胸手術を行っているが，硬膜外持続投与およびPCEAのための薬物としてロピバカインを単独で用いることが多く，そのほとんどで良好な術後鎮痛を得ている。開胸術では，標準開胸・VATSを問わず，開胸および胸腔ドレーン留置部位の肋間を中心とした，比較的狭い脊髄レベルに対する鎮痛が重要となるため，適切な局所麻酔薬を適切な濃度・投与速度で用いれば，局所麻酔薬のみの投与でも十分な鎮痛が得られると思われる。オピオイドを併用すると，悪心・嘔吐，瘙痒感，尿閉などの副作用をしばしば経験し，病棟看護サイドからの評判が芳しくないため，筆者の施設では，局所麻酔薬単独投与では十分な術後鎮痛がどうしても得られない場合にのみ，フェンタニルを併用している。

局所麻酔薬の単独投与で呼吸器外科の手術後に十分な鎮痛を得るためには，オピオイド併用の場合より高い局所麻酔薬濃度が必要であると考えられる。その一方で，局所麻酔薬濃度を上げた場合には，一般的に運動神経ブロックや血圧低下を生じる可能性が危惧される。しかしながら，肺切除術後の自験例より，0.375％ロピバカインを2～4ml/時程度での持続投与では，運動神経ブロックや血圧低下の頻度はフェンタニル添加0.2％ロピバカインを用いた場合と有意差は認められず，鎮痛の効果もほぼ同等の十分なものであり，また術後の悪心・嘔吐が有意に少ないという結果を得ている[1]。

以下に実際の投与例を示す。

0.2％ロピバカイン　100ml
1％ロピバカイン　20ml
　　（総量120ml，最終濃度0.33％）

持続投与量4ml/時，1回投与量3ml，ロックアウト時間1時間，硬膜外チューブ留置レベルT6～7前後

開胸手術では，標準開胸時にもVATSの際にも，この設定および投与量でほぼ満足のいく鎮痛が得られる場合がほとんどである。病棟で継続使用する場合の処方は，術後1日目に薬液を0.2％ロピバカイン100mlのみに変更し，さらに術後2日目から持続投与量を2ml/時とし，硬膜外チューブ抜去時まで継続する。高齢者では，持続投与量を当初から2ml/時としている。万が一，疼痛管理が不十分の場合には，フェンタニル4～10mlを上記薬液に混合し投与する。

硬膜外チューブ留置の期間としては，特にVATSの場合は胸腔ドレーン留置による疼痛に対する除痛が大切と思われるため，胸腔ドレーンがすべて抜去されるまでの期間を目安にしている。一方で，標準開胸の手術では創が大

きいため，術後疼痛は創部の痛みや肋間神経損傷に大きく由来していると考えられる。このため，硬膜外チューブ留置の期間は術後1週間程度を目安にしている。

設定

術後痛の管理においてPCEAを行うに際しては，硬膜外持続注入による硬膜外持続鎮痛法を行ったうえで，本法で鎮痛しきれない痛みを生じたときに，レスキューとしてPCEAを行う場合が多い。このため，一般にPCEAを行うための機器としては，持続注入とPCEAのための1回投与の双方の機能が備わっているものを選択する場合が多い。

現在臨床で用いられている，このための装置としては，電源駆動式のモーターを用いたものと，電源の必要ないディスポーザブルのものがあり，後者は，①バルーンの収縮力で駆動するタイプ，②陰圧を駆動力とするタイプ，③スプリングの復元力で駆動するタイプの3種類がある。筆者の施設におけるPCEAには，大研医器（大阪）製のクーデック®シリンジェクター®PCAセット（薬液量120ml，持続投与量2〜4ml/時，1回投与量3ml，ロックアウト時間1時間）を用いている（図1）。本製品は，ディスポーザブルで陰圧を駆動力とするタイプの装置であり，モーター式のものと比較して軽量で，作動音がほとんど生じず，電池交換や使用終了後に本体を回収する手間もないなどの利点がある。また，バルーン式などの持続注入器と異なり，単位時間あたりの注入量を正確に知ることができるため，回路閉塞などによる未注入などのトラブルを早期に知ることができる利点がある。また，本PCEA装置にはリザーバーバルーンが付属しており，投与ボタンを一気に押しても硬膜外への注入速度が速くなりすぎず，適度なスピードでの注入が可能となる利点を有している。

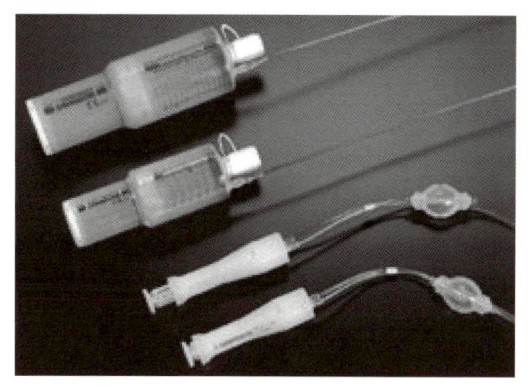

図1 携帯型ディスポーザブル注入ポンプ：クーデック®シリンジェクター®PCAセット

ディスポーザブルで陰圧を駆動力とするタイプの代表的な装置である。

注意点

開胸術後痛鎮痛目的での硬膜外チューブ留置時のコツとしては，刺入時に手術側と反対側から傍正中法で行うと，手術側と同側の硬膜外腔に偏って入る確率が高くなり，より術後鎮痛が確実になる印象をもつので，ぜひ試されることをお勧めする。

症例によっては，諸般の事情で患者自身によるPCEAが難しいケースがある。しかし，その場合でも，PCEA装置を用いた医療者による鎮痛は，硬膜外への薬物単回投与と異なり，薬物充填の手間もなく，疼痛の訴えの直後に薬液投与が可能でタイムラグも少なく，また閉鎖回路なので感染や誤投与の危険性も最小限であるなどの利点を有すると考えられるため，積極的にPCEA装置を活用すべきと考える。筆者の施設での術後疼痛管理においては，硬膜外持続鎮痛に加えて，PCEA装置は，医療者側が施行する鎮痛手段としても，ほぼ必須のものとなっている。

副作用対策

開胸術後痛に対するPCEAの副作用で挙げられるものとして，施行後の上肢のしびれ・脱力がある。これらの症状が認められた場合は，患者と相談し，一過性かつ可逆性の現象であることを説明したうえで，患者の希望を優先して，その後にPCEAを継続施行する可否を判断する。また，尿閉や悪心・嘔吐を生じる場合もあり，症状が著しい場合はほかの鎮痛法に切り替えることも検討する。ちなみに筆者の施設では，術後の悪心・嘔吐の予防として，悪心・嘔吐防止の効果をもつツボである両手首の"内関"[2]に対して，非侵襲性のツボ刺激シール（マグレイン®，阪村研究所，京都）を手術室退室前にルーチンで貼付しており，良い結果を得ている。また，硬膜外持続鎮痛およびPCEAを施行しても，ほとんど鎮痛が得られない場合もあり，その大概の原因は硬膜外カテーテルの位置不良である。この場合は，カテーテル入れ替えや，別の鎮痛手段への切り替えが必要になる。血圧低下や呼吸抑制などの副作用も理論的には考えられるが，実際の臨床場面で大きな問題になることはまれである印象をもつ。

PCEA装置の開胸術後における活用法：応用編

胸部外科の術後には，ほとんどの場合に胸腔ドレーンが留置される。筆者の施設では，胸腔ドレーン留置中はほぼ全症例でPCEA装置付きディスポーザブル持続注入器を用いた硬膜外鎮痛を行っている。その一方で，胸腔ドレーン抜去に伴う疼痛は，開胸術を受けた患者にとって，もっとも好ましからざる経験の一つであるといわれている[3]。しかしながら，この疼痛は抜去時のみの一時的なものであると医療者側から勝手な解釈を受けることが多く，大半の術後症例でほとんどコントロールされていないのが現状である[3]。筆者の施設では，胸腔ドレーン抜去に伴う疼痛への対策として，あらかじめPCEA装置を用いた硬膜外鎮痛法を行っており，良好な結果を得ている。以下に，われわれ[4]が過去に報告した，胸腔ドレーン抜去に伴う疼痛に対するPCEA装置を用いた硬膜外鎮痛法の効果の検討について，紹介する。

開胸術または胸骨正中切開術を行う58症例を対象とし，これらを無作為に，術後の胸腔ドレーン抜去時に0.33%ロピバカイン4ml/時の硬膜外持続投与のみを行う群，すなわちCEA群，および持続投与に加えてPCEA装置より0.33%ロピバカイン3mlを抜去30分前に医療者があらかじめ投与する群，すなわちPCEA群の2群に分けた。胸腔ドレーン抜去前後の疼痛スコアで両群の除痛効果を検討した。

結果：ドレーン抜去前後の疼痛の変化を図2に示す。CEA群では胸腔ドレーン抜去前に比べて抜去後にVAS値の有意な上昇を認めたのに対し，PCEA群ではVAS値は有意な上昇を示さず，良好な除痛効果を示したと考えられた。

胸腔ドレーン抜去時の除痛には，十分な配慮がなされていないケースが多い印象を受ける。この目的でのNSAIDsや麻薬の局所または全身投与法は，ある程度の効果を認めるものの即効性はなく，鎮痛効果を待ってから胸腔ドレーン抜去となるのを余儀なくされるため，抜去のタイミングの遅延を招くと考えられる。また，抜去後にも効果は持続するため，血圧低下や消化器症状，予期せぬ鎮静や悪心・嘔吐などの副作用が前面に出る場合が多いと考えられる。今回の結果より，PCEA装置を用いた硬膜外鎮痛法は，胸腔ドレーン抜去時の疼痛に対して良好な除痛効果を示し，除痛法として簡便かつ有用であると考えられた。本法の利点として，硬膜外ブロック単回投与と異なり，薬物充填の手間もなく，術後PCEAの目的で使用していたものをそのまま応用可能であり，ドレーン抜去のタイミングへの影響を最小限に止めることを可能とし，さらに薬物使用量も少量で局所投与

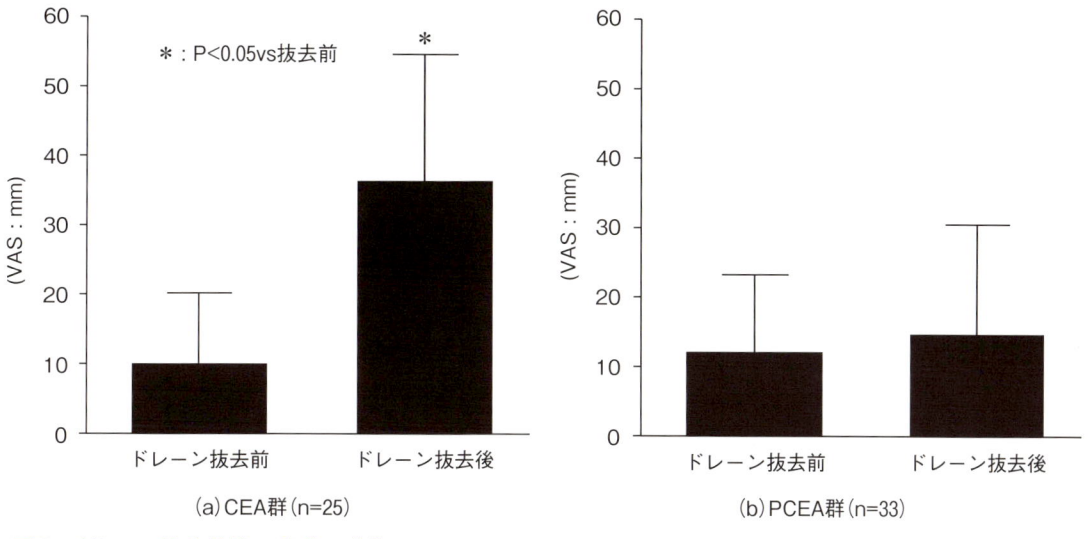

図2　ドレーン抜去前後の疼痛の変化
　CEA群では胸腔ドレーン抜去前に比べて抜去後に疼痛スコア（VAS）の有意な上昇を認めたのに対し，PCEA群ではVAS値は有意な上昇を示さず，良好な除痛効果が得られたと思われた。

であるため，血圧低下や予期せぬ鎮静などの副作用を生じる可能性がきわめて低い点が挙げられる。このため，本法はベッドサイドで安全かつ簡便に施行できるという利点を有する。きわめて有用な除痛法であると考えられる。PCEA装置を術後鎮痛に用いているケースでは，本目的でも有効活用されることをお勧めする。

文献

1) Nakayama Y, Omote K, Kawamata T, et al. A comparison of 0.2% ropivacaine/fentanyl and 0.375% ropivacaine for continuous epidural post-thoracotomy analgesia. Anesthesiology 2004 ; 101 : A904.

2) Harmon D, Gardiner J, Harrison R, et al. Acupressure and the prevention of nausea and vomiting after laparoscopy. Br J Anaesth 1999 ; 82 : 387-90.

3) Rosen DA, Morris JL, Rosen KR, et al. Analgesia for pediatric thoracostomy tube removal. Anesth Analg 2000 ; 90 : 1025-8.

4) 中山禎人，並木昭義．胸腔ドレーン抜去時におけるPCA装置を用いた硬膜外鎮痛法の検討．札幌市医師会医学会誌 2006 ; 239 : 141-2.

（中山　禎人）

Point

①肺の手術後疼痛では，壁側胸膜の痛み（肋間神経から知覚神経が分布）が問題となるが，0.375～0.33%ロピバカイン2～4ml/時の持続硬膜外投与とPCEAで鎮痛効果は十分で，術後の悪心・嘔吐は少ない。

②オピオイドを併用すると，悪心・嘔吐，瘙痒感，尿閉などの副作用を生じるため，局所麻酔薬単独で十分な鎮痛が得られない場合にのみ，フェンタニルを併用している。

③副作用には，上肢のしびれ・脱力，尿閉，悪心・嘔吐，血圧低下などがある。

2 心・大血管手術後のPCA

はじめに

心・大血管手術後に疼痛管理を適切に行うことによって，ストレス反応の抑制，心筋虚血や不整脈などの循環器合併症や無気肺や肺炎といった呼吸器合併症の予防，代謝や免疫，血液凝固機能の安定を得られる。その結果，挿管時間や集中治療室（intensive care unit：ICU）の滞在時間，入院期間などを短縮することができ，患者の早期回復につながる[1,2]。また，最近では超短時間作用型の麻薬であるレミフェンタニルが術中に使用されるようになり，術中から術後への疼痛コントロールの移行をスムーズに行うことが求められている。

本項では，冠動脈バイパス術や弁疾患手術などの開心術後，胸部大動脈や腹部大動脈の人工血管置換術後の疼痛管理をivPCAの使用法を中心に述べたい。

症例提示 ■■■

54歳，女性，身長152cm，体重49kg
20年前に大動脈弁狭窄兼逆流症，僧帽弁狭窄兼逆流症に対して大動脈弁および僧帽弁の二弁置術が行われ，経過を観察中であった。半年前からしだいに心不全症状が進行したために，精査したところ，三尖弁狭窄兼逆流症を認め，手術適応となった。

セボフルラン，プロポフォール，レミフェンタニル，ロクロニウムを用いた全身麻酔下で，右側開胸で生体弁による三尖弁置換術を施行した。体外循環離脱後からtransitionalオピオイドとしてフェンタニルを15μg/kg投与した。ICU入室後にデクスメデトミジン，プロポフォールによる鎮静に加えて，表に示すようなメニューでフェンタニルを用いたivPCAを開始した。術後1日目の抜管後，安静時痛はおおむね良好にコントロールされていたが，体動時痛のコントロールはivPCAだけでは難しいことがあり，トラマドール（100mg）を併用した。術後3日目から痛みの軽減と眠気の増強に伴い，ivPCAの持続投与を中止し，経口のロキソプロフェンを併用することで安静時痛および体動時痛を抑制することができた。術後6日目にivPCAを終了とした（図1）。

開心術

1 開心術にPCAの利点はあるか

冠動脈バイパス術，弁形成術，弁置換術などの開心術は，胸骨正中切開で行われ，心窩部に数本のドレーンが留置される。開心術後の疼痛は，正中切開創だけでなく，手術操作による組織の障害，種々のカテーテルやカニューレの挿入部，静脈採取の部位，ドレーンの挿入部，そして内胸動脈の剝離など，さまざまな原因によって引き起こされる。

表　ivPCAのメニュー

- 薬液：フェンタニル 10μg/ml
  フェンタニル 1mg＋生理食塩液80ml
  フェンタニル 2.5mg＋生理食塩液200ml
- 持続投与量：0〜30μg/ml
- 1回投与量：15μg
- ロックアウト時間：5分
- 時間有効回数：8〜10回/時

心・大血管術後のivPCAには，CADD Legacy 6300 PCA（スミスメディカル・ジャパン製，東京）を使用している。

図1 症例の経過

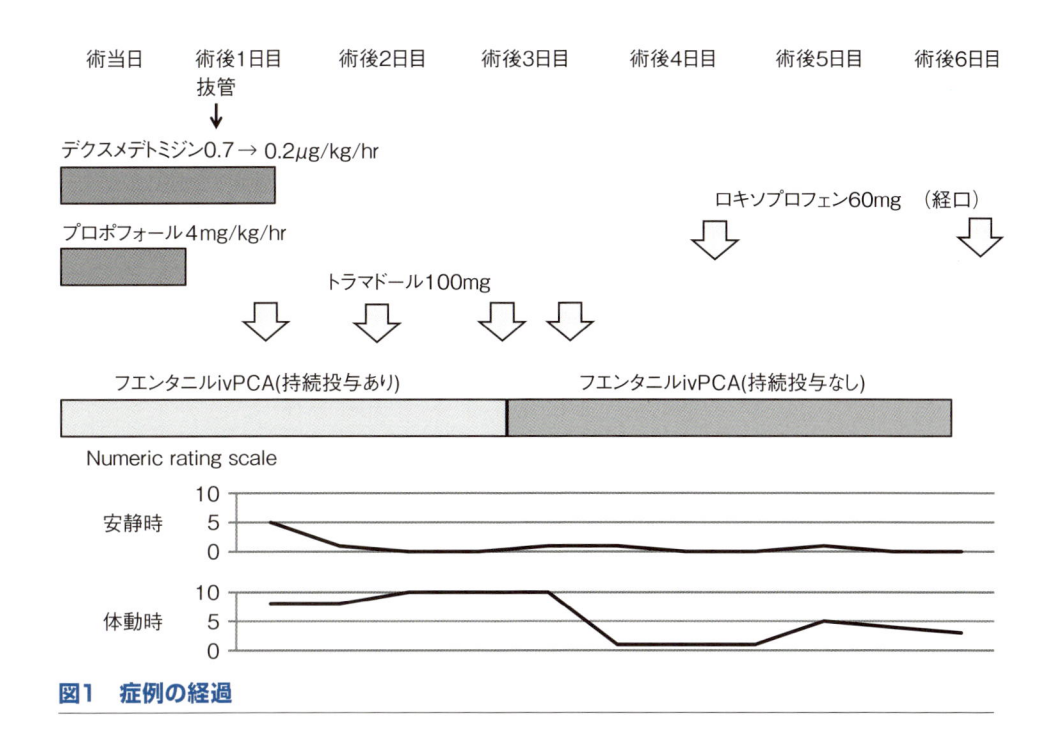

| | 術当日 | 術後1日目 抜管 | 術後2日目 | 術後3日目 | 術後4日目 | 術後5日目 | 術後6日目 |

デクスメデトミジン 0.7 → 0.2μg/kg/hr

プロポフォール 4mg/kg/hr

トラマドール 100mg

ロキソプロフェン 60mg（経口）

フエンタニル ivPCA(持続投与あり) ／ フエンタニル ivPCA(持続投与なし)

Numeric rating scale
- 安静時
- 体動時

　また，最近では超短時間作用型オピオイドであるレミフェンタニルが導入され，早期抜管が主流になりつつあるが，レミフェンタニルは調節性の良さや作用時間の短さから心臓麻酔においても有用な薬物ではあるものの，transitional オピオイドなど術後を見据えた疼痛管理を行わなければ，患者は痛みに苦しむことになってしまう。したがって，従来以上に患者の疼痛の程度や性質に見合った疼痛管理が，患者の安楽，早期回復のために必要とされている。

　開心術後の患者にルーチンに ivPCA を行う必要があるかどうかは，議論のあるところではある。一般的には，看護師が患者の訴えなどから鎮痛薬を投与している場合（nurse-controlled analgesia：NCA）が多いと思われるが，NCA と比較して PCA が優れているかどうかの結論は出ていない。

　冠動脈バイパス術後の患者を対象に PCA と NCA を比較した研究では，ICU においては PCA も NCA も同等の疼痛コントロールであったが，一般病棟に戻ってからは，PCA のほうが NCA に比べ疼痛コントロールが良好であった[3]。また，Boldt ら[4]は PCA を使用したほうが，疼痛コントロールだけでなく，患者の満足度や呼吸機能も改善するという報告している。その一方で，開心術後の患者へのルーチンの PCA の使用は，NCA と比較して明らかな利点はなかったとする報告[2)5)]もある。

　開心術後においては，患者の安静時痛や体動時痛の評価を行い，医療者のコントロールによる非ステロイド性抗炎症薬や，麻薬性鎮痛薬などの投与だけでは疼痛管理が不十分な場合には，PCA を検討するというのが現状では妥当な選択と考えられる。

2 疼痛管理の実際

　著者らの施設においては，術中はレミフェンタニルを使用し，手術終了までにフェンタニル 10〜15μg/kg を transitional オピオイドとして投与することが多い。さらに，体外循環離脱ないし冠動脈バイパス術の場合には吻合終了後，循環動態が落ち着いた時点で，デクスメデトミジンの持続投与を開始し，ICU に帰室するまでに負荷投与が終了するようにしている。

2 心・大血管手術後のPCA

病棟用術後疼痛経過観察表

月日	/	/	/	/	/	/	/	/	/	/
時間	(:)	(:)	(:)	(:)	(:)	(:)	(:)	(:)	(:)	(:)

手術日 200 / /　　病棟　　　　　pump No.　　-　　この経過表をどう使うかは各病棟にお任せしていますので自由です
患者名　　　　　年齢/性別　　／
術式　　　　　　　　　　Epi 挿入部位　　/

VAS	安静時	
	体動時 咳そう時	
Vital	血圧	
	心拍数	
	呼吸数	
ラムゼイスコア		
PCA	リザーバー容量	
	設定変更	
運動神経遮断の程度		0・1・2・3 (各列)
他の鎮痛薬剤の使用		
自覚症状	悪心・嘔吐	
	かゆみ	
	尿閉	
	その他	
記入者サイン		

- VAS:visual analogue scale = 痛みの10段階評価
  0 1 2 3 4 5 6 7 8 9 10

- ラムゼイスコア

1	不安そうである，イライラしている，落ち着きが無い
2	協力的，静穏，見当識がある
3	言葉による指示に反応
4	眉間への軽い叩打に反応
5	眉間への軽い叩打に緩慢に反応
6	眉間への軽い叩打に対しても反応せず

- 運動神経遮断の程度：Bromage scale

0	筋機能の消失なし（膝や足を充分に曲げることができる）
1	足を延ばしたまま上げる事が出来ない（但し，膝は曲げる事が出来る）
2	膝を曲げる事が出来ない（但し，足首を動かす事は出来る）
3	足首を曲げる事が出来ない（足や膝を動かす事も出来ない）

IV-PCA	機械式(No.　)		disposable		その他
いずれかに○					
background	30μg	なし	15μg(1ml)	20μg(1ml)	
フェンタニル 生食	20ml(10A) 80ml	20ml(10A) 80ml	30ml(15A) 70ml	40ml(20A) 60ml	
1回dose	15μg	15μg	15μg(1ml)	20μg(1ml)	
Lockout time	5min	5min	10min	10min	
時間有効回数	8回	10回	6回	6回	
ドロレプタン (/100ml)	なし・1ml・2ml・その他（　）				

Epi
【薬液内容】　　　　　　　　　　　【投与速度】　　　　ml／hr
0.2%アナペイン　　　　　ml　　　PCEA　□なし
□ フェンタネスト　　　　ml　　　　　　□あり　dose:
□ モルヒネ　　　　　　　ml　　　　　　　　　lockout time:
□ その他　　　　　　　

図2　術後疼痛経過観察表
ICUや病棟で看護師が記入している。PCAポンプの作動状況や副作用の発生の把握に役立つ。

ICU帰室後に，患者が覚醒し痛みが出る場合には，フルルビプロフェンアキセチル，トラマドール，ブプレノルフィンを主に使用し，多くの症例で良好な疼痛コントロールを得ている。

通常の疼痛管理で痛みのコントロールが難しい場合には，フェンタニルによるivPCAを行う。表に示すようなメニューを基本とし，患者の痛みの性状や程度を評価しながら持続投与量や投与回数，ロックアウト時間などを変更する。また，図2のような用紙を用いて，ivPCAの作動状況や患者の症状を記録している。フェンタニルだけにこだわらず，デクスメデトミジン（0.2～0.7μg/kg/hr）やフルルビプロフェンアキセチル（1mg/kg）などを鎮痛補助薬として用いることもある。

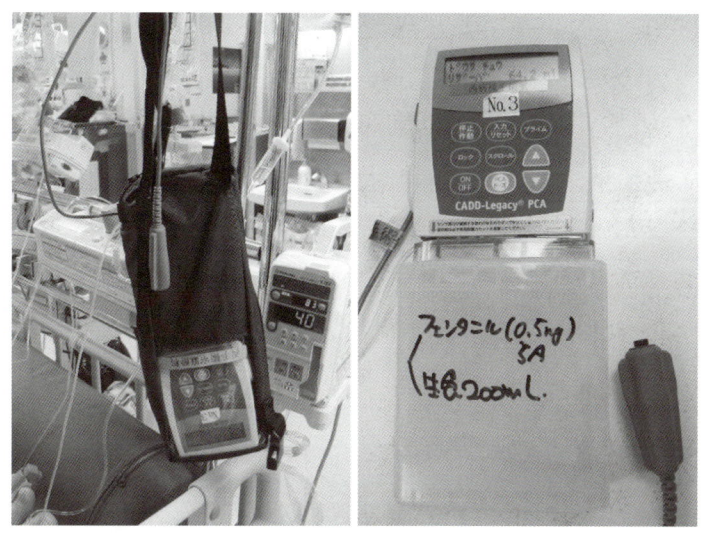

図3 大血管手術後のivPCA
250mlのカセットを使用することにより，薬物の補充の頻度を減らすことができる。

大血管手術

1 胸部大動脈瘤・胸腹部大動脈瘤

1) 疼痛管理のポイント

　胸部大動脈瘤や胸腹部大動脈瘤に対する人工血管置換術は，左開胸ないし左開胸開腹で行われるために，創も大きく術後の疼痛も強い。適切な疼痛コントロールが行われなければ，無気肺や肺炎などの呼吸器合併症は必発といってもよく，患者の回復にも大きく影響する。

　術後鎮痛の方法としては，麻薬をはじめとする鎮痛薬の全身投与，硬膜外麻酔や神経ブロックなどが挙げられるが，術中の体外循環の使用や術後の出血による凝固系障害のために，硬膜外麻酔や神経ブロックは行いにくい。したがって，麻薬によるivPCAを用いた疼痛管理が第一に選択されると考えられる。

　麻薬によるivPCAを術後に行うにあたって留意しなければならないのは，術中の脊髄虚血の発生の有無である。Kakinohanaら[6]は，ラットで脊髄虚血を起こした後にモルヒネを投与すると対麻痺を来すという報告をしている。この結果を実際の臨床に適用できるかどうかは議論のあるところではあるが，術中に脊髄虚血が発生した症例では麻薬の使用を慎重にしたほうがよいかもしれない。ブプレノルフィンやペンタゾシンの投与では対麻痺は発生しないという動物実験の結果[7]もあるため，これらの薬物が代替薬となりうる。

　開胸術後の疼痛コントロールのレベルとしては，安静時痛に加えて体動時痛の抑制も必要になってくる。これは体動時痛を抑えることで，咳嗽や深呼吸，体位変換が容易になり，肺理学療法も行いやすくなり，その結果，呼吸器合併症の予防につながるためである。時として，ivPCAだけでは体動時痛を十分に抑制できない場合もある。ivPCAだけにこだわらず，適宜，鎮痛補助薬などを使用して，鎮痛を図ることが重要であると考えている。

2) 疼痛管理の実際

　著者らの施設では，術中に脊髄虚血の指標として運動誘発電位（motor evoked potential：MEP）をモニタリングしているため，プロポフォール，フェンタニル（レミフェンタニル），ケタミンを用いて全身麻酔の維持を行っている。状況が許せば，閉胸前に肋間神経ブロック

を術野から施行してもらっている。

ICUに帰室後，表に示すようなメニューでフェンタニルによるivPCAを開始する。大血管手術の術後患者ではivPCAの使用も長期になることもあるため，図3のような250mlの容量のカセットを使用している。患者の年齢や状態に応じて持続投与量を決めているが，術中にケタミンを使用していることもあって，持続投与量を減らしていることも多い。術中にMEPが低下するなど，脊髄虚血の所見が認められた場合にはivPCAの開始を，少なくとも麻痺が発生していないことが確認できるまでは見合わせる。

疼痛の評価を適宜行い，安静時痛だけでなく体動時痛を見逃さないようにする。フェンタニルによるivPCAだけでは体動時痛を抑制できないことも多く，フルルビプロフェンアキセチル（1mg/kg），トラマドール（100mgあるいは2mg/kg），デクスメデトミジン（0.2～0.7μg/kg/hr）などを併せて使用する。疼痛コントロールが不良の場合には，肋間神経ブロックを行うこともある。

2 腹部大動脈瘤

1) 疼痛管理のポイント

腹部大動脈瘤に対する人工血管置換術は，上腹部から下腹部までの腹部正中切開，後腹膜アプローチの場合には，傍腹直筋切開で行われることが多い。いずれの場合も創は比較的大きく，疼痛も強い。また，腹部大動脈瘤の患者は虚血性心疾患や高血圧，慢性肺疾患などの合併症をもっていることがまれではない。したがって，術後の心筋虚血や呼吸器合併症の発生を防ぐために，疼痛管理を適切に行う必要がある。

術後鎮痛の方法としては，硬膜外鎮痛や麻薬の全身投与が一般的であるが，どちらの方法が良いかは一定の結論を見ていない。Nishimoriら[8]によるメタ分析では，硬膜外鎮痛のほうが，麻薬の全身投与による鎮痛法と比較して，死亡率は変わらないものの体動時の疼痛スコア（VAS）の値が小さく，気管挿管や人工呼吸の期間が20％短かった。さらに，心筋梗塞や急性呼吸不全，消化管合併症，腎不全などの合併症の発症頻度も硬膜外鎮痛法で有意に低いという結果[8]であった。

しかしながら，硬膜外カテーテルの留置はリスクがないわけではない。硬膜外血腫などの合併症の発生率は低いながらも，いったん起こってしまうと重篤な合併症となる。腹部大動脈瘤をもつ患者は，循環器合併症をもっていることが多く，抗血小板療法や抗凝固療法が行われていることも多い。このような患者では，ivPCAによる麻薬の全身投与の利点が，硬膜外鎮痛法の利点を上回ることもあると考えられる。

2) 疼痛管理の実際

著者らの施設ではもっぱらivPCAで術後の鎮痛を行っているため，ここではivPCAによる疼痛管理について述べる。

手術終了後から表に示すようなメニューでivPCAを開始する。ほぼすべての症例でデクスメデトミジン（0.2～0.7μg/kg/hr）を併用しているが，デクスメデトミジンの併用によりフェンタニルの投与量を減らすことができる。患者の年齢，覚醒状況や疼痛の強さを考慮して持続投与量を調節する。

腹部大動脈瘤の術後においても，安静時痛だけでなく体動時痛の抑制が重要である。ivPCAだけでは鎮痛が不十分な場合，フルルビプロフェンアキセチル（1mg/kg）やトラマドール（100mgあるいは2mg/kg）を使用することもある。最近では，腹横筋膜面（transversus abdominis plane：TAP）ブロックが腹部手術の術後鎮痛に有用であるという報告[9]もあり，腹部大動脈瘤の手術にも有効な可能性がある。

集学的アプローチ

心・大血管手術後の疼痛はさまざまな原因で生じるため，適切な鎮痛を患者にもたらすことが難しいこともある。一つの鎮痛手段のみを用

いるだけでは，鎮痛が不十分になるだけでなく，薬物の過量投与による副作用が生じる可能性がある．したがって，麻薬によるivPCAだけでなく，局所麻酔薬の浸潤や神経ブロック，非ステロイド性抗炎症薬，α受容体刺激薬，硬膜外鎮痛などの手段を組み合わせ，集学的に疼痛管理を行うことが，副作用のリスクを小さくしつつ，良好な鎮痛を患者にもたらすことになると考えられる．

文献

1) Chaney MA. Pain management for the postoperative cardiac patient. In : Kaplan JA, editor. Essentials of cardiac anesthesia. Philadelhia : Saunders ; 2008. p.709-31.
2) Tsang J, Brush B. Patient-controlled analgesia in postoperative cardiac surgery. Anaesth Intensive Care 1999 ; 27 : 464-70.
3) Pettersson PH, Lindskog EA, Owall A. Patient-controlled versus nurse-controlled pain treatment after coronary artery bypass surgery. Acta Anaesthesiol Scand 2000 ; 44 : 43-7.
4) Boldt J, Thaler E, Lehmann A, et al. Pain management in cardiac surgery patients : Comparison between standard therapy and patient-controlled analgesia regimen. J Cardiothorac Vasc Anesth 1998 ; 12 : 654-8.
5) Myles PS, Buckland MR, Cannon GB, et al. Comparison of patient-controlled analgesia and nurse-controlled infusion analgesia after cardiac surgery. Anaesth Intensive Care 1994 ; 22 : 672-8.
6) Kakinohana M, Marsala M, Carter C, et al. Neuraxial morphine may trigger transient motor dysfunction after a noninjurious interval of spinal cord ischemia : A clinical and experimental study. Anesthesiology 2003 ; 98 : 862-70.
7) Nakamura S, Kakinohana M, Sugahara K, et al. Intrathecal morphine, but not buprenorphine or pentazocine, can induce spastic paraparesis after a noninjurious interval of spinal cord ischemia in the rat. Anesth Analg 2004 ; 99 : 1528-31（table of contents）
8) Nishimori M, Ballantyne JC, Low JHS. Epidural pain relief versus systemic opioid-based pain relief for abdominal aortic surgery. Cochrane Database Syst Rev 2006 ; 3 : CD005059.
9) McDonnell JG, O'Donnell B, Curley G, et al. The analgesic efficacy of transversus abdominis plane block after abdominal surgery : A prospective randomized controlled trial. Anesth Analg 2007 ; 104 : 193-7.

（清野　雄介，尾﨑　眞）

Point

①心・大血管手術は，ストレス反応の抑制，呼吸・循環器系合併症の予防のために鎮痛は重要であり，挿管時間や集中治療室の滞在時間，入院期間の短縮につながる．
②看護師が患者の訴えなどから鎮痛薬を投与するnurse-controlled analgesia（NCA）も，PCAと同様の効果がある．
③通常の疼痛管理で痛みのコントロールが難しい場合には，フェンタニルによるivPCAを，さらにNSAIDs，α受容体作動薬，局所麻酔薬の浸潤，神経ブロック，硬膜外鎮痛などを組み合わせ，副作用のリスクの少ない良好な鎮痛となる．

3 開腹術後のPCEA

はじめに

術後痛もしくは急性痛に対して効果的な鎮痛は，現代医療において重要な位置を占めている。術後早期のリハビリテーションは術後合併症を減少させ，患者満足度を大いに向上させる[1]。そのために現在の術後鎮痛において，硬膜外持続投与は世界で広く一般的に行われている術後鎮痛法である[2]。また，特に開腹術においては，咳嗽時の鎮痛にもっとも効果的に作用するため，術後の合併症発生を有意に抑制しうる[3]。このように利点の多い術後鎮痛法であるが，硬膜外麻酔自体の合併症は多彩であり，患者合併症と術後鎮痛を考慮し至適な術後鎮痛が選択されなければならない。本項では，硬膜外麻酔薬の特徴およびPCEAへの有用性，硬膜外麻酔自体の注意事項について詳述する。

症例提示 ■■■

64歳，男性。

高血圧に対してアンジオテンシンⅡ受容体拮抗薬1剤内服治療中。手術歴なし。今回，前立腺癌に対して根治的前立腺全摘術が予定された。

麻酔法は硬膜外麻酔カテーテルをT12/L1椎間に留置し，全身麻酔併用で行った。

術後PCEAとして，0.2%ロピバカイン100mlにフェンタニル200μgを添加し4ml/時で持続投与し，1回投与量2ml，ロックアウト時間10分に設定した。

術後回診時，0～100点の疼痛スコア（VAS）により術後痛を評価した。安静時VAS 0，体動時VAS 20，咳嗽時VAS 30で患者満足度は100であった。3日間PCEAを継続し，術後4日目に硬膜外カテーテル抜去した。その後もVASの上昇は認めず，良好な術後鎮痛が実施できた。

薬物選択

PCEAは硬膜外カテーテルが留置され，適正な位置に刺入されていることが使用にあたり絶対条件となる。術式ごとの刺入点や，使用局所麻酔薬などは施設ごとによって違いはあるものの，設定できるポイントを以下に示す（表1）。

1 使用する局所麻酔薬の種類

PCEAレジメンについて詳述してある論文などでは，0.0625～0.25%ブピバカイン・0.1～0.2%ロピバカインを使用している頻度が高い[4]～[6]。

PCEAの持続投与する局所麻酔薬には，運動神経障害性が小さいこと，局所麻酔薬中毒を起こしにくい薬物であることが条件として挙げられる。そのため，局所麻酔薬の濃度を小さくして使用することで，局所麻酔薬の投与による合併症を低減させることができる。

ベースの薬物だけでなく，局所麻酔薬中に麻薬を注入することでよりよい鎮痛効果が期待できる半面，麻薬に特異的な合併症（嘔気・嘔吐，瘙痒感，傾眠など）や管理上の問題が起こるこ

表1　PCEAの薬物の決定できる項目

持続投与する局所麻酔薬の種類
持続投与する局所麻酔薬の流量
疼痛時の局所麻酔薬注入間隔（ロックアウト時間）
疼痛時の1回局所麻酔薬注入量

とがあり注意が必要である。脂溶性の高いフェンタニルのほうが，モルヒネと比較して遅発性の呼吸抑制の可能性を低下させ，また作用発現も速いため疼痛時のレスキューとして使用することに適している。

2 使用する局所麻酔薬の量

局所麻酔薬の量はPCEAのインフューザーポンプにも依存するが，流量が可変なものと不変なものがある。注意したいことは，PCEA開始して日を追うごとに局所麻酔薬使用量が変化するという指摘である。術創の治癒に従って局所麻酔薬の必要量も減少するので，術当日がもっとも局所麻酔薬の使用量が多く，その後2日目は初日の90%程度の局所麻酔薬の使用量が，3日目は初日の80%程度の局所麻酔薬の使用量が使用される[6]。インフューザーポンプの持続注入速度が可変の製品であれば，2日目・3日目と注入速度を減少させることで一定の鎮痛を得ることもできると考えられる[7]が，インフューザーポンプの持続投与量が少ない値でも，プッシュにより投与量は増加させることができるので，インフューザーポンプは注入速度が固定の製品でも問題ないことが多い。

また持続投与量を0にして，患者のプッシュのみで鎮痛を図ろうとしても鎮痛効果は弱く[8]，持続投与量は0.1%ロピバカインであれば5ml/時程度の注入速度があると良い鎮痛が得られる。

また患者背景や，手術術式によっても侵害刺激は異なるので，当然局所麻酔薬の使用量も変化が与えられるべきである[9]。この検討から，局所麻酔薬の持続投与速度は以下のようにしている（表2）。

また持続注入でなくとも，プログラムに従ってボーラス投与を繰り返す方法も有効である[10]。

3 ロックアウト時間（もしくはロックアウトインターバル）

患者自身による疼痛管理を行ううえで，安全弁としての役割を果たすのがロックアウト時間である。局所麻酔薬の投与によって過剰な血圧

表2 局所麻酔薬の部位別持続投与の流速

手術部位	体重(kg)	年齢(歳) 20〜34	35〜49	50〜64	65〜80
胸〜腹部 悪性腫瘍手術	50〜60	6.2	6.1	6.1	6.0
	60〜70	6.5	6.4	6.3	6.2
	70〜80	6.7	6.6	6.5	6.4
	80〜90	6.9	6.8	6.8	6.7
胸〜腹部 良性手術	50〜60	5.3	5.2	5.1	5.0
	60〜70	5.5	5.4	5.4	5.3
	70〜80	5.8	5.7	5.6	5.5
	80〜90	6.0	5.9	5.8	5.7
下腹部〜下肢手術	50〜60	3.5	3.4	3.3	3.2
	60〜70	3.7	3.6	3.6	3.5
	70〜80	4.0	3.9	3.8	3.7
	80〜90	4.2	4.1	4.0	3.9

表内の数字は0.0625%ブピバカインの場合。単位はml/時
（Chang KY, Dai CY, Ger LP, et al. Determinants of patient-controlled epidural analgesia requirements : A prospective analysis of 1753 patients. Clin J Pain 2006 ; 22 : 751-6より改変引用）

低下が起こらないために，プッシュしてから次にプッシュができるまでのインターバルを機械的に設定することが一般的である。

ロックアウト時間を短くすれば，患者が疼痛時のコントロールをしやすいため，鎮痛効果は優れる一方，局所麻酔薬の効果が出現するより前にプッシュを繰り返してしまう危険がある。ロックアウト時間を長くすれば，複数回のプッシュが必要なときに対応ができない可能性があるが，安全性はより高まる。

0.125% ブピバカインにおいて，ロックアウト時間5分と15分では，5分のほうが鎮痛効果に優れ，安全性にも問題はなかったという報告[5]と，0.0625% ブピバカインにおいてロックアウト時間15分と30分で使用局所麻酔薬の総量に差はなく，鎮痛効果にも差はなかったとする報告[6]とがある。ロックアウト時間が短い場合の過剰プッシュによる問題とすれば，第一に低血圧が挙げられるが，胸部PCEAでは低血圧発生率は4.1%，腰部PCEAでは7.7%程度である[4]。このことから，特に腰部PCEAの際にはプッシュ後に設定したロックアウト時間程度の間隔をあけて血圧を測定する必要がある。

また，運動障害などの合併症を予防するうえでも，PCEA装着前の患者教育が必須である。

4 1回投与量

疼痛時のプッシュに対して何ml投与するかは重要な問題である。持続投与する局所麻酔薬量とロックアウト時間との兼ね合いによって1回注入量も決定したほうがよい。

局所麻酔薬中毒を予防するために，表3を提示する。

上記に従い，具体的なPCEAレジメンを決定する（例：表4）。

注意点

PCEAに伴う合併症を表5に示す。開腹術後の嘔気・嘔吐は，多くある重大な問題点である。近年5-HT_3阻害薬やNK-1受容体拮抗薬の嘔気・嘔吐への作用が期待されるが，残念ながら本邦ではいまだ保険適用となっていない。

また術後の管理上問題となるのは，病棟での

表3　局所麻酔薬中毒量

局所麻酔薬	中毒域 (μg/ml)	量(mg)	Cmax (μg/ml)	Tmax（分）	エピネフリンの効果 （Cmax/Tmax）
リドカイン	5〜7	400	2.2	27	1.7/32
ブピバカイン	3	100	0.73	19	0.53/21
ロピバカイン	4	85	1.31	12	0.82/23
レボブピバカイン	3	112.5	0.81	24	

Cmax：最大血中濃度，Tmax：最大血中濃度に達するまでの時間。
（Salinas FV. Pharmacology of drugs used for spinal and epidural anesthesia and analgesia. In：Wong CA, editor. Spinal and epidural anesthesia. New York：McGraw-Hill；2007. p.96より改変引用）

表4　PCEA例

手術部位	持続投与量 （ml/時）	麻薬量 （μg/ml）	ロックアウト時間 （分）	1回投与量 （ml）
胸〜腹部 悪性	4〜6	2	10	2〜3
胸〜腹部 良性	4	1〜2	10	2
下腹部	4	0〜1	10	2

使用薬物は局所麻酔薬として0.2%ロピバカイン，麻薬としてフェンタニルを使用した場合。

表5　PCEAの合併症

合併症	頻度(%)	
嘔気	18.8（女性のみでは39.1）	
嘔吐	16.2（女性のみでは30.2）	
弱い鎮静	14.3	
強い鎮静	1.2	
瘙痒感	16.1	
尿閉	29.1	
	胸部	腰部
硬膜穿刺	0.81	0.72
カテーテルの位置異常	7.15	6.71
コネクタの外れ	0.63	0.69
カテーテルの閉塞	0.38	0.42
カテーテル感染の兆候	1.23	1.04
硬膜外血腫	0	0.0075
硬膜外膿瘍	0.010	0.025
化膿性髄膜炎	0	0.025
低血圧	4.1	7.7

〔Pöpping DM, Zahn PK, Van Aken HK, et al. Effectiveness and safety of postoperative pain management : A survey of 18 925 consecutive patients between 1998 and 2006 (2nd revision) : A database analysis of prospectively raised data. Br J Anaesth 2008 ; 101 : 832-40およびDolin SJ, Cashman JN. Tolerability of acute postoperative pain management : Nausea, vomiting, sedation, pruritus, and urinary retention. Evidence from published data. Br J Anaesth 2005 ; 95 : 584-91より改変引用〕

低血圧である。医師不在時の低血圧に対する対処を病棟もしくは院内で共通プロトコルを策定する必要があるかもしれない。低血圧の発生頻度は胸部よりも腰部で高いので[4]，特に注意が必要である。また，一般的な硬膜外麻酔の禁忌事項（抗凝固療法中など）においても適応は慎重を期さねばならない[13]（表6）。

まとめ

開腹術後のPCEAは術後疼痛管理の理想的な実現方法の一つであり，患者の術後満足度に大きく貢献する。しかし，多彩な合併症の原因となることを認識し，麻酔科医だけでなく病棟スタッフ・患者にも周知する必要がある。

文献

1) Saeki H, Ishimura H, Higashi H, et al. Postoperative management using intensive patient-controlloed epidural analgesia and early rehabilitation after an esophagectomy. Surg Today 2009 ; 39 : 476-80.

2) Kaya T, Büyükkoçak U, Başar H, et al. Comparison of epidural ropivacaine 0.2% in combination with sufentanil $0.75\mu g\ ml^{-1}$ for postcaesarean analgesia. Agri 2008 ; 20 : 30-7.

3) 定村浩司，濱田富美男，杉木圭吾ほか．硬膜外麻酔は消化器緊急手術患者の転帰を改善する．麻酔 1997 ; 46 : 1602-8.

4) Pöpping DM, Zahn PK, Van Aken HK, et al. Effectiveness and safety of postoperative pain management : A survey of 18 925 consecutive patients between 1998 and 2006 (2nd revision) : A database analysis of prospectively raised data. Br J Anaesth 2008 ; 101 : 832-40.

5) Stratmann G, Gambling DR, Moeller-Bertram T, et al. A randomized comparison of a five-minute versus fifteen-minute lockout interval for PCEA during labor. Int J Obstet Anesth 2005 ; 14 : 200-

表6 抗凝固療法に対する薬物別の対処

抗凝固薬・血小板	薬物中止期間	硬膜外カテーテル挿入後の薬物再開時期
ヘパリン5,000単位/日以下（70単位/kg/日以下）	4時間（APTT・血小板の正常化）	1時間
ヘパリン5,000単位以上（70～100単位/kg/日以上）		6時間
ヘパリン100単位/kg/日以上		6時間　術前日に硬膜外カテーテルを留置する
低分子ヘパリン5,000単位以下（40mg/日以下）	10時間	6時間
低分子ヘパリン5,000単位以上（40mg/日以上）	24時間	6時間
フォンダパリヌクス2.5mg/日以下	36時間	6時間
ワルファリン	1～4日（INR 1.2以下が望ましい）	カテーテル抜去後
アスピリン	3～7日間	術後可及的すみやかに
ジピリダモール	中止不要	中止不要
クロピドグレル	5日間	カテーテル抜去後
チクロピジン	5日間	カテーテル抜去後
NSAIDs（中止期間のみ記載）	薬物名／ジクロフェナク／イブプロフェン／ケトプロフェン／インドメタシン／ケトロラック／ナプロキサン／ロルノキシカム／ピロキシカム／COX-2選択的阻害薬	中止期間／12時間／12時間／12時間／24時間／24時間／48時間／24時間／2週間／中止不要

(Salinas FV. Pharmacology of drugs used for spinal and epidural anesthesia and analgesia. Wong CA, editor. Spinal and epidural anesthesia. New York : McGraw-Hill ; 2007. p.96より改変引用)

6) Ho CN, Tsou MY, Chan CT, et al. The relationship between lockout interval and requirement for patient-controlled epidural analgesia. Acta Anaesthesiol Taiwan 2008 ; 46 : 112-7.

7) 川越いづみ，田島圭子，金井優典ほか．高齢者婦人科開腹手術におけるフェンタニル硬膜外自己調節鎮痛法での至適投与量の遡及検討．麻酔 2008 ; 57 : 1408-13.

8) Lim Y, Ocampo CE, Supandji M, et al. A randomized controlled trial of three patient-controlled epidural analgesia regimens for labor. Anesth Analg 2008 ; 107 : 1968-72.

9) Chang KY, Dai CY, Ger LP, et al. Determinants of patient-controlled epidural analgesia requirements : A prospective analysis of 1753 patients. Clin J Pain 2006 ; 22 : 751-6.

10) Sia AT, Lim Y, Ocampo C. A comparison of a basal infusion with automated mandatory boluses in parturient-controlled epidural analgesia during labor. Anesth Analg 2007 ; 104 : 673-8.

11) Dolin SJ, Cashman JN. Tolerability of acute postoperative pain management : Nausea, vomiting, sedation, pruritis, and urinary retention. Evidence from published data. Br J Anaesth 2005 ; 95 : 584-91.

12) Salinas FV. Pharmacology of drugs used for spinal and epidural anesthesia and analgesia.

In : Wong CA, editor. Spinal and epidural anesthesia. New York : McGraw-Hill ; 2007. p.96.
13) Breivik H, Bang U, Jalonen J, et al. Nordic guidelines for neuraxial blocks in disturbed haemostasis from the Scandinavian Society of Anaesthesiology and Intensive Care Medicine. Acta Anaesthesiol Scand 2010 ; 54 : 16−41.

（早瀬　知）

Point

① PCEA では，運動神経障害性の発生を防ぐために低濃度とし，麻薬を混合投与することで，よりよい鎮痛効果が期待できる。
② 麻薬は，特異的な合併症（嘔気・嘔吐，瘙痒感，傾眠，呼吸抑制など）やボーラス投与の作用時間が局所麻酔薬と近いことから，脂溶性の高いフェンタニルのほうがモルヒネよりも適している。

4 体幹手術後のPCA

はじめに

体幹手術における急性痛管理は大きく変遷した。これまでは硬膜外麻酔もしくは麻薬のivPCAの二者択一でしかなかった。近年，超音波ガイド下神経ブロックが普及し，体幹手術にも応用できる手技が開発された。ivPCAと超音波ガイド下神経ブロックを組み合わせた術後鎮痛は，ivPCA単独と比べて良好な鎮痛を提供できる。

症例提示 ■■■

60歳，男性，身長161cm，体重68kg。原発性肺癌のため右肺中葉切除が予定された。高血圧，糖尿病，肥満（BMI 26.2）があった。2年前まで，1日50本を喫煙していた。ASA physical statusはクラスⅡと診断し，傍脊椎ブロック併用全身麻酔で術中管理を行い，術後鎮痛には持続傍脊椎ブロックと塩酸モルヒネのivPCAの併用を計画した。

麻酔導入はプロポフォール100mg，ケタミン50mg，レミフェンタニル70μgを使用し，ロクロニウム50mg投与後に分離肺換気用ダブルルーメンチューブ左用39Fで気管挿管を行った。麻酔維持は空気，酸素，セボフルランで行い，bispectral index（BIS）値が40～60の間になるように呼気セボフルラン濃度を調節した。レミフェンタニルは，執刀開始15分前までは200mg/時で投与した。麻酔導入後に左側臥位とし，リニアプローブ（6～13MHz）と18G Tuohy針を使用して，超音波ガイド下に多孔性硬膜外カテーテルを開胸と同じレベルの傍脊椎腔（T5レベル）に留置した。執刀開始15分前に0.5%ロピバカイン20mlをカテーテルから傍脊椎腔に投与し，レミフェンタニル投与速度を0.25μg/kg/分に変更した。手術は第5肋間で後側方開胸とし，第6肋骨を切離して，右中葉切除が行われた。鎮痛補助薬としてフルルビプロフェンアキセチル50mgを，悪心・嘔吐対策としてドロペリドール1.25mgを手術開始直後にゆっくり静脈内投与した。

手術終了30分前，胸腔ドレーンが挿入される時点で，塩酸モルヒネ10mg（0.15mg/kg）を静脈内投与して，塩酸モルヒネのローディングを行った。手術終了時に0.5%ロピバカイン20mlを傍脊椎腔に再投与し，持続傍脊椎ブロックとして0.2%ロピバカイン6ml/時で3日間投与した。術中出血量は100mlで，手術時間は202分であった。抜管後に塩酸モルヒネのivPCAを開始し，病棟へ帰室とした。麻酔時間は303分であった。

ivPCAの方法

ivPCAの説明は，術前訪問時，手術室入室時，手術室退室時の3回行った。術前訪問では，口頭でivPCAの概要だけ説明し，手術室入室時と退室時の2回は実際にivPCAのボタンを患者に持たせて使用方法を説明した。ivPCAの組成は生理食塩液44mlとドロペリドール2.5mgと塩酸モルヒネ50mgを混合し，1ml-1mgに希釈した塩酸モルヒネ50mlとした。ivPCAの設定は持続投与なし，1回投与量1ml，ロックアウト時間5分とした。追加鎮痛薬にはフルルビプロフェンアキセチル注射液50mg，ジクロフェナクナトリウム坐剤50mg，

ロキソプロフェン 50mg 内服の使用を可とした．悪心・嘔吐には，メトクロプラミド 10mg 静脈内投与の指示を出した．

経　過

患者は術後 4，12，18，24，48，72 時間の時点で鎮静レベル，術後痛，術後悪心，ivPCA のモルヒネ累積使用量のチェックを受けた．鎮静レベルは，ラムゼイ鎮静スケールでレベル 2（患者は覚醒しており，非常に協力的）で推移した．疼痛スコア（0〜100mm）は，安静時は術後 72 時間まで 0mm であった．咳をしたときの疼痛スコアは手術翌日は 30mm，術後 2 日目から積極的に離床，歩行が始まったのでいったん 40mm に上昇したが，術後 72 時間後には再度 30mm となった．ivPCA の塩酸モルヒネ累積使用量は，術後 24 時間後に 16mg，術後 48 時間後に 21mg となったが，それ以降にモルヒネは消費されなかった．術後悪心・嘔吐は 1 回も経験しなかった．傍脊椎ブロックによる皮膚分節遮断域の推移は，術後 4 時間後で T1〜7，18 時間後で T1〜6，48 時間後で T1〜7，72 時間後で T2〜6 であった．

解　説

本項では，呼吸器外科手術の中でも特に切開線が大きい後側方開胸に対して，持続傍脊椎ブロックと塩酸モルヒネの ivPCA を組み合わせた急性痛管理を紹介した．従来，麻酔科医は硬膜外ブロックを開腹術や開胸術の急性疼痛管理の第一選択として位置づけてきた．近年，医学の進歩に伴い免疫抑制薬，抗血小板薬，抗凝固薬を長期服用している患者が開腹術や開胸術を受ける機会が多くなっていること，周術期の肺血栓症/深部静脈血栓症（静脈血栓塞栓症）予防で抗凝固療法が術後早期から行われるようになったことにより，硬膜外ブロックは硬膜外膿瘍や硬膜外血腫に注意して慎重に行う必要性が出てきた．このような状況のもと，麻薬の ivPCA や超音波ガイド下末梢神経ブロックは硬膜外ブロックの合併症を回避できるため，新しい術後鎮痛法として注目されている．

急性痛管理では，侵害刺激の伝達経路を考慮に入れて鎮痛薬や鎮痛方法の選択しなければならない．上肢の手術では，腕神経叢が侵害刺激を伝達する唯一の経路であるため，局所麻酔薬による持続腕神経叢ブロックのみで急性痛管理を行うことができる．しかし，開腹術や開胸術では胸腹壁の体性痛と内臓痛の 2 種類の侵害刺激があり，それらの伝達経路は異なる．体性痛は脊髄神経前枝を介して脊髄に伝達され，内臓痛は交感神経と副交感神経（迷走神経と骨盤内臓神経）によって脊髄もしくは脳に直接伝達される．体幹の末梢神経ブロックには，傍脊椎ブロック，肋間神経ブロック，腹横筋膜面ブロック，腹直筋鞘ブロックがある．開腹術だけでなく開胸術にも適応があるのは，傍脊椎ブロックと肋間神経ブロックの 2 つである．体幹の末梢神経ブロックは脊髄神経前枝を遮断するが，内臓痛を遮断しないので，開腹術や開胸術に体幹の末梢神経ブロックを行う場合には麻薬を併用して内臓痛をコントロールする必要がある．体幹の末梢神経ブロックのうち，傍脊椎ブロックだけは脊髄神経前枝だけでなく，交感神経を経由する内臓痛も遮断できる．

開胸術の侵害刺激の伝達経路は開腹術より複雑で，4 つ経路がある——①肋間神経（T1〜12 の脊髄神経前枝）：胸壁由来（皮膚，肋間筋群，肋間神経，壁側胸膜，肋椎関節）の侵害刺激を脊髄に伝達する，②横隔神経：横隔胸膜由来の侵害刺激を脊髄に伝達する，③迷走神経：肺，縦隔胸膜，心膜由来の侵害刺激を脳に直接伝達する，④交感神経：開胸術における侵害刺激の伝達経路としての役割はまだ明らかになっていない[1]．硬膜外ブロックと傍脊椎ブロックを比較したとき，硬膜外ブロックのほうが優れた術後鎮痛を提供すると考える者も多いが，実は間違いである．両ブロックとも開胸術の侵害刺激

伝達経路4つのうち，肋間神経と交感神経しか遮断していない。側方開胸を行う呼吸器外科手術において，両ブロックを比較したメタ分析でも，両ブロックの鎮痛効果は疼痛スコアやモルヒネ消費量に関して同じであるとしている[2]。副作用に関しては，尿閉や下肢筋力低下や血圧低下の頻度が少ないという点で傍脊椎ブロックのほうが優れている[3]。よって，傍脊椎ブロックを習得[4)5)]しておけば，呼吸器外科手術で硬膜外ブロックの困難症例や禁忌症例に対しても硬膜外ブロックと同等の術後鎮痛を提供できるようになる。ただし，両ブロックとも局所麻酔薬単独による開胸術の急性痛管理はうまくいかないことも多い。上述したように，ほかの2つの伝達経路を遮断するためには麻薬が必要となる。

持続傍脊椎ブロックの局所麻酔薬に麻薬を混注せず，麻薬を ivPCA で投与することで質の高い術後鎮痛を提供できる可能性がある。麻薬は，その鎮痛効果や副作用発現の頻度に個人差があるが，μオピオイド受容体遺伝子のエクソン1にある一塩基多型 A118G が麻薬の臨床効果の個人差に影響を与えている[6]。AA 型患者はモルヒネ消費量が少なく，痛みスコアも低いが，悪心・嘔吐の頻度が高くなる。GG 型患者はモルヒネ消費量が多く，痛みスコアが高いが，悪心・嘔吐の頻度は低い。基礎持続投与がないボーラス投与のみの ivPCA は，患者がボタンを押さなければ麻薬がいっさい投与されない。作用時間の短いフェンタニルでは，患者は術直後にボーラス投与を頻回に繰り返さなければ，フェンタニル効果部位濃度が維持できない。ボーラス投与による ivPCA には，作用時間の長い塩酸モルヒネが適している。塩酸モルヒネのボーラス投与による ivPCA は麻薬の必要量の個人差だけでなく，悪心・嘔吐発現の個人差にも対応することができる。重症の悪心・嘔吐では，ボタンを押さなければ塩酸モルヒネが投与されないので，持続投与のように投与を中止するまで患者が悪心・嘔吐で苦しむこともない。

悪心・嘔吐対策として，われわれは術中にド

表1　患者背景

年齢(歳)	68(8)
性別(M/F)	6/4
身長(cm)	162(8)
体重(kg)	62(12)
手術時間(分)	210(36)
麻酔時間(分)	309(35)
モルヒネローディング量(mg)	9.8(1.6)
レミフェンタニル使用量(μg)	2,700(2,400, 4,600)

値は，正規分布するものは平均値（標準偏差値），非正規分布する値は中央値(最小値，最大値)で示した。

ロペリドールを 1.25mg ローディングし，2.5mg を ivPCA 内の塩酸モルヒネ希釈液（1mg/ml）50ml の中に混合している。これにより，1回のボーラス投与によりドロペリドール 0.05mg が投与されるようにしている。Walder ら[7]は，術中にドロペリドール 1.25mg をローディングし，ivPCA の塩酸モルヒネ内にボーラス投与1回でドロペリドールが 0.05mg 投与されるように混合しておくと，対象患者の 60% は悪心・嘔吐を経験せず，8% が重度の悪心・嘔吐を経験したと報告している。われわれのドロペリドール投与プロトコルであれば，患者が塩酸モルヒネのボーラス投与を頻回に押して，塩酸モルヒネ全量を 24 時間以内に使い切ったとしても，ドロペリドールの投与量は 3.75mg であるので，ドロペリドールによる錐体外路症状の副作用が発現するリスクは低いと考える。

上記と同じプロトコルによる持続傍脊椎ブロックと塩酸モルヒネの ivPCA を組み合わせた急性痛管理で，後側方開胸による肺切除術を受けた 10 名を検討した結果を示す（表1）。2 名は慢性心房細動でワルファリンを使用した抗凝固療法中の患者で，手術室入室4時間前までヘパリン持続静脈内投与を受けていた。塩酸モルヒネの術後 72 時間の累積使用量は 29 ± 23mg で，皮膚分節遮断域は 6 ± 2 分節で推移した（図）。ロピバカインによる局所麻酔薬中毒を起こした患者はなかった。鎮静レベルの推移は術後4時間でラムゼイ鎮静スケールレベル2（患者は覚醒しており，非常に協力的）が7名，レベル3（覚醒しているが，命令にのみ反応す

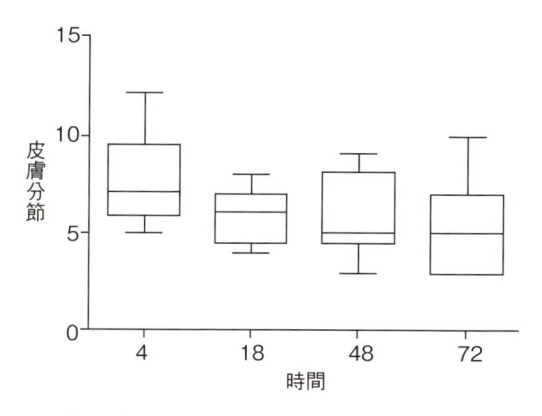

図　持続傍脊椎ブロック皮膚分節遮断域の推移

0.5％ロピバカイン20mlを執刀前と手術終了後の2回投与後，0.2％ロピバカイン6ml/時で持続投与を行ったときの皮膚分節遮断域を示す。
Friedman検定：P＞0.05。

表2　持続傍脊椎ブロックとivPCAによる呼吸器外科の術後疼痛スコア

術後経過(時間)	安静時(mm)	咳をしたとき(mm)
4	0(0〜30)	25(0〜30)
12	0(0〜30)	25(0〜50)
18	15(0〜30)	35(0〜50)
24	0(0〜20)	30(0〜50)
48	0(0〜 0)	35(0〜50)
72	0(0〜30)	30(0〜50)

中央値(最小値〜最大値)
安静時と，咳をしたときの値にFriedman検定で統計学的に有意差を認めなかった。

る)が2名，レベル4(眠っているが刺激に対してはっきり反応する)が1名であったが，術後12時間以降は全症例がレベル2で推移し，過鎮静になる症例はなかった。安静時疼痛スコアは低い値で推移し，咳時疼痛スコアも60mm以上高値を示すことはなかった(表2)。

まとめ

後側方開胸による呼吸器外科手術において，持続傍脊椎ブロックの鎮痛効果は硬膜外ブロックと同じである。ともに局所麻酔薬のみで侵害刺激を遮断することは困難であり，麻薬を併用する必要がある。その場合，塩酸モルヒネを使ったボーラス投与だけのivPCAを利用すれば，麻薬の鎮痛効果や悪心・嘔吐発現頻度の個人差に対処できる。

文献

1) Daly DJ, Myles PS. Update on the role of paravertebral blocks for thoracic surgery : Are they worth it? Curr Opin Anaesthesiol 2009 ; 22 : 38-43.

2) Davies RG, Myles PS, Graham JM. A comparison of the analgesic efficacy and side-effects of paravertebral vs epidural blockade for thoracotomy — A systematic review and meta-analysis of randomized trials. Br J Anaesth 2006 ; 96 : 418-26.

3) Conlon NP, Shaw AD, Grichnik KP. Postthoracotomy paravertebral analgesia : Will it replace epidural analgesia? Anesthesiol Clin 2008 ; 26 : 369-80, viii.

4) 柴田康之，伊藤　洋，佐藤祐子．超音波ガイド下胸部傍脊椎神経ブロック．ペインクリニック 2008；29：1490-7.

5) Shibata Y, Nishiwaki K. Ultrasound-guided intercostal approach to thoracic paravertebral block. Anesth Analg 2009 ; 109 : 996-7.

6) Sia AT, Lim Y, Lim EC, et al. A118G single nucleotide polymorphism of human mu-opioid receptor gene influences pain perception and patient-controlled intravenous morphine consumption after intrathecal morphine for postcesarean analgesia. Anesthesiology 2008 ; 109 : 520-6.

7) Walder AD, Aitkenhead AR. A comparison of droperidol and cyclizine in the prevention of postoperative nausea and vomiting associated with patient-controlled analgesia. Anaesthesia 1995 ; 50 : 654-6.

(柴田　康之)

Point

①合併症を有する患者の右肺中葉切除後の疼痛に対し，持続傍脊椎ブロックと塩酸モルヒネのivPCAで良好な経過を得ることができる。
②ivPCAの説明は，術前訪問時，手術室入室時，手術室退室時の3回行い，追加鎮痛薬を3種類用意している。
③傍脊椎ブロックは，硬膜外ブロックと鎮痛効果が同等であり，麻薬をivPCAで投与することで個人差にも対応した質の高い術後鎮痛を提供できる。

5 四肢手術後のPCA

はじめに

　四肢手術後の疼痛は，手術部位や手術侵襲度に影響される．術後痛に対しては通常，非ステロイド性抗炎症薬（nonsteroidal anti-inflammatory drugs：NSAIDs）やivPCAのほかに，PCEAやPCRAなどが用いられている．近年はPCA機種の開発により，医療者側は患者側により良い術後鎮痛を提供できるようになってきている．本項では，われわれの施設で行っている方法を提示しながら，四肢手術後のPCAについて解説していく．

上肢手術後のPCA

　われわれの施設で上肢の手術にPCAを用いる場合，主にivPCAや腕神経叢ブロックによるPCRAを行っている．

1 ivPCA

　なんらかの理由で腕神経叢ブロックが施行できず，なおかつ強い術後痛を伴う症例の場合，術後鎮痛にivPCAを行っている．副作用の面から，モルヒネよりもフェンタニルを好んで用いている．フェンタニルは作用持続時間が短いため，有効血中濃度維持のための持続注入と，レスキュー用のボーラス投与とが必要となる．体性痛の強い症例では，ケタミン（0.2〜0.5 mg/kg/時）を併用する場合もある．そのほか，制吐目的にヒドロキシジン（30〜40μg/kg/時）も併用している．ドロペリドールは，副作用（錐体外路症状，アカシジア）の発生頻度が高いため，ivPCAには用いていない．持続注入開始前に，フェンタニルのローディングを行う．ローディング量は患者側の要因（年齢，全身状態，痛みへの感受性）や手術内容，術中使用薬物などによって異なるが，十分な監視のもと，鎮痛を得る最小血中濃度（minimal effective analgesic concentration：MEAC）まで慎重に投与する．当施設で用いているivPCAの初期設定を表1に示す．

2 腕神経叢ブロックを併用したPCA

　腕神経叢ブロックは，手術部位によってアプローチが異なる．斜角筋間または鎖骨上アプローチは主に肩・上肢の手術で適応となり，腋窩または鎖骨下アプローチは肘・前腕と手の手術に適応となる．ブロックには，1回穿刺法とカテーテル留置を行う持続ブロック法とがある．

1）1回穿刺法

　術中の鎮痛は局所麻酔薬の単回注入で図り，

表1　ivPCA初期設定

	持続投与	ボーラス投与	ロックアウト時間
モルヒネ （1mg/ml）	10〜20μg/kg/時	10〜20μg/kg	10〜20分
フェンタニル （0.01mg/ml）	0.2〜0.5μg/kg/時	0.1〜0.5μg/kg	10〜20分
ケタミン （10mg/ml）	0.2〜0.5mg/kg/時	0.1〜0.5mg/kg	10〜20分

5 四肢手術後のPCA

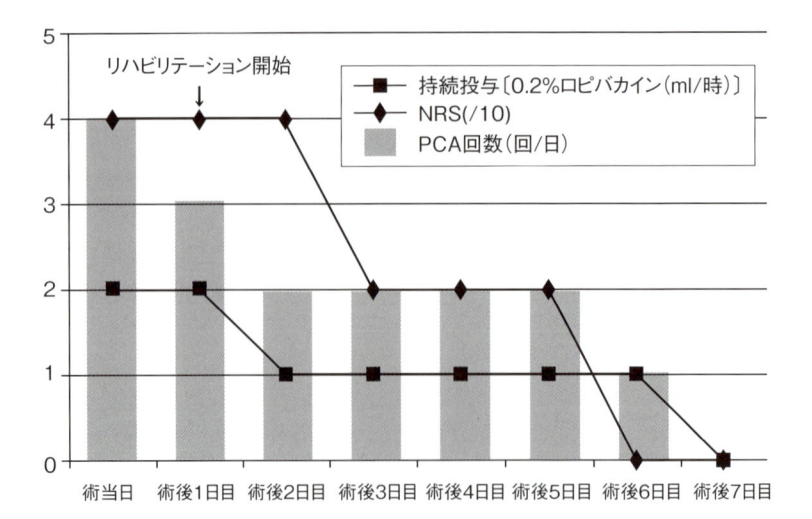

図1　上肢手術PCRA症例経過

麻酔は腕神経叢ブロック（腋窩アプローチ，カテーテル留置によるPCRA）併用全身麻酔で施行した。PCRAは0.2％ロピバカイン4ml/時（ボーラス3ml，ロックアウト時間30分）で施行し，術後疼痛スコアは1～2/10で経過した。術後1日目からリハビリテーションも開始され，リハビリテーション前にボーラス投与を行うことで良好な鎮痛とスムーズなリハビリテーションが行えた。術後3日目から持続注入を漸減し，術後1週間目にカテーテルを抜去した。

術後鎮痛はNSAIDsやivPCAによる方法である。ivPCA単独よりもオピオイドの必要性が減り，オピオイドによる副作用も軽減できる利点がある[1]。

2）カテーテル留置による持続ブロック法（PCRA）

　腕神経叢内にカテーテルを挿入することで，術後にPCRAを行うことができる。PCRAを用いることにより，①術後のリハビリテーションをスムーズに行える，②痛みを伴う処置の際に疼痛を伴わない，③幻肢痛など難治性疼痛への移行を抑えられる（まだ十分なエビデンスはない）ことなどが利点として挙げられる。しかし，持続注入薬物の濃度によっては運動神経麻痺を来し，神経損傷との鑑別が困難となることがあるため，主治医との術前検討が必要になる場合もある。当施設では0.25～0.375％ロピバカイン20～30mlを単回注入後，0.2％ロピバカインを4～6ml/時（ボーラス3ml，ロックアウト時間30分）で投与している。

症例提示（図1）

患者：63歳，男性，身長160cm，体重60kg
診断：右手関節切断再接着術後瘢痕拘縮
手術：腱移行術
既往歴：特記事項なし
　経過：手術は腕神経叢ブロック（腋窩アプローチ，カテーテル留置）併用全身麻酔で施行し，問題なく終了した。PCRAは0.2％ロピバカイン4ml/時（ボーラス3ml，ロックアウト時間30分）で施行し，術後疼痛スコアは1～2/10で経過した。手術翌日からリハビリテーションが開始され，リハビリテーション前にボーラス投与を行うことで良好な鎮痛とスムーズなリハビリテーションが可能となった。術後3日目から持続注入量を漸減し，術後1週間でカテーテルを抜去した。本症例は腕神経叢内に留置したPCRAにより，良好な鎮痛とスムーズなリハビリテーションが施行できた。0.2％

ロピバカインは運動神経麻痺を来すことがあるため，リハビリテーション開始時には 0.1～0.15% に希釈して使用する場合もある。

下肢手術後の PCA

下肢の手術にはこれまで，主に硬膜外麻酔が用いられてきた。そのため，術後は PCEA が使用され，PCEA の施行できない症例にかぎって PCRA が用いられてきた。しかし近年，周術期肺血栓塞栓症予防のために薬物的抗凝固療法が普及するにつれ，PCEA を施行することがきわめて少なくなった。その代わりとして，ivPCA のほかに PCRA が用いられるようになってきている。末梢神経ブロックの特徴[2]については表2に示してある。

1 ivPCA

上肢の手術同様，なんらかの理由で PCEA や PCRA を施行せず，なおかつ強い術後痛を伴う症例では，術後鎮痛に ivPCA を行っている。PCA の内容に関しては上肢手術の ivPCA に準ずる。

2 PCEA

Block ら[3]は硬膜外鎮痛法が ivPCA よりも鎮痛効果に優れていることを報告している。しかしその適応は，周術期抗凝固療法の必要性および硬膜外鎮痛法のリスク・ベネフィットを考慮して選択するべきである。硬膜外鎮痛法を選択する場合は，周術期抗凝固療法の休止と再開（硬膜外カテーテル挿入と抜去）のガイドラインを厳守する必要がある[4]。

PCEA では下肢の痺れや不動化を避けるため，0.1～0.15% に希釈したロピバカインを 4～10ml/時（ボーラス 3～5ml，ロックアウト時間 30 分）で投与している。オピオイド（フェンタニル 0.2～0.5 μg/kg/時程度）を添加するという報告もある。しかし，われわれの施設で人工関節置換術（total hip arthroplasty：THA）後の疼痛を局所麻酔薬単独群と局所麻酔薬＋オ

表2 末梢神経ブロックの特徴

	硬膜外麻酔に対して	オピオイド投与に対して
利点	神経遮断領域が限られる ・片側の神経遮断が可能 ・広範囲には広がらない 脊髄レベルの神経損傷リスクが少ない 穿刺部の圧迫止血が可能	オピオイドによる副作用を回避 ・悪心・嘔吐 ・呼吸抑制 ・鎮静 ・瘙痒感
欠点	手術部位により複数か所のブロックが必要 穿刺距離が短すぎると薬液の脇漏れがありうる	合併症 ・出血性合併症 ・神経損傷 ・感染

（堀田訓久，瀬尾憲正．術後鎮痛におけるこれからの選択―末梢神経ブロックを活用した術後鎮痛―．日臨麻会誌 2009；29：620-6 より引用）

表3 下肢手術部位による末梢神経ブロックの選択

手術部位	末梢神経ブロック
股関節	腰神経叢ブロック 大腿神経ブロック
膝関節	腰神経叢ブロック 大腿神経ブロック ＋ 坐骨神経ブロック（殿下部または膝窩部）
足関節	坐骨神経ブロック（膝窩部）

表4　PCRA初期設定

ブロック法	持続投与量	ボーラス投与量	ロックアウト時間
腕神経叢ブロック	0.1〜0.2%ロピバカイン 3〜6ml/時	3ml	30分
腰神経叢ブロック	0.2%ロピバカイン 4〜10ml/時	3〜5ml	30分
大腿神経ブロック	0.2%ロピバカイン 3〜6ml/時	3ml	30分
坐骨神経ブロック	0.1〜0.2%ロピバカイン 3〜6ml/時	3ml	30分

ピオイド添加群を比較したところ，鎮痛効果に差がなかった。さらに，悪心・嘔吐などの副作用が増加したため，オピオイドの添加は行っていない。下肢の術後鎮痛にとって，局所麻酔薬の濃度を下げることと，オピオイドを添加しないことは重要なことである。しかし，いわゆる"逆効き（患側の足には効かず健側の足にのみ効いてしまう）"が起きてしまう要因ともなる。

3 末梢神経ブロックを併用したPCA

下肢手術における末梢神経ブロック法は手術部位によって異なる。表3に手術部位による末梢神経ブロックの選択について示した。ブロックには上肢手術同様，1回穿刺法とカテーテル留置による持続ブロック法とがある。

1) 1回穿刺法

局所麻酔薬の単回注入により術中の鎮痛を図り，術後はNSAIDsやivPCAにより鎮痛を図る方法である。上肢の手術同様，ivPCA単独よりもオピオイドの必要量が減り，オピオイドによる副作用も軽減できる利点がある。

2) カテーテル留置による持続ブロック法（PCRA）

末梢神経近傍にカテーテルを留置することで，術後PCRAに利用することができる。その利点と欠点は，上肢手術と同様である。FischerらはTHAの術後鎮痛に大腿神経ブロックや腰神経叢ブロック[5]を，人工膝関節置換術（total knee arthroplasty：TKA）の術後鎮痛に大腿神経ブロック[6]を推奨している。われわれの施設では，股関節手術の場合は腰神経叢内に，膝関節手術の場合は腰神経叢内もしくは大腿神経近傍に，足関節手術の場合は坐骨神経（膝窩部法）近傍にカテーテルを留置している。

腰神経叢ブロックの場合は，0.375%に調整したロピバカイン20mlに1%リドカイン（100,000倍稀釈エピネフリン添加）10mlを単回注入後，0.2%ロピバカインを4〜10ml/時（ボーラス3〜5ml，ロックアウト時間30分）で行っている。大腿神経ブロックの場合は，0.375%に調整したロピバカイン20mlを単回注入後，0.2%ロピバカインを4〜6ml/時（ボーラス3ml，ロックアウト時間30分）で行っている。坐骨神経ブロックの場合は，0.2%ロピバカインでは腓骨神経麻痺を来してしまう場合があり，手術操作による腓骨神経麻痺との判別がつかなくなることがあるので，0.25%ロピバカイン20mlを単回注入後，0.1〜0.15%ロピバカインを4〜6ml/時（ボーラス3ml，ロックアウト時間30分）で行っている。オピオイドの併用については，THA術後鎮痛として持続腰神経叢ブロックに局所麻酔薬単独と，局所麻酔薬とトラマドールの併用とを比較したところ，鎮痛効果に差はなかったとの報告[7]があり，PCRAにオピオイドを添加しても鎮痛効果は改善しないようである。表4にPCRAの初期設定を示す。

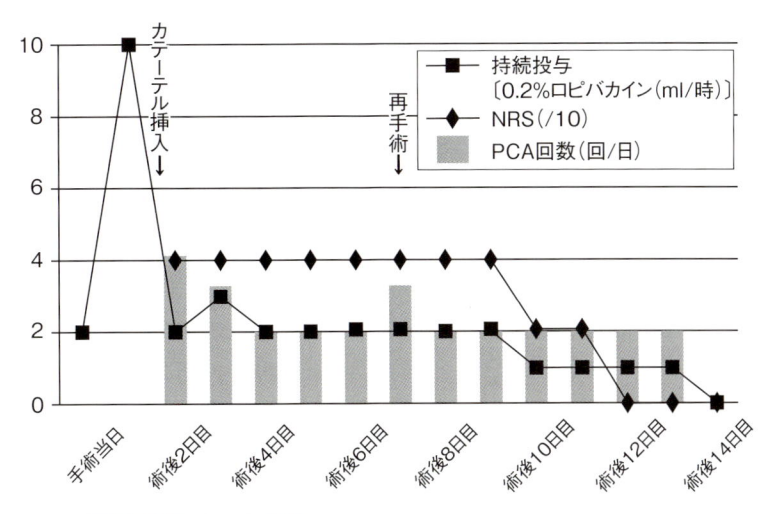

図2 下肢手術PCRA症例

術翌日朝から患肢断端部の疼痛が著明になったため，術後1日目に膝窩部で坐骨神経近傍にカテーテルを留置した。0.2%ロピバカインを4ml/時（ボーラス3ml，ロックアウト時間30分）でPCRAを開始し，創部の処置前にボーラス投与を行うことで，疼痛スコア2～3/10まで除痛が得られた。その後，壊死の進行のため術後7日目に下腿での切断術が施行されたが，全身麻酔と留置していたカテーテルを用いて手術は問題なく行われ，術後も安定した除痛が得られた。術後3日目から持続注入を漸減し，2回目の手術から1週間後にカテーテルを抜去した。

症例提示（図2）■■■

患者：61歳，男性，身長165cm，体重50kg
診断：閉塞性動脈硬化症による足趾壊疽
手術：右下肢リスフラン関節離断術施行
併存症：慢性腎不全合併，3回/週で血液透析中

経過：手術は坐骨神経ブロック（膝窩部，単回注入）併用全身麻酔で施行し，問題なく終了した。手術翌日朝から患肢断端部の疼痛が著明となり，ブプレノルフィン坐剤＋ペンタゾシン筋注でも十分な除痛が得られなかったため，膝窩部坐骨神経近傍にカテーテルを留置し，PCRAを行った。0.2%ロピバカインを4ml/時（ボーラス3ml，ロックアウト時間30分）で持続注入を開始し，創部の処置前にはボーラス投与を行うことで，疼痛スコア2～3/10の除痛が得られた。その後，壊死の進行のため下腿での切断術が施行されたが，全身麻酔と留置していたカテーテルを用いて手術は問題なく行われ，術後も安定した除痛が得られた。術後3日目から持続注入を漸減し，2回目の手術から1週間後にカテーテルを抜去した。

この症例では1回目の術前にカテーテルを留置し，術後にPCRAを使用するべきであった。閉塞性動脈硬化症や糖尿病性壊疽の場合，末梢神経ブロックの目的でカテーテルを留置すると長期管理を余儀なくされることが多く，感染や事故抜去に注意が必要である。

文献

1) Stephan MK, Holly E, Karen CN. Peripheral nerve block techniques for ambulatory surgery. Anesth Analg 2005 ; 101 : 1663-76.
2) 堀田訓久，瀬尾憲正．術後鎮痛におけるこれからの選択―末梢神経ブロックを活用した術後鎮痛―．日臨麻会誌 2009 ; 29 : 620-6.
3) Block BM, Liu SS, Rowlingson AJ. Efficacy of postoperative epidural analgesia : A meta-analysis.

JAMA 2003 ; 290 : 2455-63.
4) 横山正尚. 抗血小板薬および抗凝固療法と硬膜外麻酔―リスクとベネフィットは適確か？―. 日臨麻会誌 2010 ; 30 : 142-50.
5) Fischer HBJ, Simanski CJP. A procedure-specific systematic review and consensus recommendations for analgesia after total hip replacement. Anaesthesia 2005 ; 60 : 1189-202.
6) Fischer HBJ, Simanski CJP. A procedure-specific systematic review and consensus recommendations for analgesia after total knee replacement. Anaesthesia 2008 ; 63 : 1105-23.
7) Kumer M, Batra YK. Tramadol added to bupivacaine does not prolong analgesia of continuous psoas compartment block. Pain Pract 2009 ; 9 : 43-50.

（白石　美治）

Point

①四肢の術後疼痛にivPCAと単回投与の末梢神経ブロックを併用することにより，オピオイドによる副作用を軽減できる。
②末梢神経ブロックの際に，カテーテルを留置することでPCRAが可能となり，さまざまな応用が可能となる。
③PCEAにオピオイドを添加するメリットは小さいが，高濃度の局所麻酔薬は運動神経麻痺を生じさせやすくなる。

6 小児患者でのPCA

はじめに

近年，小児の疼痛に関する理解が深まり，成人に用いられるほとんどの鎮痛方法が小児に対しても適用されている。PCAも例外ではなく，年長児は自分で，年少児や精神発達遅滞のある小児では家族や看護師がボタンを押すことで良好な鎮痛が得られる。本項では，小児の疼痛管理について概説し，PCAの方法について述べる。

小児の疼痛に対する誤解

以下のような誤った考えのため，小児の痛みは長年にわたり軽視され十分な処置がとられていなかった。

①神経系が未熟なため痛みを成人と同程度に感じない。
②痛みを感じてもその場かぎりで記憶しない。
③痛みを評価する方法がない。
④鎮痛方法が成人より少ない。
⑤鎮痛薬投与は副作用があり危険である。

現在では新生児や未熟児でも痛みを感じ，年少児ほど下行性疼痛抑制系が未熟なため痛みに過敏なことが分かっている。また，予防接種に対する痛み反応を，過去に麻酔下に包茎手術を行った乳児，無麻酔で行った乳児，手術を行わなかった乳児で比較したところ，もっとも苦痛を示したのは無麻酔手術を受けた乳児であった。これは，乳児期の痛みへの対応が不適切だと，後に痛覚過敏が起こることを示している[1]。

医療現場での大部分の疼痛は予防や緩和ができ，新生児・小児の疼痛管理はストレス反応や情緒反応を抑制し，治療効果を向上するのに有

表1　痛みの表現の年齢的変化

年齢	表現
0〜6カ月	痛みの明らかな理解はない 反射的反応：怒りの要素が加わる
6カ月〜1歳半	痛みと関連する状況を怖がるようになる 痛みをあらわす発声（いー，ちぃーなど）
1歳半〜2歳	痛いという語彙を表現・痛みへの対処行動として愛着行動を求める
2〜3歳	痛みに対する表現の多様化
3〜5歳	痛みの程度・性質など特徴を表現できる 痛みに関連する感情表現が加わる 嫌なことを回避する目的で意図的に痛みを訴えることもある
5〜7歳	痛みの程度をはっきりと言語化できる 認知法で対処できるようになる
7〜12歳	痛みの原因を話すことが可能 痛みの評価が可能 心因性疼痛の出現
12歳〜	痛みの意味など言語で表現可能 思春期特有の痛みや心因性の痛みを認めることがある

（田中恭子．痛みの表現と評価．小児科 2008；49：1478-85より引用）

表2　CRIES新生児術後痛測定スコア

	0	1	2
Crying：啼泣	なし	高調	なだめられない
Require：$Sp_{O_2}>95\%$に必要な酸素濃度	なし	30%未満	30%以上
Increased：心拍数と血圧の増加	術前以下	術前の20%未満	術前の20%以上
Expression：表情	なし	歪める	歪める/うめく
Sleepless：睡眠障害	なし	頻回に覚醒	常に覚醒

4点以上で介入が必要

効である。"成人にとって痛いものはすべて，小児にとっても痛い"ことを認識し対応するべきである。

小児の痛みの表現と評価法[2]

痛みの評価は疼痛管理に欠かせないが，小児の痛みは客観性が乏しいため過小評価されることが多い。痛みの評価方法は，①自己報告，②行動観察，③生理学的変化の3つがあり，小児では年齢を考慮し，これらを組み合わせ多角的に評価する必要がある。

1 自己報告による評価

痛み表現の年齢による変化を表1に示す。18カ月ごろから痛みに対応した単語を話すようになり，3～4歳になると痛みの強さを伝えられるようになる。3歳以上でフェイススケール，7歳以上で疼痛スコア（VAS）が使用できる。

2 行動観察による評価

痛みに関連した行動を観察する方法で，言語表現ができない年少児や精神発達遅滞がある子どもの場合に有用である。

表情が，もっとも信頼できる疼痛指標の一つである。乳児が疼痛を示す表情として，①眉の間が盛り上がり縦じわができる，②眉が互いによって下がる，③眼をぎゅっと閉じる，④頬が膨らむ，⑤鼻が広がって膨らむ，⑥口が開くなどがある。

スコアシステムとしては，新生児にはCRIES（表2），乳幼児にはCHEOPS（表3）がよく用いられている。

3 生理学的指標による評価

頻脈，高血圧，頻呼吸，発汗，瞳孔散大など，痛みによる交感神経の緊張亢進の反応を見る。

小児の疼痛管理法

成人に用いられる鎮痛法は，ほとんどが小児でも利用可能である。複数の方法を併用すること（multi-modal analgesia）で，それぞれの特徴を活かしつつ副作用を減らすことができる。

1 鎮痛薬の全身投与

1）アセトアミノフェン

20～40mg/kg。ライ症候群の原因とならないため，安全性が高く新生児から使用できる。鎮痛目的での投与量は，解熱に対する量（10～15mg/kg）より多い。

2）非ステロイド性抗炎症薬（nonsteroidal anti-inflammatory drugs：NSAIDs）

①ジクロフェナク 0.5～1mg/kg。年少児には原則として使用しない。

②フルルビプロフェンアキセチル：1～2mg/kg。静注薬。

③麻薬類：モルヒネ，フェンタニル，ペンタ

表3　Children's Hospital Eastern Ontario pain scale (CHEOPS)

項目	行動	スコア
① 泣き	泣かない	1
	しゃべる	2
	泣く	2
	叫ぶ	3
② 表情	笑っている	0
	落ち着いている	1
	引きつっている	2
③ 声	機嫌良く話す	0
	声を出していない	1
	ブツブツいう	1
	痛みを訴える	2
	痛みに関係ないことを訴える	2
④ 体幹	動いていない	1
	体がねじれる	2
	体が弓なりになる	2
	ぶるぶるふるえる	2
	坐位をとる	2
	拘縮	2
⑤ 触れ	痛みの箇所に触れない	1
	痛みの箇所に手を伸ばす	2
	痛みの箇所に軽く触れる	2
	強くつかむ	2
⑥ 肢位	手を強直	1
	リラックスした肢位	2
	足をもがく	2
	強く進展したりひざを屈曲する	2
	立ち上がる	2
	強直	

7点以下で有効な鎮痛が得られていると評価する。

ゾシン）や麻薬（モルヒネ，フェンタニル）を持続投与する。

2 局所麻酔法

1) 末梢神経ブロック

腸骨鼠径・腸骨下腹神経ブロック，傍臍ブロック，腕神経叢ブロック，陰茎神経ブロックなどが小児でも安全に施行できる。近年はエコーガイドによる手技が普及し，安全で確実に施行できるようになってきている。

2) 硬膜外麻酔

仙骨硬膜外麻酔および胸部・腰部硬膜外麻酔が広く行われている。小児では全身麻酔下の穿刺となるが，経験豊富な麻酔科医が慎重に行えば新生児期から安全に施行できる。硬膜外腔にカテーテルを留置し，局所麻酔薬（ロピバカイ

小児でのPCAの適応[3]

PCAは乳児以上のほとんどの年齢で可能だが，自分でボタンを押すことができるのは5〜7歳以上といわれている。ゲーム機を扱えることが一つの目安になる[3,4]。年少児や精神発達遅滞のため自分でボタンを押せない小児では，両親に代わりに押してもらうようにする（family-controlled analgesia：FCA）。また，看護師が代わりにボタンを押すことも可能であ

る（nurse-controlled analgesia：NCA）。FCAでは看護師のコールを，NCAでは薬物準備の手間を省けるため，鎮痛までの時間の短縮が期待できる。

誰がボタンを押すにせよ，効果的にPCAを行うために，本人，家族，看護師に内容をよく説明し理解してもらうことが大切である。痛いときは何回ボタンを押してもよいことを強調する。

PCAの投与経路

小児に対し主に行われているのは，ivPCAとPCEAである。ivPCAは硬膜外麻酔や神経ブロックを使用できない患者で，術後の疼痛が強い手術の場合に適応となる。硬膜外麻酔を行った患者ではPCEAを第一選択とする。

薬液の選択

1 ivPCA
1）モルヒネ
モルヒネの持続静注は小児の鎮痛法として古くから行われており，ivPCAにも広く応用されている。感受性に個人差が大きいので投与量は適宜調整する必要がある。3カ月未満の乳児，未熟児，気道系や中枢神経系疾患を有する児では，呼吸抑制のリスクを念頭に置く。

2）フェンタニル
フェンタニルはモルヒネと比べ作用時間が短く調節性に優れるため，最近は使用頻度が増えている。2007年に小児に対する禁忌が解除された。手術中からフェンタニルを用いたバランス麻酔を行い，術後もフェンタニルによるivPCAを行うことで良好な鎮痛が得られる。

2 PCEA
1）局所麻酔薬
ブピバカインと比べ，催不整脈作用や運動神経遮断作用が弱いロピバカインを使用する。小児では交感神経系が未発達なため，局所麻酔薬の硬膜外投与による血圧低下は少ない。

2）麻薬
モルヒネかフェンタニルが用いられる。モルヒネを使用した場合は遅発性の呼吸抑制に注意する。

体表面，軟部組織などの手術ではロピバカイン単独で，開腹術，開胸術，骨切り術など，術後痛の強い手術ではロピバカインと麻薬を併用する。

PCAの設定

一般的な設定条件を表4に示す。ただし，新生児や低出生体重児では麻薬の半減期が延長するため，投与量を減少させる必要がある（表5）[5]。PCA使用中は麻酔科医が回診し，ボタンを押す回数によって持続投与量を増減する。副作用を避けるために，ボーラス量は増やさないよう

表4　PCAでの標準的投与量

	薬物	持続投与量 （μg/kg/時）	ボーラス投与量 （μg/kg）	ロックアウト 時間（分）	最大投与量/時 （μg/kg）
静脈PCA	モルヒネ	10〜30	10〜30	5〜10	100〜150
	フェンタニル	0.5〜1.0	0.5〜1.0	5〜10	2〜4
硬膜外PCA	モルヒネ	5〜10	2	15	
	フェンタニル	0.2〜0.5	0.2〜0.3	15	
	0.2%ロピバカイン	0.2ml/kg/時	0.2ml/kg	15	

表5 新生児での麻薬の投与量（μg/kg/時）

	痛みの程度	モルヒネ	フェンタニル
早期産の新生児	重度	5～10	1
	中等度	2～5	0.5
	軽度	0～2	0.5
満期産の新生児	重度	10～20	1～2
	中等度	5～10	0.5～1
	軽度	0～5	0～0.5
乳児以降	重度	15～30	1～2
	中等度	10～20	1
	軽度	0～10	0～1

（近藤陽一．小児の術後鎮痛．ペインクリニック2005；26：97-102より一部改変引用）

にする．ボタンを押さなくなったら持続投与を中止し，それでも痛みを訴えないようならPCAを終了する．

副作用とその対策

1 呼吸抑制

小児PCAでの呼吸抑制の頻度は1.1％との報告[6]があり，成人での頻度とほぼ同様だが，3カ月未満の児ではリスクが増すので注意する．呼吸停止が突然発生することはなく，通常は徐々に呼吸数が低下して傾眠傾向になるので，鎮静度，呼吸数およびパルスオキシメータによる動脈血酸素飽和度をモニタリングする．持続投与量を減量・中止しても呼吸状態が改善しない場合は，ナロキソン1～2μg/kgを10μg/kgまで反復投与する．

2 過鎮静

持続投与量を減量・中止する．

3 悪心・嘔吐

成人同様，小児でももっとも多い副作用である．10歳以上で頻度が高い．NSAIDsやアセトアミノフェンを併用して投与量を減らす．症状が強いときは，メトクロプラミド0.2mg/kgを静注する．

4 瘙痒

投与量を減量しても症状が持続したり疼痛が増悪したりする場合は，抗ヒスタミン薬（ジフェンヒドラミン1mg/kg）を投与する．少量（0.5μg/kg）のナロキソン投与が有効なことがある．

文献

1) Taddio A, Katz J, Ilersich AL, et al. Effect of neonatal circumcision on pain response during subsequent routine vaccination. Lancet 1997；349：599-603.
2) 田中恭子．痛みの表現と評価．小児科2008；49：1478-85.
3) 香取信之．患者自己管理鎮痛法．小児科2008；49：1734-9.
4) 近藤陽一．小児の術後鎮痛．ペインクリニック2005；26：97-102.
5) 高橋孝雄，津崎晃一監訳．特別な配慮を要する疼痛．小児のセデーションハンドブック．東京：メディカル・サイエンス・インターナショナル；2000. p.145-63.
6) MacDonald AJ, Cooper MG. Patient controlled analgesia：An appropriate method of pain control in children. Pediatr Drugs 2001；3：273-84.

（中山　雅康）

6 小児患者でのPCA

Point

①痛みの評価には，自己報告，行動観察，生理学的指標（バイタルサイン）による評価がある。
②5～7歳以上でPCAを利用できるが，両親や看護師が代わりにボーラスボタンを押すfamily-controlled analgesia（FCA）やnurse-controlled analgesia（NCA）もある。
③小児は交感神経系が未発達なため，局所麻酔薬の硬膜外投与による血圧低下は少ないが，副作用を避けるためにボーラス量は増やさないようにする。

7 意識障害患者でのPCA（頭頸部手術患者，高齢者）

はじめに

　痛みを感じるヒト（患者）が，自分で鎮痛薬を投与する。この画期的なコンセプトを実現したのが，PCAである。しかし，PCAを操作することができない意識障害患者や，PCAを理解することができない高齢者などでは，PCAはなりたたない。しかし，だからといって，PCAによる疼痛管理を諦めてしまうのではなく，一時的なnurse-controlled analgesia（NCA）を有効に利用することにより，より良い疼痛管理が可能とならないだろうか。本項では，われわれの施設での取り組みについて紹介する。

頭頸部手術におけるPCA

　遊離皮弁などを用いた再建術を要する頭頸部悪性腫瘍摘出術は，血管吻合部の安静を保つために，集中治療室（intensive care unit：ICU）に収容し，術後数日間の鎮静が必要となることが多い。このような場合，患者はPCAの操作が行えないので，必ずしもPCA注入器を使用してオピオイドを投与する必要はない。しかし，数日間の鎮静を終了した後，患者は覚醒し，PCAによる術後疼痛管理が可能となる。よって，手術終了時よりあらかじめ，PCA注入器を接続しておくのが妥当な判断である。しかし，この場合，鎮静下では患者が自分でPCAを操

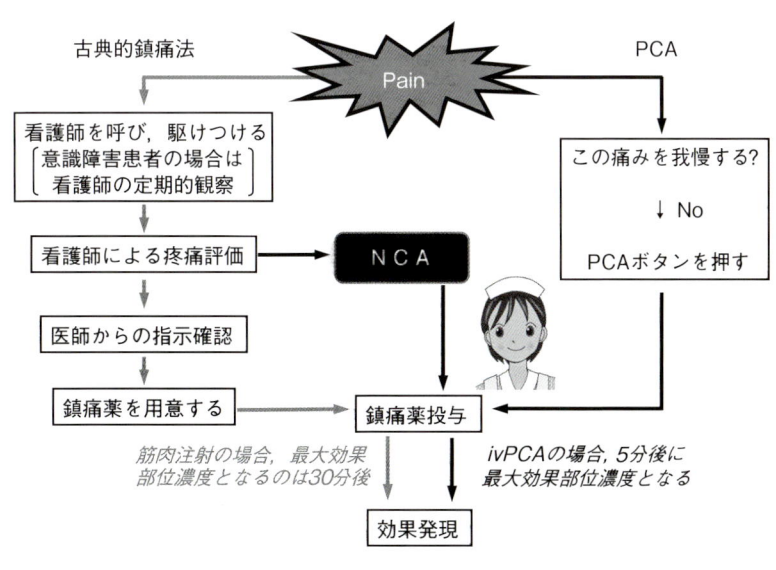

図1　意識障害患者におけるNCAのコンセプト

表 Bihavioral Pain Scale (BPS)

表情	穏やか	1
	一部硬い（たとえば，まゆが下がっている）	2
	全く硬い（たとえば，まぶたを閉じている）	3
	しかめ面	4
上肢	まったく動かない	1
	一部曲げている	2
	指を曲げて，完全に曲げている	3
	ずっと引っ込めている	4
呼吸器との同調性	同調している	1
	ときに咳嗽，大部分は呼吸器に同調している	2
	呼吸器とファイティング	3
	呼吸器の調節が効かない	4

スコアの範囲は3〜12で評価する。BPS 5以下が目標。
(Payen J-F, Bru O, Bosson J-L, et al. Assessing pain in critically ill sedated patients by using a behavioral pain scale. Crit Care Med 2001 ; 29 : 2258-63により改変引用)

作できないので，一時的に医療者（特に看護師）がPCAを操作するNCAを行う必要がある[1]。

1 意識障害患者に対するNCAの問題点

図1に意識障害患者に対するNCAのコンセプトを示す。この場合のNCAは，ただ単に"患者の代わりに看護師がPCAボタンを押す"鎮痛法ではなく，"医師の事前指示に基づく古典的鎮痛をバイパスする"鎮痛法とみなすことができる。つまり，他者である医療者（NCAの場合，看護師）の疼痛評価を介することが，PCAとの根本的な違いである。よって，適切な鎮痛には，この疼痛評価の適正化と均てん化が必要不可欠となる。

この問題に対してわれわれは，日本呼吸療法医学会（http://square.umin.ac.jp/jrcm/）が推奨するbehavior pain scale（BPS）を，鎮静下での疼痛評価として用いている（表）[2]。看護師は，図2に示すアルゴリズムに従ってPCAボタンを使用するように指示されているので，人工呼吸管理下では，循環動態に問題のないかぎり，BPS 6点以上ならPCAボタンを使用し鎮痛薬を投与することとなる。

2 PCAの内容

皮弁形成術を行う場合，抗凝固療法を行う可能性が高いので，全症例ivPCAを用いている。当施設では，調節性や嘔気の少なさを重視して，フェンタニルを選択している。フェンタニルの投与量は，65歳未満の若年者は0.6 μg/kg/時，65〜74歳は0.5 μg/kg/時，75歳以上は0.4μg/kg/時を基準として，各麻酔担当医の裁量で増減を許している。具体的には，身長160cm，体重60kg，年齢60歳の患者の場合，生理食塩液で1ml〜36μgに希釈したフェンタニル100mlを，持続投与1ml/時，1回投与量1ml，ロックアウト時間（ディスポーザブルポンプなので正確には充填時間）10分で投与することとなる。

高齢者におけるPCA

高齢者の疼痛管理を，PCAで行う場合のバリアとして，①患者がPCAというコンセプトを理解することが困難，②たとえPCAの概念を理解しても，実際にPCAボタンを押してくれない可能性，③薬物代謝能低下が予測されるので投与量設定が困難が考えられる。これらのバリアをクリアすることにより，よりよい疼痛管理が可能となる。

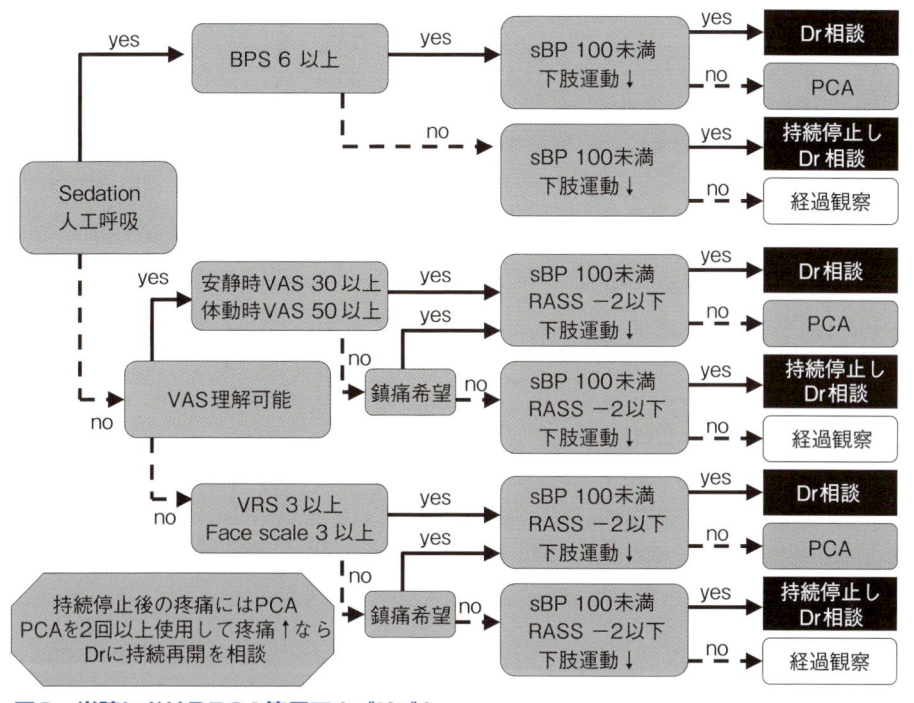

図2 当院におけるPCA使用アルゴリズム

看護師には，このアルゴリズムに基づきPCAボタンを使用するように教育されている．また，これをもとに，患者教育も行うように指導している．

RASS：Richmond agitation sedation score, sBP：systolic blood pressure, VRS：verbal rating scale, VAS：visual analogue scale

1 高齢者はPCAを理解できないか……

高齢者は，どの程度PCAを理解できるのだろうか．一つの目安として，当院での調査結果を示す．

当院では，術前麻酔相談外来で，麻酔科専門医が麻酔法と，PCAを含む術後鎮痛法について説明している．術後は，acute pain service（APS）チームが毎朝病棟回診を行い，そのつどPCAの説明を行っている．また，病棟看護師に，患者に対しPCA教育を行うよう指導している．この条件のもと，毎朝のAPS回診時に，患者のPCAに対する理解度を，APSチームが主観的に評価した結果が図3である．

各年齢層とも，手術翌日の朝では"PCA理解度"は低い．つまり，術前外来での説明のみでは，たとえ若年者といえどもPCAを理解できていないのである．しかし，術後2〜3日目にかけて，各年齢層とも，徐々に"PCA理解度"は上昇していく．これは，APSチームおよび病棟看護師が何度もPCAについて説明することにより，たとえ高齢者であっても，徐々にPCA理解できることを示している．つまり，術前のみならず，術後における再三の説明が肝要であるといえる．

2 高齢者はPCAを使用してくれるのか…

では，PCAを理解した高齢者は，実際にPCAを使ってくれるのだろうか．これについても，当院での調査結果を示す．

先ほどの調査群で"PCAを理解している"と判断された患者のうち，実際にPCAを使用していた症例を"PCA使用症例"として，"PCA使用率"を算出した結果を図4に示す．

PCAを理解した場合，65歳未満の若年者では，ほとんどのヒトがPCAをすぐに使用する．これに対して，高齢者では，たとえPCAを理

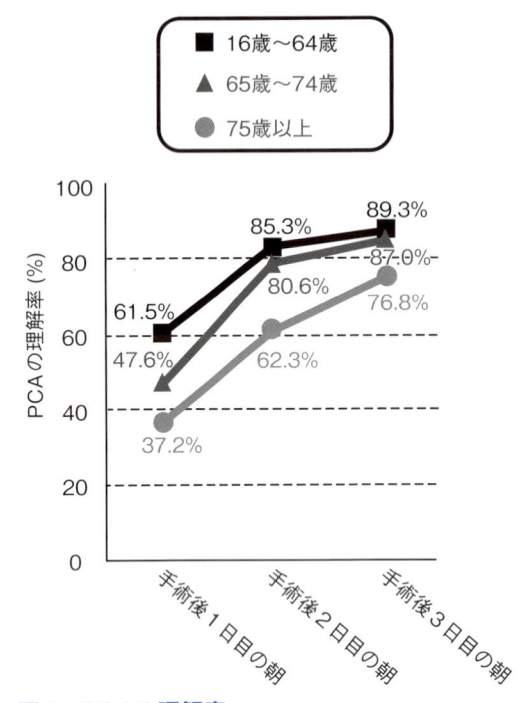

図3　PCAの理解度

　2009年1～12月の1年間に，奈良県立医科大学附属病院で手術を行い，当院APSチームが術後疼痛管理を行った16歳以上の患者1,037症例のうち，APS回診用紙に"PCA理解度"の記載のあった998症例を対象とした。PCAを理解しているか否かは，APS回診医の主観により"理解している""理解していない"の2段階で評価した。術後1日目の朝では，各年齢層とも"PCA理解度"は低かったが，時間経過とともに"PCA理解度"は上昇した。
　PCAの理解率(%)：(PCA理解症例/全調査症例)×100

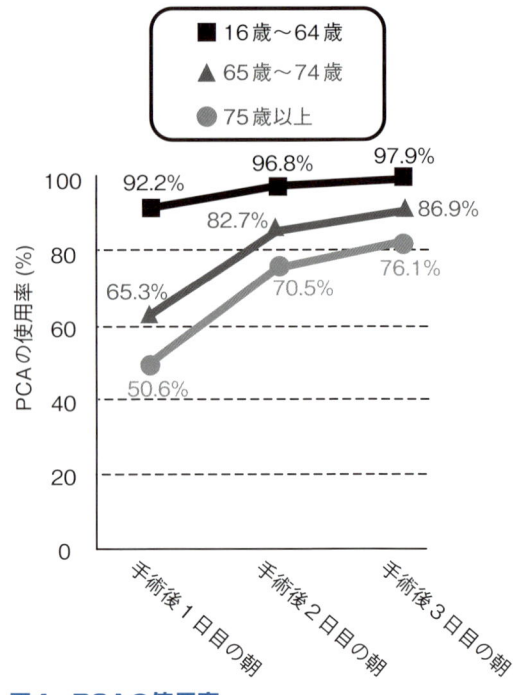

図4　PCAの使用率

　2009年1～12月の1年間に，奈良県立医科大学附属病院で手術を行い，当院APSチームが術後疼痛管理を行った16歳以上の患者1,037症例のうち，APS回診用紙に"PCA理解度"の記載のあった998症例を対象とした。APS回診用紙に"PCAを理解している"と記載のあった症例のうち，実際にPCAを使用している症例を"PCA使用症例"とし，"PCA使用率"を算出した。16～64歳の若年層では，"PCA使用率"は常に90%を超えていたが，高齢者では，手術翌日では低かったものの，徐々に上昇する傾向を示した。
　PCAの使用率(%)：(PCA理解症例/全調査症例)×100

解しても，実際にPCAを使用するヒトは少ない（65～74歳65.3%，75歳以上50.6%）。おそらく高齢者では，"PCAボタンを押すという医療行為は，医療者にしてほしい"という心理をもっているために，自分自身でPCAボタンを押してくれないと推測される。これでは，せっかくのPCAが台なしである。
　そこでわれわれは，図2に示すアルゴリズムに基づき，看護師がPCAボタンを操作するNCAを行うように指導している。まず，〔安静時疼痛スコア(VAS)＞30などの〕痛みを感じる患者に対し，"痛みを我慢することはないですよ""代わりにボタンを押しましょうか"と声をかけ，患者が痛み止めを欲した場合，看護師がPCAボタンを操作するNCAを行う。つぎに"さっきボタンを押しましたが安全でしょう。それに痛みが治まったでしょう""次からはご自分で押してみて下さいね"と段階を追って，患者がPCAを上手に使えるように指導し，NCAからPCAへの移行を促している。このように，高齢者の場合のNCAは，意識障害患者の場合のNCAと違い，看護師によりPCAの一時的なバイパスを行っていることになる（図5）。これにより，高齢者でも，徐々にPCAボタンを操作し始め（図4），上手にPCAが行えるようになる。

3 高齢者のPCA設定

　当院では，65歳以上の患者は，若年者の

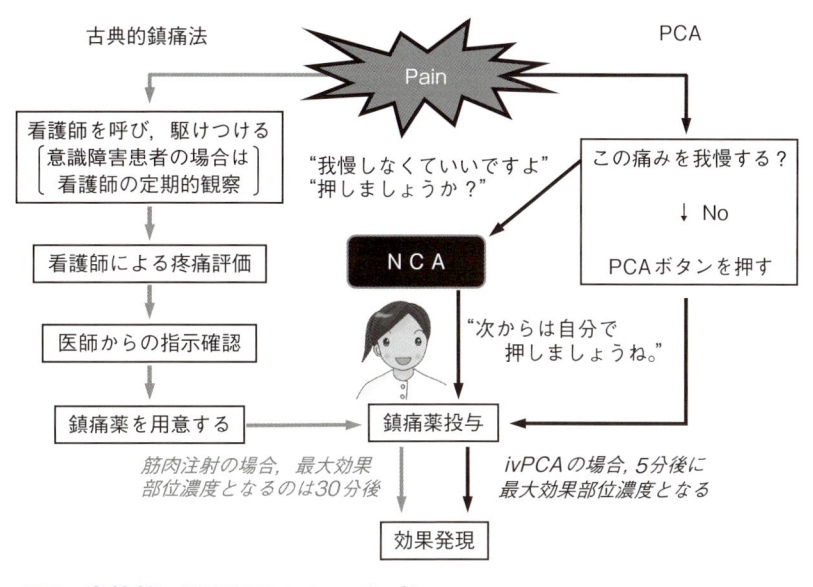

図5 高齢者におけるNCAのコンセプト

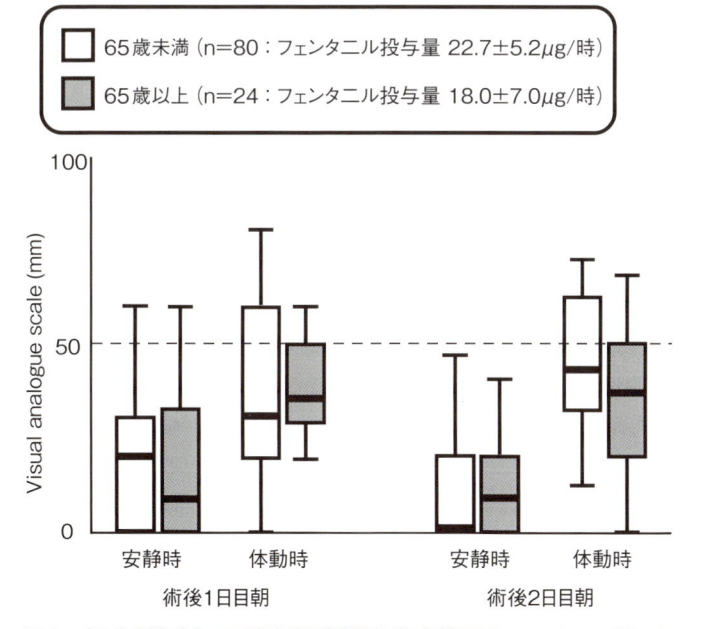

図6 婦人科領域の下腹部開腹術後疼痛管理をivPCAで行った場合の術後疼痛

2008年1月〜2009年12月までの2年間に，当院で行った下腹部開腹による婦人科良性疾患の術後疼痛管理をivPCAで行った104症例を対象とした。65歳未満（n=80）と65歳以上（n=24）の症例で，患者背景に差はなかった（結果は省略）。毎朝のAPS回診時に，安静時および体動時の疼痛をVASで評価したところ，両群間に疼痛の差はなかった。なお，両群ともに過鎮静などの有害事象は見られなかった。フェンタニル投与量は，平均値±標準偏差。

80%の麻薬量でPCAを管理している（75歳以上は70%，85歳以上は50%を目安としている）。一例として，婦人科領域の下腹部開腹術後疼痛管理をフェンタニルivPCA（若年者は0.4μg/kg/時：体重50kgの場合，生理食塩液で1ml〜20μgに希釈したフェンタニル100mlを，持続投与1ml/時，1回投与1ml，ロックアウト時間10分）で行った場合の術後疼痛を疼痛スコア（VAS）で評価した結果を示す（図6）。ご覧のように，われわれの基準で疼痛管理を行った場合，高齢者と若年者で，ほぼ同等の術後疼痛管理が行える。

まとめ

以上のように，高齢者や意識障害患者では，そのときどきにあったコンセプトのNCAを有効に利用することにより，より良い疼痛管理が可能となる。

文献

1) 佐竹　司．集中治療室における鎮痛鎮静法の問題点．慈恵医大誌 2002；117：253-60．
2) Payen J-F, Bru O, Bosson J-L, et al. Assessing pain in critically ill sedated patients by using a behavioral pain scale. Crit Care Med 2001；29：2258-63．

（高橋　正裕，古家　仁）

Point

①患者自身がPCAを操作できなくても，nurse-controlled analgesia（NCA）により，より良い疼痛管理が可能となる。
②適切な鎮痛には，疼痛評価の適正化が必要不可欠である。
③高齢者では，術前と術後におけるPCAの説明と，少ない量の麻薬で術後疼痛管理が行える。

8 患者自己調節法による前投薬と鎮静

はじめに

これまで，患者自身が自分で痛みをコントロールする患者自己調節鎮痛法（PCA）を述べてきたが，ここでは患者自身が自分で鎮静を行うこと，すなわち患者自己調節法による麻酔前投薬（patient-controlled premedication：PCP）と鎮静（patient-controlled sadation：PCS）とTCIを用いた鎮静（patient-maintained sedation：PMS）について述べる。

術前の自己調節鎮静

麻酔前投薬の目的として，口腔内や気道内分泌物の抑制，迷走神経反射の抑制，患者の不安軽減，鎮痛，鎮静などがある。ここでは，前投薬の鎮静，抗不安作用を自己調節（patient-controlled）で行う自己調節前投薬（patient-controlled premedication：PCP）を紹介する。

1 成人のPCP

成人の前投薬としてのPCPはジアゼパムとミダゾラム使用の論文が報告[1) 2)]されている。1989年，Galletlyら[1)]は予定手術を受ける50名の成人患者でPCAポンプを使用し，ジアゼパム2mgずつロックアウト時間3分として，経静脈的に投与した。前投薬の時間を30分とし，最大投与量は20mgで手術に対する不安がなくなるまで患者自身がジアゼパムを投与した。ジアゼパムの投与量は平均8.1mg（0～16mg）であった。鎮静と抗不安作用の評価はジアゼパム投与開始15分，30分後ともに投与前と比較して有意に改善されており，呼吸抑制は認められなかった。4名は不安でないという理由で薬物を投与しなかった。80％の患者がこの方法が良く，もう一度同じ方法を受けたいと答えた。ジアゼパムの投与量は患者の性別，術式の種類に相関しなかった。麻酔科医が前投薬は必要としないと判断したにもかかわらず，患者自身がPCPを行った症例が83％であった。これらのことより，このシステムは，強い不安を抱く患者に有用であると考えられた。

1996年Bernardら[2)]は，整形の外来手術を受ける50名の患者で，PCPにミダゾラムを使用して，無作為二重盲検試験を行った。PCP群はPCAポンプ1回投与量0.66mg，ロックアウト時間5分で1時間使用して，最大投与量を8mgとした。コントロール群は，4mgのミダゾラムと生理食塩液50mlを1時間かけて静脈投与した。コントロール群も，PCAポンプを使用してPCP群と同量の生理食塩液を，ロックアウト時間5分で投与した。前投薬投与前で，不安がまったくない患者はコントロール群11名，PCP群10名であった。両群で不安度，覚醒度，短期記憶は薬物投与後に抑制された。2群間の有意差は不安，記憶では認められなかったが，覚醒度では有意にコントロール群が抑制されていた。PCP群のミダゾラム投与量の平均は0.7±0.2mgであり，コントロール群の4mgに比べ有意に少なかった。PCP群では，薬液の投与を1回も行わなかった患者が16名，1回だけ行った患者が9名であった。この研究では，外来手術を受ける40％の患者は不安を感じていなかった。また，前投薬を必要とした患者においても，自己投与された量は静脈投与で2mgに満たなかった。

成人のPCPでは，前投薬前に不安を訴える

患者が比較的少ないのと，PCAの機械のコストや薬液のコストを考えると，全症例に適応するのは現実的ではない。しかしながら，不安を抱いている患者に，いつでも自分自身で前投薬の投与ができるという安心感を与えることでは有用であると考えられる。

2 小児のPCP

成人では自分を客観的に観察・判断でき，不安に対処すべくPCAのボタンを自分で押すことができるが，小児ではそのような客観的な判断ができない。そこで，小児のPCPとして工夫されたのが，薬剤含有キャンディーである。ミダゾラムは，作用時間が短く，前向性健忘作用を合わせもっているので，日帰り手術を含む小児の麻酔前投薬として適している。

1997年，神林ら[3]は，小児の前投薬の新規剤形としてミダゾラムキャンディーを紹介している。対象は6カ月〜6歳までの乳幼児50名，体重15kg未満の患児には1個，15kg以上の患児には2個のキャンディー（オレンジ味）を手術室入室30分前に与えて，自由に摂取させた。全症例で気管挿管直後に胃液量，pHを測定し，ミダゾラムの血中濃度の測定も行っている。緩徐導入は全症例で円滑に行うことができた。胃液量は平均0.73ml/kg，pHは2.2であった。ミダゾラムの有効血中濃度は40ng/ml以上である[4]が，血中濃度を測定した12症例すべてにおいて有効濃度に達していた。

2000年，重見ら[5]は，小児前投薬としてミダゾラム5mgとアトロピン0.25mgを含有したマッシュルーム型いちご風味棒付きキャンディーを試作し[6]，ミダゾラムのみを含有したキャンディーやアトロピンのみを含有したキャンディーと，鎮静効果，抗不安効果および胃液の量と酸度について比較検討した。対象は6カ月〜10歳の175名。ランダムに3群に分けて，ミダゾラム5mgのみを含有したキャンディー投与群（78症例），アトロピン0.25mgのみを含有したキャンディー投与群（21症例），ミダゾラム5mgとアトロピン0.25mgを両方含有したキャンディー投与群（76症例）を1人1個ずつ投与した。ミダゾラムを含有したキャンディーは，含有していないキャンディーよりも有意に患児を鎮静し，抗不安作用を示し，無呼吸になった症例も認められなかった。ミダゾラムキャンディーの摂取忌避症例は14％であり，苦味によるものが多かった。考察では，棒付きキャンディーをなめる行為自体が患児を落ち着かせた効果も否定できないとしている。

2000年われわれ[7]は，小児脳性麻痺の患児群にミダゾラムキャンディーの投与を試みた。鎮静度はとても良い92％，良い8％であり，不安度は入眠している17％，落ちついている83％で，不安のない，良好な鎮静が得られた。覚醒度は泣いている42％，話している42％，うとうとしている16％であり，覚醒遅延は認められなかった。SpO_2も全症例で97％以下になることはなかった。脳性麻痺の患児は精神発達遅滞を合併することが多く，手術室などの新しい環境に適応することは健常児よりも困難である。また，患児によっては全身状態が悪いこともあり，通常量の前投薬を投与すると過量投与になる可能性もある。ミダゾラムキャンディーは，小児脳性麻痺の患児の状態に応じたテーラーメードの前投薬として推奨される。

1998年，馬場ら[8]，2003年，Sumitaら[9]は，クロニジンキャンディーを小児に前投薬として投与し，クロニジンの血中濃度，鎮静度，バイタルサインの変化を研究した。手術室入室90分前に4μg/kgを投与したところ，十分に鎮静された患児は10名，そうでなかった患児は6名で，クロニジンの血中濃度は鎮静された患児のほうが有意に高かった。

小児のキャンディー型前投薬の利点としては，①薬らしくなく受け入れやすい，②口腔粘膜からの吸収も期待できる，③棒付きにすることで，誤嚥を予防できる，④効果が上がったところで摂取が止まり，過剰投与が防止できるなどが考えられる。今後，新しい薬物でのさらなる研究が期待できる。

ICUでの鎮静（patient-controlled sedation：PCS）

ICUでの過度の鎮静は，人工呼吸器管理の期間，ICU滞在期間の延長，患者の体力の消耗，譫妄や昏睡を引き起こす。近年，ICUでの鎮静の期間は短く，適度な鎮静が推奨されている。PCSは，患者それぞれが必要とする鎮静を供給することが可能であるため，今後ICUでのニーズが増える可能性がある。

1 ミダゾラムによるPCS

患者本人による自己調節鎮静は，1988年Loperら[10]によって初めて症例報告されている。ICUで不安感が強い2名の成人患者に対して，PCAポンプを使用して，ミダゾラムを投与した。患者が不安を感じたとき，PCAポンプのボタンを押す設定で，持続投与なし，1回投与量ミダゾラム0.25mgを投与する設定とした。ロックアウト時間は8分とし，4時間で5mgまで投与できる設定とした。患者の不安度は両症例とも改善し，ミダゾラムを2〜4mg/日，症例2では気管挿管時は4〜8mg/日を抜管後は1〜3mg/日を自己投与した。鎮痛薬としてモルヒネを使用していたが，モルヒネの1日あたりの使用量もPCSを開始した後に減少した。

2 プロポフォールによるPCS・PMS

ミダゾラムのPCSが報告された後，胃，大腸内視鏡や気管支鏡などの検査や歯科治療の分野でプロポフォールを使用してのPCSの論文が散見される（表1）[11]〜[14]。PCAポンプを使用して，持続投与なし，1回投与量10〜20mg，ロックアウト時間0〜1分というのが一般的である。

2001年，Gillhamら[15]は，内視鏡的逆行性胆道膵管造影（endoscopic retrograde cholangio pancreatography：ERCP）を受ける患者20名に，プロポフォールを使用して，目標制御注入（target controlled infusion：TCI）のシステムを利用したpatient-maintained sedation（PMS）を報告している。目標血中濃度を1.0μg/ml，プロポフォール投与開始8分後，患者が必要としてボタンを押すと目標血中濃度を0.2μg/ml増量とした。ロックアウト時間2分，最大目標血中濃度を3.0μg/mlに設定した。結果は，20名中16名でPMSが適切に行われたが，4名は途中から麻酔科医が鎮静を行った。適切にPMSを行った16名の目標血中濃度は1.2〜2.6μg/mlであった。

2003年，Rodrigoら[13]は，局所麻酔下での歯科治療を受ける23名の成人患者の鎮静にプロポフォールを使用して，同一患者にPCSとPMSを行っている。PCSは持続投与なし，1回投与量18mg，ロックアウト時間は1分で行った。PMSは目標血中濃度を1.4μg/ml，レ

表1　プロポフォールを使用したPCS

	持続投与量	初回投与量	1回投与量	ロックアウト時間
Anaesthesia 1992；47：376-81	なし	なし	20mg	1分
Gastrointestinal Endscopy 2001；54：8-13	なし	なし	0.3mg/kg	0分
Anaesthesia 2003；58：333-8	なし	なし	18mg	1分
American Journal of Gastroenterology 2004；99：511-8	なし	20mg	10mg	1分

（Rudkin GE, Osborne GA, Finn BP, et al. Intra-operative patient-controlled sedation. Comparison of patient-controlled propofol with patient-controlled midazolam. Anaesthesia 1992；47：376-81／Ng JM, Kong CF, Nyam D. Patient-controlled sedation with propofol for colonoscopy. Gastrointest Endsc 2001；54：8-13／Rodrigo MRC, Irwin MG, Tong CKA, et al. A randomised crossover comparison of patient-controlled sedation and partient-maintained sedation using propofol. Anaesthesia 2003；58：333-8およびHeuss LT, Drew J, Schnieper P, et al. Patient-controlled versus nurse-administstered sadation with propofol during colonoscopy. A prospective randomized trial. Am J Gastroenterol 2004；99：511-8より引用）

表2　プロポフォールを使用したPMS

	目標血中濃度	目標血中濃度の増量	最大目標血中濃度	ロックアウト時間
Gastrointestinal Endoscopy 2001；54：14-17	1.0μg/ml	0.2μg/ml	3.0μg/ml	2分
Anaesthesia 2003；58：333-8	1.4μg/ml	0.2μg/ml	3.0μg/ml	2分
Anaesthesia 2005；60：235-8	1.0μg/ml	0.2μg/ml	なし	血中濃度が目標血中濃度の10%低下したとき
Anaesthesia 2006；61：240-7	0.8μg/ml	0.1μg/ml	なし	3分

（Rodrigo MRC, Irwin MG, Tong CKA, et al. A randomised crossover comparison of patient-controlled sedation and patient-maintained sedation using propofol. Anaesthesia 2003；58：333-8／Gillham MJ, Hutchinson RC, Carter R, et al. Patient-maintained sadation for ERCP with a target-controlled infusion of propofol：A pilot study. Gastrointest Endosc 2001；54：14-7およびAnderson KJ, Leitch JA, Green JS, et al. Effect-site controlled patient maintained propofol sedation：A volunteeer safety study. Anaesthesia 2005；60：235-8より引用）

スキューとして目標血中濃度を0.2μg/ml増量し，ロックアウト時間2分，最大目標血中濃度を3.0μg/mlに設定した．TCIを使用したPMSのほうが患者の満足度は高かったが，これはプロポフォールの血中濃度がより安定しているからであると考察している．

TCIポンプを使用した，プロポフォールによるPMS（表2）[13)15)~17)]は，目標血中濃度0.8～1.4μg/ml，目標血中濃度の増量0.1～0.2μg/ml，最大目標血中濃度3.0μg/mlまたは設定なし，ロックアウト時間2～3分，または血中濃度が目標血中濃度の10%低下したときという設定で報告がある．

3 デクスメデトミジンによるPCS

2010年Chlanら[18)]は，ICUで人工呼吸器で調節呼吸をされている17名の意識清明な患者の急性呼吸不全の回復期に，デクスメデトミジンでPCSを最長24時間行っている．PCAポンプを使用し，ローディングドーズとして0.5μg/kgを10分以上かけて投与し，持続投与量0.2μg/kg/時とした．1回投与量0.25μg/kgとして，ロックアウト時間を20分とした．1回投与は1時間あたり3回までとした．持続投与量は看護師が2時間ごとに調節し，最高0.7μg/kg/時まで増量した．結果は心拍数，血圧は投与後8時間は低下し，その後ゆっくり上昇していった．低血圧や徐脈のため，4名が研究の途中で中止となった．そのうち1名は開始2時間以内に低血圧で中止となっている．PCS中，77～100%で十分鎮静されていると判断された．ほとんどの患者と看護師は，デクスメデトミジンをPCSに適切な薬物であると評価した．

デクスメデトミジンはα_2受容体作動薬で，強力な鎮痛，鎮静作用を発揮する．呼吸抑制がほとんどないので，ICUの鎮静に好んで使用されるが，心拍数低下などの循環抑制が起こりうる．鎮静中でも刺激により覚醒し，見当識を保持させることができるという大きな特徴がある[19)]．今後，ICUでデクスメデトミジンを使用しTCIを用いたPMSや，鎮静薬の投与経路として皮下投与の可能性，人工呼吸導入時のPCSなど，さらなる研究に期待したい．

文献

1) Galletly DC, Short TG, Forrest P. Patient-administered anxiolysis—A pilot study. Department of anaesthesia. Anaesth Intensive Care 1989；17：144-50.

2) Bernard J-M, Faintreny A, Lienhrt A, et al. Patient-controlled premedication by iv midazolam for ambulatory sugery. Acta Anaesthesiol Scand 1996；40：331-7.

3) 神林祐子，重見研司，白神久敬ほか．小児全身麻酔前投薬の新規剤形―ミダゾラムキャンディーの調製と臨床効果―．病院薬学 1997；23：43-8.

4) Allonen H, Ziegler G, Klotz U. Midazolam kinetics. Clin Pharmacol Ther 1981；30：653-61.

5) 重見研司, 神林祐子, 太田利夫ほか. 小児全身麻酔前投薬としてのミダゾラムとアトロピンを含有した棒付キャンディの試作投与. 麻酔 2000；49：496-503.

6) 重見研司, 水野省司, 大西佳子ほか. 前投薬の工夫—Patient-Controlled Premedication—. 日臨麻会誌 2006；26：48-56.

7) Mamiya K, Iwata M, Takakuwa T, et al. Self-premedication with midazolam lollypop in pediatric patients with cerebral palsy. Anesth Analg 2000；90：S365.

8) 馬場泰行, 坂本岳志, 幸田幸直ほか. 麻酔前投薬に用いる塩酸クロニジンキャンディーの調製と臨床効果. 薬剤学 1998；58：46-51.

9) Sumita K, Homma M, Watanabe M, et al. Sedation and plasma concentration of clonidine hydrochloride for pre-anesthetic medication in pediatric surgery. Biol Pharm Bull 2003；26：421-3.

10) Loper KA, Ready LB. Patient-controlled anxiolysis with Midazolam. Crit Care Med 1989；17：200-1.

11) Rudkin GE, Osborne GA, Finn BP, et al. Intraoperative patient-controlled sedation. Comparison of patient-controlled propofol with patient-controlled midazolam. Anaesthesia 1992；47：376-81.

12) Ng JM, Kong CF, Nyam D. Patient-controlled sedation with propofol for colonoscopy. Gastrointest Endsc 2001；54：8-13.

13) Rodrigo MRC, Irwin MG, Tong CKA, et al. A randomised crossover comparison of patient-controlled sedation and patient-maintained sedation using propofol. Anaesthesia 2003；58：333-8.

14) Heuss LT, Drewe J, Schnieper P, et al. Patient-controlled versus nurse-administered sedation with propofol during colonoscopy. A prospective randomized trial. Am J Gastroenterol 2004；99：511-8.

15) Gillham MJ, Hutchinson RC, Carter, R, et al. Patient-maintained sadation for ERCP with a target-controlled infusion of propofol：A pilot study. Gastrointest Endosc 2001；54：14-7.

16) Anderson KJ, Leitch JA, Green JS, et al. Effect-site controlled patient maintained propofol sedation：A volunteer safety study. Anaesthesia 2005；60：235-8.

17) Stonell CA, Leslie K, Absalom AR. Effect-site targeted patient-controlled sedation with propofol：Comparison with anaesthetist administration for colonoscopy. Anaesthesia 2006；61：240-7.

18) Chlan LL, Weinert CR, Skaar DJ, et al. Patient-controlled sedation：A novel approach to management of sedative therapy with mechanically ventilated patients. Chest 2010. [Epub ahead of print]

19) 佐伯 茂, 朝野宏子, 三宅絵里ほか. 術後管理を意識した周術期の鎮痛・鎮静—術後鎮痛, 術後鎮静の up date—. 日臨麻会誌 2006；26：508-13.

〔間宮　敬子〕

Point

① PCA による鎮静には前投薬（patient-controlled premedication：PCP）と, 鎮静（patient-controlled sedation：PCS）があり, ベンゾジアゼピン, $α_2$ アゴニスト, プロポフォールなどが使用可能である。
② 成人の PCP は, 不安の強い患者に有用である。
③ 小児の PCP は, キャンディー型に剤形変更することで, 過剰投与を防止でき有用である。
④ ICU での PCS を目標制御注入（target controlled infusion：TCI）を応用することで, より安全に施行できる。

9 緩和医療でのPCA（癌性疼痛，麻薬をすでに投与されている患者の周術期管理）

はじめに

近年，日本でも緩和医療が徐々に浸透し，癌の治療だけでなく，癌患者の症状コントロールを充実させることが求められている。

中でも疼痛コントロールはもっとも重要であり，その手段の一つとしてPCAシステムは非常に有用であると考える。

症例提示1 ■■■

67歳，男性，身長156.4cm，体重60kg。直腸癌に対して骨盤内臓全摘術，両側尿管皮膚瘻造設術が施行され，術後は集中治療室（intensive care unit：ICU）に入室した。ICUでフェンタニル1,200μg/日の持続静注と硬膜外持続ブロックの併用でも疼痛の訴えが強く，一般病棟に帰室後も夜間に頻回のコールで疼痛と不眠を訴えた。夜間に訴えが集中しており，日中はご家族の面会などもあり訴えが減少する状況であったため，夜間の不安が強いと考えivPCAを選択した。フェンタニル原液（50μg/ml）をポンプに充填し，持続投与量1ml/時，PCAドーズ1ml/回，ロックアウト時間10分とした。また，フルルビプロフェンアキセチルを1日3回定期投与した。夜間頻回のコールは激減し，開始から3日後には疼痛の訴えはほぼ消失したため薬液濃度を半分に減量，その4日後にはPCAドーズを用いることがなくなったため疼痛コントロール良好と判断しフェンタニル貼付薬へとオピオイドローテーションを行った。

〈解説〉

この症例では，夜間の不安（家族がいない，眠れない，ナースコールを押しづらい）を解消し患者自身で鎮痛を図れることで，患者に安心感をもたらしたと思われた。

症例提示2 ■■■

17歳，女性，身長159cm，体重45.0kg。腎細胞癌，多発骨転移。

フェンタニルパッチ12.5mg，ナプロキセン6錠分3，メキシレチン3cap 3×，デキサメタゾン1mg 2×で疼痛コントロールを行っていた。経過中に骨転移痛が増強したため，上記に加えて塩酸モルヒネ50mg＋ドロペリドール1.25mg/24時間をシリンジポンプで持続静注した。しかし，入浴や外泊の強い希望があり，シリンジポンプによる拘束感が強いストレスをもたらしていたため，シリンジポンプからPCAシステムに変更を行った。疼痛の増強もありオピオイドは増量となり，フェンタニルパッチ10mg貼付のうえ，塩酸モルヒネ150mg＋ドロペリドール1.25mg＋ケタミン50mg＋生理食塩液の計50mlをPCAシステムに充填し，持続投与量1ml/時，PCAドーズ1ml/回，ロックアウト時間10分と設定した。翌日PCA使用回数は2回/日程度で経過し，ivPCAをつないだまま入浴や外泊が可能であった。

〈解説〉

この症例でのPCAのメリットは，シリンジポンプと点滴棒による拘束感を軽減し，入浴や外泊を可能にした点であったと考えられた。

癌の痛みの特徴

1 痛みの原因や性質が多様である

　癌の痛みの原因は多様であるが，大きくは2つに分けられ，①腫瘍そのものによる痛み，②治療に関連して起きてくる痛みである。①は，さらに原発巣によるものと転移巣によるものに分かれる。痛みの種類も軟部組織や胸膜・腹膜・骨膜などへの浸潤による侵害受容性疼痛と，神経を圧迫または浸潤することによって生じる神経障害性疼痛がある。この両者が混在して，複雑な痛みの性質を呈している場合も多く，その典型的なものに膵癌が挙げられる。転移巣による痛みでは，骨転移による椎体の圧迫骨折や脊柱管への浸潤，長管骨の病的骨折，腹腔内リンパ節転移に伴う腰痛などが頻度として多い。

　②の治療に関連して起きてくる痛みとは，手術や化学療法，放射線療法といった癌治療に伴って起きてくる痛みである。肺切除後の肋間神経痛，四肢切断後の断端痛や幻肢痛，化学療法施行時の重症口内炎や手足の末梢神経障害によるしびれ，放射線療法施行時の重症皮膚炎，腸炎や頭頸部放射線治療後の重症口腔粘膜障害による口内痛，咽頭痛などが挙げられる。

　このほか，生活スタイルの変化や長期臥床による腰痛や褥創，筋筋膜性疼痛なども痛みの原因となりうる。

2 痛みの原因は変化する

　手術や化学療法，放射線療法などの治療が奏効し，痛みの原因が除去されたり縮小，軽減していく場合も多く，この場合，鎮痛薬は減量していく必要がある。

　また，長い治療期間をトータル的に見ると多くの場合は終末期に向けて悪化することが多い。このため，随時鎮痛薬の量は増減，修正が必要となる。

3 全身状態もまた日々変化する

　癌の治療中や終末期の状態において，患者の全身状態は日々変化する。

　たとえば，化学療法薬によって肝機能障害，腎機能障害を来せば，鎮痛薬の代謝や排泄に影響する。また，感染症により発熱すると，容易に脱水を来し倦怠感が増強したり，譫妄を惹起する。治療に伴って重症口内炎が起こると経口摂取ができなくなり，便秘が悪化する。薬物の経口摂取も不可能となり投与ルートの変更が必要となる。嘔気・嘔吐の出現やイレウスの合併によっても同様の事態となる。病状の進行に伴って胸水や腹水が増加すると，薬物動態に影響を与える。

4 心理状態，不安に対する配慮が必要

　癌患者は，"いつ痛みが来るか分からない"不安や今後についての不安，仕事や家庭など社会的問題についての不安など，常に不安を抱えて日々生活している。痛みなどの身体的症状と，不安を含めた精神的状態は密接な関係があることが知られており，不安を含めた精神的ストレスは痛みの閾値を低下させ（痛みを感じやすくし），痛みを増強する。逆に，疼痛コントロールが不良な状態であると，精神的不安を増強させる。痛みが不眠の原因となる場合も多く，痛みがきちんとコントロールされないと，痛み→不眠→不安の増強→痛みの増強，という悪循環に陥ってしまう。癌患者の痛みを見るときには，患者の精神状態やストレスなども視野に入れて考える必要があり，ときには抗不安薬や患者の不安を取り除く工夫，ケア，傾聴などの行為が鎮痛薬以上の効果を発揮することもある。

癌性疼痛における PCA の意義

1 そのときの体調での必要最低限の量が投与される

PCAとは，患者が痛みを感じているときに鎮痛薬を追加投与するシステムであるため，痛みがないときは鎮痛薬が増量されることはない。また，相対的オピオイド過量状態となり，傾眠傾向や意識混濁を来した場合，患者自身ではボタンを押すことができなくなるため，さらにオピオイドが投与されることを防げる。よって，日々痛みや体調が変化する癌患者には適した投与方法といえる。

2 突出痛(breakthrough pain)に対応できる

骨転移による骨痛は，体動に伴って瞬時に強い痛みをもたらすことが多い。この痛みは，VASなどの疼痛スコアの表現が難しく，患者はよく"ふりきれるような痛み"と表現する。この場合，内服のレスキューでは効果発現に15分以上かかり対応できない。また，ナースコールを鳴らして鎮痛薬をもらうのでは，痛みを我慢する時間が長くなってしまう。ivPCAでは，痛くなったら瞬時に鎮痛薬を使うことが可能で，効果発現も速いため，より対応しやすい。

3 "痛みがくること"への不安が強い患者に有用

精神的な不安が強く，痛み始めたらパニック状態に陥ってしまう患者や，ナースコールを押すことを申しわけない，同室の患者を起こして迷惑をかけたくない，などという考えから，痛くてもレスキューをもらうことをためらい我慢している患者などでは，PCAシステムを手元において，いつでも，どこでも，他人の手を煩わせずに鎮痛薬を使用できるという点で，PCAはとても有用である。またPCAボタンを握っているだけで安心でき，レスキュー使用が激減するケースもあり，"痛くなったらボタンを押せばいい"という不安の軽減自体が痛みの訴えを軽減することも多い。

4 外泊や在宅が可能となる

鎮痛薬の内服や貼付薬のみでのコントロールが難しい患者は，持続静注や持続皮下注が行われることが多いが，シリンジポンプがついた状態では外出や外泊が不可能である。このような場合に，PCAポンプは携帯可能なものがあり，また外出中に疼痛が増強した際にも患者や家族自身で対応が可能であり有用である。しかし，長期の外泊や在宅では，薬液の充填量も多くなり，PCAを多く使用する可能性も踏まえてリザーバータンクの容量を大きくしたり薬液濃度に工夫が必要となる。

PCAの実際

当院では，ivPCAをもっとも頻用している。ivPCAは効果発現が速く，前述のbreakthrough painにも対応できる。また非常に強い疼痛を訴えている場合は，経口投与が可能であっても一時的にivPCAとし鎮痛薬のタイトレーションをすみやかに行えるようにし，疼痛コントロールが得られた後に経口薬や貼付薬にローテーションするようにしている。

オピオイド投与が行われていない患者に対す

表　PCA開始時の流量設定（オピオイドが投与されていない患者）

	モルヒネ	フェンタニル
原液の濃度	10mg/ml	50μg/ml
充填薬液の濃度	1mg/ml	15〜25μg/ml
持続投与量	0.5〜1mg/時	15〜25μg/時
PCAドーズ	1〜2mg/回	15〜25μg/回
ロックアウト時間	10〜15分	10〜15分

るPCA開始時の流量設定を表に示す。腎機能障害を認める症例では，代謝産物（M3G，M6G）に活性のあるモルヒネは避けフェンタニルを用いるようにしている。また，肺転移，癌性胸膜炎などにより呼吸苦症状や咳嗽を呈している患者では，これらの改善効果が認められているモルヒネを選択するようにしている。

1 ivPCA持続投与量の増減はどうするか

1日に使用したレスキューの50％前後を，翌日の持続投与量に上乗せして対応している。

しかし，体動時の骨転移痛や食事摂取時の口内痛などの突出痛に対しては，持続投与量を増量しても眠気や吐き気といった副作用を増悪させるだけなので，持続投与量は増量せずレスキュードーズの増量で対応する。

2 オピオイドがすでに投与されている患者にPCAを開始するには

すでにフェンタニル貼付薬などを使用されている患者にivPCAを開始する場合，貼付薬をそのまま併用することで，充填する静注薬の量を増やさずに管理することが可能である。

ただし，PCAドーズを設定する際は"持続投与量＋貼付薬"の合算された量がベースの鎮痛薬量であることを念頭におきPCAドーズを設定する必要があり，この場合，持続投与量に対するPCAドーズの割合が貼付薬を併用していない場合と比べ大きくなる。

【例】デュロテップMTパッチ® 12.6mg（75μg/時）の貼付を施行している患者に対してモルヒネによるivPCAを開始する場合

パッチは貼付したまま，静脈内PCAの初期設定を以下のように行う。

持続投与量　塩酸モルヒネ　1mg/時
ボーラス量　　　　　　　　4mg/回

※ MTパッチ12.6mgは，塩酸モルヒネ60mg/日と同程度のオピオイド換算となり，この患者に投与されるオピオイド量は塩酸モルヒネで84mg/日程度となる。よって1日量を24で除した1時間あたり投与量（に近い値）をボーラス量として設定する。

このあとは，鎮痛レベルやPCAによる除痛効果を見ながら，個々の症例で設定の再検討を施行する。

3 NSAIDsはどうするか

癌性疼痛治療を行う際，World Health Organization（WHO）3段階除痛ラダーにのっとって治療を開始する。

3段階ラダーでは，すべての段階で非ステロイド性抗炎症薬（nonsteroidal anti-inflammatory drugs：NSAIDs）の併用が推奨されており，胃潰瘍や腎障害などの副作用症状を認めない場合には，PCA施行時にも併用が望ましいと考えている。当院では，内服可能であればロキソプロフェン3錠分3を，内服不能であればフルルビプロフェンアキセチルを1日2〜3回併用している。

4 鎮痛補助薬はどうするか

神経障害性疼痛や骨転移痛などは，しばしばオピオイドに反応しにくい場合があり，症例によっては鎮痛補助薬が奏効する場合がある。

当院では，痛みの性質上神経障害性疼痛が強く疑われる場合や，脊椎転移などで神経圧迫症状を呈する骨転移に対しては，積極的に鎮痛補助薬を併用するようにしている。ivPCAにおいては，オピオイドとともに10mg/kg/日程度の静注用リドカインを併用している。リドカインを併用する場合は，定期的な血中濃度測定を行うことが望ましい。

5 オピオイド持続静注を施行中の患者が手術を受ける場合のオピオイドの管理はどうするか

近年では，WHO 3段階ラダーの普及やがん対策基本法により緩和医療が社会的にも浸透してきたため，癌性疼痛に対してオピオイドが用

いられている患者は増加している。これに伴い，オピオイドを使用している患者が手術を受ける機会も増加している。麻酔科医として，周術期管理を行う際に，術前から投与されているオピオイドの管理にとまどうことは多い。これについて，日本国内ではいまだ明確なガイドラインは作成されていない。海外におけるオピオイド服用患者の，周術期急性痛管理のマネジメントに関する論文によると，周術期を通して，術前にベースラインとして投与されていたオピオイドは継続投与し，術後はさらにPCAとして付加的なオピオイドを追加する，またこのほかに硬膜外麻酔や脊髄くも膜下麻酔は通常通り施行する，可能であれば末梢神経ブロックを併用する，ことが推奨されている。

おわりに

緩和医療における痛みのコントロールは，治療の継続，患者が尊厳をもって社会的生活を継続するという点でとても重要である。患者自身が自分の意思で疼痛コントロールを行うPCAシステムは，緩和医療において必須の手技である。

文献

1) 喜多正樹．第8章．癌性疼痛．並木昭義，表 圭一編．PCA（自己調節鎮痛）の実際．東京：克誠堂出版；2004. p.107-18.

2) 佐藤 智，日下 潔．癌性疼痛とPCA．ペインクリニック 2000；21：39-48.

3) 日本緩和医療学会がん疼痛治療ガイドライン作成委員会編．がん疼痛に対する薬物療法．がん疼痛治療ガイドライン．東京：真興交易医書出版部；2002. p.26-101.

4) Fallon I, Cherny NI, Hanks G. Opioid analgesic therapy. In : Hanks G, editor. Oxford textbook of palliative medicine. 4th ed. New York : Oxford University Press ; 2010. p. 661-98.

5) Janig W. What is the mechanism underlying treatment of pain by systemic application of lidocaine? Pain 2008 ; 137 : 5-6.

6) Sharma S, Rajagopal MR, Palat G, et al. A phase II pilot study to evaluate use of intravenous lidocaine for opioid-refractory pain in cancer patients. J Pain Symptom Manage 2009 ; 37 : 85-93.

7) Buchanan DD, J MacIvor F. A role of intravenous lidocaine in severe cancer-related neuropathic pain at the end-of-life. Support Care Cancer 2010 ; 18 : 899-901.

8) Mitra S, Sinatra, RS. Perioperative management of acute pain in the opioid-dependent patient. Anesthesiology 2004 ; 101 : 212-27.

9) 山田圭輔，栗田昭英，小林恭子ほか．悪性骨腫瘍による強い疼痛に対して静脈内PCAにより強オピオイドを導入した1症例．ペインクリニック 2009；30：77-9.

（水上奈穂美）

Point

①PCAは，治療の継続や患者の尊厳を維持するためにも有用であり，癌性疼痛の特徴を理解し，痛みの原因に対応して行う必要がある。
②すでに内服や貼付薬で麻薬を投与されている場合は，その投与量とPCAによる持続投与量の合計から，ボーラス投与量を決定する。
③鎮痛補助薬，NSAIDs，神経ブロックを併用することが望ましい。

10 ペインクリニックでのPCA

はじめに

ペインクリニック患者は疼痛が1週間以上になり，機能の温存も望まれるため，長期間薬物投与が可能な神経ブロック用カテーテルを用いたPCAやivPCAの適切な使用が好まれる。

症例提示 1

28歳，男性，身長173cm，体重76kg。左膝関節症に対して，内視鏡下半月板切除術が施行された。手術後に，ターニケットによるコンパートメント症候群と大腿神経虚血性障害が原因と考えられる，左大腿四頭筋の腫脹と強い疼痛が1週間持続したため，ペインクリニックに紹介となった。症状は強い安静時痛に加え，リハビリテーション時の受動運動に対してきわめて強い左大腿四頭筋への疼痛を訴えていた。左大腿部のコンパートメント症候群の治癒とリハビリテーションに数週間を要することが予想された。左大腿は，疼痛と腫脹のため，自動運動による筋力と可動域はともに50％程度に制限されていた。

PCAの方法

安静時痛が強いことから，左鼠径部で大腿神経外側に超音波ガイド下で持続神経ブロック用のカテーテルを4cm留置し，0.1%ロピバカインを，持続投与量4ml/時，1回投与量5ml，ロックアウト時間60分で patient-controlled regional analgesia（PCRA）を開始した。

経過

安静時はPCRAを使用することなく，持続投与による大腿神経ブロックと，経口非ステロイド性抗炎症薬（nonsteroidal anti-inflammatory drugs：NSAIDs）の投与で満足する鎮痛効果を得ることができた。リハビリテーションの30分前とリハビリテーション開始30分後にPCRAを使用することで，他動運動に伴う激しい痛みが緩和された。大腿神経ブロック用のカテーテルを1週間使用した後，持続投与を止めて1回投与量6ml，ロックアウト時間60分としたところ，大腿屈曲のための筋力が回復しており，安静時痛に対する使用は1日3回以下であった。翌日のリハビリテーション時にはPCRAを使用しなくても他動運動によるトレーニングを施行することが可能であったため，PCRA開始から9日目にカテーテルを抜去した。

解説

四肢の手術後の疼痛に対するPCAには，①麻薬を用いたivPCA，②局所麻酔薬と麻薬を用いてのPCEA，および③PCRAのいずれかの方法が考えられる。麻薬の使用は吐き気や眠気といった副作用の頻度が増加するため，下肢の手術後鎮痛としてのivPCAは，神経ブロックと比較して質が低下することが報告されている。可能なかぎり神経ブロックを用いて鎮痛を

197

行うことが好ましいが，本症例のように術後1週間以上の鎮痛が必要な場合は，神経ブロックの適応と使用する局所麻酔薬については，通常の術後痛に対するPCAよりも，さらにしっかりとした計画を立てる必要がある．

持続硬膜外ブロックを併用したPCEAは，穿刺部位と局所麻酔薬の種類や投与量を変えることで，鎮痛域を調節することが可能である．副作用に血圧低下などの循環系への影響もありうるが，実際には下肢への効果を期待した場合に，呼吸・循環抑制，悪心・嘔吐などの全身性の合併症は麻薬を用いたivPCAよりも少なく，安全な方法といえる．多くの施設では硬膜外ブロックが技術的に行いやすいことも有利な点である．ペインクリニックでは手術中と異なり，完全な無痛や強い運動神経ブロックに，決してこだわらなくてもよい．PCEAの設定も，強い神経ブロック効果を得ることよりも，患者の満足度や行動状態から決定する必要がある．カテーテル挿入部の消毒も含めて1日1回は診察し，ときにはリハビリテーションや痛みが強くなる行動に立ち会って局所麻酔薬の濃度と量を調整する．また，頸部硬膜外ブロックでも尿閉を生じることもある．尿道カテーテルを留置されていないペインクリニック患者に対してのPCEAでは，少量のリドカインから徐々に濃度を上げることが多く，0.4～0.8％のリドカインを持続投与量2～4ml/時，1回投与量2～5ml，ロックアウト時間20～60分の設定で開始する．ただし，一側の四肢の疼痛では，硬膜外ブロックが患側肢のみならず健側肢にも効果が生じる．そのため，車いすへの乗り移りなどのときに健側肢の脱力があると不自由な感覚が強くなり，生活の質（quality of life：QOL）の低下を招く．そこで，健側肢への神経ブロック効果を減らすために，X線透視や超音波装置を用いてカテーテルを患側の硬膜外腔に留置して，局所麻酔薬の広がりも患側優位となるようにすることで，PCEA施行中のQOLが向上する（図）．

末梢神経ブロックも，一側四肢の疼痛に対してはきわめて有用で，腰部硬膜外ブロックよりも全身性の合併症が少ない．しかし，低分子ヘパリンの投与中に大腿神経ブロック用のカテーテルを抜去したところ，広範囲の皮下出血と腫脹を生じた報告もある．抗血小板薬投与中の末梢神経ブロックは絶対的な禁忌ではなく，筋肉注射に準じた安全性でPCAを行うことが可能と考えられる．しかし，抗凝固薬（ヘパリン，ワルファリンなど），抗血栓症薬（フォンダパリヌクスなど）の投与中は硬膜外ブロックと同様の注意が必要である．PCAの設定は持続投与での完全な徐痛よりも，1回投与も利用した設定とすることで筋力を保持することが可能となる．末梢神経ブロックの作用時間は長いため，調節性を考慮して作用時間の短いリドカインを使用している．

まとめ

四肢の疼痛に対して，局所麻酔薬濃度と量を適切に調節したPCRAにより，離床やリハビ

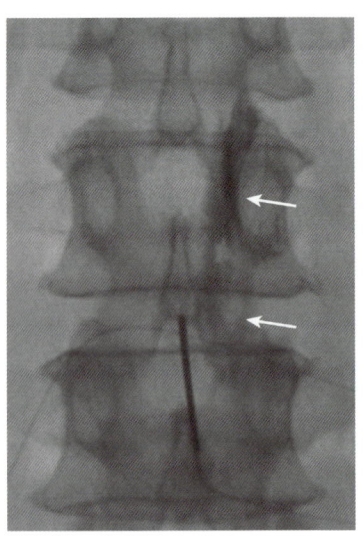

図　硬膜外造影所見
患肢優位に効果発現するかどうかを，造影剤の広がりから予測できる．本症例では，右に優位に造影剤4mlが広がっている．

第4章　さまざまなPCAの実際

リテーションをスムーズに行うことが可能である。PCEAの場合は，患側に効果が出るような工夫により，より副作用の少ない，高いQOLを得ることが可能となる。カテーテルは留置のときのみならず，抜去のときにも出血に配慮した処置を必要とする。

症例提示 2 ■■■

　68歳，女性，身長155cm，体重43kg。1カ月前に左胸部（第4胸髄領域）に帯状疱疹が出現し，近医皮膚科から抗ウィルス薬とNSAIDsを処方された。胸を締め付けるような，持続痛と下着が擦れるときのヒリヒリとした強い痛みに加え，1日に数回突発性の激しい痛み（疼痛スコア8/10）が持続するためペインクリニックを受診した。一人暮らしで，高血圧と糖尿病に対して内科から投薬治療を受けている。外来で胸部硬膜外ブロックを行い0.75%リドカイン4mlとデキサメタゾン4mg（1ml）を投与して一時的に痛みが軽快し，カルバマゼピン300mg/日の内服治療としたが，翌日痛みが再燃したため入院となった。

PCAの方法

　安静時痛と体動時痛がきわめて強いことと，水痘帯状疱疹ウィルスが潜む脊髄神経根周囲への効果を期待して，T4～5から胸部硬膜外カテーテルを留置して，0.8%リドカインを持続投与量4ml/時，1回投与量2ml，ロックアウト時間20分でPCEAを開始した。

経過

　持続投与のみで疼痛スコアの最大値が4/10まで低下し，PCEAは1日に数回の使用であった。呼吸・循環系への合併症はなかったが，尿閉が出現したため自己導尿が必要となった。入院3日目にPCEAの設定をリドカイン0.5%，持続投与量4ml/時，1回投与量2ml，ロックアウト時間20分としたところ，ときに強い疼痛がありPCEAの使用は1日6回程度であった。硬膜外カテーテル留置6日目に持続投与を終了したが，激しい自発痛は消失しており，PCEAの使用は1日5回程度あった。硬膜外カテーテル留置9日目に刺入部の軽度発赤を認めたため，硬膜外カテーテルを抜去した。強い痛みが1日に数回生じたため肋間神経ブロックを90℃の高周波熱凝固法で行い，内服治療も継続して退院可能となった。

解説

　初期の帯状疱疹後神経痛であり，1～3カ月後に痛みが軽減している場合と，その後も強い疼痛が持続する難治性の帯状疱疹後神経痛に移行する場合がある。治療の原則は，難治性疼痛に移行することも視野に入れながら，帯状疱疹早期の強力な鎮痛を行うことである。症例1と同様に，合併症の出現しない範囲でPCEAを行った。持続カテーテルを留置する場合，当施設では穿刺時に抗生物質の静脈内投与を行っている。刺入部の発赤や脊椎周囲の叩打痛が生じた場合は，カテーテルを抜去する。

　胸部帯状疱疹の場合，硬膜外カテーテルを抜去後には，胸部傍脊椎ブロックを単回または持続カテーテルを用いて行う方法もある。この方法は難易度が高いが，患部の肋間神経根部に効果的に薬液を投与することが可能であるため非常に有用である。持続カテーテルを留置した場合は，PCRAとすることも可能である。神経根ブロックや，胸部交感神経節ブロックを帯状疱疹発症数カ月以内に行うこともある。麻薬によるivPCAは，眠気，便秘，および悪心・嘔

吐から，経口摂取を妨げたくない症例では積極的な適応にはならない。強い疼痛を伴う帯状疱疹では，食欲低下も併発していることと，神経障害性疼痛の要素があり麻薬で十分な鎮痛効果を期待できないことから，神経ブロックによるPCAを第一選択にしている。

本症例のように，帯状疱疹発症1～2カ月以内の痛みを軽減するだけで，その後の経過が良好となることも多い。帯状疱疹の全症例が帯状疱疹後神経痛に移行するわけではないので，PCAでは徐々に持続投与量を減少させて，1回投与のみにして痛みやストレスの程度を把握していく。

まとめ

ペインクリニック患者の急性期では，ストレス軽減のために一過性の合併症が出現したとしても，鎮痛作用を優先して神経ブロックを行う。しかし，慢性疼痛へ移行する可能性があることも考慮して，合併症の出現しない範囲での神経ブロックに変更することもある。術後痛のように，ある程度の期間に鎮痛を行うことで満足度が上がるとはかぎらないため，長期的な治療計画の一環としてPCAを行う。

PCAでは薬液の過量投与を防ぐことができるため，合併症を最小限にして疼痛を抑制できるため積極的に用いるべきであるが，持続神経ブロックを行う際は，感染予防の抗生物質投与，出血傾向や抗凝固療法対策を行う。カテーテルを抜去するタイミングも，慎重に検討する必要がある。神経ブロックは，さまざまな部位で行うことが可能であるため，1か所で長期間行わずに，部位を変えていくことも必要である。麻薬によるivPCAも適応となる場合も多いが，ペインクリニックでは高齢者が多く，眠気，便秘，および悪心・嘔吐から，経口摂取を妨げたくない症例では積極的な適応にはならないこともある。

（山内　正憲）

Point

① ivPCAでは，可能なかぎり神経ブロックを併用するが，強い効果を得ることよりも，患者の満足度や行動状態から鎮痛程度を決定する。
② 術後痛のように，短期間の鎮痛で満足度が上がるとはかぎらないため，長期的な治療計画の一環としてPCAを行う。
③ 神経ブロックは，1か所で長期間行わずに，穿刺部位を変えることも考慮する。

11 無痛分娩のためのPCEA

はじめに

PCA装置による硬膜外投与（patient-controlled epidural analgesia : PCEA）により無痛分娩の質と安全性は飛躍的に向上し，医療従事者の負担も軽減された。しかし，PCEAによる無痛分娩を成功させるためには，陣痛の機序や分娩経過，妊婦の心理，PCAの特性などを正しく理解することが必要である。

陣痛の機序

分娩第1期の陣痛の主な原因は，子宮頸部の拡張に伴う内臓痛で，傍頸管部（paracervical region）から下腹神経叢（hypogastric plexus）を経て，腰部交感神経鎖（lumbar sympathetic chain）を経由して，T10，T11，T12，およびL1の高さで脊髄に入力する（図1）が，この際に下腹部および腰背部の関連痛を伴う（図2）。分娩第2期の陣痛の主な原因は産道の拡張による体制痛で，陰部神経（pudendal nerve）を介して，S2，S3，S4の高さで脊髄に入力する。このように，陣痛の程度と部位は分娩経過とともに変化するので，無痛分娩を効果的に行うためには，陣痛の機序を理解したうえで分娩の進行に合わせて使用する薬物の濃度や量を調整すべきである。現在では，L2～3から挿入した1本の硬膜外カテーテルから全分娩経過を通して同じレジメンのPCEAで無痛分娩を行うことが可能になっているが，分娩経過中に疼痛コントロールが困難となった場合（breakthrough pain）に的確に対処するためには，陣痛の機序を正しく理解していることが重要である。

PCEAによる無痛分娩の歴史

硬膜外麻酔による無痛分娩が紹介された当初は，硬膜外腔への追加投与は医療従事者（麻酔科医，産科医，助産師）により行われていたが，この方法では過剰投与による副作用を避けつつ十分な鎮痛の質を維持することは困難であった。また，医療従事者の負担の増加が，無痛分娩の普及を遅らせる一因ともなっていた。1980年代には持続注入装置が開発され，医療従事者の労働負荷を軽減しつつ鎮痛の質を向上させることを可能にしたが，個人差や分娩の進行状況に応じた投与量の調整はやはり困難であった。1990年代になって，各種のPCEA装置が開発され無痛分娩に応用されるようになると，十分な鎮痛を達成しつつ薬物の使用量を必要最低限

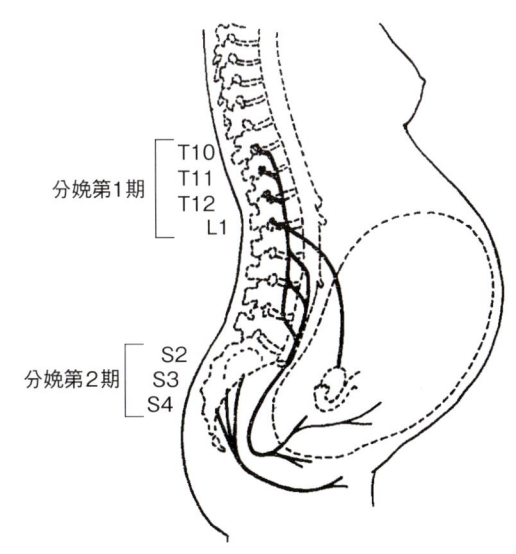

図1　陣痛の脊髄への入力レベル

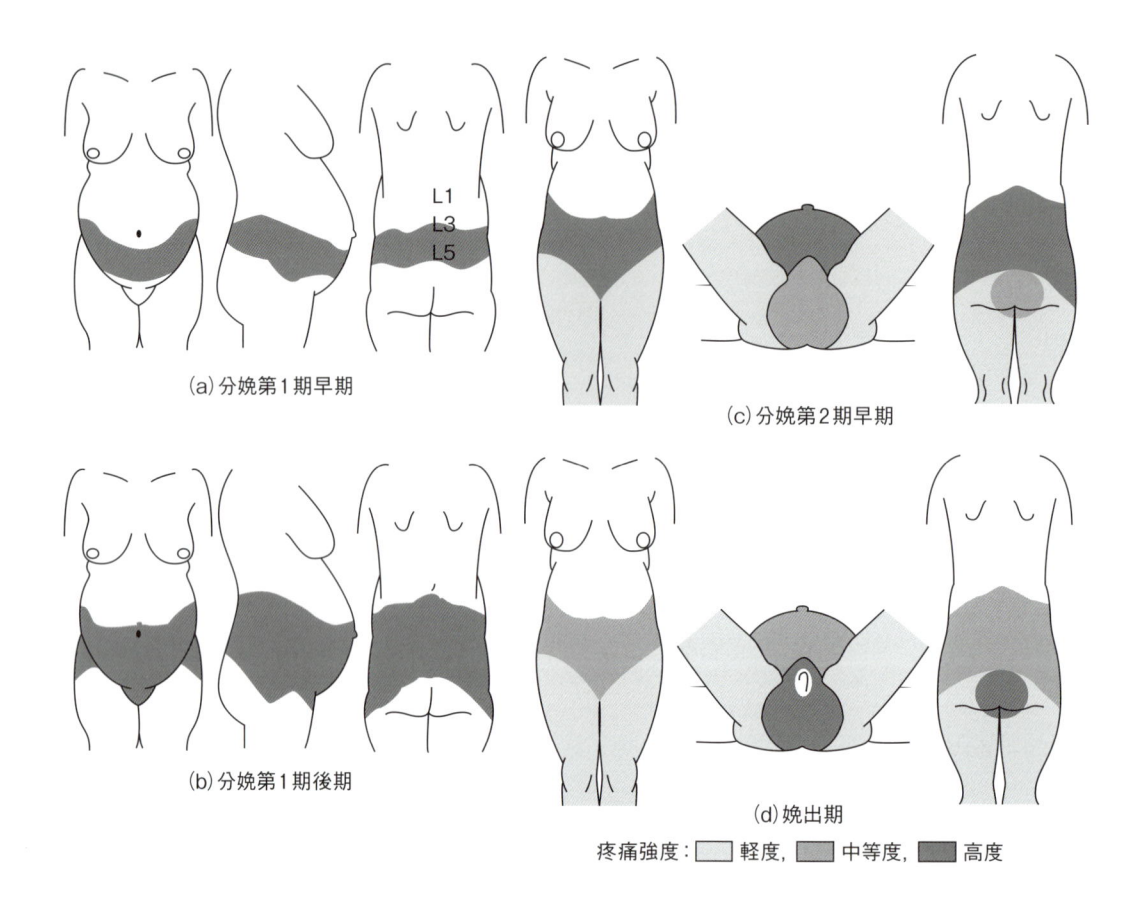

図2 陣痛の程度と部位の分娩経過による変化

(a) 分娩第1期早期
(b) 分娩第1期後期
(c) 分娩第2期早期
(d) 娩出期

疼痛強度：軽度，中等度，高度

にすることが可能となり，無痛分娩の質を格段に向上させるとともに無痛分娩にかかわる医療従事者の労働負荷が軽減され，無痛分娩の普及に大きく貢献した[1]。

PCEAによる無痛分娩の長所

おのおのの妊婦がPCEAの意味をよく理解し，分娩経過中にPCEAを適切に利用すれば，局所麻酔薬の使用量を必要最低限にとどめることができる[2]。局所麻酔薬の使用量を必要最低限にできれば，局所麻酔薬中毒や運動神経麻痺，低血圧などの副作用の発生率も減少する。また，PCEAでは妊婦が自分で鎮痛の程度をコントロールできるので，妊婦の満足度も向上する。

さらに，breakthrough painに対する医療従事者による追加投与の回数も減少する。しかし，PCEAによる無痛分娩の長所を十分に引き出すためには，患者に対してPCEAをうまく利用するための方法を事前に十分に説明しておく必要があり，さらに分娩進行中も麻酔科医が定期的に回診することが重要である。また，助産師や産科医などの医療従事者に対しても，PCEAの概念を定期的に教育する必要がある。

PCEAによる無痛分娩の短所

PCEAは，適切に管理すれば硬膜外麻酔のさまざまな欠点をカバーしてくれるので，本質的には安全な方法である。しかし，PCEAの

意味をよく理解できない妊婦や過度に不安の強い妊婦では，いくら十分な説明をしてもボタンを押しすぎて過剰投与になる可能性は否定できない。また，PCA装置の不具合や誤使用により過剰投与あるいは過少投与となる可能性もあるので，分娩経過中も定期的に観察することが重要である。特に，硬膜外腔へのレスキュードースを誤って静脈内に投与したり，PCA装置を誤って静脈路に接続したりした場合には深刻な局所麻酔薬中毒の原因となるので，厳重な注意が必要である[3]。最近では，これらのミスを起こさないために，硬膜外投与と静脈内投与のために使用するカテーテルや注射器の接続部の規格を変更することが検討されている[4]。

PCEAによる無痛分娩の具体的方法

1 初期鎮痛

PCEAによる無痛分娩をうまく行う要点は，ボタンを押すことにより十分な鎮痛が得られるとの安心感を妊婦にしっかりと認識させることである。早い時期にこの条件づけ（operant conditioning）が達成されれば，分娩経過中のbreakthrough painに対して医療従事者によるレスキュードースが必要となることも少なくなる。初期鎮痛を達成する前から妊婦にボタンを委ねてしまうと，初期鎮痛を達成するまでの間にPCEAへの信頼性が損なわれてしまうので，理想的には初期鎮痛をしっかりと達成した後に妊婦にPCEAボタンを委ね，妊婦の自発的なリクエストで鎮痛が達成されることを早い時期に確認するようにするとよい。

具体的には，0.1%のロピバカイン18mlとフェンタニル2mlの合剤を5分間隔で5mlずつ分割投与する。日本人では多くの場合，10〜15mlで満足な初期鎮痛が達成される。

2 PCEAのレジメン

PCEAを行うためには，使用する薬物を決めたうえで，持続投与の量，1回投与量，ロックアウト時間，1時間あたりの最大投与量などを設定する。最近の総説では，低濃度の局所麻酔薬（例：0.1%ロピバカインと2μg/mlのフェンタニルの合剤など）を用いて，多めの1回ボーラス投与量（5ml以上）と持続投与の併用が推奨されている[5]。しかし，硬膜外カテーテルが血管内やくも膜下腔に迷入した場合には持続投与により深刻な事態を招きうるので，妊婦の観察が十分にできないおそれがある場合には，持続投与は行わないほうが安心である。特に，硬

表　機械式PCA装置とディスポーザブルPCA装置の比較

	機械式	ディスポーザブル	コメント
本体価格	高い	安い	数が多ければ，機械式PCAのほうが単価は安くなる。
設定の制限	なし	あり	無痛分娩だけに使用するのであれば，設定は変更できなくてもよい。
ロックアウト時間	設定できる	設定できない	ディスポーザブルでは途中で押した場合，少ない量が投与されてしまう。
ボーラス投与量	変更できる	変更できない	ボーラス投与量が少ないと，麻酔域の広がりが悪くなる。
持続投与	容易	困難	持続投与は必ずしも必要ない。
アラーム	あり	なし	アラームは必ずしも必要ない（過剰なアラームは煩わしい）。
履歴管理	可能	不可能	きめ細かい管理のためには，あったほうがよい。
持ち運びのしやすさ	重い	軽い	最近は，機械式のものも軽量化されている。

膜外麻酔と脊髄くも膜下麻酔の併用（combined epidural-spinal anesthesia：CSEA）とPCEAを組み合わせて行う場合には，カテーテルの信頼性が十分に保障されないので，安全性を重視するなら持続投与は行わないほうがよいであろう。

国立成育医療研究センターでは，ボーラス量を5ml，ロックアウト時間を15分に設定し，持続投与は行っていない。

3 PCEA装置

海外の無痛分娩が普及している施設では，機械式のPCEA装置を採用している施設が多いようであるが，日本のように無痛分娩の数が少ない施設では，無痛分娩のためだけに高価なPCEA装置を用意することは困難である。このような場合には，ディスポーザブルタイプのPCA装置が代替となりうる[6]が，無痛分娩の目的に応じた1回投与量の多い製品が少ないのが難点である（表）。

症例提示 ■■■

38歳，女性（1経妊1経産），身長162cm，体重62kg。第一子は他施設で無痛分娩により出産している。その際は，産科医から計画分娩を勧められ，誘発の前日に入院して事前に硬膜外カテーテルを留置された。翌朝から誘発を開始したが，子宮口が5cm開大するまでは麻酔を開始してもらえなかった。ようやく5cmに達してPCA装置のボタンを渡されたが，初期鎮痛が得られるまでに時間がかかった（注1）。初期鎮痛が達成された後は楽になったが，助産師から分娩の進行が止まってしまうので，あまりボタンを押さないように助言された。ときおり訪問してくる麻酔科医にはボタンを押してもよいと言われたが，ボタンを押すのを我慢しているうちに耐えられないぐらい痛くなってしまった（注2）。夫が強く抗議したので麻酔科医が強い薬を投与したら楽になったが，今度はいきめなくなってしまい吸引分娩での分娩となった（注3）。分娩後に，自分の期待していた分娩ができなかったことを産科医に訴えると，"当院で行っているのは無痛分娩ではなく和痛分娩ですから"と言われてしまった。今度は，ちゃんとした無痛分娩を受けたいと当施設を選択された。さて，どうするか。

注1：初期鎮痛は，PCA装置に頼らずに麻酔科医が立ち会って行うべきである。硬膜外麻酔単独で行う場合でも，最初の投与から15分以内に十分な鎮痛が得られる。十分な初期鎮痛を達成してあげると，その時点で妊婦が無痛分娩を選択して良かったと思ってくれる。麻酔開始の時期を適切に判断し，初期鎮痛を確実に行うためには，麻酔開始時に麻酔科医の立ち会うことが必須であり，これを前提とするなら事前に硬膜外カテーテルを挿入しておくことの意味は少ない。

注2：助産師がPCAの意味を正しく理解していないと，往々にしてこのようなことが起こりうる。妊婦にとっては，麻酔科医と助産師で言うことが異なると，大きなストレスである。このような事態を防ぐためには，助産師の目の前で妊婦にPCAの説明をして助産師にも認識を共有してもらうと良い。助産師に対して勉強会などで教育することも大事であるが，実際にPCAをうまく使いこなして痛みをコントロールしながら自然分娩が可能であった症例を積み重ねていくことがより重要である。

注3：無痛分娩のためのPCAの特徴は，鎮痛の程度に対する個人の期待の差が存在することと，痛みの性質および痛みの程度が分娩の進行に合わせて変化することである。十分な鎮痛よりも，分娩の進行を妨げないことを期待する妊婦もいれば，分娩の進行が多少遅れても十分な鎮痛を期待する妊婦もいる。したがって，PCAによる無痛分娩を効果的に行うためには，分娩に伴う痛みの機序をよく理解したうえで，妊婦の心理的状況も考慮しながら，分娩経過に応じて柔軟に対応する必要がある。

> **コラム**
>
> **国立成育医療研究センターでの無痛分娩**
>
> 当センターでは，2007年からCSEAとPCEAによる無痛分娩を標準的な方法として採用し，24時間体制での無痛分娩のサービスを開始した。その結果，無痛分娩を希望する妊婦の数は飛躍的に増加し，2009年には無痛分娩の割合は経膣分娩の60%にまで達した（図3）。また，無痛分娩を受けた妊婦の約10%が帝王切開での分娩となっているが，超緊急症例を含めて，硬膜外麻酔で良好に管理されている。無痛分娩を受けた妊婦が吸引分娩となる割合は約30%であるが，帝王切開と合わせたoperative deliveryの割合は40%で，spontaneous deliveryは約60%と良好な結果を残している。

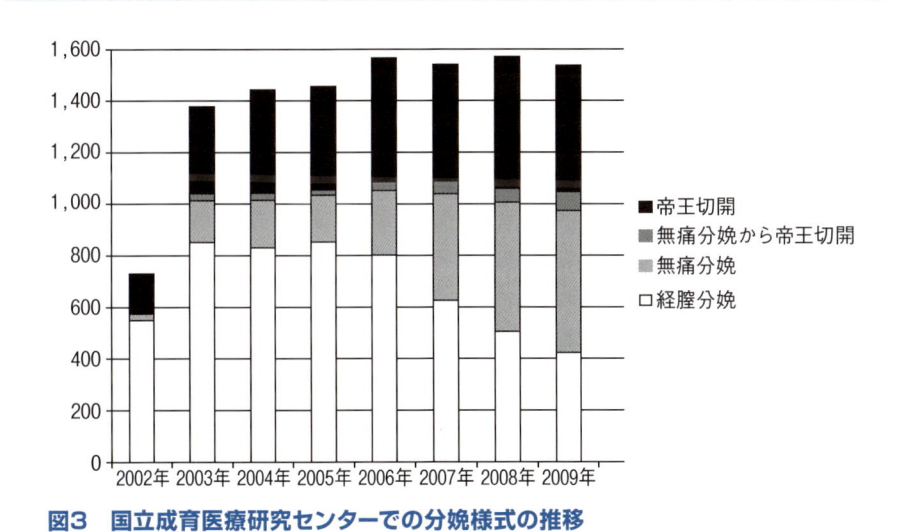

図3 国立成育医療研究センターでの分娩様式の推移

文献

1) D'Angelo R. New techniques for labor analgesia : PCEA and CSE. Clin Obstet Gynecol 2003 ; 46 : 623-32.

2) van der Vyver M, Halpern S, Joseph G. Patient-controlled epidural analgesia versus continuous infusion for labour analgesia : A meta-analysis. Br J Anaesth 2002 ; 89 : 459-65.

3) Cooper GM, McClure JH. Saving mothers lives. Anaesthesia chapter from saving mothers' lives ; Reviewing maternal deaths to make pregnancy safer. Br J Anaesth 2008 ; 100 : 17-22.

4) National Patient Safety Agency (2007) : Patient safety alert 21 : Safer practice with epidural injections and infusions. www.npsa.nhs.org.uk

5) Halpern SH, Carvalho B. Patient-controlled epidural analgesia for labor. Anesth Analg 2009 ; 108 : 921-8.

6) Sumikura H, van de Velde M, Tateda T. Comparison between a disposable and an electronic PCA device for labor epidural analgesia. J Anesth 2004 ; 18 : 262-6.

（角倉　弘行）

Point

① 分娩第 1 期の痛みは T10〜L1，分娩第 2 期の痛みは S2〜4 の脊髄に入力する。
② L2〜3 から留置した硬膜外カテーテルによる PCEA で，無痛分娩が可能である。
③ PCEA による無痛分娩の方法を妊婦と助産師に正しく理解してもらうことが，スムーズな無痛分娩につながる。
④ breakthrough pain に対しては，分娩に伴う痛みの機序を理解し，妊婦の心理的状況も考慮しながら対応する必要がある。

第5章
役割分担と展望

1 わが国の状況と変遷（なぜPCAが普及しづらいのか，どのように普及させるか）

はじめに

欧米では，1990年代に入ってPCAが広く普及し，術後鎮痛だけではなく，無痛分娩や緩和医療の日常臨床にも応用されてきた[1〜3]。一方，本邦ではPCAの普及は遅れ，ようやく1998年に術後疼痛研究会の中にPCA部門が設けられ，その後，PCA研究会としての活動が行われてきた[4]。まず，わが国におけるPCAの現状を分析する必要性から，1999年に術後疼痛研究会への参加施設を対象としてPCAに関するアンケート調査が行われ[5]，2003年に追加調査が行われた。その後の数年間において，手術の低侵襲化や早期離床・経口摂取など術後管理が進歩し，術後疼痛管理の改善の必要性が高まってきた。また，携帯型ディスポーザブルPCA用注入ポンプが2006年4月に特定医療保険材料費として算定可能となり，PCA導入に伴う経済的負担が軽減された。このように，PCAを取り巻く状況が変化し，現在はPCAを普及させる環境が整った。筆者の施設（長野市民病院）においても，2006年より術後鎮痛にPCAを用いた術後鎮痛を導入し[6,7]，現在では約1,100症例／年でPCAを用いた術後鎮痛を行っている（図1）。

そこで本項では，これまでのアンケート調査から浮き彫りにされたPCAに対する問題点を取り上げ，筆者の施設（長野市民病院）におけるPCA導入に際しての経緯や問題点を検証し，今後少しでも多くの施設にPCAを普及させていくための対策について概説したい。

PCAの現状

1 PCAの使用状況（図2）

これまでの術後疼痛研究会参加施設を対象としたアンケート（1999年，2003年）では，PCAを臨床使用している施設は導入予定と併せて60％を超えていたが，術後疼痛管理に関心の高い施設を中心にアンケートが施行されたことを考慮に入れると，一般市中病院の状況と

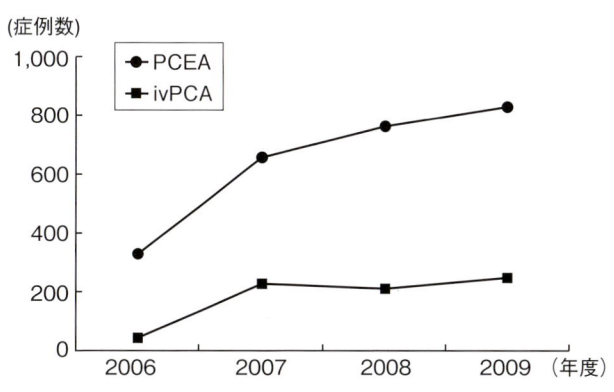

図1　PCAによる年間術後鎮痛症例（長野市民病院）
2006年のPCA導入後，翌年にはPCEAもivPCAも一気に増加している。

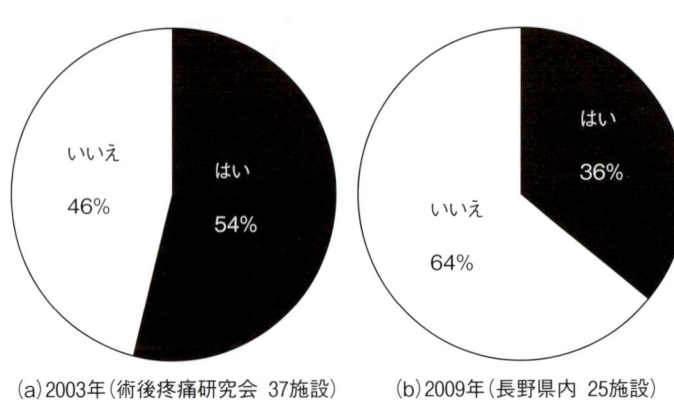

図2　PCAの日常臨床使用

(a) 2003年（術後疼痛研究会　37施設）
　　はい 54%／いいえ 46%

(b) 2009年（長野県内　25施設）
　　はい 36%／いいえ 64%

PCAを臨床使用している割合は，2003年の術後疼痛研究会参加施設を対象とした調査では54％であったが，2009年長野県内では36％にとどまっている。

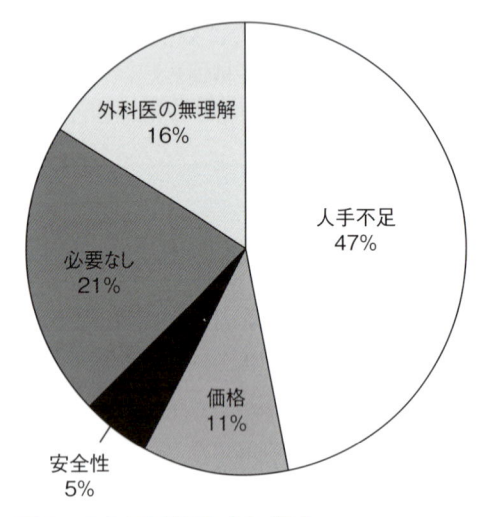

図3　PCAを使用しない理由

人手不足 47%／必要なし 21%／価格 11%／安全性 5%／外科医の無理解 16%

2003年の術後疼痛研究会による調査で，PCAを使用しない理由は，人手不足が47％ともっとも多く，ついで必要性がない，外科医の無理解であった。

2 PCAを使用しない理由（図3）

　PCAを使用しない施設が，使用しない主な理由として挙げたものは，マンパワー不足，PCAの不必要性（代替の鎮痛方法で十分満足できる結果が得られる），外科医側の無理解などであり，PCA精密機械の価格，安全性・信頼性に対する問題が減少してきた。ここ数年，PCA機器の精密性が進歩し，日常臨床に使用できる多種類の比較的安価な機種が発売されるようになり，さらに特定保険医療材料費の算定が可能になった。また，個々の機器の使用方法も医療者側にもよく理解されるようになり，こうしたPCA機器への医療者側からの信頼感が増していることを示している。PCA機器に対する不安・不満が減少した結果，PCAを使用しない理由として，医療者のマンパワー不足や外科医の無理解などが主な理由となった。

　重要なことは，PCAは本来，医療者のマンパワー不足を補うことが可能な方法であり，また，疼痛にすみやかに対処することで，患者の鎮痛のみならず，全身状態の改善，満足度の向上が期待でき，最終的には外科系医師にとっても福音となる方法である。すなわち，PCAを導入することで解消される可能性のある，マンパワー不足，外科医の無理解などが導入にあたって障害となるという二律背反を有していることである。

は乖離があると思われる。アンケートから数年が経過した現在においても，長野県内でPCAを恒常的に臨床使用している施設は25施設中9施設（36％）にとどまり，いまだPCAの普及が十分でないことを示している。一方，PCAを導入した施設では，その後PCAを行わなくなった施設はなく，いったん導入されて軌道に乗れば，医療者だけではなく患者や家族を含めて，ルーチンの方法としてPCAが選択され続けるものと推察される。

3 PCA使用時の薬物投与経路

2003年の術後疼痛研究会による調査では，PCA使用時の薬物投与経路は硬膜外がもっとも多く，静脈内，皮下投与の順の頻度で用いられていた。しかし，2004年静脈血栓塞栓症に対する周術期抗凝固療法が標準化され[8]，2008年から第X凝固因子選択的阻害薬であるフォンダパリヌクスが開腹手術にも適応が拡大されたこと，2007年に超短時間作用型麻薬性鎮痛薬であるレミフェンタニルが発売され，術中麻酔管理に硬膜外麻酔を併用する必要性がなくなったことから，今後ivPCAによる術後疼痛管理が主体となってくる。

また同時期に，超音波装置の性能，携帯性の向上によって末梢神経ブロックが普及し，ivPCAの欠点である体動時の疼痛抑制の弱さを補完できるため，ivPCAによる術後疼痛管理の動きを加速させる。2010年持続末梢神経ブロック用カテーテルキットが国内発売された。今後はPCRA（patient-controlled regional analgesia）が普及していくと思われる。

4 看護師のPCA意識調査（図4）

これまでの，術後疼痛研究会による無作為20施設に勤務する看護師99名対象のアンケートや，札幌医科大学附属病院看護師を対象としたアンケートと比較するために，長野市民病院看護師を対象に，PCA導入時に行った調査に加えて，今回PCAについての聞き取り調査を行った。その結果，どの調査においても，まだPCAに対する理解が少ないことが示された。また，PCAの導入前の調査では導入に賛成する看護師は少なく，その理由として患者に管理させるのは危険，看護師の仕事が増える，との回答が多く，PCAに対する誤解や誤った印象によって，導入に反対する傾向が示された。また，看護師の経験年数が上がるにつれ，薬物の調剤や誤投与，機器トラブルに対する懸念の増加が認められた。

一方，いったんPCAを導入して一定期間が過ぎると，PCAを有用と考える看護師が増え，PCAを行うべきと考える割合が増加した。さらに，患者自身によって薬物を投与することに賛成する割合も増加した。こうして，いったんPCAが導入されて軌道に乗れば，患者自身が鎮痛薬を投与でき，PCAが有用な鎮痛法であることが看護師に理解してもらえることが示された。

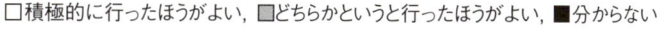

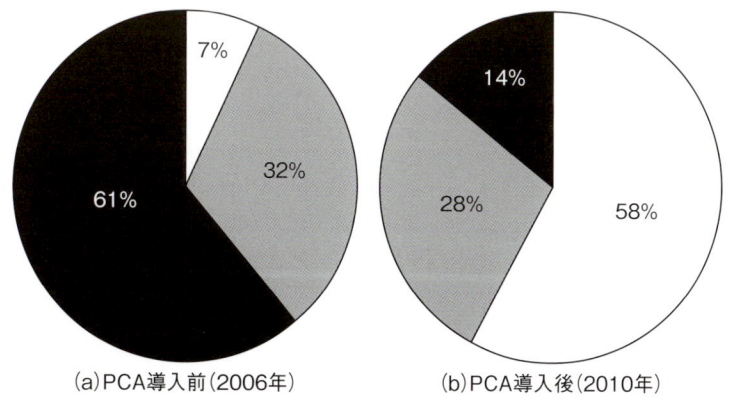

□積極的に行ったほうがよい，■どちらかというと行ったほうがよい，■分からない

(a) PCA導入前（2006年）: 7%, 32%, 61%
(b) PCA導入後（2010年）: 58%, 28%, 14%

図4　看護師のPCAの認識度
　長野市民病院看護師のPCAに対する認識度はPCA導入前（2006年）は低かったが，導入後4年で肯定的な意見が8割を超えた。

わが国におけるPCAの問題点

　これまでのアンケートから，PCAは着実に臨床に定着しつつあると思われる。しかし，術後疼痛管理に積極的に取り組む施設における普及率は増加しているものの，地域間，施設間の格差があり，まだ一般的な鎮痛方法にはなっていない。一方，使用されている薬物は多岐にわたり，PCAを用いている麻酔科医がPCAを使いこなし，さまざまな鎮痛方法の組み合わせに取り組み，PCAの利点や欠点にも精通していることが示された。他方，薬物投与経路は硬膜外腔が多く，麻酔科医が中心になって，術後鎮痛に主に用いられている現状を反映していた。

PCA導入，体制確立に際しての問題点

1 導入時期

　長野市民病院は，2005年から在院日数短縮と早期離床を目指し，術後疼痛管理の必要性が増した。そこで，2006年4月に携帯型ディスポーザブルPCA用注入ポンプが特定保険医療材料費の算定可能となったのを契機に，PCA導入に踏み切った。最初に試験導入する際には，症例，担当科，病棟の選定は慎重に検討する必要がある。PCA導入によって術後疼痛管理の質が向上し，早期離床を実現できること，結果として患者だけでなく，看護師の負担軽減にもつながることを認識してもらうためには，何より円滑な導入が今後の院内での普及の成否を握ると考えられるからである。そこで，まずは単一科でPCEAを導入することとし，泌尿器科を選択した。これは，当院泌尿器科は中部地域随一の手術件数を誇り，一定の症例数が継続的に得られること，病棟内における手術患者が泌尿器科に限定されること，主治医の理解と協力が容易に得られたためである。そして，患者は比較的全身状態良好な男性患者に限られ，膀胱内留置カテーテルが留置されるため尿閉に関する合併症が発生せず，副作用対策が行いやすいことも考慮に入れた。導入から3カ月程度，2～3症例/週のペースで，携帯型ディスポーザブルPCA用注入ポンプを用いたPCEAで術後疼痛管理を行い，円滑な導入を行えた（図5，図6）。

2 症例拡大時期

　その後，外科や婦人科でもPCEAによる術後鎮痛を開始した。また，整形外科では静脈血栓塞栓症に対する抗凝固薬の予防投与のためPCEAから末梢神経ブロックとivPCAによる鎮痛法に変更し，体表面手術でivPCAによる術後鎮痛を開始したため，院内におけるPCA数は増えていった。症例が増加するにあたって直面したのは，主に婦人科での嘔気・嘔吐といった副作用の問題であった。本来，鎮痛に使用する薬物による副作用であっても，PCAに対して十分な知識や経験がない主治医や看護師にとっては，PCA導入に伴い発生すると，PCAという手技によるものと誤解されやすい。そして，PCA導入の目的の一つが早期離床や在院日数の短縮である以上，経口摂取や離床の妨げとなる副作用の発生は，早急に軽減しなければならない。したがって，硬膜外鎮痛や静脈内投与による鎮痛法によるPCAの特性を十分に理解したうえで，副作用対策をあらかじめ十分に行っていくことが，症例を拡大していく時期には重要である。この時期を過ぎれば，PCA導入によって術後疼痛管理の質が向上し，業務負担が軽減するのを知った看護師が，PCAの普及を積極的にサポートしてくれるようになる。こうして当院では，導入から6～12カ月で5～10症例/週のPCEA，および1～2症例/週のivPCAによる術後疼痛管理を行った（図5，図6）。

3 術後疼痛管理の体制確立時期

　症例が順調に増えてくると，次に直面するの

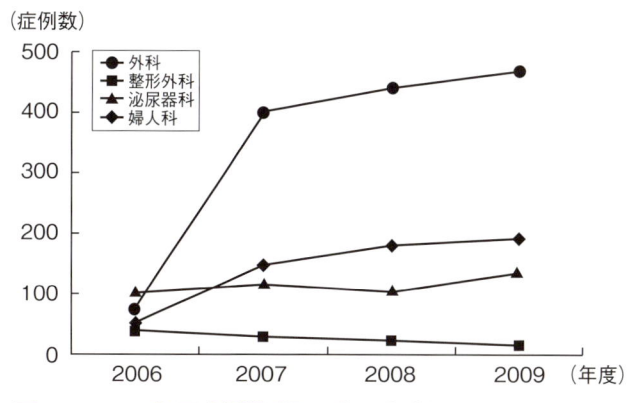

図5　PCEA年間症例数（長野市民病院）

2006年に泌尿器科から導入を行い，翌年には外科，婦人科ともに症例数は増加している．整形外科では周術期抗凝固療法の標準化によって適応症例が減少し，PCEAによる術後疼痛管理症例は減少傾向にある．

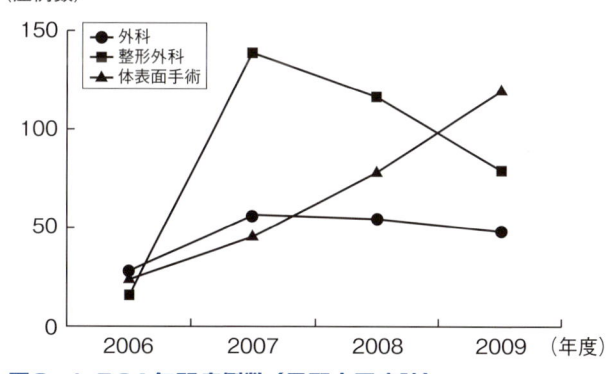

図6　ivPCA年間症例数（長野市民病院）

ivPCAによる術後疼痛管理症例は，体表面手術では順調に症例が増加している．整形外科では，周術期抗凝固療法の標準化によってPCEAからivPCAによる術後鎮痛に転換してきたが，2008年超音波ガイド下末梢神経ブロックの普及によって，近年はivPCA症例の減少が認められる．

は，一定流量でしか投与できない携帯型ディスポーザブルPCA用注入ポンプの限界である．副作用対策で個々の症例に対応していくためには，細かい設定が可能で履歴を参照できる機械式PCAポンプの導入が必要となる．現在も，機械式PCAポンプでは特定保険医療材料費は算定できず，経済的負担は大きいが，幸い当院ではPCAの院内での必要性が十分に認識されたため，購入が容易であった．さらに，こうした機械式PCAポンプの導入によって，薬剤部で無菌調剤した薬物バッグを手術室や病棟に供給してもらえるようになり，これまで麻酔科医や看護師で行ってきた薬物充填の負担が軽減された．

さらに症例が増加してくると，迅速に副作用に対処し，投与継続期間を決定するために，管理症例の情報を麻酔科内で共有することが重要となる．そこで当院では，FileMaker®を使用してJSA麻酔台帳と連携したウェブデータベースを構築し，すべての麻酔科医が術後PCA管理患者の情報を容易に閲覧できるようにして，PCA患者の管理・運営が円滑に進む

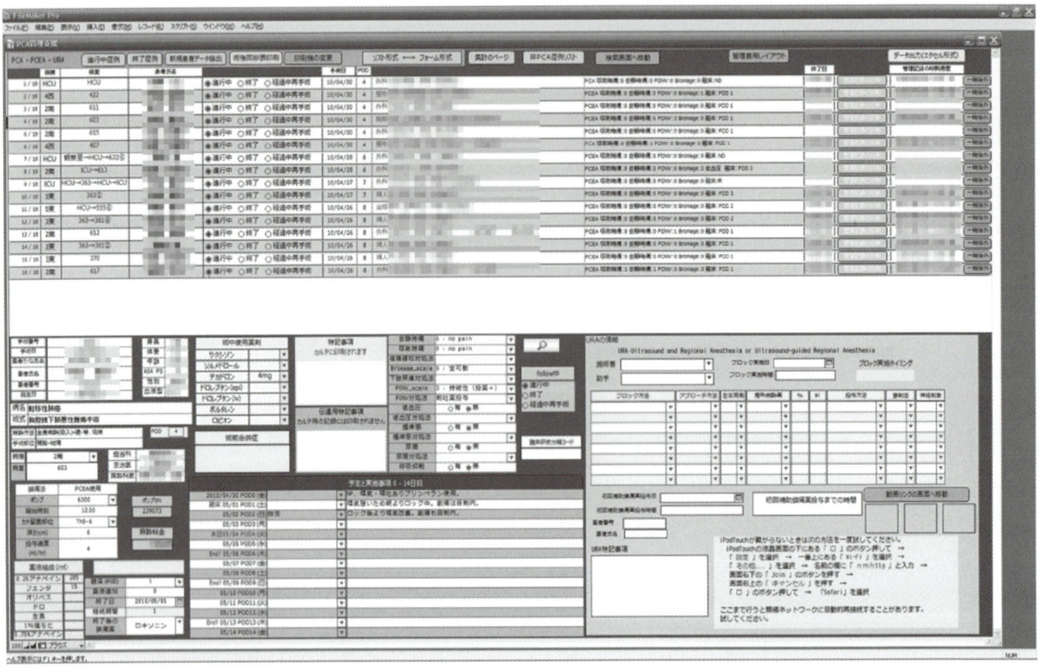

図7　FileMaker®を使用したウェブデータベース
麻酔科内での情報共有，人手不足を補うため，FileMakerでデータベースを構築し，業務の効率化を図っている。

ようになった（図7）。こうして導入から1～2年経過しPCA管理の体制が確立された後は，15～20症例/週のPCEAおよび3～5症例/週のivPCAによる術後疼痛管理を行えるようになった（図5，図6）。

PCAの普及に向けた方策

1 ともかく導入する

マンパワー不足，不必要（ほかの方法で十分鎮痛可能），外科系医師の無理解など，さまざまな要因が絡み合ってPCAの導入を阻んでいることから，解決は単純ではない。また，看護師などの医療スタッフにおいては，PCAの概念や実際の具体的方法についての理解や認識はまだ不足しており，さらなる啓蒙活動が求められる。こうした現状において，PCAを導入するために，院内の体制を確立するのは容易ではない。そこで著者らは，まずは短期間でも，単一科や病棟限定でもいいので，PCAを導入してみることが重要ではないかと考えている。もちろん，この"試験導入"においては麻酔科医や看護師の負担は一時的に増加するが，実際に患者がPCA機器を操作し，自ら鎮痛を得る体験をし，そうしたPCAの実際が医療スタッフの目に触れることが重要と考えている。百聞は一見にしかず，である。長野市民病院でも，当初導入に否定的であった看護師が，PCA導入によって患者の満足度が上がり，さらにスタッフの業務負担の軽減につながっていくことを実感して，他病棟での導入に積極的に賛成してくれた。こうして，たとえ試験的にせよ，PCAを行えばPCAの利点を患者だけでなく，看護師や外科系医師も容易に理解できるようになる。

2 PCAを標準の鎮痛法とするために

試験導入によって好感触が得られたとしても，その後継続的にPCAを施行していくためには，院内の体制の確立が必要となろう。この

ためには，PCAに関する最終的な責任の所在のために，acute pain serviceあるいはそれに準じた組織が必要となる。これまでの調査で，PCAを導入できない理由として，これらacute pain serviceの組織化に必要なマンパワー不足が念頭にあると思われる。こうしたマンパワー不足の解消のためには，緩和ケア専門看護師や薬剤師の協力が不可欠である。

一方，PCAによるより快適で安全な鎮痛の最終的な受給者は患者である。したがって，一般市民を対象に，PCAの安全性や有用性を伝え続ける努力が必要である。具体的には市民公開講座や関連学会，各医療施設のホームページを通じた啓蒙が重要と思われる。特にインターネットは，近年，患者の医療情報源であるため，積極的に利用すべきである。こうした啓蒙の結果，一人でも多くの患者がPCAを体験し，高い満足度が得られれば，患者のホームページや口コミ情報を通じて，より一般の普及につながるのは，欧米での盛んな個人のインターネット情報を見れば明らかである。一般市民にPCAに対する理解や認識が広がれば，場合によってはPCAに対する理解がもっとも遅れているのが医療者である，といった状況が出現する可能性すらある。すなわち，一般市民たる患者は，豊富な情報を得ることさえできれば，治療法について正しく理解し選択できるものである。むしろ，従来なかった新しい方法——たとえ患者により有用な方法であっても——を拒否し抵抗を示すのは医療者の場合が少なくない。

おわりに

疼痛に対する考え方，対処方法は時代とともに変化する。近年，インフォームドコンセントの概念が普及し，疾患に対する治療のみならず，疼痛治療に対しても，患者の理解，納得，同意のもとに行われるようになった。疼痛治療においては，患者の疼痛の原因を診断し，疼痛除去を行い，疼痛によって増悪する全身状態や疼痛自身の悪循環を断ち切って，患者の症状や全身状態を完全にし，最終的には患者の満足度を向上させることが求められている。

この点から，すみやかな鎮痛を得ることができ，患者が疼痛治療を理解し，自ら積極的に関与できるPCAが欧米では早くから普及してきた。しかし，わが国では現在でもPCAが広く普及しているとはいい難く，地域間，施設間の格差が浮き彫りになってきた。このことから，わが国におけるPCAの普及を阻んできたもっとも大きな要因は，PCAの概念が医療現場においてもまだ普及しておらず，医師，看護師にもPCAの利点が十分理解されず，ましてや社会一般にはPCAの有用性が認識されていないためと思われる。

疼痛は，原疾患の内容，患者の個人的な要因，医療者を含めた患者周囲の環境，そして治療方法によって，患者の疼痛の強度，性質，持続時間などが変化する。疼痛の部位，性質，程度をもっともよく知っているのは患者自身であり，介護している家族であり，看護師である。疼痛の原因，鎮痛法についての知識と技術を一番理解しているのは医師であり，鎮痛用医療機器の構造，性能について一番知っているのは医療機器メーカーである。したがって，これらが一体となってPCAを用いた鎮痛対策の体制を確立していくことが求められている。最終的にPCAが広く普及し，自らの疼痛は自らが判断し管理していく考え方が一般的になれば，PCAの有用性はなにより患者や患者の家族の笑顔として医療の現場に反映される。

文献

1) Graves DA, Foster TS, Batenhorst RL. Patient-controlled analgesia. Ann Intern Med 1983；99：360-6.
2) Evans JM, Rosen M, MacCarthy J, et al. Apparatus for patient-controlled administration of intravenous narcotics during labor. Lancet 1976；1：17-8.
3) Gambling DR, McMorland GH, Yu P, et al.

Comparison of patient-controlled epidural analgesia and conventional intermittent top-up injections during labor. Anesth Analg 1990 ; 70 : 256-61.
4) 並木昭義. Patient-controlled analgesia（PCA）の現状と展望によせて. ペインクリニック 1999 ; 21 : 11-3.
5) 表 圭一, 川股知之, 川真田樹人ほか. 海外および国内における PCA 使用の現状と問題点. ペインクリニック 1999 ; 21 : 14-21.
6) Smih Medical Japan. CADD News. vol.6. http://www.smiths-medical.jp/CADD/CADDnews.html
7) Acute Pain Service ―より良い術後疼痛管理を目指して―No.5 アストラゼネカ株式会社. http://med.astrazeneca.co.jp/disease/anesthetizing/product_ana/pdf/aps05.pdf
8) 肺血栓塞栓症／深部静脈血栓症（静脈血栓塞栓症）予防ガイドライン作成委員会. 肺血栓塞栓症／深部静脈血栓症（静脈血栓塞栓症）予防ガイドライン―ダイジェスト版. 第2版. 東京：メディカルフロントインターナショナル；2004.

〔小野　晃市，川真田　樹人〕

Point

①本邦では，まだPCAの普及が十分ではないが，いったんPCAを導入した施設では継続していることがほとんどである。
②PCAが普及しない主な理由は，医療者のマンパワー不足と外科医の無理解である。
③PCA導入によって患者の満足度が上がり，外科系医師や看護師の業務が軽減されることを実感すると，院内体制が確立しやすい。

2 チームアプローチによるPCA

はじめに

　PCAポンプは，モルヒネやフェンタニルなどの医療用麻薬を医療者があらかじめ設定した制限範囲内で患者自らが投与することで，疼痛を緩和することを目的として設計された医療機器である。医療用麻薬には，生命予後に直接に影響を及ぼす呼吸抑制という副作用が存在する。その発生率は0.5％以下である[1]が，PCAを施行するにあたっては呼吸抑制の監視体制が必須となる。また，電動式PCAポンプを運用する場合には，副作用の監視体制に加えて，アラーム，使用後のポンプの回収，整備，再設定，薬液のミキシング，調剤済み薬液の運搬，残薬の処理などに対して組織だった対応が必要不可欠となる。いい換えれば，"チームアプローチでないPCA"は実施不可能ということである。本項では，"チーム医療"に関する最近の用語を概説した後に，"チームアプローチによるPCA"におけるコミュニケーションについて論じる。後半では，チームの構成員である，主治医，麻酔科医，看護師，薬剤師，臨床工学技士の役割について簡潔に考察する。

チーム医療，スキルミクス，そしてPCA

　平成22年4月30日に，厚生労働省[2]より"医療スタッフの協働・連携によるチーム医療の推進について"（医政発0430第1号）という通知が出された。この通知は，平成22年3月19日付けで公表された"チーム医療の推進について"という報告書[3]の内容を踏まえて，関連法規に照らしたうえで，医師と看護師以外の医療スタッフが実施する業務の内容について整理したものである。

　その報告書の中で，チーム医療は"医療に従事する多種多様な医療スタッフが，各々の高い専門性を前提に，目的と情報を共有し，業務を分担しつつも互いに連携・補完し合い，患者の状況に的確に対応した医療"と定義されている。上記の通知には，報告書の本文12頁中3頁あまりを費やしていた"看護師の役割"についての言及がないことが特徴である。現在，看護師の役割拡大の必要性が議論の対象となっていることが，その理由かもしれない。

　"スキルミクス（skill-mix）"という言葉も，チーム医療を論ずるうえで知っておくべき用語の一つである。スキルミクスとは，"医療チームの中でそれぞれの職種の役割の補完・代替関係を指したり，広くは多職種のチーム内部における職種混合のあり方や職種間の権限委譲・代替，新たな職能の新設などを指し示す概念"とされている[4]。まだ，本邦では公的な文書の中で使われることはないようであるが，1990年代から医師不足，看護師不足に悩む経済協力開発機構（Organization for Economic Cooperation and Development：OECD）諸国の中で行われている専門職の役割分担の見直しの過程において使われている概念である。スキルミクスには，"職種混合"という訳語が当てられている。現状では，医師から看護師への"権限委譲"に"協働"を伴った概念として使われているため[5]，なかなか理解することの難しい用語であると思われる。

　PCAは究極の"チーム医療"であり，"スキルミクス"であるといえる。なぜなら，医療の対象である患者に積極的に自ら受ける医療に参

加してもらうことを前提とした医療行為であるからである。PCAは、"医療用麻薬を投与する"という医療行為を行う"権限"を患者に"委譲"することを前提とした医療行為である。しかし，PCAに関するシステムが比較的整備されているといえる当院でも，電動式PCAポンプの設定変更は医師の役割である。今後，ある一定の範囲内で，PCAポンプの設定変更を看護師に"権限委譲"できるような包括指示が行えるようになるかもしれないと考えている。

多職種間のコミュニケーション

病棟でPCAを使用して疼痛管理を行っている患者の術後回診を行うとき，読者は誰とコミュニケーションをとるように心がけているだろうか。筆者は，ベッドサイドに行く直前に，その患者についての情報を病棟で担当している看護師から直接聞くように心がけている。回診した際に，患者がその時点では落ち着いていたとしても，過去に遡ればさまざまな状態であった可能性が考えられる。①経過は順調で特に問題ない，②嘔気があったが制吐薬の投与で今は落ち着いている，③PCAポンプの閉塞アラームが鳴っていたが，坐位になったら鳴らなくなった，④帰室後しばらくして疼痛が増強したがPCAを使用し，さらに補助鎮痛薬の坐剤を投与して改善した，といったようにさまざまな状況が起こりうる。

電子カルテが普及してきている現在でも，発生したイベントとその対応がリアルタイムに記載されているわけではない。看護記録は，従来の手書きの経過表と同様に，手が空いたところで遡及的に記載されていることがほとんどである。そのため，直近の変化は看護師から直接に情報を得る必要がある。さらに，主治医とコミュニケーションをとることが必要な場合もある。たとえば，帰室後しばらくして低血圧・頻脈が続いている。このような場合には，主治医は輸液量を増やすことによって対応しようとしている場合もあれば，術後出血を疑い緊急再手術を考慮している場合もある。後者の場合には，循環動態の維持を最優先として，鎮痛薬投与の中断を決断しなければならない状況もありうる。

看護師や主治医からの情報なしに行う術後回診は，患者の回診時点のみでの判断となりかねない。看護師からの情報を基にして，それまでの経過で生じたイベントを考慮することで，今後起こる可能性のある事態を予測して，その対策を講じることが可能となる。たとえば，回診の数時間前に嘔吐し，遷延する嘔気に対して制吐薬が投与され，嘔気が改善した患者の場合，回診の際に再び嘔気が出始めていたとしたら，PCAの持続投与量の減量や制吐薬の再投与を病棟看護師に助言することで，より早く対応できる場合がある。

このように，術後回診を行う場合には，病棟の看護師や主治医などの多職種とコミュニケーションを図り，協働することでより質の高い疼痛管理が可能になる。つまり，"チームアプローチによるPCA"を行うためには多職種とのコミュニケーションを積極的にとることがもっとも重要である。コミュニケーションには，情報の収集，情報の提供のほかに，信頼関係の構築という大切な目的がある。情報の収集・提供というやりとりを繰り返す過程で構築された医療者間の信頼関係は，PCAによる疼痛管理を良い方向に導いてくれるはずである。

共感的コミュニケーション

読者は手術翌朝の術後回診の際に，ベッドサイドで患者にどのように話しかけているだろうか。"痛いですか？"といきなり声をかける読者はいないのではないだろうか。痛いかどうかは，患者をひと目見れば分かるはずである。筆者は，回診のとき，患者との会話の初めに必ず"無事に手術が終わって良かったですね"と声

をかけることを心がけている。術後回診でも，共感をもって患者やその家族とコミュニケーションをとる姿勢が大切である。予定された手術が，予定された日に，予定どおりに終了することは，一見簡単なようで実は大変なことである。その大変なことが無事に終わって良かったという共感があれば，患者との間に主治医とは別のラポールを短期間に確立することが可能となるはずである。

　主治医，病棟看護師，そしてほかの医療者と接する際にも，共感をもったコミュニケーションが重要である。たとえば，術後回診の際に硬膜外カテーテルの被覆材が剝れかけていたことが病棟看護師から報告された場合，筆者の施設では，原則的に主治医が貼り替えを行うことになっている。しかし，手が空いていれば，看護師の介助のもとに回診途中の麻酔科医が貼り替えを行うこともある。杓子定規に原則論を振り回すことなく，臨機応変に状況に対応することで，その後の協働が円滑になる。もし手が空いていなければ，"もうすぐ次の症例が入室になるので，悪いけど今はやってあげられない。ご容赦ください"と共感をもって対応すれば，次回からの協働に障害を来すことはないと考える。

主治医の役割

　主治医と患者・家族との信頼関係は，医療の根幹である。主治医は，診断，治療の過程で，患者・家族の意思決定のための情報提供を行う。そして，より良い結果を目指す義務と責任を負っている。この過程では，主治医と患者・家族との信頼関係がより良い結果を得るための重要な要素となる。"チームアプローチによるPCA"は，この信頼関係をさらに強固なものにする可能性がある（図）。自験例であるが，術後痛への不安が強く，癌の根治手術を受けることをためらっていた患者に対して，外科の主治医からの依頼で，実際に患者にPCAポンプを操作してもらいながら説明し，ほとんど痛みを気にせず術後を経過した別の患者の例を紹介したところ，その患者は家族や主治医からの勧めもあって，手術を受ける決心ができた。術後回診の際には，"主治医の先生がこのPCAという痛み止めを選択してうまく活用してくださっているので痛くないのですよ"と話をした。

　"チームアプローチによるPCA"を施行するうえでの主治医の役割は，より有効な鎮痛法を選択・活用し，そしてその利用法の改善を図っていくことである。筆者の施設では，術後痛は時間経過とともに消退することを主治医がよく理解している。このため，経過を見ながら，電動式PCAポンプの持続投与量の減量およびその中止時期の決定を行うのは，主治医の役割となっている。

　チームアプローチを行うほかのメンバーと主治医との決定的な違いは，バッドニュースを患者・家族に伝えるという義務を負うかどうかということである。"術後出血があり，容態を安定させるためには再手術が必要である""術後の病理検査の結果，予想外の悪性所見が判明した"などのバッドニュースは，主治医が患者・家族に正確に伝える義務を負う。そのうえで，患者・家族と治療方針に対する意思決定を行う責任が主治医にはある。この役割は，ほかの医療スタッフがとって替わることはできない。

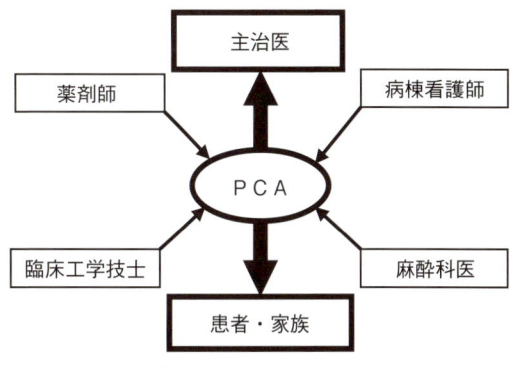

図　チームアプローチによるPCA
PCAを介して主治医と患者・家族との信頼関係を強化することができる。

バッドニュースを患者・家族に伝える際の主治医の心理的負担に共感することが，ほかのチームメンバーに求められる役割の一つである。共感がなければ，"チームアプローチ"は成り立たない。"チームアプローチによるPCA"を成功させるためには，PCAによる疼痛管理を通じて，主治医以外のチームメンバーが徹底的に主治医を支えるという姿勢が必要である。そうすることで，医療の根幹である主治医と患者・家族間の信頼関係がより強化されると考える。

麻酔科医の役割

麻酔科医は，"チームアプローチによるPCA"において，安全性と効率性を確保するための疼痛管理システムの構築・維持・改善という役割を負っている。また，PCAポンプなどの医療機器，医療用麻薬などの鎮痛薬に精通していることが麻酔科医には要求されている。PCAで使用される鎮痛薬である医療用麻薬は，その必要量に個人差が大きいことが特徴の一つで，その個人差を補うのがPCAである。標準化された薬液を標準化された投与設定のPCAポンプで投与することにより，疼痛管理の安全性と効率性は格段に向上する[6]。PCAポンプの特徴を理解し，使用する医療用麻薬の特性をよく見きわめたうえで薬液処方を考えるのは，麻酔科医の重要な役割である。

標準化を行う際に，施設ごとの状況をよく見きわめて，その時点での最善の方法を選択できるように，多職種間の調整を図ることも麻酔科医の役割であると思われる。手術室の中で必然的に施行されている主治医，看護師，臨床工学技士などとのチーム医療をPCAポンプを核として手術室の外で展開するにあたって，主導的な役割を果たすことが可能だからである。

疼痛管理システムは，常に進化していく必要がある。薬剤や医療機器の進歩に，PCAを用いた疼痛管理システムは，遅れをとってはならない。たとえば，周術期の深部静脈血栓症予防のために新しい抗凝固薬が登場している。抗凝固療法の進展とともに，術後鎮痛法も硬膜外PCAからivPCA，そして末梢神経ブロックへと変化している。硬膜外PCAでは，ディスポーザブルタイプのPCAポンプでもある程度対応可能であった。しかし，基本的に持続投与を行わないことが原則であるモルヒネを用いたivPCAに対しては，投与設定を変更することができる電動式PCAポンプを使用するほうが，より質の高い疼痛管理を行うことができる。この際には，麻酔科医は他の職種に増して電動式PCAポンプの使用法に習熟している必要がある。

このように，麻酔科医は"チームアプローチによるPCA"においてリーダー的な役割を果たすことが求められている。

看護師の役割

副作用・PCAポンプの監視が，PCAを用いた疼痛管理における看護師の役割である。また，看護師は，実際にPCAポンプのボーラススイッチの操作法を患者に伝える最前線にいる。

患者が痛みを訴えているのに，ボーラススイッチを押すことを我慢していることはよくあることである。そのような場合，我慢している原因を究明するとともに，我慢することで改善することはなにもないことをよく説明することが必要である。まず，看護師が見ている前でボーラススイッチを押してもらい，その数分後に疼痛が緩和されていることを確認する。これを繰り返すことで，PCAを有効に活用してもらえるようになる。たとえば，術後疼痛管理にPCAを用いる場合，その操作法について術前に時間をとって患者を教育することは，術後の経過を改善しないということが分かっている[7]。術前の患者は，手術の説明，呼吸訓練などの手

術に向けた準備などで精一杯で，術後のことまで考える余裕がある者はまれであると思われる。術後に，看護師がベッドサイドで痛みを評価しながら，PCAポンプの操作法を教えることが，術前の患者教育よりも重要となる。

PCAポンプによって投与される医療用麻薬の副作用のうち，生命予後に影響を及ぼす呼吸抑制には特に注意して監視することが看護師に求められている。バイタルサインの一つである呼吸数は，重要な評価項目である。しかし，血圧，脈拍，体温に比べて看護記録に記載が少ない印象がある。特に睡眠中の患者の呼吸数のチェックは重要な評価項目の一つである。また，硬膜外鎮痛の場合には，硬膜外血腫による運動神経麻痺などの不可逆的になる可能性のある神経障害をできるだけ早期に発見し，対処するように監視することも重要である。さらに，医療用麻薬の副作用である眠気および嘔気・嘔吐に対しても，できるだけ迅速に対応することが看護師には求められている。

医療機器であるPCAポンプが正常に作動していることを監視するのも，看護師の重要な役割の一つである。看護師は，定期的に薬液使用量をチェックする必要がある。その目的は，PCAポンプを使用する際に絶対にあってはならない，"患者がリクエストしていないにもかかわらず，PCAポンプが勝手に薬液を追加投与してしまう"という事態を薬液使用量の経時変化を監視することで確認することである。PCAポンプの故障によって，PCAの安全性を担保している"ネガティブフィードバック"が作用しないことはあってはならない。電動式PCAポンプを使用している場合には，①ポンプに表示されている薬液使用量を定期的にチェックする，②薬液バッグの残薬量がPCAポンプの表示している薬液使用量と整合性があるかどうかを確認する必要がある。また，ディスポーザブルタイプのPCAポンプの場合には，①概算として表示されている薬液使用量を定期的にチェックする，②PCAポンプの重さを測ることで実際の薬液使用量の経時変化を確認する必要がある。

患者の"痛み"は，PCAポンプが緩和するのではなく，PCAポンプを利用して医療者が緩和するものである。PCAポンプを使用することで鎮痛薬の投与に要する時間が節約されること[8]から，看護師はその時間を患者の心のケアやほかの活動にあてることが可能となる。

薬剤師の役割

"チームアプローチによるPCA"における薬剤師の重要な役割に，"医療用麻薬の適正使用"のための環境整備がある。PCAポンプが投与する薬物は医療用麻薬で，"麻薬に関する単一条約"という国際条約で厳密な管理を要求されている。日本では，"麻薬及び向精神薬取締法"によってその管理・運用が規定されている。医療用麻薬を処方する際には，麻薬施用者免許の取得およびその番号記載と，麻薬注射施用票などの専用の処方箋の使用などの事務手続き，および残薬および空アンプルの厳密な管理が求められている。この運用は，各施設の麻薬管理者に一任されている部分が大きいのが現状である。

厳密さを求めるあまり，1アンプルにつき1枚の"麻薬返納袋"を交付している施設もある。一方で，施用に先立って標準化された鎮痛薬のミキシングを薬剤師が行っている施設もある。あらかじめ薬剤師によってミキシングされた医療用麻薬が混合された薬液を用いることの利点は，病棟で空アンプルに対処する必要がなくなり，事務作業を省力化できることである。通常，病棟で施用される医療用麻薬の注射薬は，麻薬管理者である薬剤師に返却されるまで，薬液と同等に空アンプルの保管にも十分な注意を払う必要がある。薬剤師によるミキシングによって，清潔操作など調剤による負担だけでなく，空アンプル保管に対する負担が軽減されることにつながる。

PCAで投与されなかった残薬については，その量が少なくなることが"適正使用"ではないことを常に念頭に置く必要がある．苦痛を訴えているすべての患者に必要十分量の麻薬も含めた薬液が投与される準備が大切である．夜間に薬液の補充を行わないなど，必要としている患者に迅速かつ安全に医療用麻薬が届けられるシステム作りも重要な役割である．

臨床工学技士の役割

PCAポンプという医療機器の保守，点検および整備が，臨床工学技士の役割である．電動式PCAポンプを使用する場合，患者からのリクエストがないのに機械が勝手に鎮痛薬を投与することは，万が一にもあってはならない．機械の動作を常に監視する必要がある．リアルタイムには，看護師がベッドサイドで監視にあたる．臨床工学技士は，遡及的に監視にあたる必要がある．筆者の施設では，臨床工学技士が関与して，使用後のPCAポンプ内部メモリーに保存された投与記録を全症例で保存している．誰にいつ，どのような薬物がどのように投与されていたかの記録を残すことは，重要だからである．最低でも，使用中になんらかの不具合があったPCAポンプの投与記録を解析・保存できる体制は必要である．

医療用麻薬を投与する医療機器であるというPCAポンプの性格上，定期的なメンテナンスに加え，どのポンプで，どの患者に，どのように，どれだけの量の鎮痛薬が投与されたかという記録も，カルテ保存という点から必要である可能性がある．電動式PCAポンプを用いた疼痛管理システムでは，臨床工学技士がその職能を十分に活かすことのできる分野であるといえる．

おわりに

PCAによる疼痛管理の究極の目標は，患者の疼痛が迅速かつ安全に緩和され，その緩和された状態を継続することができ，それが効率的であるということである．このようなPCAを施行するためには，"チームアプローチ"は必要不可欠である．チームメンバーが能動的に疼痛管理を行うようになるためには，患者・家族やほかの医療スタッフと積極的に共感的なコミュニケーションを行うことが必要である．PCAに関する学習会や情報交換に加え，ベッドサイドでの毎日のコミュニケーションの積み重ねが，それぞれの信頼関係を強めると思われる．

文献

1) Dahan A, Aarts L, Smith TW. Incidence, reversal, and prevention of opioid-induced respiratory depression. Anesthesiology 2010；112：226-38.
2) http://www.hourei.mhlw.go.jp/hourei/doc/tsuchi/T100506G0010.pdf
3) http://www.mhlw.go.jp/shingi/2010/03/dl/s0319-9a.pdf
4) 武藤正樹．スキルミクス（職種混合）http://www.linkstaff.co.jp/sns/essay/doctor01/07.html
5) 矢崎義雄，南　裕子．わが国における医師と看護師のスキルミクスを考える．週刊医学界新聞 第2819号，2009.
6) 飯嶋哲也．電動式PCAポンプを用いた術後鎮痛：投与速度と薬液の標準化．ペインクリニック 2010；31：734-43.
7) Chumbley GM, Ward L, Hall GM, et al. Pre-operative information and patient-controlled analgesia：much ado about nothing. Anaesthesia 2004；59：354-8.
8) Koh P, Thomas VJ. Patient-controlled analgesia（PCA）：does time saved by PCA improve patient satisfaction with nursing care？ J Advanced Nursing 1994；20：61-70.

〈飯嶋　哲也〉

Point

① PCA は，主治医，麻酔科医，看護師，薬剤師，臨床工学技士によるチーム医療であり，スキルミクスである。
②術後回診では，患者との共感をもち，看護師や主治医などの多職種とコミュニケーションを図ることで質が高まる。
③麻酔科医がリーダーとなって PCA の標準化を図ることで，質の高い安全な PCA が可能となる。

3 看護師の役割

はじめに

　PCAの特徴は，疼痛の程度が分かっている患者自身が鎮痛薬の投与を決定すること，患者の要求から最短の時間で鎮痛薬が投与されることの2点であり[1]，鎮痛効果・患者満足度の高い鎮痛方法である。慶應義塾大学病院では，術後痛，癌性疼痛，分娩痛などさまざまな痛みに対し，電動式PCAポンプを用いたPCAを積極的に行っている。しかし，PCAにさえすれば疼痛を緩和できるのかといえば，やはりそうともいえない。患者の誤った認識や効果的でないボーラスボタンの使用，副作用の出現などがあると，たとえPCAポンプが装着されていても，十分な効果は発揮されない。

　看護師は，患者と24時間かかわり，患者にとってもっとも身近な存在である。看護師は，継続的な観察により患者の状態の変化を早期にとらえることができ，また，患者の痛みに対する認識や対処法，痛みを増強させている要因など，身体面のみならず心理・社会的側面も含めてアセスメントし，個別的な対応や患者指導を行うことができる立場にある。看護師の注意深い観察や的確な判断，対応が，PCAの効果を最大限に発揮させ，患者の痛みをより早く，より良く緩和することにつながるといえる。PCAによる疼痛緩和において，看護師の対応は鍵となり，その担う役割は大きいと考える。ここでは，PCAを行う患者にかかわる看護師の役割について述べる。

PCA施行患者の痛みのアセスメント

1 PCA施行中の観察

　看護師が観察し，とらえた患者の痛みの状態は，痛みを評価するうえで重要な情報となる。看護師が詳細に観察し，それを記録することで，疼痛管理にかかわる他職種と患者の痛みについての情報を共有することができ，各職種が適切な疼痛緩和方法を検討することにもつながる。PCA施行中の主な観察項目として，痛みの程度，鎮痛薬の副作用の有無，ボーラスボタンの使用状況が挙げられる。

　痛みの程度は，患者が理解可能であれば，医療者と共通認識ができるようにペインスケールによる表現を促す。安静時と体動時や，痛みの部位により痛みの程度に違いがあれば，それぞれについて聞き，ボーラスボタン使用後の鎮痛効果の実感の有無を確認することも必要である。ペインスケールによる表現が難しい患者であれば，表情や痛みの部位をさする，同一体位の継続など痛みを示す行動・姿勢・態度の変化があるか，日常生活能（activities of daily living：ADL），睡眠など，さまざまな日常生活への痛みによる影響の程度などの詳細な観察が必要である。患者の非言語的サインの観察は，常に患者の身近にいる看護師でなければ行うことができないこととして，非常に重要である。

　オピオイド鎮痛薬の副作用では，嘔気・眠気・呼吸抑制（呼吸数，SpO_2値）の有無と程度を観察する。また，硬膜外投与の場合は，下肢の知覚や運動障害の有無，カテーテル挿入部の発

赤, 腫脹, ボーラスボタン使用時の背部痛の有無なども観察し, 局所麻酔薬による影響や, 硬膜外投与に特有の膿瘍や血腫などの合併症が生じることも念頭に置き, 観察する。

ボーラスボタンの使用状況としては, ボーラスリクエスト回数と有効投与回数を確認するだけでなく, 患者がボタンを押しているタイミング, リクエストが頻回またはボタンを押すことを控えているのであれば, その理由を患者に確認し, 対応していくことも必要である。

当院では, 術後痛でPCAポンプを使用する場合は, 経時的に必要事項を漏れなく確認するために, 術後PCAスコア表を作成し看護師が記入している (図1)。痛みの程度は, numeric rating scale (NRS) を用い, 鎮静・嘔気などの副作用もスコア化して表している。スコア表は患者のベッドサイドに置くことになっており, 病棟医療者だけでなく麻酔科医師の回診時にもすぐに見えるようにしている。

2 PCA施行中の痛みの評価

PCA開始後も, 痛みについての詳細な観察を基に, 継続的に痛みの評価を行っていくことが, 早期に患者の状態にあった疼痛緩和を行っていくために重要である。

PCAポンプによる投与量を患者の状態に合わせて調整するためには, ボーラスボタンの使用状況と除痛の程度, 過量投与の指標となる眠気の有無が評価のポイントとなる。たとえば, 疼痛は緩和しておりボーラスを使用しなくてもよい状態だが, 常に眠気がある場合には, 過量投与を考え持続投与量の減量が必要である。また, 眠気はないが痛みが緩和されずボーラスのリクエストが多い場合は, 持続投与量の不足を考え増量を検討する。ボーラス回数が多くても, 体動時痛に対しての使用であり安静時痛が緩和されていれば, 持続投与量の増量は安静時に眠気を生じさせることになるため適切ではなく, 1回投与量の増量を考えればよい。眠気や嘔気の副作用による不快感が強いと, 患者がボーラス使用を控えることにもつながるため, 早期に医師に報告し対応が必要である。

また, PCA施行中であっても合併症や病態の変化などにより, それまでとは違う新たな痛みが出現していることもある。痛みの原因によっては対応方法が変わり, 必ずしもPCAのボーラス使用が有効でないこともある。PCAで疼痛コントロールが不良な場合は, 痛みの部位や性質の変化に注意し, 痛みの原因を再度アセスメントしていくことも重要である。当院でもPCAポンプを使用するようになって, 痛みを我慢させず積極的にボタンを押すことを患者に勧めるなど, 看護師の疼痛管理に対する意識は変わった。しかし反面, 痛みを訴えられると"ではボタンを押しましょう"と, 痛みの状態や原因の見きわめも十分でないまま, 安易にボーラスを勧めているように見受けられときもある。痛みの原因についてのアセスメントが不十分であると, 異常の発見や適切な対応の遅れにつながりかねず, 注意が必要である。

看護師は, 患者をさまざまな面から多角的にアセスメントできる立場にあり, 疼痛緩和が不十分であれば他職種に働きかけて緩和方法を検討していくことも看護師の役割である。そのためには, 看護師も痛みについて適切にアセスメントできる知識をもつことが重要である。

PCAを施行する患者への教育

患者自身の判断で鎮痛薬を投与するPCAでは, 患者教育が不可欠である。患者の中には"痛みは我慢するしかない, 鎮痛薬は体に良くない"といった誤解や, 何度もボタンを押すと薬が入りすぎるのでは, といった不安をもつ者もおり, たとえPCAポンプが装着されていても, 患者がボタンを押すことを躊躇し控えてしまうことも少なくない。また, ボタンを押したとしても, タイミングが遅いと十分な効果が発揮されない場合がある。PCAを成功させるためには, PCAの開始前後で患者に適切な情報を提供し,

3 看護師の役割

エンボシングカード												

術後PCAスコア表は患者のベッドサイドに置いておくこと

手術月日 /	帰室時間 時　分	時間	呼吸数	SpO₂	安静時痛	体動時痛	鎮静	吐き気	下肢知覚	刺入部 各シフト毎	ボーラス回数 有効/リクエスト	サイン
		帰室時									/	
		1 h									/	
		2 h									/	
		4 h									/	
		6 h									/	
		9 h									/	
		12 h									/	
		18 h									/	
		24 h									/	
		30 h									/	
		36 h									/	
		42 h									/	
		48 h									/	
		56 h									/	
		64 h									/	
		72 h									/	

注意点：白抜き部分に数字で記入し，グレー部分は記入しなくてもよい
ボーラス回数記入：有効/リクエスト回数は各勤務終了時点でその日のボーラス累積回数を記入
夜間睡眠中にチェック時間となったときは，呼吸回数，SpO₂を観察して異常なければ睡眠中として記録，疼痛レベルなどは次回覚醒時でよい
帰室後チェック時間は大体の目安であり，多少のずれはかまわない

ペインスケール　体動時の疼痛評価は，深呼吸，体位交換などさせて判定する

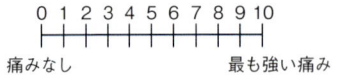

0 1 2 3 4 5 6 7 8 9 10
痛みなし　　　　　最も強い痛み

刺入部確認：
1. 硬膜外カテーテル刺入部出血, 浸出　2. 刺入部の疼痛
3. 刺入部汚染の有無　4. ラインの固定　5. 液漏れの有無

鎮静スコア
0 - 意識清明
1 - やや傾眠
2 - 眠っている（声かけで覚醒）
3 - 眠っている（声かけで覚醒しない）

嘔気スコア
0 - 嘔気は全くない
1 - 軽い嘔気がある
2 - 強い嘔気がある
3 - 嘔吐している

下肢知覚スコア
0 - しびれなし
1 - 軽いしびれがある
2 - 中等度のしびれがある
3 - 強いしびれがある
4 - 下肢が動かない

図1　慶應義塾大学病院　術後PCAスコア表（硬膜外用）

第5章 役割分担と展望

手術後の痛みについて

手術後の痛みは，肺の機能を弱めたり，血圧を上げて心臓の負担を増したりと，体に大きなストレスを与えよいことがありません。痛みは我慢するのではなくできるかぎりとりのぞくことで，上手に深呼吸や痰を出したり体を動かすことができ，手術後の回復をよくすることにつながります。

手術後の痛みを安全によりよく和らげるために，次のような方法で痛みのコントロールを行います。

硬膜外カテーテルとPCAポンプ

手術室で全身麻酔をかける前に背中から脊髄を覆っている膜の外側に硬膜外カテーテルという細い管を入れます。手術後この管にPCAポンプという機械がつながり，決められた量の痛み止めが1日を通じてとぎれることなく入ります。

この機械には，患者さんご自身が自分で痛み止めを追加できるボタンがついています。痛みが強くなったとき，または痛みが強くなりそうなとき（咳をする，体を動かす，起き上がるなど），ご自分でボタンを押して下さい。ボタンをたくさん押しても安全な量を超えると自動的に薬が入らないようにセットされているため，薬が入りすぎるという心配はありません。

PCAポンプ　　　　　硬膜外カテーテルを入れた状態

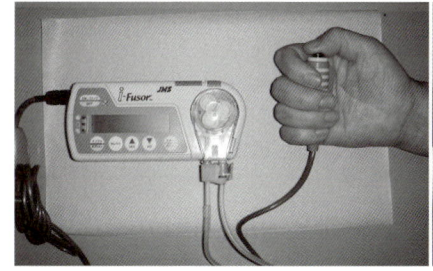

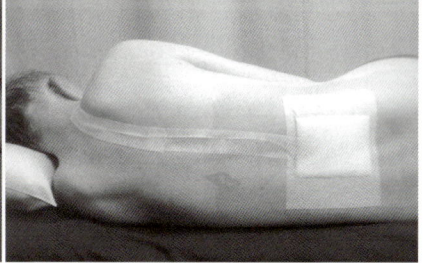

効果が現れるのは

薬が入ってから効いてくるまでの時間は，15分くらいです。
薬が効いてくるまでは，次の追加は自動的に受けつけないようになっています。
慣れてきたら，トイレに行く10～15分ぐらい前，起き上がる10～15分ぐらい前に前もってボタンを押しておくと効果的です。

副作用

眠気，吐き気，足のしびれ，尿が出にくいなどの症状が出る場合があります。
気になる症状があれば，医師，看護師にご相談ください。

図2　慶應義塾大学病院　術後硬膜外PCA患者用パンフレット

患者が自ら対処できるよう実践指導していくことが重要となる。看護師には，患者の理解力や対処能力を見極め，患者の個別性に合わせた教育と指導を行っていく役割がある。

1 PCA開始前

PCAを開始する前に，患者に説明すべきポイントを以下に挙げる。当院では，PCA開始前の説明のため，患者用パンフレットを作成し活用している（図2）。

3 看護師の役割

表　PCA施行中の安全管理のための確認項目

項目	内容
薬液内容	医師の指示どおりの薬物，量であるか
投与経路	医師の指示どおりの投与経路（静脈，硬膜外など）に接続されているか
設定内容	医師の指示どおりの設定か（持続投与量，1回投与量，ロックアウト時間）
薬液残量	目視による残量とポンプに表示される残量・積算量に著しい差はないか
ポンプの作動	作動音，目視によりポンプは作動し持続投与，ボーラス投与されているか
接続部・刺入部	薬液の漏れはなく，固定されているか
ボーラスボタン	ボタンが患者の手の届く位置にあり，破損はないか
AC電源	ベッドサイドではAC電源が接続されており，破損はないか

・痛みがあることによる悪影響，積極的に緩和することの重要性を説明し，痛みは我慢しないことを意識づける。患者の痛みや鎮痛薬使用に対する認識を確認し，誤解があれば修正する。

・痛みは患者自身にしか分からない感覚であり，痛みの程度や鎮痛薬の必要量は個人差があること，PCAは痛みを感じている患者自身で判断し，ボタンを押すことで鎮痛薬を投与できる方法であり，医療者を待つ必要がないなど，PCAの方法や利点を説明する。

・ボーラスボタンを押すタイミングは，痛みが最大になってからではなく，痛みが強くなりはじめた時点や，体動など痛みが強くなることが予測できる場合は，その前に予防的に押すほうが効果的であることを説明する。

・PCAポンプにはロックアウト時間という過剰投与防止機能があるため，繰り返しボタンを押しても薬が入りすぎる心配はないことを説明し，時間は気にせず痛ければ何度でもボタンを押してよいことを伝える。

2 PCA開始後

患者にPCA開始前に十分に説明することが一番重要であるが，術前や疼痛が強いときの患者の心理状態は通常と異なるため，1回の説明では十分に理解が得られないこともある[1]。そのため，PCA開始後すぐに患者が説明どおりに実践できるとはかぎらない。患者がボタン使用のタイミングについて判断がつかない，またはボタンを押すことを忘れてうまく使用できない場合もある。PCA開始後も，患者が自分で意識してPCAボタンを押せるようになるまでは，そのつどボタンを押すタイミングを声かけすることが重要である。また，初めてボタンを押すときには看護師が側にいて，ポンプの作動や効果と副作用の有無を確認することも，患者が安心してPCAを開始するために大切である。患者は，ボタンを押しても，副作用の出現がなく鎮痛効果が実感できれば，その後は自分でうまくPCAボタンを使うことができるようになる。こうした実際の場面で，繰り返し指導を行うことができるのは，患者の身近で継続的にかかわる看護師であり，看護師の重要な役割である。

PCA施行中の安全管理

PCA施行中のトラブルは，過量投与やまた反対に鎮痛薬が指示どおりに投与されず痛みが緩和されないなど，患者に与える影響が大きいため，PCAによる疼痛管理がトラブルなく安全に行われることは非常に重要である。看護師

は継続的に患者にかかわる職種として，異常を早期発見し対処する役割がある．当院でも，看護師の目視により薬液残量とPCAポンプ画面に表示された残量との違いに気づいたことから，PCAポンプによるフリーフローが発見された事例[2]があった．各勤務帯で，安全管理のために看護師が確認すべき項目を表に挙げる．

　PCAにかかわるトラブルでもっとも注意しなければならないのは，人為的ミスによるポンプの誤設定である．当院では，ポンプ貸し出し時に麻酔科医師がプログラム設定と確認を行い，病棟での設定の必要がないようにしているが，看護師が薬液交換時などに誤ってプログラム画面に入り，気づかぬうちに設定変更している事故が見られる．PCAポンプは病棟により使用経験に差があるため，使用経験の少ない病棟の看護師や新人看護師は，取り扱いや管理をするうえで不安を感じやすい．当院では，院内用PCAポンプ使用手順書を作成し全病棟に配布するとともに，毎年医療工学技士と協力して看護部で定期的に講習会を開催し，手順書に沿った正しい取り扱いの徹底や事故防止への意識づけを行っている．

文献

1) 井上荘一郎．PCAを有効に安全に行うためのコツ―管理体制，教育，実施にあたっての問題点と解決法―．並木昭義，表　圭一編．PCA（自己調節鎮痛）の実際．東京：克誠堂出版；2004. p.27-47.
2) 羽鳥英樹，橋口さおり，大西　幸ほか．PCAポンプのサイホン効果によりフェンタニル過量投与を生じた1症例．ペインクリニック　2006；27：1482-4.

（須山　郁子）

Point

①看護師が患者の痛みの原因をとらえ，鎮痛スコア，行動変化，睡眠などを観察することがよりよい鎮痛につながる．
②ボーラスボタンの使用回数に加え，使用状況や使用しない場合の理由，ポンプ設定，副作用と合併症の有無を確認する．
③痛みを我慢しないことを意識づけるための予防的使用と，PCAの安全性を説明しながら，実際の場面で繰り返し指導を行うことがADLの拡大につながる．

4 薬剤師の役割

はじめに

　薬剤師業務は，調剤を中心とした従来のものから，病棟薬剤師，がん専門薬剤師などといわれるように多方面に拡大している。手術室関係の業務においては，麻薬や毒薬など薬品の管理を実施している病院[1)～3)]も多くなり，学会発表なども盛んに行われている。最近では，"薬剤師による手術室の薬剤管理マニュアル"[4)]という書籍も出版されている。東邦大学医療センター大森病院では，2005年1月から手術室内での術後鎮痛薬（硬膜外・静脈鎮痛薬）の調製業務を薬剤師が実施している。それまでは，麻酔科医が麻薬を含有する薬液を手術中に作製していた。麻酔科医の業務の軽減と，麻薬に関する事故を未然に防ぐ目的で，これらを薬剤師が行うことになった。ここでは，当院で実施している硬膜外・静脈鎮痛薬の調製業務，および麻酔科学会で発表した内容について説明する。また，今後期待される薬物チェック業務についても述べる。

薬剤師による調製業務

1 薬剤師の業務と人員

　硬膜外ならびに経静脈鎮痛薬の調製業務担当として薬剤師1名が配属され，当日使用する術後薬物の調製業務（午前中）を行っている。業務の該当する手術件数は当初12件前後であったが，現在は平均14件前後になっている。薬剤師が調製を行い，調製後の薬物監査は手術担当麻酔科医師および看護師が行っている。

2 調製設備および器具

　設備機器としてはクリーンベンチ（CB），麻薬金庫，器具はCADD-Legacy-PCA（スミスメディカル製，東京）とクーデックバルーンジェクター（大研医器製，大阪）PCAを使用している。CBは，作業スペースだけではなく，調製する薬品・器具などをCB内に置く広さが必要であり，現在約2m幅の機器を使用している。金庫は，麻薬および調製した麻薬含有の薬物保管に使用している。調製前の麻薬管理は薬剤師が，調製後の薬液の管理は麻酔科医が，それぞれ担当している。そのほか，硬膜外用のポンプ15台程度，3種類の器具および付属品，注射筒，麻薬以外の薬物，手術場所まで調製後の薬液を持って行くためのトレー10個，これらを保管するための棚2台を使用している。作業台として机2台，椅子2脚なども必要となる。

3 業務実施に必要な書類

1) 麻酔科医が薬剤師に渡す手術計画表

　麻酔科医と薬剤師の間で，どの患者に，どのような処方内容の薬物を何の器具に入れて，投与するかの連絡が重要である。手術室で使用している手術計画表には，当日の手術スケジュールなどの詳細な情報がすべて網羅されているため，麻酔科医と薬剤師の連絡は，この表を使用している。用紙の右側にある空白部分を利用して，器具の種類，薬品名，処方量など必要な情報を責任医師（手術実施日担当）が前日までに記入し，薬剤師に渡す。

2) 麻酔科指示書

　薬剤師は，手術計画表の情報から麻酔科指示書に薬物量の記入を行い，器具の種類を確認し，ラベルの作成を行う。麻酔科指示書は，麻薬伝

票も兼ねており，薬剤調製後麻薬伝票として薬剤部で保管される。

3）注射薬の処方指示と略号

処方の記入方法に関しては，麻酔科医とあらかじめ業務開始時に取り決めを行い，簡潔に指示できるように検討した。当院の硬膜外麻酔の処方は，フェンタニル（F），塩酸ロピバカイン（A）の処方が多く，必要に応じてドロペリドール（D）が添加される。3日分の処方量はフェンタニル18ml（9アンプル），1％塩酸ロピバカイン60ml，生理食塩液注で全量300mlの処方が多く，"F9A300（A300：0.2％塩酸ロピバカインで全量300ml)"で表す。静脈鎮痛薬は，生理食塩液注とフェンタニルの処方が多く，必要によりドロペリドールが添加される。1日分の処方量では，フェンタニル6ml（3アンプル），生理食塩液注（NS）で全量24mlの処方が多く，"F3NS24"などの略号で表す。

4）調製業務

当院では，7時40分から手術前カンファレンスが行われ，当日実施される患者ごとの情報（アレルギーの有無，手術時の麻酔方法，および術後の鎮痛などについて）が伝達される。このとき，硬膜外鎮痛薬で実施されるか，静脈鎮痛薬になるか，または変更になるかなどの情報も指示される。前日に薬剤師が記入した麻酔科指示書は，カンファレンス終了後，当日麻酔科責任医師がただちに確認を行い，指示書に印を押した後，正式な薬剤師への注射箋・麻薬伝票となる。患者の状況確認をする場合は，確認後の依頼となる。緊急手術時の調製依頼はこの時点で受付を行い，適宜対応としている。薬剤師は，指示を受けた後，調製業務を開始する。調製した薬液にラベルを貼り，調製に使用した麻薬の空アンプル，生理食塩液注射液などの空容器とともにトレーに入れ，手術場所へ持参する。手術室で，担当の麻酔科医に薬液を渡し，麻酔科医と看護師の2名に薬液監査を依頼し，麻酔科指示書に印を貰う。実施中の手術に関する薬液交付は，すべて同様に行う。午後の手術に使用する薬液は，麻酔科責任医師が薬液の監査を行い，麻薬金庫に保管する。その際，麻酔科指

表1 硬膜外・経静脈鎮痛薬の調製業務内容

業務時間	項目	場所	担当者	具体的内容
7:00～7:20	麻薬の持参	①	P	硬膜外に使用する麻薬（予定数量）を手術室へ持参
7:20～7:40	調製準備	②	P	クリーンベンチの清拭および麻薬以外の薬物，器具の準備
7:40～8:00	カンファレンスへ参加	③	P, MD, D, N	手術情報の収集・硬膜外，静脈注射の使用の有無
8:00～8:20	処方確定と麻薬伝票処理	③	P, MD	最終的な調製処方の確定作業と麻薬伝票処理
8:20～11:30	薬物調製	②	P	クリーンベンチで薬物調製作業
調製後随時	薬物交付	④	P, MD or D, N	手術終了約1時間前，手術室ブースへの持参・受け渡し(監査, D, N)
薬剤調製後	伝票の授受	②, ③	P, MD	翌日実施される手術に使用する硬膜外・静脈麻酔薬の予定表
薬剤調製後	薬物引渡し	②	P, MD	午後の手術使用する薬物が残っている場合，引渡しおよび金庫保管
12:00～12:30	清掃，翌日準備	②	P	清掃，翌日準備
依頼時のみ	GIKの調製	②	P, N	翌日に使用するGIK液の調製（看護部よりの依頼により調製）
12:30～12:45	麻薬の台帳記入	⑤	P	麻薬の処理，患者名，使用量を台帳記入
15～30分	翌日準備，ラベル作成	⑥	P	翌日の予定に従い，麻酔科指示書，患者ラベル作成

業務時間：硬膜外・経静脈鎮痛薬約12件(各6件)前後の時間(件数が多い場合や両者の件数が異なる場合や変更，追加の処理，GIK液などの調製がある場合は作業時間の変更がある。
場所：①薬剤部→手術室，②手術室；調製場所(機材室)，③手術室；カンファレンスルーム，④手術室；手術場所(各ブース)，⑤薬剤部；薬務室，⑥薬剤部；製剤室
担当者：P；薬剤師，MD；手術当日責任の麻酔科医師，D；手術を直接実施している麻酔科医師，N；手術担当の看護師

示書のコピーを薬液に添付し，監査後の薬液であることを明確にしている．手術室内の業務終了後，麻酔科責任医師から翌日の手術計画表（指示が記入された用紙）を受け取り，薬剤部へ戻る．当日調製した麻酔科指示書に基づいて，麻薬台帳に必要事項を記入する．台帳記入後，麻酔科指示書，ラベルの作成，日誌の記入など翌日の準備を行う．業務全体の時間的流れと，担当する関係者を表1に示した．薬剤師による調製業務の内容については，2010年薬局4月号[5]に詳細に紹介した．

学会発表から

手術室担当の薬剤師が，1年間（2005年4月～2006年3月）にわたり，硬膜外・静脈鎮痛薬の調製業務を行った．調製した薬液は，麻薬を含有する薬液のため，使用した残りの薬液は薬剤部に返却される．この返却される薬液が多いことから，返却薬液について分析を行った．手術時に処方された薬液と返却された薬液について，診療科と処方内容に分類して調査を行った．この内容については，日本臨床麻酔学会〔第26回（旭川市），演題名：術後鎮痛の支援－処方内容と返却薬剤の分析－〕で発表を行った．図は，診療科別の調製件数と返却数を示しており，返却数の多い整形外科，産婦人科などを中心にデータの整理を行った．

残液の分類は，残液の量からA，B，Cと分類した．硬膜外注射液は，クーデックバルーンジェクターPCAセット，4ml/時，1回投与量3ml，ロックアウト時間30分を使用し，300mlを基準として調製していた．調製した薬液数をT，その残液が1～99mlまでをA，100～199mlをB，200ml以上をCとした．静脈注射液は，バクスターインフューザーBB（バクスター製，東京）0.5ml/時，1回投与量0.5ml/時を使用し，1日分12mlを基準として調製した．調製した

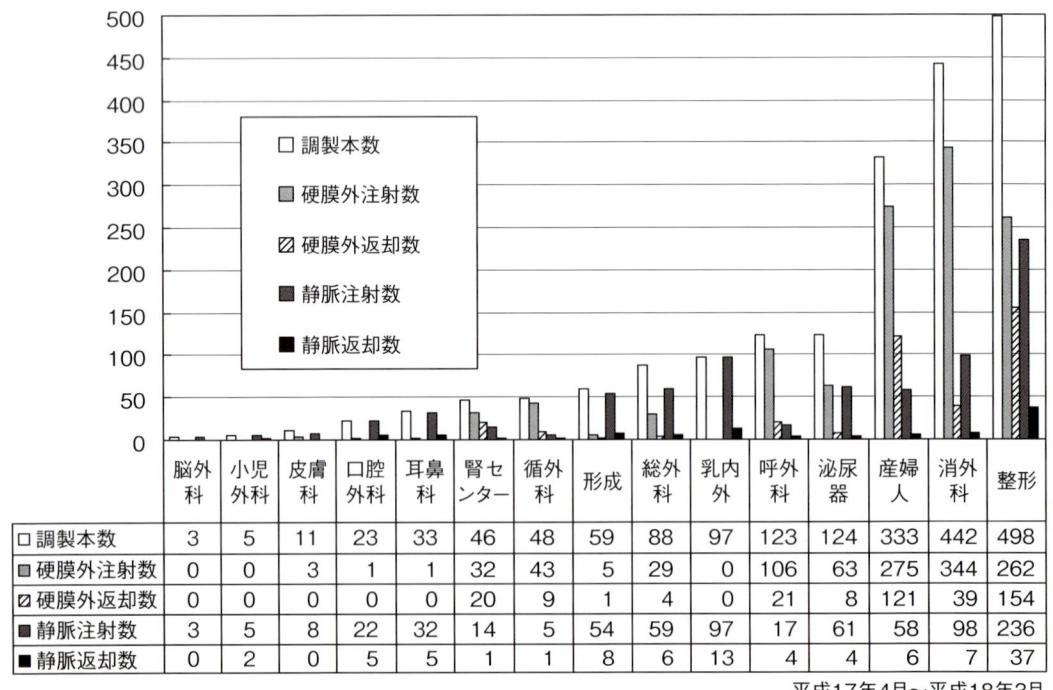

	脳外科	小児外科	皮膚科	口腔外科	耳鼻科	腎センター	循外科	形成	総外科	乳内外	呼外科	泌尿器	産婦人	消外科	整形
調製本数	3	5	11	23	33	46	48	59	88	97	123	124	333	442	498
硬膜外注射数	0	0	3	1	1	32	43	5	29	0	106	63	275	344	262
硬膜外返却数	0	0	0	0	0	20	9	1	4	0	21	8	121	39	154
静脈注射数	3	5	8	22	32	14	5	54	59	97	17	61	58	98	236
静脈返却数	0	2	0	5	5	1	1	8	6	13	4	4	6	7	37

平成17年4月～平成18年3月

図　診療科別調整件数と返却数

表2　整形外科処方内容と返却数

種類	総数 T	返却数 A	B	C
硬膜外注射液	262	43	88	23
静脈注射液	236	25	10	2

男性：F9D A300，人工関節置換術

	総数 T	返却数 A	B	C
硬膜外注射液	24	2	7	1
静脈注射液	4	1	—	—
ドロレプタン	T	A	B	C
0ml	15	—	6	—
1.0ml	1	—	—	—
1.5ml	7	2	1	—
2.0ml	1	—	—	1

女性：F9D A300，人工関節置換術

	総数 T	返却数 A	B	C
硬膜外注射液	159	31	62	11
静脈注射液	6	2	1	—
ドロレプタン	T	A	B	C
0ml	56	19	30	7
1.0ml	10	—	7	—
1.5ml	46	8	21	4
2.0ml	8	4	4	—

表3　産婦人科の処方内容と返却数

種類	総数 T	返却数 A	B	C
硬膜外注射液	275	54	58	9
静脈注射液	57	6	—	—

F9D A300，子宮全摘術

	総数 T	返却数 A	B	C
硬膜外注射液	81	12	10	1
ドロレプタン	T	A	B	C
0ml	3	—	—	—
1.0ml	22	3	—	—
1.5ml	60	5	9	1
2.0ml	19	4	1	—

F6A200，F9A300，腹式帝王切開

	総数 T	返却数 A	B	C
硬膜外注射液	99	30	27	7
1日分	—	—	—	—
2日分	43	14	3	—
3日分	56	16	24	7

F3D NS12，F9D A300，子宮筋腫

	総数 T	返却数 A	B	C
静脈注射液	24	3	—	—
硬膜外注射液	68	10	16	1

F3D NS12，F4D NS15，腹腔鏡下手術

	総数 T	返却数 A	B	C
静脈注射液	53	5	—	—
硬膜外注射液	1	—	1	—
ドロレプタン	T	A	B	C
0ml	7	3	—	—
0.5ml	3	1	—	—
1.0ml	23	1	—	—
1.5ml	1	—	1	—
2.0ml	19	—	—	—
1日分	49	1	—	—
2日分	4	4	—	—
3日分	1	—	1	—

薬液数をT，その残液が1～11mlまでをA，12～23mlをB，24ml以上をCとした。整形外科および婦人科処方の内容と返却数の関係を表2，表3に示した。表2より，整形外科の手術後に使用された硬膜外注射液262件のうち23件は200ml以上が返却された。すなわち，鎮痛薬として使用された量は1日分以下であった。88件が2日分以下，43件が3日分以下であった。このことから，整形外科での術後鎮痛薬の処方は，3日分ではなく2日分程度の処方量が適切ではないかと考えられた。また，婦人科における場合も同様の傾向が見られた。現在は，これらの結果をふまえながら，診療科および手術の術式などを考慮して処方日数や硬膜外・静脈鎮痛薬の指示が行われている。

薬剤師によるチェック業務の拡大

　院外処方が出された患者では，調剤薬局などで薬剤師により内服薬の説明や薬歴管理などが実施されている．入院した患者の場合は，入院時に内服薬物やアレルギーなどの診療のためのチェックが行われている．最近では，外来受診患者に手術の必要があり，入院後すぐに手術となる症例も多くなってきている．医師は，自ら処方した内服薬については十分に理解しているが，ほかの病院や診療科で処方された内服薬については，不安が残るところである．また，抗凝固作用を有する薬物など，手術前に服用を中止すべき薬物もあり，事前に把握しておくことが非常に重要である．そのため，手術が決定した患者に対し，薬剤師が抗凝固薬をはじめとした内服薬，サプリメントの服用や薬物などのアレルギーチェックなど確認を行い，患者情報として医師へ伝えることが必要と考えられる．麻酔科医師は，術前外来で手術に関しての説明を行っているが，合わせて患者が内服している抗凝固薬などに関する説明や適確な判断（中止時期）も行えると考える．表4には，術前に中止を考慮すべき抗凝固薬・抗血小板薬を示した．成書[6]〜[8]に記載された数値を引用したものであ

表4　抗血小板薬の術前休薬期間の目安

作用	成分名	商品名	休薬期間 1)	休薬期間 2)	休薬期間 3)
抗凝固薬	ワルファリン	ワーファリン	3〜4日	5〜7日	3〜4日前
抗血小板作用が不可逆的な作用を有する薬物	アスピリン	バッファリン バイアスピリン	7〜10日	7〜10日	7日前
	塩酸チクロピジン	チクピロン パナルジン	10〜14日	7〜10日	7日以上前
	塩酸クロピドグレル	プラビックス			7日以上前
	イコサペント酸エチル	エパンド エパデール	7〜10日	7〜10日	7日前
	シロシタゾール	シロステート プレタール	2日	2〜4日	1〜2日前
	塩酸ジラゼプ	コメリアン プゼラン		2〜4日	
抗血小板作用が可逆的な作用を有する薬物	トラピジル	カルナコール ロコルナール	2日	2〜4日	
	塩酸サルポグレラート	アンプラーグ	1日	1〜2日	1日前
	ベラプロストナトリウム	ドルナー プロサイリン		1〜2日	1日前
	リマプロストアルファデクス	オパルモン プロレナール オパプロスモン		1〜2日	
	ジピリダモール	アンギナール ペルサンチン	1〜2日	0〜1日	
血小板凝集抑制作用をもつ薬物	塩酸トリメタジジン	バスタレルF		2〜4日	

　注意：あくまでも目安であり，疾患，手術の内容により必要な休薬期間は異なる場合があるので注意すること．

（兵頭正義．術前管理．南　敏明編．MINOR TEXTBOOK　麻酔科学．改訂11版．京都：金芳堂；2006．p.27/小栗顕二，横野　諭編著．周術期の患者管理．周術期麻酔管理ハンドブック．理論から実践まで/救急から緩和まで．京都：金芳堂；2008．p.83／原　祐輔．手術前患者に行う薬剤管理指導のポイント．薬事2008；50：105-110より引用）

まとめ

　当院では，薬剤師が5年間にわたり手術室内で硬膜外・静脈鎮痛薬の調製業務を実施しておりトラブルは起こっていない．調製件数は年々増加傾向にあり，2008年は2,671件であった．現在，入院患者に対しては，入院当日内服薬のチェックが行われるようになってきているが，手術予定患者に対しても事前に実施されることを期待している．なお，当院以外に薬剤師によるPCAの調製に関する報告[9)〜11)]は2施設であった．

文献

1) 大西正文，野々垣知行，坂井田法子ほか．手術室サテライトファーマシーにおける薬剤師業務－手術室での麻薬管理方法の確立－．日病薬誌 2008；44：1650-3．
2) 大西正文，野々垣知行，伊藤　洋ほか．手術室サテライトファーマシーにおける薬剤師業務　第2報－医療安全における薬剤師の評価－．日病薬誌 2009；45：361-4．
3) 槇本博雄，山下和彦，和田　敦ほか．薬剤師の新しい業務⑥手術室における関与．日病薬誌 2010；46：198-201．
4) 根津武彦監，島崎博士，並木徳之編著．薬剤師による手術室の薬剤管理マニュアル．東京：じほう；2008．
5) 鈴木良雄，酒井正博．硬膜外ならびに経静脈鎮痛薬の調製－手術室担当薬剤師による調製－．薬局 2010；61：114-21．
6) 兵頭正義．術前管理．南　敏明編．MINOR TEXTBOOK麻酔科学．改訂11版．京都：金芳堂；2006．p.27．
7) 小栗顕二，横野　諭編著．周術期の患者管理．周術期麻酔管理ハンドブック．理論から実践まで/救急から緩和まで．京都：金芳堂；2008．p.83．
8) 原　祐輔．手術前患者に行う薬剤管理指導のポイント．薬事 2008；50：105-10．
9) 飯嶋哲也．大学病院における術後疼痛管理のシステム化－1．ペインクリニック 2005；26：1210-6．
10) 橋口さおり．大学病院における術後疼痛管理のシステム化－2．ペインクリニック 2005；26：1217-24．
11) 堀内賢一，五味知之，菊池　環ほか．硬膜外PCA導入と運用対する薬剤部の役割．第19回日本医療薬学会年会．講演要旨集 2009．p.420，p.2-195．

（鈴木　良雄）

Point

①薬剤師が衛生的な調剤を行い，麻酔科医とコミュニケーションをとることで，質の高い医療を行うことができる．
②処方の記入方法や，調剤パターンを麻酔科医と取り決めておくと，安全性が高まる．
③PCAを使用する患者に対し，薬剤師が抗凝固薬やサプリメントの服用，アレルギーなどを確認しておく必要もある．

5 臨床工学技士の果たす役割

はじめに

　良好な術後疼痛管理は患者予後を改善する。良好な術後疼痛管理を実現する鎮痛方法としてはPCA優位性が知られていて，特に機械式ポンプを用いたPCAは投与条件の細かな設定や投与履歴の参照が可能な点などに優れる。しかし機械であるため，その保全・点検には専門的知識と技能を要する。機械式PCAポンプの管理においては，臨床工学技士が中心的な役割を果たすことが期待されている。

臨床工学技師とは

　医療施設には，医師や看護師のほかに，診療放射線技師，血液や細菌検査あるいは心電図や脳波などの検査を行う臨床検査技師，リハビリテーションを行う理学療法士が勤務している。臨床工学技士も，これらコメディカルと呼ばれる医療技術者である。昭和62年6月2日に公布された臨床工学技士法によると，臨床工学技士は，厚生労働大臣の免許を受けて，臨床工学技士の名称を用いて，医師の指示のもとに生命維持管理装置の操作および保守点検を行うことを業とする者をいう。この法律の"生命維持管理装置"とは，人の呼吸，循環または代謝の機能の一部を代替し，または補助することが目的とされている装置のことを指す。社団法人日本臨床工学技士会のホームページ（http://www.jacet.or.jp/cms/02about05seido.html）には，臨床工学技士の業務として，血液浄化療法業務，心臓手術時の体外循環装置の操作や使用前後点検に代表される手術室での業務，集中治療室（intensive care unit：ICU）での人工呼吸器，ペースメーカや除細動器の操作と点検業務，呼吸療法業務，高気圧酸素療法業務，そして医療機器管理業務が紹介されている。

臨床工学技士によるPCAポンプ管理

1 背景

　良好な術後疼痛管理は，術後早期の合併症を減少させて，患者予後を改善する。たとえば，硬膜外鎮痛は周術期の罹病率や死亡率を減少させることが知られている[1]。また，強い術後の痛みは術後痛が慢性化する予測因子となることが知られており[2]，良好な疼痛管理で慢性痛への移行を防ぐことができれば，社会経済面からも有益である。機械式PCAポンプの使用は，良好な術後疼痛管理に貢献することができる反面，機械本体の不具合や設定間違いなどの人為的エラーは患者の安全を脅かすことになる。機械式PCAポンプの管理システムを構築し機器の保全を徹底するとともに，医師・看護師などPCAポンプを使用するプロバイダーに対しては，安全使用のための教育を行うことがリスクマネージメントの面からも重要である。PCAポンプの保全・点検には，専門的知識と技能を要する。また，患者と一緒にICUや病棟内を移動するPCAポンプの所在を正確に把握し効率良く次の患者へ運用することは，管理するポンプの数が増えれば大変な労力が必要となる。専門的知識と技能をもったコメディカルへ業務を委託し麻酔科医は麻酔に専念するほうが病院全体，ひいては社会的にも効率が良い。社団法

人日本麻酔科学会も，2005年2月9日に出した"麻酔科医マンパワー不足に対する日本麻酔科学会の提言"のなかで，機器の準備においては指示箋に従い麻酔機器や人工呼吸器，モニタリング機器などは臨床工学技士が担当することを考慮すべきであると提言している。術後疼痛管理において機械式PCAポンプが用いられている施設に臨床工学技士が勤務する場合，その管理を彼らに委託することは麻酔科医の業務軽減の面からも望ましいといえる。このような背景のもと，PCAポンプ管理における役割を臨床工学技士が担うことはある意味自然な流れと考えられる。

2 保守管理と機器管理に臨床工学技士が果たす役割

1) 業務内容

岡山大学病院において，ME機器センター(http://www.okayama-u.ac.jp/user/me/)は，医療技術部の物流・ME部門に組織され，2010年4月現在，18名の臨床工学技士が所属している。ME機器センター業務は，診療支援業務と保守管理業務に分かれる。

診療支援業務は，ICU，冠疾患集中治療室（coronary care unit：CCU），高度治療室（high care unit：HCU），ICU/心疾患集中治療室（cardiac intensive care unit：CICU），小児科集中治療施設（pediatric intensive care unit：PICU），新生児集中治療室（neonatal intensive care unit：NICU）の人工呼吸器・血液浄化装置などの操作・保守管理と，中央手術部・特殊撮影室（カテ室）の手術用顕微鏡，内視鏡，レーザー手術装置などの立会い業務，保守管理が含まれる。

保守管理業務は，ME機器センター内業務と各部署〔ICU，CCU，HCU，ICU/CICU，PICU，NICU，特殊撮影室（カテ室），光学医療診療部など〕への出張業務とに分かれる。保守点検業務では，貸出先からME機器センターに返却された機器をマニュアルに従って点検する。点検は，使用後点検（1患者1使用の原則），定期点検（2回/年），依頼点検，修理点検に分類され，点検の流れは，清掃→消毒→機能点検（警報・センサー類）→修理（破損・故障が見つかった場合）→評価（再度機能点検・流量精度など）→点検済みシール→保管庫となる。機器管理業務は，各部署共有可能な機器を中央管理して，ME機器の効率的な使用を目指す業務である。機器の貸出と返却はいずれも年間25,000台に上り，独自のデータベースとバーコードリーダーで行っている。

当院では，2004年6月からME機器センターでPCAポンプの中央管理が始まった。管理開始当初は，バクスター（東京）製6060ポンプが20台と，JMS（東京）製のアイフューザー®が5台，合計25台のポンプで運用されていた。その後2004年12月に，5台の6060ポンプが追加となったが，2005年に6060ポンプにソフト上の問題が報告されたため，2006年4月からはスミスメディカル（東京）製のレガシー®ポンプに機種が変更となり，26台が管理された。アイフューザー®は，2007年12月ころまで使用した。2008年1月には10台のレガシー®ポンプが追加され合計36台となり，2010年にはホスピーラ（大阪）製のジェムスター®21台が追加され総数57台となって，現在に至る。

2) 当院におけるPCAポンプの中央管理と業務支援プログラム

管理の実際については，"岡山大学病院におけるPCAポンプの中央管理と業務支援プログラム"として報告[3]されている。すべてのPCAポンプには，ME機器管理番号と製造番号が記載されたバーコードシールが貼付されている。MEセンターから手術室のポンプ保管棚に貸出される時点で，Microsoft Access®を用いて作成した管理プログラムにより機器管理業務が開始となる。必要項目の入力が終了すると，ME機器管理伝票（図1）が印刷され，伝票はポンプ本体と付属品（ACアダプタ，リモートドーズボタン）が入ったPCAポンプ専用の袋に入れて貸し出される（図2）。麻酔科医は，

図1 ME機器管理伝票

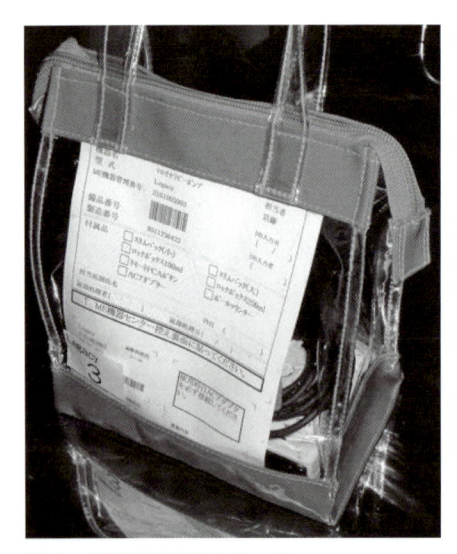

図2 貸出準備完了ポンプ

症例ごとに手術室の保管棚よりこの袋ごとポンプを持ち出し，術後疼痛管理に使用する。当該患者の電子カルテ上に，急性痛管理テンプレートを用いて薬物投与経路（静注，硬膜外投与および末梢神経ブロック），薬液組成，PCA設定項目を記載しカルテに"ペインサービス"として保存する。保存したカルテ上の"ペインサービス"を3部印刷する（図3）。PCAポンプ専用袋の中に入っているME機器管理伝票は裏面がシールとなっているので，その3つの部分（MEセンター控シール，病棟控シール，麻酔科蘇生科控シール）を印刷した3部にそれぞれ貼付する。MEセンター控シールを貼ったシートは，手術室のポンプ保管棚横の専用ボックスに投函する。臨床工学技士は，ポンプ補充時にこれを回収する。PCAポンプ専用袋には，病棟控シールを貼付したシートを入れ，患者と一

	ペインサービス		
		作成日：2007/11/07 10：06：43	
		作成者：岡大　太郎	

1. 患者プロフィール

ID	0001234567	診療科	呼吸器外科
氏名	岡山 太郎	病棟	西病棟＊階
カナ氏名	オカヤマ タロウ	病室	＊＊＊＊
年齢	30	性別	男性

2. 患者情報

病歴／経過	
既往歴／家族歴	
問題点／留意点	
硬膜外カテーテル	穿刺部位：＊＊＊＊＊＊　　挿入方向：＊＊　　挿入距離：＊＊cm

3. 鎮痛モダリティ

医師名	岡大　太郎		PHS		
開始時間	2007/11/07 10：00				
使用目的	術後疼痛管理				
投与経路	硬膜外				
投与方法	PCA		持続投与速度：	ml/hr	
投与薬剤		薬品名	使用量(ml)	溶液中薬液濃度	
	オピオイド	フェンタネスト100μg/2ml	8 ml		
	局所麻酔薬	0.2%アナペイン	200 ml	％	
	その他		ml		
			ml		
	希釈溶液		ml		
	投与薬液総量		208 ml		
PCA認定	ベース	4.0ml/hr			
	ボーラス	3.0ml			
	ロックアウト	15 分			
	最大有効回数	4 回/hr			

ME管理シールは裏面へ添付

図3　ペインサービス

緒に病棟に移動する．使用後はMEセンターに返却され，返却登録後に保守管理業務として使用後点検が行われる．

3 機器管理データの活用

臨床工学技士が管理するPCAポンプの機器管理データは，当院術後疼痛管理（postoperative pain service：POPS）において有効に活用されている．当院における年度別のPCAポ

ンプ，および目的別使用頻度と各診療科別のPCAポンプ・鎮痛薬投与経路の内訳を示す（図4, 図5）。データを解析することで当院でのPOPSの実態や問題点が把握でき，より質の高いPOPSの実現が可能となる。

　機械式PCAポンプのディスポーザブルインフュージョンポンプに対する優位性の一つに，履歴機能が挙げられる。全ポンプの履歴データを解析することで，当院におけるPOPSの鎮痛効果や副作用を評価することが望ましいが，臨床工学技士は増大する院内の業務に多忙をきわめており，個々の症例におけるPCAポンプの履歴データ管理までは現状では委託できていない。

4 医療安全に果たす役割
1）プロバイダー教育

　院内医療安全への取り組みは，PCAポンプの管理に臨床工学技士が果たす役割においてもう一つの重要な柱である。PCAポンプに関連したエラーは，薬液のオーダー，調剤，プログラミングや誤った投与経路への装着などに代表される人為的エラーと，機械本体・付属品の不具合（machine malfunction）に大きく分類することができる。PCAポンプに関連した有害事象の多くは人為的エラーが原因で起こり，純粋な機器不具合（machine malfunction）が重篤な結果につながることは少ない。人為的エラーを防止するうえでは，看護師や医師などPCAポンプのプロバイダーを対象とした教育が必要であるが，発生頻度が高いエラーの検討に基づいて教育することが重要である。

　米国には，The US FDA's Manufacture and User Facility Device Experience（MAUDE）

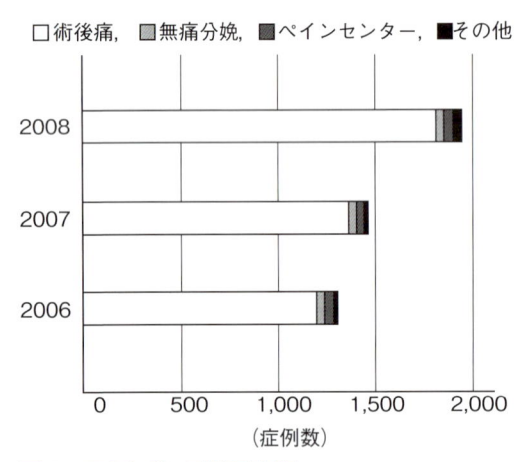

図4　PCAポンプ使用内訳

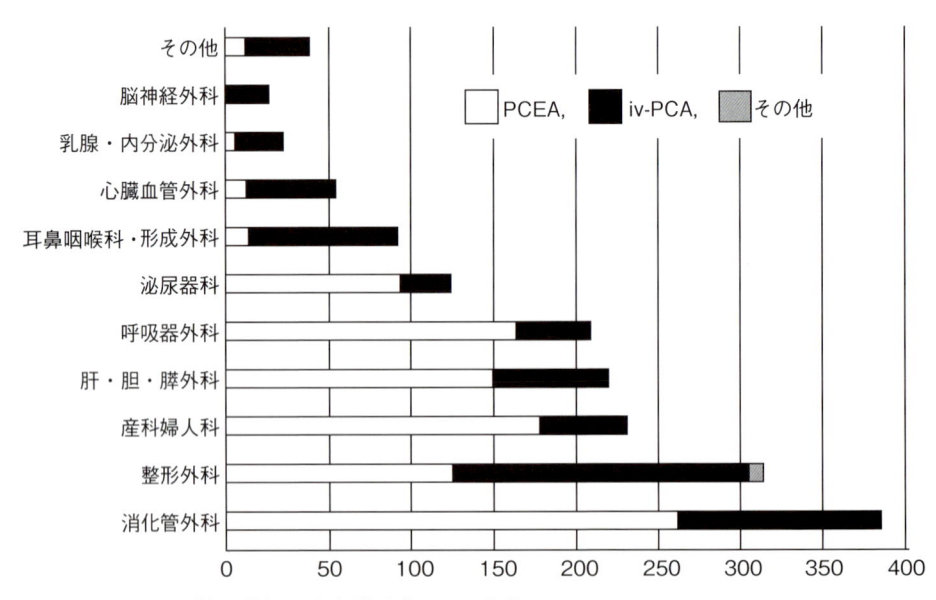

図5　PCAポンプ使用状況（診療科別（2008年））

データベースと The United States Pharmacopeis（USP）の MEDMARX® の2つのデータベースがあり，医療に関連したエラーの報告・データ集積のシステムが整備されている。これらのデータをもとに，機械式 PCA ポンプを使用した患者自己管理鎮痛用関連エラーを検討した報告[4)5)]も散見される。たとえば，2002年1月〜2003年12月の1年間に MAUDE に報告された ivPCA 関連のエラー報告では，総数 2,009 事例の 76.4% がリードスイッチやモーター，電池，ディスプレイ画面やソフトウェア問題など機器の欠陥に関するものであった。一方，人為的エラーは 6.5% の 131 事例であり，そのうちの 106 例はプログラムエラーであった。エラーの結果患者に害が及んだ割合は，機器不具合によるものは発生事例の 0.5% に対し人為的エラーはその約半数が患者に害が及んでいた[6)]。一方，匿名で自発的報告の MEDMARX® の 1998〜2003 年の5年間のデータでは，総数 5,377 例の PCA に関連したエラーのうち，7.9% が患者に害が及んだと報告している。頻度が高いエラーは，不適切なドーズ量（38.9%）の設定，unauthorized drug（18.4%）や必要なタスクやタスクのステップを行わない omission error（17.6%）であった[7)]。プログラムエラーは呼吸停止などの重篤な有害事象[8)]につながり，不幸にも死亡するケース[9)]も報告されている。

心臓手術後患者において，PCA と看護師によるオピオイド静脈内投与の鎮痛効果を比較した研究がある。ICU 入室中は鎮痛効果において両者に差はないが，病棟に帰棟すれば重点的看護が受けられなくなるため，PCA 群での鎮痛効果が良好であった[10)]。これは，病棟では機器不具合や人為的エラーによる有害事象の発見が遅れる可能性を示唆するものでもある。acute pain service チームによる定期的な回診は，有害事象発生の早期検知や防止に有用であるが，本邦ではマンパワー不足により実現できない施設が多く，病棟看護師の教育が重要な意味をもつ。当院では，臨床工学技士により定期的に病棟看護師を対象とした PCA ポンプの説明会が開催されている。

2）2種類の機械式 PCA ポンプを使用した医療安全の取り組み

機種の異なるポンプが混在することは，医療安全の観点からは好ましくない。当院でも，レガシー®ポンプとアイフューザー®が混在していた時期があった。この時期は，レガシー®ポンプ36台に対しアイフューザー®は5台と台数に大きな差があり，使用頻度が低いアイフューザー®の機械操作に慣れにくいことが懸念されたためアイフューザー®は運用から外された経緯がある。また，PCA ポンプを用いた術後疼痛管理では，オピオイドの静脈内投与と局所麻酔薬による硬膜外鎮痛や持続末梢神経ブロックが混在している。PCEA 用に局所麻酔薬が充填されたポンプを，誤って静脈ラインに接続した事例も報告されている。われわれは，レガシー®ポンプ36台に加えてジェムスター®ポンプ21台が追加購入されたのを機に，局所麻酔薬を使用する PCEA にはレガシー®ポンプを専用で使用し，オピオイドを使用する ivPCA にはジェムスター®ポンプを専用使用することで，医療安全面でのリスクを軽減する試みを始めた。これまでは，1台のポンプで ivPCA 用の設定と PCEA 用の設定を使い分けなければならなかったため，プログラムエラーの発生が懸念された。今後は，それぞれのポンプで設定がデフォルトとして残っているため，プログラムエラーの発生が減少すると期待している。

まとめ

機械式 PCA ポンプは，質の高い術後疼痛管理を可能にする反面，機器の不具合や設定間違いなど，人為的エラーは患者の安全を脅かす。機械式 PCA ポンプの中央管理システムを構築し，効率的なポンプ運営と機器の保全を徹底するとともに，医療安全面からの教育が重要である。機器に関する専門的知識と技能をもつ臨床工学技士が，その管理において中心的な役割を果たすことがもっとも効率的であると考えられる。

文献

1) Liu S, Carpenter RL, Neal JM. Epidural anesthesia and analgesia. Their role in postoperative outcome. Anesthesiology 1995 ; 82 : 1474-506.
2) Perkins FM, Kehlet H. Chronic pain as an outcome of surgery. A review of predictive factors. Anesthesiology 2000 ; 93 : 1123-33.
3) 岩藤 晋, 峠田実香, 上野秀則ほか. PCAポンプの中央管理と業務支援プログラムについて. 医機学 2008 ; 78 : 771-3.
4) Schein JR, Hicks RW, Nelson WW, et al. Patient-controlled analgesia-related medication errors in the postoperative period. Causes and prevention. Drug Safety 2009 ; 32 : 549-59.
5) Meissner B, Nelson W, Hicks R, et al. The role and costs attributable to intravenous patient-controlled analgesia errors. Hosp Pharm 2009 ; 44 : 312-24.
6) Hankin CS, Schein J, Clark JA, et al. Adverse events involving intravenous patient-controlled analgesia. Am J Health Syst Pharm 2007 ; 64 : 1492-9.
7) Santell JP, Cousins DD, Hicks R. Errors involving PCA pumps. Drug Topics 2004 ; Health-System edition : 28-9.
8) Syed S, Paul JE, Hueftlein M, et al. Morphine overdose from error propagation on an acute pain service. Can J Anesth 2006 ; 53 : 586-90.
9) Vincente KJ, Kada-bekhaled K, Hillel G, et al. Programming errors contribute to death from patient-controlled analgesia : Case report and estimate of probability. Can J Anesth 2003 ; 50 : 328-32.
10) Pettersson PH, Lindskog EA, Owall A. Patient-controlled versus nurse-controlled pain treatment after coronary artery bypass surgery. Acta Anaesthesiol Scand 2000 ; 44 : 43-7.

(佐藤 健治)

Point

① 臨床工学技士が PCA ポンプを中央管理することで, 保全と点検, 効率よく次の患者へ運用する体制ができる.
② ポンプの履歴データを解析することで, 使用状況, 鎮痛効果, 副作用を評価することが可能となる.
③ 病棟での機器不具合や, 人為的エラーによる有害事象を発見できるように, 臨床工学技士による PCA ポンプの説明会も必要である.

6 保険点数

はじめに

　医師免許を取得した医師は，申請によって保険医になることができる．保険医が，保険医療機関で保険診療を行った場合，その診療内容に応じて診療報酬が発生し，患者自己負担分（一般的には3割）と保険給付分（残り7割）が保険医療機関の収入になる．

　しかし，すべての医療行為が保険診療として認められているわけではない．保険診療として認められている医療行為は，診療報酬点数表に収載されているものに限定されている．

　PCAも施行すれば診療報酬が発生するが，そのすべてが保険診療として認められてはいないのが現状である．本項では，PCAによる診療報酬およびその要件と最近の変遷を解説する．

保険診療の原則

　患者に疼痛等の症状があるからといって，無制限に薬物を投与したり，ブロックなどを行ってよいわけではない．医療費支払いの観点からは，"療養担当規則"に保険診療の原則が列記されており，保険医はその遵守を求められる．療養担当規則（および診療報酬点数表の留意事項）から逸脱している場合は，診療報酬の一部またはすべてが支払われないことがある（これを査定という）．保険医は，ある診療行為が医学的に正しくとも，査定される可能性があることを十分に承知しておく必要がある．

　たとえば，"注射"の保険診療の原則は，"保険医療機関及び保険医療養担当規則　第二章　保険医の診療方針等"の"第二十条　診療の具体的方針"のうち，"四　注射"に以下のように記載されている（抜粋：原文のまま）．
　イ　注射は，次に掲げる場合に行う．
　　（1）　経口投与によつて胃腸障害を起すおそれがあるとき，経口投与をすることができないとき，又は経口投与によつては治療の効果を期待することができないとき．
　　（2）　特に迅速な治療の効果を期待する必要があるとき．
　　（3）　その他注射によらなければ治療の効果を期待することが困難であるとき．
　ハ　内服薬との併用は，これによつて著しく治療の効果を挙げることが明らかな場合又は内服薬の投与だけでは治療の効果を期待することが困難である場合に限つて行う．

　PCAがこれに合致するかを検証すると，以下のようになる．
　イ（1）　術後疼痛を対象とする場合は，術直後には経口投与は困難で効果は期待できないので本項に合致する．
　　（2）　術後疼痛や急性疼痛は，まさにこれにあたるので合致する．
　　（3）　薬物の血中濃度をコントロールして治療効果を期待する方法として，注射は最も適切な手法といえるので，合致する．
　ハ　モルヒネによる癌性疼痛治療はこの典型である．

　規則に合致するからといって，すべてが保険診療として認められるわけではない．さまざまな審議を経て，特掲診療料（手技料）として具体的な項目名と保険点数およびその留意事項が診療報酬点数表に収載されると，初めて保険診療として医療費が算定できるようになるのであ

特掲診療料（手技料），薬剤料

1 硬膜外鎮痛の診療報酬

まず，麻酔科医にもっとも馴染みが深い硬膜外鎮痛の保険診療について解説する．基本的に，麻酔の診療報酬は，"第11部麻酔"の"通則1"に掲げられているように"麻酔の費用は，第1節（編注：麻酔料）及び第2節（編注：神経ブロック料）の各区分の所定点数により算定する．ただし，麻酔に当たって，薬剤又は別に厚生労働大臣が定める保険医療材料（以下この部において「特定保険医療材料」という．）を使用した場合は，第1節及び第2節の各区分の所定点数に第3節（編注：薬剤料）又は第4節（特定保険医療材料料）の所定点数を合算した点数により算定する．"とされている．すなわち，麻酔の診療報酬＝麻酔料＋神経ブロック料＋薬剤料＋特定保険医療材料料，ということである．

1）硬膜外鎮痛の麻酔料

L003 硬膜外麻酔後における局所麻酔剤の持続的注入（1日につき）（麻酔当日を除く．）80点

注 精密持続注入を行った場合は，所定点数に1日につき80点を加算する．

と規定されている．では，"精密持続注入"の規定はどうなっているだろうか．留意事項には，"精密持続注入とは，自動注入ポンプを用いて1時間に10ml以下の速度で局所麻酔剤を注入するものをいう"と明記されている．ゆえに，一般的な2〜6ml/時の投与速度による硬膜外鎮痛は80点＋80点＝160点が，麻酔の翌日より算定できることになる．

2）薬剤料

ポンプに充填した局所麻酔薬の薬剤料がこれにあたる．0.2%ロピバカイン100mlを例にとると，163点（薬価は1,627円）である．

3）"自動注入ポンプ"の特定保険医療材料料

一般的に，硬膜外への精密持続注入には，"携帯型ディスポーザブル注入ポンプ"が用いられる．これらの材料価格は（1）一般型 3,510円（2）一体型 2,650円である．これについての規定は，"特定保険医療材料の定義"に以下のように定義されている．

019 携帯型ディスポーザブル注入ポンプ

(1) 定義 次のいずれにも該当すること．
　① 薬事法承認又は認証上，類別が「機械器具（74）医薬品注入器」であって，一般的名称が「加圧式医薬品注入器」であること．
　② 疼痛管理を目的として使用される携帯型ディスポーザブル注入ポンプであること．

(2) 機能区分の考え方構造により一般型及び一体型の合計2区分に区分する．

(3) 機能区分の定義
　① 一般型 次のいずれにも該当すること．
　　ア 薬液充填部分がバルーン型又は大気圧型であって，ディスポーザブルタイプであること．
　　イ 携帯型ディスポーザブルPCA用装置に接続し，使用するものであること（ただし，外来化学療法後に抗悪性腫瘍剤を持続注入することを目的とするものに限り，この限りではない．）．【下線は筆者による】
　　ウ 流速の変更が行えない構造になっていること．
　② 一体型 次のいずれにも該当すること．
　　ア 薬液充填部分がバルーン型であること．
　　イ 携帯型ディスポーザブルPCA用装置及び注入ポンプが一体となっていること．
　　ウ 携帯型ディスポーザブルPCA用装置及び注入ポンプがディスポーザブルタイプであること．
　　エ 流速の変更が行えない構造になって

いること。

下線の条項により，携帯型ディスポーザブルPCA用装置に接続しなければ算定できないことが示されている。さらに"留意事項"は明快にそれを明示している。

(8) 携帯型ディスポーザブルPCA用装置及び携帯型ディスポーザブル注入ポンプ

ア　携帯型ディスポーザブルPCA用装置及び携帯型ディスポーザブル注入ポンプは，注射又は硬膜外麻酔後における局所麻酔剤の持続的注入若しくは硬膜外ブロックにおける麻酔剤の持続的注入の際に，PCA（Patient Controlled Analgesia）のために組み合わせて用いた場合に算定できる。ただし，外来化学療法後に抗悪性腫瘍剤を持続注入する目的とする場合に限り，一般型のみを算定することができる。なお，本材料を算定する場合には，第6部注射の通則第4号に規定する精密持続点滴注射加算又は硬膜外麻酔後における局所麻酔剤の持続的注入における精密持続注入加算若しくは硬膜外ブロックにおける麻酔剤の持続的注入における精密持続注入加算は算定できない。【下線筆者】

イ　PCAライン及び持続注入ラインで構成されている携帯型ディスポーザブル注入ポンプは，PCAラインに接続し使用している場合に算定できる。

ウ　一体型を使用した場合は，携帯型ディスポーザブルPCA用装置は別に算定できない。

以上のような規定で，一般的な精密持続注入による術後硬膜外鎮痛は，麻酔料と薬剤料のみが認められ，特定保険医療材料料は認められない。麻酔料は，1日160点なので，術後3病日以上施行しないと，ディスポーザブル注入ポンプの費用も回収できないことになり，問題になっている。

4) 硬膜外のPCAによる鎮痛の場合

前項下線部に規定されるように，PCAの場合はディスポーザブル注入ポンプ〔(1) 一般型 3,510円，(2) 一体型2,650円〕と携帯型ディスポーザブルPCA用装置1,290円が特定保険医療材料料として算定できる。麻酔料は，"硬膜外麻酔後における局所麻酔剤の持続的注入（1日につき）（麻酔当日を除く。）80点"のみが算定でき，"精密持続注入加算"は算定できない。"PCA装置"の規定は以下のとおりである。留意事項は前項(8)をそのまま適用する。

018　携帯型ディスポーザブルPCA用装置
定義　次のいずれにも該当すること。
(1) 薬事法承認又は認証上，類別が「機械器具（74）医薬品注入器」であって，一般的名称が「加圧式医薬品注入器」であること。
(2) 疼痛管理を目的として使用される携帯型ディスポーザブルPCA用装置であること。
(3) PCAラインに接続し使用される装置であって，投与に必要な薬剤を一定量貯留するリザーバーを有し，疼痛時に1回の操作により1回分の薬液を投与できる機能を有するものであり，かつ流出するものであること。

硬膜外鎮痛には，"第2節　神経ブロック料"に"L105 硬膜外ブロックにおける麻酔剤の持続的注入（1日につき）（チューブ挿入当日を除く。）80点"が収載されている。これは，疼痛患者を対象にした設定であるが，各種規定はL003とまったく同じである。

硬膜外鎮痛の診療報酬は，その管理に専門性が必要なためと思われるが，後述の注射によるPCAに比べて，比較的実情に即して設定されている。

2 注射によるPCAの診療報酬（静脈注射、筋肉注射、皮下注射）

1) 注射の診療報酬

注射による診療報酬は、対象が全科に及ぶため，厳格に規定されている。PCAを念頭に各規定を抜粋，解説する。

特掲診療料　第6部注射
通則【抜粋】

1 注射の費用は，第1節【編注：注射料】及び第2節【編注：薬剤料】の各区分の所定点数を合算した点数により算定する。

2 注射に当たって，別に厚生労働大臣が定める保険医療材料（以下この部において「特定保険医療材料」という）を使用した場合は，前号により算定した点数及び第3節【編注：特定保険医療材料料】の所定点数を合算した点数により算定する。

4 精密持続点滴注射を行った場合は前3号により算定した点数に1日につき80点を加算する。

5 注射に当たって，麻薬を使用した場合は，前各号により算定した点数に5点を加算する。

通則の留意事項【抜粋】

3 精密持続点滴注射加算

(1)「通則4」の精密持続点滴注射は，自動輸液ポンプを用いて1時間に30mL以下の速度で体内（皮下を含む。）又は注射回路に薬剤を注入することをいう。

(2) 1歳未満の乳児に対して精密持続点滴注射を行う場合は，注入する薬剤の種類にかかわらず算定できるが，それ以外の者に対して行う場合は，緩徐に注入する必要のあるカテコールアミン，βブロッカー等の薬剤を医学的必要性があって注入した場合に限り算定する。

ここまでの規定を読むと，注射によるPCAは"注射料＋薬剤料＋特定保険医療材料"と精密持続点滴注射加算が算定できそうに思われるが，実際はそうではない。

第1節注射料

第1款 注射実施料【抜粋】

区分

G000 皮内、皮下及び筋肉内注射（1回につき）18点

G001 静脈内注射（1回につき）30点

注1 入院中の患者以外の患者に対して行った場合に算定する。【下線筆者，G000も注1は同じ】

G004 点滴注射（1日につき）

1 6歳未満の乳幼児に対するもの（1日分の注射量が100mL以上の場合）95点

2 1に掲げる者以外の者に対するもの（1日分の注射量が500mL以上の場合）95点

3 その他の場合（入院中の患者以外の患者に限る。）47点

第1款 注射実施料 留意事項【抜粋】

G000 皮内，皮下及び筋肉内注射

G001 静脈内注射

(1) 入院中の患者以外の患者に対して行った場合にのみ算定し，入院中の患者に行った場合は，1日の薬剤料を合算し，第2節薬剤料のみ算定する。【下線筆者，G000も同様】

"入院中の患者以外の患者"という表現は分かりにくいが，"どこの医療機関にも入院していない外来患者"を示す。すなわち，注射の手技料は外来患者のみに設定されており，"入院患者の場合は入院料に含まれる，算定できるのは薬剤料と特定保険医療材料"という取り扱いになっているのである。

また，外来患者の場合は，在宅医療との兼ね合いが問題になってくる。しかし，PCAを必要とする患者は，多くが在宅の悪性腫瘍患者と思われる。これらの取り扱いについては，以下のようになっている。

告示

G000 皮内，皮下及び筋肉内注射

G001 静脈内注射

G004 点滴注射

注 区分番号C101，C104又はC108に掲げる在宅自己注射指導管理料，在宅中心静脈栄養法指導管理料又は在宅悪性腫瘍（しゆよう）患者指導管理料を算定している患者について，区分番号C001に掲げる在宅患者訪問診療料を算定する日に併せて行った[編注：それぞれG000は皮内，皮下及び筋肉内，G001は静脈内，G004は点滴]注射の費用は算定しない。

留意事項

区分番号「C101」在宅自己注射指導管理料，区分番号「C104」在宅中心静脈栄養法指導管理料又は区分番号「C108」在宅悪性腫瘍患者指導管理料を算定している患者（これらに係る在宅療養指導管理材料加算又は薬剤料若しくは特定保険医療材料料のみを算定している者を含む。）に対して，区分番号「C001」在宅患者訪問診療料を算定する日に，患家において当該訪問診療と併せて[編注：それぞれG000は皮内，皮下及び筋肉内，G001は静脈内，G004は点滴]注射を行った場合は，当該注射に係る費用は算定しない。

とされ，それぞれの在宅医療の指導管理料で算定するようになっている。

告示

C108 在宅悪性腫瘍患者指導管理料 1,500点
注　在宅における悪性腫瘍の鎮痛療法又は化学療法を行っている入院中の患者以外の末期の悪性腫瘍の患者に対して，当該療法に関する指導管理を行った場合に算定する。

C166 携帯型ディスポーザブル注入ポンプ加算 2,500点
注　在宅における悪性腫瘍の鎮痛療法又は化学療法を行っている入院中の患者以外の末期の悪性腫瘍の患者に対して，携帯型ディスポーザブル注入ポンプを使用した場合に，第1款の所定点数に加算する。

留意事項【抜粋】

C108 在宅悪性腫瘍患者指導管理料
(1)「在宅における悪性腫瘍の鎮痛療法又は化学療法」とは，末期の悪性腫瘍の患者であって，持続性の疼痛があり鎮痛剤の経口投与では疼痛が改善しないため注射による鎮痛剤注入が必要なもの又は注射による抗悪性腫瘍剤の注入が必要なものが，在宅において自ら実施する鎮痛療法又は化学療法をいう。
(2) (1)の鎮痛療法とは，ブプレノルフィン製剤，ブトルファノール製剤，塩酸モルヒネ製剤，クエン酸フェンタニル製剤，複方オキシコドン製剤又はフルルビプロフェンアキセチル製剤を注射又は携帯型ディスポーザブル注入ポンプ若しくは輸液ポンプを用いて注入する療法をいう。なお，塩酸モルヒネ製剤，クエン酸フェンタニル製剤又は複方オキシコドン製剤を使用できるのは，以下の条件を満たすバルーン式ディスポーザブルタイプの連続注入器等に必要に応じて生理食塩水等で希釈の上充填して交付した場合に限る。
　ア　薬液が取り出せない構造であること
　イ　患者等が注入速度を変えることができないものであること　【以下略】
(3) 対象となる悪性腫瘍の患者が末期であるかどうかは在宅での療養を行っている患者の診療を担う保険医の判断によるものとする。なお，化学療法の適応については，末期でない悪性腫瘍の患者も末期の悪性腫瘍の患者に準じて取り扱う。

以上のように，在宅の悪性腫瘍の鎮痛療法には，携帯型ディスポーザブル注入ポンプ加算を含み，4,000点の診療報酬が設定されている。このうち，麻薬を使用できるのは条件を満たしたバルーン式ディスポーザブルタイプに限定される。これは麻薬取締法との整合性を保つためと考えられる。機械式PCAポンプは輸液ポンプと解釈するのが妥当で，非麻薬性の鎮痛薬に限定されている。厳重にロックされた1セット4,000円のポンプの使用個数が7個以上になったら，医療機関の持ち出しになってしまう。この点については，特定医療材料料で以下のように規定されている。

定義

007 携帯型ディスポーザブル注入ポンプ定義
次のいずれにも該当すること。
(1) 薬事法承認又は認証上，類別が「機械器具（74）医薬品注入器」であって，一般的名称が「加圧式医薬品注入器」であること。
(2) 疼痛管理又は化学療法を目的として使用される携帯型ディスポーザブル注入ポンプであること。

6 保険点数

表1 手術翌日から算定できる保険点数（DPC対象病院，2010年9月現在）

	手技	手技料	特定保険医療材料料	備考
硬膜外鎮痛	L003 硬膜外麻酔後における局所麻酔薬の持続的注入（1日につき）	80点	ディスポーザブル注入器は算定可能	PCEAはL003のみで算定するのが一般的
	L003 精密持続注入加算（1日につき）	80点	ディスポーザブル注入器は算定不可	1時間に10ml以下の速度で局所麻酔薬を注入した場合のみ加算できる
静脈注射	持続静注	算定不可	算定不可	注射料はDPCに包括されるため
	ivPCA	算定不可	算定不可	注射料はDPCに包括されるため
その他	その他の持続投与（皮下注射，経口投与など）	算定不可	算定不可	注射料・投薬料はDPCに包括されるため
	その他のPCA（皮下注射，経口投与など）	算定不可	算定不可	注射料・投薬料はDPCに包括されるため

表2 手術翌日から算定できる保険点数（DPC非対象病院，2010年9月現在）

	手技	手技料	特定保険医療材料料	備考
硬膜外鎮痛	L003 硬膜外麻酔後における局所麻酔薬の持続的注入（1日につき）	80点	ディスポーザブル注入器は算定可能	PCEAはL003のみで算定するのが一般的
	L003 精密持続注入加算（1日につき）	80点	ディスポーザブル注入器は算定不可	1時間に10ml以下の速度で局所麻酔薬を注入した場合のみ加算できる
点滴注射によるPCA	①G004-2 点滴注射（1日分の注射量が500ml以上）	95点		
	②G004-3 点滴注射（1日分の注射量が500ml未満）	47点		入院中以外の患者のみ
ivPCA	③精密持続点滴注射加算（1日につき）	80点	ディスポーザブル注入器は算定不可	自動輸液ポンプを用いて1時間に30ml以下の速度で投与した場合は，①+③（あるいは②+③）で算定
	④（PCAポンプの材料）		ディスポーザブル注入器は算定可	間歇的投与の場合は，①+④（あるいは②+④）で算定
	その他の持続投与（筋注・皮下注）G000 皮内，皮下および筋肉内注射（1回につき）その他のPCA	18点	設定なし	入院中以外の患者のみ

007 携帯型ディスポーザブル注入ポンプ
4,000円
留意事項

（4）携帯型ディスポーザブル注入ポンプ
疼痛管理又は化学療法を目的として使用した場合に限り算定できる。疼痛管理において

PCA（Patient Controlled Analgesia）用装置を併用（一体型製品を含む。）した場合の費用も当該材料価格に含まれる。携帯型ディスポーザブル注入ポンプは，頻回の疼痛管理等で<u>1月につき7個以上用いる場合において，7個目以降の携帯型ディスポーザブル注入ポンプについて</u>算定する。

とされ，在宅悪性腫瘍患者の鎮痛療法は適切に保険給付される規定になっている。

2）ivPCAの場合

以上に解説してきたように，ivPCAには特定保険医療材料として"携帯型ディスポーザブル注入ポンプ"と"携帯型ディスポーザブルPCA用装置"が認められている。保険給付は，精密持続注入加算（精密持続注入を行っている場合に限る）か，特定保険医療材料料（間歇的自己注入または精密持続注入の場合）のいずれか一方しか認められない〔(8)携帯型ディスポーザブルPCA用装置及び携帯型ディスポーザブル注入ポンプ　留意事項〕。

先述したように機械式PCAポンプは，"輸液ポンプ"と分類され，精密持続注入のみが認められている。

日本麻酔科学会の"術後疼痛管理料"要望

種々の理由により，PCA，特にivPCAは普及の一途をたどっている。しかし，その医療費は，ここまでに解説してきたように，大きな制約を課せられており，特に術後鎮痛においては経済的に見合っていない。また，高性能にもかかわらず，輸液ポンプに分類される機械式PCA装置は，材料費が認められず，医療機関の経済的負担が大きい。

こうした問題点に対して，日本麻酔科学会では平成22年度診療報酬改定に向けて，外保連（外科系学会保険委員会連合）を通じて"術後疼痛管理料"を要望した。これは，使用機器や鎮痛方法を問わず，術後鎮痛およびその管理をチームアプローチで行った場合の管理料を算定するものである。チームには，麻薬施用者である医師（麻酔科医），麻薬管理者である薬剤師，看護師，臨床工学技士が含まれ，それぞれ業務を分担しクオリティーの高い術後鎮痛の提供を意図したものである。

残念ながら，平成22年度改定には採択されなかったが，本項で解説したさまざまな規定をPCAの実情に合致すべく，改正を求めたいものである。

おわりに

以上，PCAに関する診療報酬を解説した。参考のために，術後PCAの算定について表1，表2にまとめた。あくまでも本項での診療報酬に関する解釈は，地域や患者によって異なる。したがって本項は，算定方法の方法論，特定の団体や公式の見解ではないことにご注意願いたい。

（岩瀬　良範）

Point

① PCAには，保険診療が可能な部分と，材料費などを請求できない部分があるので，投与経路や使用材料による違いを把握する必要がある。
② PCAという丁寧な鎮痛治療が，医療費全体を抑制することにつながると，コストを請求しやすい環境になると思われる。

7 進化するPCA

はじめに

欧米では，1990年代に入り，PCAが広く普及し，術後鎮痛だけではなく，無痛分娩や緩和医療の日常臨床にも応用されてきた[1)～3)]。一方，わが国ではPCAの普及は遅れており，1998年にようやく術後疼痛研究会のなかにPCA部門が設けられ，その後，PCA研究会としての活動が行われてきた[4)]。

その後の数年間において，わが国での麻酔関連学会におけるPCAに関する演題数も着実に増えており，医療従事者，特に麻酔科領域においては，PCAの概念の理解は広く普及したと思われる。

そこで，本項ではPCAに関する最近の論文や，PCAの臨床に役立つウェブサイトを紹介する。

PCAに関する最近の論文

現在，ivPCAに使用する薬物は，モルヒネ，フェンタニルなどのオピオイドが主流である[5)]。

ivPCAにオピオイドを使用する際は，患者間はもとより同一患者内においてもオピオイドに対する反応性が多様なことに注目する必要がある。たとえば，術後鎮痛に必要なオピオイドの量は患者間で10倍程度の差があるといわれている。また，オピオイドの用量反応曲線は急峻なS字を描くため，有効血中濃度の幅は狭く，少量のオピオイド投与で鎮痛効果が得られる反面，血中濃度が高くなりすぎると副作用が発生する。これらの反応の多様性と有効血中濃度の幅が狭いことが，オピオイド必要量の推定を困難にしている。

オピオイドの副作用としては鎮静，呼吸抑制，嘔気，嘔吐，瘙痒感や尿閉などがある。ivPCAにおける呼吸抑制の発生頻度は0.5%程度といわれている[6)]。

ivPCAは基本的に，1回投与量とロックアウト時間で設定される。適正な1回投与量とは，良好な鎮痛作用が生じて副作用が最小限の量である。ロックアウト時間はオピオイドの過量投与による副作用を防ぐために，患者が1回ボタンを押して注入されたオピオイドの最大鎮痛効果が出現する後まで，次回のオピオイド注入が行われないように設定されている。

ivPCAは本質的には鎮痛の維持療法であるので，ivPCA開始前に初期投与により患者の疼痛を十分にコントロールしておく必要がある。また，PCAのみによる鎮痛方法では，患者は覚醒していなければボタンを押すことができない。よって，患者の睡眠中は疼痛コントロールが不十分になる可能性がある。

1 持続注入（CI）併用ivPCAに関する最近の論文

理論上，PCAに持続注入（continuous infusion：CI）を加えることにより，患者が睡眠中でも十分な疼痛コントロールが可能になる。しかし，PCAにCIを加えることにより，患者の睡眠中の疼痛コントロールが改善されたとする積極的なデータは示されておらず，ivPCA+CIの安全性については，報告[7)～10)]により意見が分かれている。

ivPCAのみによる鎮痛方法とivPCA+CIによる鎮痛方法の呼吸抑制の頻度を比較した無作

為化試験(randomized controlled trials：RCTs)のメタ分析が報告[11]されている。

The National Library of Medicine の文献検索データベース PubMed を用いて，1966 年から 2008 年 11 月 30 日までに報告された研究を対象に，キーワードを "intravenous" "continuous or background" "patient controlled analgesia" として検索し，検索結果の 687 件の論文のうち，RCT で行われた 14 件の研究についてメタ分析を行った。

対象患者は，ivPCA のみの群は 394 名で，ivPCA+CI 群は 402 名であった。メタ分析の結果，ivPCA のみの群と比較して，ivPCA+CI 群は呼吸抑制の頻度が有意に高かった〔odds ratio (OR)=4.68, 95% confidence interval (CI)：1.20～18.21〕。サブグループ解析の結果，対象患者を成人に限定した場合，呼吸抑制の頻度に有意差がみられたが，対象患者を小児に限定した場合は，有意差はみられなかったと報告している。

2 PCEAに関する最近の論文

硬膜外鎮痛法は，硬膜外腔に薬液を投与し，脊髄から神経根への移行部で疼痛を遮断する方法である。カテーテルを留置することで，長時間にわたる持続的な薬液投与が可能となり，術後鎮痛方法として広く普及している。また，和痛・無痛分娩においても，硬膜外麻酔による方法が一般的である。

硬膜外麻酔による無痛分娩は，continuous epidural infusion (CEI) または PCEA で行われることが一般的である。CEI および PCEA は，医療スタッフの負担を軽減するだけでなく，局所麻酔薬の総使用量を減少させることで副作用を減少し，より質の高い鎮痛を提供することが期待されている。

van der Vyver ら[12]は，CEI を用いない PCEA 単独による無痛分娩と CEI 単独での無痛分娩の優劣を比較した論文の，メタ分析による系統的レビューを発表した。9 編の RCTs が比較され，総症例数は 640 症例であった。その結果，PCEA による無痛分娩では CEI による無痛分娩に比べ，医療スタッフによる処置の回数，局所麻酔薬の使用量，運動神経麻痺の程度が有意に減少したが，鎮痛の程度は有意差を認めなかったことが明らかになった[12]。

PCEA では，局所麻酔薬と併用してオピオイドを硬膜外腔に持続投与することが多い。これは，局所麻酔薬単独で十分な鎮痛効果を得ようとした場合，局所麻酔薬の濃度を上げる必要があり，運動神経ブロックや低血圧が起こりやすく，離床の妨げになるからである。

しかし，オピオイドを併用する場合の，PCEA の局所麻酔薬の適切な濃度については検討の余地がある。

無痛分娩のための PCEA で，0.25% ブピバカインと 4 倍希釈である 0.0625% ブピバカインを使用し，鎮痛効果と産婦の満足度について研究した RCT が報告[13]されている。

自然分娩を予定した妊娠期間 36 週以上の妊婦を，無痛分娩のための硬膜外麻酔に 0.0625% ブピバカインを使用した群 (group DIL) と 0.25% ブピバカインを使用した群 (group CONC) に無作為に分けて，ブピバカインの総投与量，妊婦の満足度，産科的転帰を評価した。

group DIL (n=43) は，負荷量は 0.0625% ブピバカイン 20ml とフェンタニル 1 μg/kg のボーラス投与，CEI は 0.0625% ブピバカイン 20ml/時，PCEA は 0.0625% ブピバカイン 10ml のボーラス投与，ロックアウト時間は 15 分間とした。group CONC (n=24) は，負荷量は 0.25% ブピバカイン 5ml とフェンタニル 1 μg/kg のボーラス投与，CEI は 0.25% ブピバカイン 5ml/時，PCEA は 0.25% ブピバカイン 2.5ml のボーラス投与，ロックアウト時間は 15 分間とした。

ブピバカインの総投与量は，group DIL で，91 ± 32mg であったのに対して，group CONC では 116 ± 34mg であった ($P=0.007$，表 1)。妊婦の満足度は，group DIL で有意に高かった (group DIL vs. Group CONC/93 vs. 83, $P=0.04$)。産科的転帰は両群間で差はなかった。

表1 Anesthesia outcome data

Variable	DIL (n=43)	CONC (n=24)	P
Time to initial pain relief following loading dose (分)	13±5	14±7	≥0.2
Supplemental doses in initial protocol	0 (0〜1)	0.5 (0〜2)	≥0.2
VAPS after epidural analgesia	12±16	19±16	≥0.2
Sensory level (dermatomes above L1)	5 (3)	6 (2)	≥0.2
Bromage score	0	0	≥0.2
Satisfaction (VAS)	100 (95〜100)	94.5 (77〜100)	0.04
Total dose bupivacaine (mg)	91±32	116±34	0.007
Supplemental doses	4 (2〜6)	6.5 (4〜12)	0.001
Attempted doses	7 (2〜23)	15 (8〜37)	0.054
Supplemental nitrous oxide	3 (7%)	0	≥0.2

Data are mean ± SD, number (%), or median (range)
VAPS : visual analogue pain score, VAS : visual analogue score
(Ginosar Y, Davidson EM, Firman N, et al. A randomized controlled trial using patient-controlled epidural analgesia with 0.25% versus 0.0625% bupivacaine in nulliparous labor : effect on analgesia requirement and maternal satisfaction. Int J Anaesth 2010；9：171-8より改変引用)

表2 Deriving the concentration of fentanyl required

Age	Points
Age > 80 years	0
80 years > age > 70 years	1
70 years > age	2
Body weight	Points
40 kg > BW	0
60 kg > BW > 40 kg	1
BW > 60 kg	2
Points for age + body weight	Fentanyl (μg/ml)
4	50
3	40
2	30
1	25
0	20

Fentanyl dose was decided according to the patient's age and body weight
(Izumi Y, Amaya F, Hosokawa K, et al. Five-day pain management regimen using patient-controlled analgesia facilitates early ambulation after cardiac surgery. J Anesth 2010；24：187-91より改変引用)

このことから，無痛分娩のためのPCEAでは，希釈された局所麻酔薬を使用することで，局所麻酔薬の総投与量を減らし，妊婦の満足度が向上する可能性が示唆された．また，Ginosarら[13]は，PCEAで使用する局所麻酔薬の総投与量が減少することで，麻酔科医の負担も軽減されるとしている．

3 開心術後PCAに関する最近の論文

PCAは，開心術などの侵襲の大きな手術の術後鎮痛方法として有効である．PCAによる疼痛コントロールが十分でないと，開心術後の患者の早期離床の妨げとなる場合がある．

開心術後患者の皮下投入PCA (subcutaneous PCA：scPCA) 使用期間の延長が，患者の早

表3 Postoperative ambulation protocol

POD 1	POD 2	POD 3	POD 4
Stand up	Stand up	Stand up	Stand up
	Walk 10m	Walk 10m	Walk 10m
		Walk 100m	Walk 100m
			Walk 200m

All patients processed postoperative ambulation according to this protocol, POD : postoperative day
(Izumi Y, Amaya F, Hosokawa K, et al. Five-day pain management regimen using patient-controlled analgesia facilitates early ambulation after cardiac surgery. J Anesth 2010 ; 24 : 187-91より改変引用)

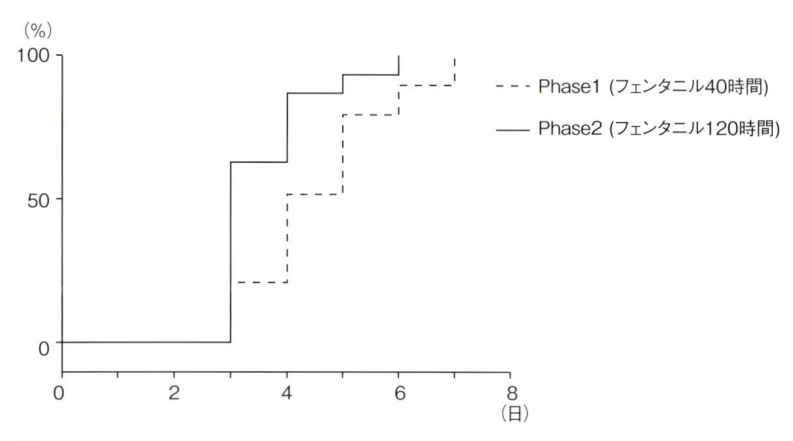

図 The number of days required to walk at least 100m

Kaplan-Meier curve showing the days needed until the patients were able to walk > 100m without assistance
(Izumi Y, Amaya F, Hosokawa K, et al. Five-day pain management regimen using patient-controlled analgesia facilitates early ambulation after cardiac surgery. J Anesth 2010 ; 24 : 187-91より改変引用)

期離床に与える影響を検討した研究が報告[14]されている。

開心術を予定した59名の患者を，scPCAを術後40時間使用した群（phase 1群）と，術後120時間使用した群（phase 2群）に無作為に分け，介助なしに100mの歩行が可能になるまでの術後日数，術後5日目までに追加鎮痛薬を必要とした割合，体動時の疼痛スコア（VAS）を評価した。

scPCAに使用するフェンタニル濃度は，各患者の年齢と体重で決定した（表2）。CIは0.5ml/時，ボーラス投与は0.5ml，ロックアウト時間は60分間とした。術後のリハビリテーションは，理学療法士により表3に示すプロトコルに従って進められた。100mの歩行が可能になるまでの術後日数は，phase 2群で有意に短かった（図）。術後4日目にはphase 2群の患者の87%（26／30名）が100mの歩行に成功していたが，phase 1群の患者は48%（14／29名）しか100mの歩行に成功していなかった。術後5日目までに追加鎮痛薬を必要とした割合は，phase 2群で有意に少なかった（62.1% in phase 1 および13.3% in phase 2）。体動時の疼痛スコア（VAS）は，phase 2群では術後3日目から低下し，術後4，5日目のphase 2群の疼痛スコア（VAS）は，phase 1群と比較して有意に低かった（P<0.01）。一方，phase 1群の術後5日目までの疼痛スコア（VAS）に，

有意な低下は見られなかった。Izumi ら[14] はこの研究から，開心術後に亜急性期までscPCA による疼痛コントロールを行い体動時痛を軽減することで，患者の早期離床や術後のリハビリテーションを促進しうるとしている。

PCA の臨床に役立つウェブサイトの紹介

慶應義塾大学医学部麻酔学教室のホームページ（http://web.sc.itc.keio.ac.jp/aneskeio/index-jp.html）では，PCA マニュアルが公開されている。PCA の総説に始まり，その適応，ivPCA・PCEA に使用する薬物のレシピ，PCA で鎮痛が不十分であった場合の対応や副作用の対応まで，詳細な記載がなされており，PCA を導入している施設の医療従事者にとっては非常に参考になる。

スミスメディカル・ジャパン株式会社（東京）のホームページ（http://www.smithsmedical.jp/index.html）では，"CADD ニュース" として，スミスメディカル・ジャパン株式会社製品である CADD Legacy® を使用している医師の特集が PDF 形式で閲覧可能である。PCA の臨床の多岐にわたり紹介されており，非常に興味深い内容となっている。

まとめ

PCA に関する最近の論文や，PCA の臨床に役立つウェブサイトを紹介した。疼痛管理方法には，ivPCA，PCEA のほかにも，患者の要求に応じた鎮痛薬の経口・経腸・経静脈投与，末梢神経ブロックなどさまざまな方法があり，それぞれに利点・欠点がある。そのため，患者の状態や要求に応じて，これらの鎮痛方法を使い分けていくことが重要であると考えられる。そのなかで，今後は PCA の有用性が理解され，広く普及することにより，より質の高い疼痛管理がなされることを期待する。

文献

1) GravesDA, Foster TS, Batenchorst RC. Patient-controlled analgesia. Am Intern Med 1983 ; 99 : 360-6.
2) Evans JM, Rosen M, MacCarthy J, et al. Apparatus for patient-controlled administration of intravenous narcotics during labor. Lancet 1976 ; 1 : 17-8.
3) Gambling DR, McMorland GH, Yu P, et al. Comparison of patient-controlled epidural analgesia and conventional intermittent top-up injections during labor. Anesth Analg 1990 ; 70 : 256-61.
4) 並木昭義. Patient-controlled analgesia (PCA) の現状と展望によせて. ペインクリニック 1999 ; 21 : 11-3.
5) 川真田樹人, 並木昭義. PCA の普及にあたって. 並木昭義, 表 圭一編. PCA（自己調節鎮痛）の実際. 東京：克誠堂出版；2004. p.119-27.
6) Fleming BM, Coombs DW. A survey of complications documented in a quality-controlled analysis of patient-controlled analgesia in the postoperative patient. J Pain Symptom Manage 1992 ; 7 : 463-9.
7) McCoy EP, Furness G, Wright PMC. Patient-controlled analgesia with and without background infusion : Analgesia assessed using the demand : delivery ratio. Anaesthesia 1991 ; 48 : 256-65.
8) Hansen LA, Noyes MA, Lehman ME. Evaluation of patient-controlled analgesia (PCA) versus PCA plus continuous infusion in postoperative cancer patients. J Pain Symptom Manage 1991 ; 6 : 4-14.
9) Sinarta R, Chung KS, Silverman DG, et al. An evaluation of morphine and oxymorphone administered via patient-controlled analgesia (PCA) or PCA plus basal infusion in postcesarean-delivery patients. Anesthesiology 1989 ; 71 : 502-7.
10) Parker PK, Holtmann B, White PF. Patient-controlled analgesia. Does a concurrent opioid in-

fusion improve pain management after surgery? JAMA 1991 ; 266 : 1947-52.
11) George JA, Lin EE, Hanna MN, et al. The effect of intravenous opioid patient-controlled analgesia with and without background infusion on respiratory depression : A meta-analysis. J Opioid Manag 2010 ; 6 : 47-54.
12) van der Vyver M, Halpern S, Joseph G. Patient-controlled epidural analgesia versus continuous infusion for labour analgesia : A meta-analysis. Br J Anaesth 2002 ; 89 : 459-65.
13) Ginosar Y, Davidson EM, Firman N, et al. A randomized controlled trial using patient-controlled epidural analgesia with 0.25% versus 0.0625% bupivacaine in nulliparous labor : effect on analgesia requirement and maternal satisfaction. Int J Anaesth 2010 ; 9 : 171-8.
14) Izumi Y, Amaya F, Hosokawa K, et al. Five-day pain management regimen using patient-controlled analgesia facilitates early ambulation after cardiac surgery. J Anesth 2010 ; 24 : 187-91.

（澤田　敦史）

Point

①欧米では，1990年代にPCAが広く普及していたため，本邦でこれから行う場合は，先行する施設や欧米の情報を把握することが可能である。
②ivPCAには，オピオイドの使用が主流であるが，効果には個人差が大きく，患者の早期離床の妨げとなる場合もある。
③PCEAでは，局所麻酔薬と併用してオピオイドを硬膜外腔に持続投与することが多いが，その場合の局所麻酔薬の適切な濃度については検討の余地がある。

PCAあとがきに寄せて：
PCAことはじめ，そして周術期管理チーム

はじめに

　私事で恐縮だが，15年前に手術を経験した。

　生まれて初めての手術を前にして，大いに不安であったが，なかでも術後痛は最大の課題であった。"やっぱり痛いのかな""鎮痛薬が効かなかったらどうしよう"と，今でも赤面するほどうろたえた。

　当時は，バルーン式の持続注入装置が普及し始めた時代で，主に，侵襲性の高い上腹部手術や開胸手術などの術後鎮痛に日常的に用いていた（追加投与機能はなし）。術後回診をすると，従来の鎮痛薬の筋注投与や非ステロイド性抗炎症薬の坐剤に比べて，患者の表情は和らいで見えたので，その効果のほどは容易に想像ができた。

　もちろん，私も硬膜外持続鎮痛法をお願いした。

　ブピバカインに加えて，販売が開始されたばかりのエプタゾシンが調剤されたものと記憶している。当時は，麻薬を扱うことが非常に面倒に感じられた時代でもあり，術後鎮痛にも麻薬が用いられることは少なかったのである。

　さて，無事手術が終了し，病室に戻ってみると下半身の感覚がない。

　なるほど，区域麻酔の効果とはこうしたものか，と感動したことを憶えている。

　術後の経過は順調であったが，一つの誤算が術後痛の推移であった。

　術後痛は，決して一定のレベルで襲ってくるものではない。常に"山"や"谷"が存在することを初めて知った。持続注入されている鎮痛薬の薬効を越えて"山"が来ると，"灼けるような痛み"に悶絶することになる。それまでが快適であるがために，この"山"を一度経験すると人間は大いにうろたえる。つまり，"次の山はいつ来るんだろう""その山は，もっと高いだろうか"。

　主治医（私の先輩であったが）の対応は，ブピバカインのバイアルと注射器，そして針を持参し，"お前は，麻酔科医なんだから，自分で勝手に追加しろ"というものであった。究極の患者管理鎮痛法（PCA）である。

　早速，痛みの"山"に翻弄されながら自分で局所麻酔薬を用意し，硬膜外カテーテルから追加する。内心，"ブピバカインの作用発現には時間を要するので，これは相当ガマンをしなければならないな"と思う間もなく，嘘のように痛みが消えるではないか。その後，"山"が来るたびに，時計を見ながら追加投与をしてみると，鎮痛効果の発現は平均で30秒程度であった。なるほど，持続注入に追加投与を加えると，実に快適に鎮痛を図ることができる，と納得したしだいであった。

　手術は非日常である。

　術後経過を自分でコントロールすることはできないため，誰もが過度の不安を感じ臆病になる。そのなかで，少なくとも自分の痛みを自分でコントロールできることで，精神的な余裕が生じ，自立が可能となる。つまり，PCAの最大の効用はこうした精神的自立にあり，手術に伴う非日常に対して圧倒的に自信が持てることとなる。

　私にとってのPCAの初体験は，以上のような状況であった。

　途中，ベッド上でブピバカインを用意していると，事情を知らない事務の方が訪室し，なんらかの薬物中毒患者と勘違いして大騒ぎになった，などという事件もあった。今でこそ PCA

装置があるために，いつでも何度でも追加投与を患者自身で可能となっているが，こうした事件を思い出すたびに隔世の感を抱いてしまう。

以来15年，術後痛とその鎮痛法について認識が深まり，大きく変貌した。

私の勤務する病院では，"術前外来"で手術を受けるすべての患者が麻酔科の診察と説明を受けることになっている。この外来を開いて5年が経過したが，そこで学んだことは，手術前の患者にとって，最大の関心事はやはり"痛み"と"鎮痛法"であること，そして術後経過にどの程度の時間を要するか，この2点といっても過言ではない。実際，どのような麻酔法や麻酔薬が選択されるのかには関心は薄く，"そのために，専門家がいるのでしょう。お任せします"という反応である。

そこで，麻酔計画の立て方が一変した。つまり，術後鎮痛の方法をまず決定して，その実現のために麻酔法を選択する。その選択が可能であるかを術前検査・診察で確認する，という流れである。出血凝固能に異常がなく，術後に抗凝固療法を行わないのであれば，硬膜外PCAは良い選択だと説明をする。また，穿刺の適応がなければ静脈PCAの説明を行う。あるいは，体表面の手術で，こうした鎮痛法は不要であり，経口薬や坐剤の適応であることをお話しする。これで，患者の最大関心事の一つが解決されるわけで，ほかの説明や診察も，実にスムーズに行えることを学んだ。

また，PCAについても，前述の経験が生きてくるので，リアリティの高い説明が可能である。

こうして，年間3,000例を超える症例にPCAの処方を行い，術後回診でその効果を確認している。しかし，退院までの長期間にわたって麻酔科医のみで十分な評価を行うことは物理的に不可能であり，なんらかの工夫が必要となる。

では，より快適で安全なPCAを実現するためには何が必要であろうか。

ここでは，個人的な経験を交えて，整理したい。

教育の充実

現在，術後鎮痛や緩和医療に麻薬が広く用いられるようになっても，依然として麻薬に対する漠然とした不安が，特に医療者に見られる。呼吸が止まるのではないか，循環系に影響があるのではないか。こうした漠然とした不安から，"追加のボタンは危ないから，痛くなったらナースコールを押してください。拝見したうえで，私がボタンを押します"と説明をする看護師が後を絶たない。nurse-controlled analgesiaである。

小児や自分で判断の難しい症例では，必要な対応かと思えるが，基本的に患者自身の負のフィードバックで有効性や安全性が期待されるclosed loopシステムがPCAの本質である。つまり，患者以外の人間が介在する場合にはopen loopシステムとなり，本来の機能や安全性は期待できない。

そのためにも，患者自身に加えて関係する医療者への教育が必須である。痛みの評価の仕方，PCAで期待される効果と調整の方法，予想される副作用・合併症とその対応の仕方などをきちんと理解することが安全で効果的な術後鎮痛を生むものと考えられる。ただし，こうしたシステマティックな教育体制は存在しない。

多職種による連携

現在，多くの施設では，麻酔科医が麻酔管理中の時間を利用してPCAの調剤・準備を行っている。麻酔管理に気を取られて調剤内容を誤ったり，逆に調剤にかまけて麻酔管理に齟齬が生じる可能性は否定できない。また，数日間にわたって用いるPCAの調剤については無菌操作が要求されるが，実際にはかなりお粗末な環境で作業を行っているのではないだろうか。

ここに，薬剤師の参加が強く求められる。

　私の施設では，手術室内にクリーンベンチを設置して，薬剤師がPCAの処方に合わせて無菌操作で調剤を行い，担当麻酔科医に手渡している。手渡す際にも手術室内の担当看護師と麻酔科医のダブルチェックで調剤内容を確認後，接続を行っている。

　実際に，薬剤師の機能は調剤のみではない。病棟に配属されている薬剤師が服薬指導の際に術後患者を訪れ，副作用の有無，PCAの使用状況の調査〔術後悪心・嘔吐（PONV）や瘙痒感などを理由に処方期間よりも早期に終了することが多く，その調査・検討を薬剤師が行う〕などを行っている。一方，使用後のPCAポンプについては，臨床工学技士が返却されたポンプの終業点検を行い，次の使用に備えている。麻酔科医や病棟看護師のみでは果たせない診療の輪を，いかに構成するかが求められているのではないだろうか。

　緩和医療を例にとれば，病院にとって横断的な機能をもつことから医師，看護師，薬剤師，放射線技士など複数の医療者によるチーム医療が診療の要となる。術後鎮痛に向けたPCAの扱いも同様の機能を必要としているため，今後の普及に向けて緩和医療チームが大いにお手本になるものと考えられる。つまり，PCA（ポンプ）は，鎮痛のために非常に効果的ではあるが単なる道具であり，いかに使うかが問題であって，病院全体を俯瞰したシステム作りが重要と考えられる。

　そこで，日本麻酔科学会が提案している"周術期管理チーム"プロジェクトが，この責務を担うものと考える。

そして，周術期管理チームの役目

　2005年に，麻酔科医不足が全国的な問題とされ，その専門家集団として日本麻酔科学会が対応を迫られた。まず，麻酔科医の業務と不足している現状を社会に啓蒙することを目的に"麻酔科医マンパワー不足に対する日本麻酔科学会の提言"として，公表された（http://www.anesth.or.jp/dbps_data/_material/localhost/news/pdf/200503041558_manpowerteigen.pdf）。しかし，この提言をもってしても麻酔科医不足の声は高く，2008年には，第14回経済財政諮問会議で，麻酔科医不足に対し"麻酔専門看護師の導入，歯科医による医科麻酔"が提案され，同時に"安心と希望の医療確保ビジョン"（厚生労働省）では，麻酔科標榜許可制の規制緩和などが検討されるに至った。そこで，より具体的な対応を示す目的で，2008年には"麻酔科医マンパワー不足に対する日本麻酔科学会の対策案"が公表され，ここで"周術期管理チーム"あるいは"周術期管理センター"の意義について言及されるに至った（http://www.anesth.or.jp/dbps_data/_material_/localhost/manpowertaisakuan_20080807134240.pdf）。これは，患者の視点に立った初めての提言であり，基本的には本邦における医療者全体の不足（欧米に対しての比較）が問題であり，その短期的な解決には，新たな分業ではなく協働する医療者が有機的に機能することが必要であるというメッセージであった。

　こうした多業種が周術期医療という共通ゴールに向けて機能するためには，教育環境の整備が必要であり，日本麻酔科学会は共通のコミュニケーションプラットフォームを形成するための教育システムを提供することとなった。その一環としてコメディカルを対象としたテキストの作成やセミナーの開催がまず，行われている。

　その後，チーム医療こそが現在の医療者不足を解決するために必要な対策との認識で，チーム医療の推進に関する検討会が厚生労働省にて行われ，2010年3月に"チーム医療の推進について（チーム医療の推進に関する検討会　報告書）平成22年3月19日，厚生労働省（http://www.mhlw.go.jp/shingi/2010/03/dl/s0319-9a.pdf）"として公表されるに至った。この報告書では，特定の医行為を可能とする"特定看護師"

の創設が厚生労働省より提案されたものの，その法制化には慎重であるべきとする結論になっている．

以上が，過去5年間における日本麻酔科学会の社会との関わりである．従来，麻酔科医のために活動を続けてきた日本麻酔科学会が，外の社会に対して活動を開始したという意味で，画期的な転換期であった．

誤解を恐れずに経緯をまとめると，麻酔科（医）について，社会への啓蒙を図ったのが5年前，しかし，患者の視点での対応が迫られたために，軌道修正を行ったのが2年前，そして，その対応を具体的に進めてきたのが現在までの流れである．その結果，教育のインフラ整備の端緒に立ったわけだが，より具体的なアプローチを今後模索する必要があり，さまざまな切り口で実践的な活動を社会に向けて始動しなければならない．その切り口の一つが"痛みからの解放"であろうと考える．

治療や疾患に伴う"痛みを取る"ことは，麻酔科医や看護師という単独の職種のみでは達成することは難しく，現行法の枠組みの中でも私たちが行うべきこと，工夫すべきことは多々あることを示すために絶好のモデルではないだろうか．

PCAという鎮痛の概念を広め，術後患者を痛みから安全に解放することで，周術期医療の質は飛躍的に高まるであろうし，またそのためには，基本的な診療の中で行わなければならない問題は山積している．

おわりに

以上，散文的にPCAを取り巻く情勢を述べた．

人口の極端な高齢化・少子化を迎えていながら，抜本的な検討を行ってこなかったために，本邦の医療システムは危機的な状況にある．20世紀には，主たる診療科の効率を重んじた"臓器別センター化"が流行した．循環器センターや消化器センターなどがこれに該当する．しかし，21世紀を迎えて，医療構造が急激に変化し，多職種が連携して初めて成立する診療内容も多岐にわたっている．今こそ，機能別のセンター化が診療の質を担保しつつ，効率的な医療を提供できるものと考える．その一端として，周術期管理チーム（センター）は，手術という急性期医療を中心においた新たな機能単位になるのではないかと期待している．

そして，その鋭い切り口の一つに疼痛管理，つまりPCAという取り組みがあるものと考える．

患者とともに進む私たちの未来は明るい．

（落合　亮一）

ミニレクチャー

ミニレクチャー

PCA を使っているのに痛みが強い場合

　ここでは，電動式 PCA ポンプを用いた術後疼痛管理において一度痛みがとれて，その後の経過中に疼痛が増強した場合について述べる。それまで緩和されていた疼痛が増強した場合，最初に確認することは2つある。一つは適切な量の鎮痛薬が投与されているか，二つめは疼痛の原因が新たに生じていないかということである。

　適量の鎮痛薬が投与されているかどうかを確認するためには，あらかじめ設定したボーラス投与をベッドサイドで医療者が行い，その鎮痛効果を確認することが必要である。そのボーラス投与の鎮痛効果がまったく，もしくはほとんど確認できない場合には，呼吸状態・循環動態に問題がないことを確認したうえで，さらに追加してボーラス投与を行う。ivPCA の場合には，通常，フェンタニルであれば 10〜20μg 程度，モルヒネの ivPCA であれば 1〜2mg 程度が 1 回投与量として設定されていることが多い。まずは，その鎮痛効果とその持続時間を確認する。1 回のボーラス投与による鎮痛効果が 1 時間以上持続するのであれば，適宜ボーラス投与を行うように指導して PCA ポンプの設定はそのままとする。持続時間が 30 分程度であれば，ベースの増量を考慮する。ただし，術後痛は時間経過とともに漸減していくのが通常であることから，ベースの増量は，常に過量投与による呼吸抑制が生じる可能性をもっていることを念頭に置くことが大切である。

　再度のボーラス投与によっても鎮痛効果が十分でなかった場合には，補助鎮痛薬の併用を行う。筆者の施設では，ペンタゾシン 15〜30mg の投与，フルルビプロフェン 50mg もしくはボルタレン坐剤 25〜50mg の投与が一般的である。なお，PCA で投与するオピオイドを変更することで，疼痛コントロールが改善する場合もある。自験例を紹介する。フェンタニルを用いた静脈内 PCA を用いて開胸術後の疼痛管理を行っていた 10 歳代男児（体重 20kg）において，当初は 1,200μg/日のフェンタニルを投与しても疼痛管理が不良であった。このため，モルヒネに変更したところ 10mg/日程度で良好な鎮痛効果が得られた。状況によってはこのようなオピオイドローテーションが有効な場合もある。

　次に，二つめの疼痛の原因が新たに生じている場合について考える。前述したように，術後痛は時間経過とともに漸減するのが自然経過である。しかし，時間経過に従っての PCA による鎮痛薬の使用量が減少せず，"いつもとは異なる"場合には，疼痛の原因が新たに生じていることを念頭に検索する必要がある。特に，手術部位感染による疼痛の増強は第一に除外する必要がある。過去に胃切除後のドレーン抜去部位の膿瘍，急性虫垂炎手術後の開腹創部の膿瘍により，術後痛が遷延した症例があった。

　以上，術後疼痛管理を中心に PCA を使っているのに痛みが強い場合の対処法について簡略に述べた。PCA による疼痛管理を行っている場合，常に念頭に置くべきことある。術後に病棟で痛みを訴える患者の疼痛は，オピオイドの効果部位や血中濃度が高くなることによってのみ緩和されるのではない，ということである。"痛くない"という状態は，疼痛の増強因子と疼痛の緩和因子とのバランスが取れている状態である。オピオイドは，疼痛の緩和因子の一つにすぎないことを忘れてはならない。悪性であることが予想された病理診断が良性であった，と伝えられただけで術後痛が緩和されることもまれではない。

（飯嶋　哲也）

ミニレクチャー

長期硬膜外留置の注意点

●はじめに

　PCAを導入している施設の多くが頭を悩ませている問題が，PCAを終了するときをいつにするかということではないだろうか．手術後2～3日ごろになると患者は十分にPCAを使いこなせるようになり，なかには1日に20～30回もボタンを押す者もある．さらに，その後もボタンに依存する者が出てきて，術後1週間経過しても"まだPCAを外さないでほしい"と懇願されることさえある．

　しかし，長期にPCAを使用することにより感染の問題が生じる．特にPCEAの場合，長期にカテーテルが硬膜外腔に留置されると膿瘍が形成される可能性が高くなる．以下に，その予防法について述べる．

●硬膜外膿瘍の予防法

▶適応症例の選別
　悪性疾患，糖尿病やステロイド内服患者などの易感染者は，その程度に応じ適応を決める．

▶穿刺時の清潔操作
　ガウンテクニックで操作できれば理想である．穿刺部位の十分な消毒が必要である．また，カテーテルの固定は，モノフィラメントのナイロン糸を使用すれば感染の可能性が低くなる．

▶抗生物質の投与
　PCEAを施行している期間は抗生物質を投与する必要がある．ただし手術後は，外科サイドから創部感染予防に抗生物質が投与されているので，それが硬膜外膿瘍の予防にもなっている．抗生物質投与終了時点で疼痛を訴える場合は，ivPCAに切り替えるのも一手である．緩和・ペインクリニック領域でPCEAを施行する場合は，抗生物質の併用を忘れずに行う．

▶穿刺部の消毒
　消毒は，夏場は毎日，冬場は1日おきに行う．易感染者は毎日行う．状況に応じて，消毒回数を決定する．また，消毒時に穿刺部の発赤や圧痛などの感染徴候をチェックする．

▶感染の初期症状の早期発見
　PCEAを施行している患者に下肢のしびれや麻痺が生じた場合，それが局所麻酔薬による影響なのか，硬膜外膿瘍によるものなのか診断が難しい場合がある．少しでも硬膜外膿瘍を疑ったら，まず機械を止めて経過観察し，症状が消失しない場合は早急に造影X線コンピュータ断層撮影CTや造影磁気共鳴画像MRI検査などを行う．

　PCEAは，鎮痛薬の投与が全身ではなく，硬膜外腔に限局しているために，少ない副作用で効果的に鎮痛が得られる手段である．特に，開胸手術や上腹部手術の場合カテーテルを上位胸椎レベルに留置するために，下肢の運動神経をブロックすることも少なく，早期離床に有効である．

　ただし，PCEAにまつわる合併症の中でもっとも避けなければならない合併症が硬膜外膿瘍である．PCAを導入している病院は，機械・薬物の管理，看護師への教育など病院を挙げて取り組んでいると思われるが，硬膜外膿瘍による永久的な下肢麻痺症例を経験すると，その存続に疑問を感じるスタッフも出てくる．そのために長期間PCEAを施行する場合は，より慎重な判断と管理が求められる．

（古瀬　晋吾）

ミニレクチャー

夜間にアラームが頻回に鳴る場合

●はじめに

　アラームは，機械式PCA装置に特有の重要な機能である。アラームが鳴ることは，リスク回避や薬物の適切な投与が監視できるなど，ディスポーザブルPCA装置と比較して大きなアドバンテージとなる。しかし，アラームは心地よい音ではなく，患者さんや周囲をも不安にさせる。加えて，夜間にアラームの対応をすることは，これ自体が周囲への迷惑にもなりかねない。また，アラームへの対応は病棟看護スタッフの仕事量が増えることになり，PCAに対する嫌悪や苦情になりやすい[1]。看護スタッフはアラームへの対応をPCAのもっとも大きな問題点ととらえており，①アラームの対処が分からない，②アラームに対処してもなかなかアラームが消えない，③アラームが夜中になると困る，など不安や負担の原因になっている[2]。もちろん，病棟看護スタッフが対応できない場合には，麻酔科医にとってもストレスになる。

●アラームの種類

　アラームの発生頻度が高い順番に，回路の閉塞(34%)，薬液の終了(32%)，気泡の混入(32%)，バッテリーの消耗(2%)，PCAポンプの故障がある[3]。

▶回路の閉塞（閉塞アラームにはPCAポンプの上流，下流閉塞の2種類がある）

　チューブまたはカテーテルの閉塞の原因を究明し，閉塞を解除する。ivPCAでは，解除時に薬液がフラッシュされることがあるので注意する。閉塞の原因として起こりやすいものを次に挙げる。

　①三方活栓の向きのトラブル（誤操作や外的要因）
　②チューブまたはカテーテルのクランプ（PCAポンプ開始時や薬液充填時に起こりやすい）
　③チューブまたはカテーテルの屈曲（寝返りなど体位変換時に起こる閉塞は夜間が多い）
　④点滴漏れ，カテーテル位置異常

▶薬液の終了

　薬液の交換や，補充が必要か否かの判断が必要となる。回診時に，薬液量の確認と交換や補充が必要かを予測することで，アラームを防止できる。カセット式の薬液補充は麻酔科が行うことが多いが，スパイク式（注射針タイプで輸液バッグに直接刺す方法）であれば薬液交換を病棟看護スタッフが行える。しかし，病棟での薬液補充はすべきではないとの意見もあり，その理由として，①安全面（誤薬・誤投与の可能性），②経済面（包括診療では薬剤費算定が不可能），③労力面（薬物の運搬・調剤の労力）を挙げている[4]。このアラームへの対応は，もっとも施設間の違いが大きくなる。

▶気泡の混入

　患者との接続を外してプライミングを行い，気泡を除去する。または，センサー部分からPCA回路が外れていないかを確認する。薬液充填時に気泡をしっかり抜いても，室温の上昇やチューブが加温されると気泡は発生する。アラーム設定で感度を上げているとアラームが鳴る頻度は高い。エアベントフィルタを付けると気泡はフィルタ部分で除去されるので，アラームの感度を下げることが可能となる。

▶バッテリーの消耗

　ACアダプタを使用できると，バッテリー切

れの頻度は低い．アルカリ電池を使用する場合には，PCAポンプ使用時に毎回新品電池を使用すると，夜間のアラーム発生を減らすには有効である．

▶ **PCAポンプの故障**

臨床工学技士や周術期疼痛管理チーム（acute pain service：APS）または麻酔科などが対応する必要がある．夜間は，正常稼動するほかのPCAポンプに交換することで対応する．または，PCAを中止して，非ステロイド性抗炎症薬（NSAIDs）やペンタゾシンなど，他剤による疼痛コントロールに変更することもマンパワー不足や安全を考慮した場合には適した対応といえる．

●アラームへの対処法の習得

簡易マニュアルの作成が必須である．勉強会やワークショップを開催し，アラームの必要性を認識したうえで，アラームへの対応法を簡易マニュアルと実際のPCAポンプを用いて練習をするとよい．

●アラームを発生させない工夫

アラームには，避けられるものと避けられないものがある．薬液の終了，気泡の混入，バッテリーの消耗などは避けられるアラームであり，事前の予防が奏効する．また，PCAポンプの種類を少なく運用することは，対応が容易となりトラブルの対応がしやすい．

文献

1) 井上荘一郎，佐藤正章，鈴木英雄ほか．看護スタッフに対する術後鎮痛及びpatient controlled-analgesiaに関するアンケート調査．麻酔 2001；50：1139-43．
2) 四維浩恵，松永万鶴子，柴田志保ほか．病棟看護師のPCAに対する評価：PCA導入後の期間による違い．日本麻酔科学会第51回学術集会 2004［P1Y10］．
3) 秋田宏樹，尾上公一，高橋伸二ほか．機械式PCAポンプ（サブラテック6060TM）の使用上の問題点．日本ペインクリニック学会誌 2002；9：82-5．
4) 飯嶋哲也．【術後疼痛管理のシステム化】大学病院における術後疼痛管理のシステム化．ペインクリニック 2005；26：1210-6．

〈高木　俊一〉

ミニレクチャー

吐き気が強い場合

　オピオイドによるPCAを施行する場合，しばしば悪心が副作用として問題となる．悪心の発生には，個体差が大きい．また，十分な鎮痛がなされていて，オピオイドが相対的過剰な状態の際に悪心が生じやすい．図に示すように，オピオイドは体内の複数部位に作用して悪心・嘔吐にかかわる神経伝達物質受容体の活動を賦活する．制吐薬として用いられる薬物は，これら神経伝達物質受容体の遮断効果をもつ．代表的なものにD_2（ドパミン）受容体拮抗薬であるメトクロプラミド（プリンペラン®），ドンペリドン（ナウゼリン®），プロクロルペラジン（ノバミン®）がある．これらはすべてD_2受容体拮抗薬であるがそのプロファイルは異なっており，プロクロルペラジンは中枢神経系への作用がメインであるのに対し，メトクロプラミドは上部消化管のD_2受容体への作用が強く消化管運動改善薬として用いられる．ドンペリドンは血液脳関門を通過しにくく，中枢への作用が少ないため錐体外路症状が出にくいという特徴がある．予防投与として，われわれの施設ではPCA（静脈投与・硬膜外投与）のときにドロペリドール1.25～2.5 mg/24時間を混注する場合が多い．その他の方法として，体動時の悪心が強い際はヒドロキシジン塩酸塩（アタラックスP®）などの抗ヒスタミン薬を併用する．吐き気のツボとして古くから知られる，P6（内関）圧迫バンドも有効な場合がある．これらに反応しない場合は，術後の急性痛であればPCAの終了を検討し用量を漸減する．癌性疼痛などで

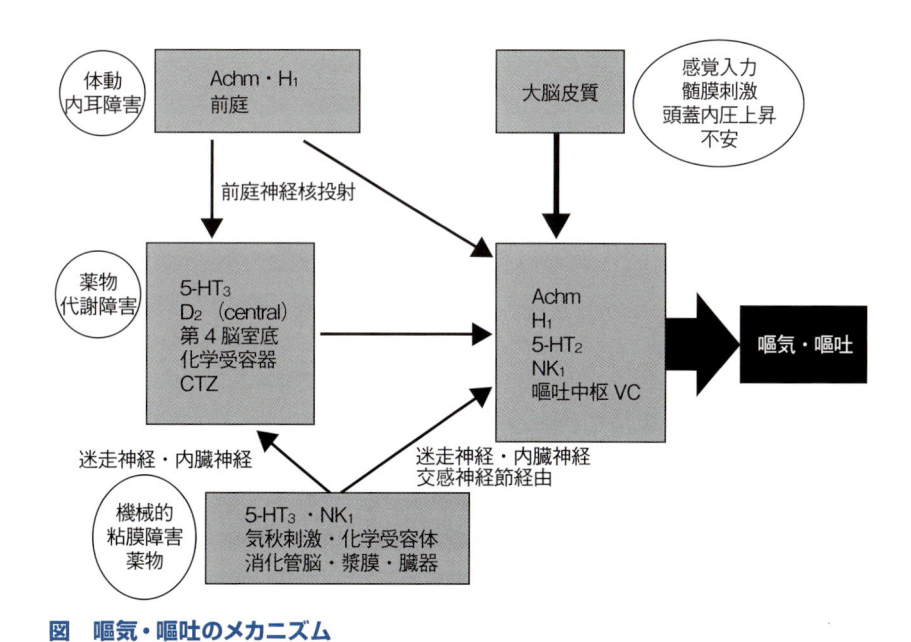

図　嘔気・嘔吐のメカニズム

（Wood GJ, Shega JW, Lynch B, et al. Management of intractable nausea and vomiting in patients at the end of life: "I was feeling nauseous all of the time... nothing was working". JAMA 2007 ; 298 : 1196-207 より引用）

長期投与が必要となる場合は，オピオイドローテーションを施行したり，非定型抗精神病薬を制吐薬として用いる場合がある。

癌患者では，先行する化学療法時に5-HT$_3$拮抗薬やステロイドが投与されている場合も多く，これらの薬物で制吐効果を認めれば，これらを用いながらPCAを継続する場合もある。

これらと同時にオピオイド以外に悪心の原因がないか検討することも重要である。

腸閉塞（外科術後）や電解質異常（特に低ナトリウム血症と高カルシウム血症），脱水も悪心の原因となるため，これらをチェックし補正を行う。

文献

※伊東俊雄．オピオイドによる嘔気・嘔吐対策．ペインクリニック 2008；1069-78．
※北條泰輔ほか．オピオイドによるがん疼痛緩和．第5章．鎮痛薬によるがん疼痛マネジメント．6．副作用対策．東京：エルゼビアジャパン；2006．p.141-52．

（水上　奈穂美）

ミニレクチャー

痒みの強いとき

　術後瘙痒は，オピオイド誘発性瘙痒（opioid-induced pruritus：OIP）によるものがメインである。報告により多少差はあるが，OIP は一般的にくも膜外，硬膜外，静脈内の順で頻度が高く，またモルヒネのほうがフェンタニルより発症しやすい。OIP は，オピオイドの硬膜外・くも膜下投与時と静脈内や経口の際の全身投与時とでは，機序と治療法に違いがある。硬膜外・くも膜下投与時は，脊髄後角，延髄三叉神経核のμオピオイド受容体を活性化し顔面中心の痒みが発症するが，ヒスタミンは関与しない。治療薬としてはナロキソン，ドロペリドール，オンダンセトロンなどが挙げられるが，抗ヒスタミン薬はあまり有効ではない。一方，全身投与時ではオピオイドが肥満細胞からヒスタミンを遊離するため，抗ヒスタミン薬も有効とされる。PCA の際の痒みとしては，PCEA は前者，ivPCA は後者に含まれるといえる。しかし，術後瘙痒は OIP だけでなく，そのほかの原因でも起こりうることに注意すべきである。術後

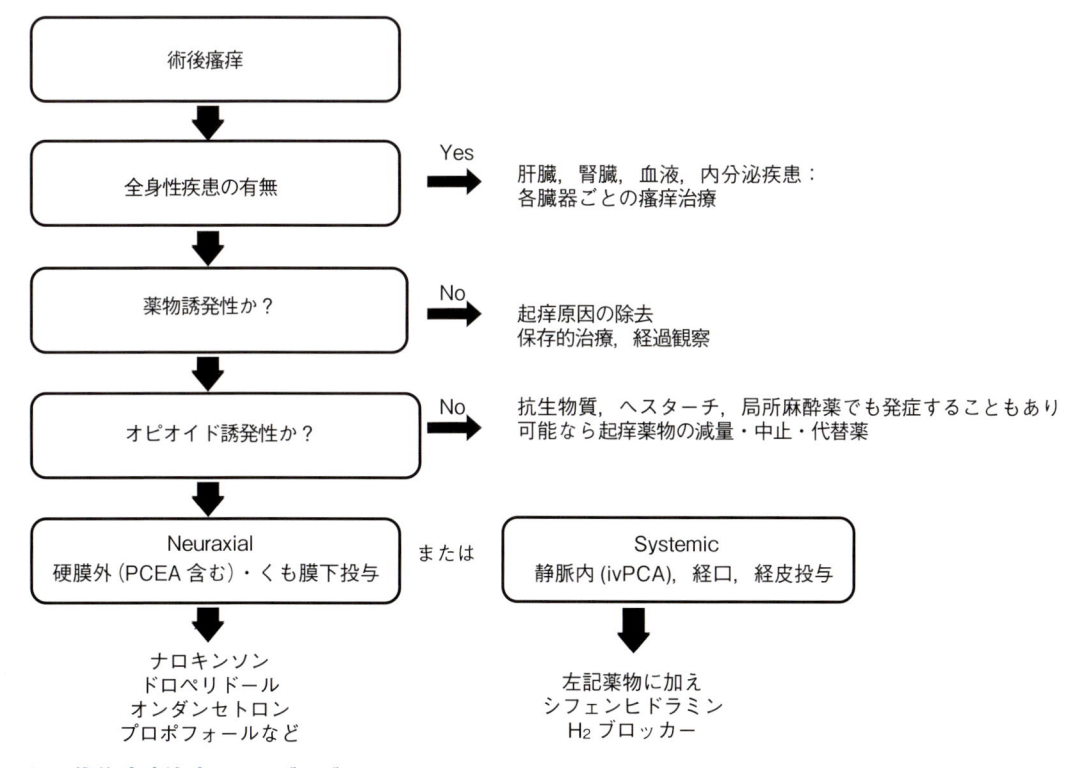

```
           術後瘙痒
              ↓
        全身性疾患の有無  ──Yes──→  肝臓, 腎臓, 血液, 内分泌疾患：
              ↓                    各臓器ごとの瘙痒治療
         薬物誘発性か？   ──No───→  起痒原因の除去
              ↓                    保存的治療，経過観察
       オピオイド誘発性か？ ──No───→  抗生物質，ヘスターチ，局所麻酔薬でも発症することもあり
              ↓                    可能なら起痒薬物の減量・中止・代替薬

   Neuraxial              または        Systemic
  硬膜外（PCEA含む）・くも膜下投与        静脈内（ivPCA），経口，経皮投与
              ↓                              ↓
       ナロキソン                       左記薬物に加え
       ドロペリドール                    ジフェンヒドラミン
       オンダンセトロン                   H₂ブロッカー
       プロポフォールなど
```

図　術後瘙痒治療のアルゴリズム

（Waxler B, Dadabhoy ZP, Stojiljkovic L, et al. Primer of postoperative pruritus for anesthesiologists. Anesthesiology 2005；103：168-78 より改変引用）

表 オピオイド誘発性瘙痒治療薬

薬物	投薬経路・用量	作用期序
ナロキソン	10～40μg iv	μ受容体抑制作用
ドロペリドール	2.5mgボーラス iv	5-HT$_3$受容体拮抗作用
オンダンセトロン	8mgボーラス iv	5-HT$_3$受容体拮抗作用
プロポフォール	10mgボーラス iv +0.5～1.0mg/kg/時	脊髄後角神経伝達抑制中枢作用
ブトルファノール	硬膜外・くも膜下投与	κ受容体賦活化
リドカイン	100mgボーラス iv +2mg/kg/時	Na channel blockerとして神経伝達抑制が想定
ジクロフェナク	50mg坐剤	シクロオキシゲナーゼ阻害・PGE$_1$産生抑制
ジフェンヒドラミン	25mg 4～6時間ごと経口	H$_1$受容体拮抗作用

(Waxler B, Dadabhoy ZP, Stojiljkovic L, et al. Primer of postoperative pruritus for anesthesiologists. Anesthesiology 2005；103：168-78およびSzarvas S, Harmon D, Murphy D. Neuraxial opioid-induced pruritus：An update. Clin Exp Dermatol 2010；35：2-6より引用)

瘙痒治療のアルゴリズムを図に示す[1]。

種々の薬物に抵抗性を示すケースでは，オピオイド鎮痛の断念や投与径路の変更（CEAからivPCA）も選択肢となるが，まれである。オピオイド誘発性瘙痒の治療薬を表[1,2,3]にまとめる。ここで注意すべき事項としては，ナロキソンは術後疼痛増悪の可能性があること，ほかの薬物は鎮静作用があるものが多いこと，μ受容体の活性化は瘙痒を起こしκ受容体の活性化は止痒に作用することなどが挙げられる。今後κ受容体作動薬であるナルフラフィンは治療薬のオプションになる可能性がある。

文献

1) Waxler B, Dadabhoy ZP, Stojiljkovic L, et al. Primer of postoperative pruritus for anesthesiologists. Anesthesiology 2005；103：168-78.
2) Szarvas S, Harmon D, Murphy D. Neuraxial opioid-induced pruritus：A review. J Clin Anesth 2003；15：234-9.
3) Reich A, Szepietowski JC. Opioid-induced pruritus：An update. Clin Exp Dermatol 2010；35：2-6.

（関山　裕詩）

ミニレクチャー

眠気が強い場合・呼吸抑制対策

オピオイドによる眠気が強い場合，術後早期離床の妨げとなる。また，傾眠は呼吸抑制の初期症状であるので[1]，注意をして観察しておかなければならない。眠気（鎮静）は，①やや傾眠，②眠っているが声掛けで覚醒する，③眠っており声掛けで覚醒しない，に分類される。なんらかの治療が必要となるのは，②眠っているが声掛けで覚醒する，または③眠っており声掛けで覚醒しない場合である。呼吸抑制は，①呼吸回数が10回/分を下回る，②酸素飽和度が90％未満となる，③動脈血二酸化炭素分圧が50 mmHg以上となる，のいずれかを満たす場合である[2,3]。

PCEAでは鎮静が13.2％，呼吸抑制が0.3％で発現する[4]。ivPCAの呼吸抑制は0.2～0.5％である[5]。硬膜外腔への投与では，フェンタニルは4時間後まで，モルヒネは24時間後まで呼吸抑制を起こす可能性があり[6]，注意が必要である。

PCEAでは，ASAの身体状態分類でⅢ以上，高齢，胸部手術後，オピオイドや鎮静薬の併用，高投与量，長時間手術の症例では呼吸抑制が起こる可能性があり，注意が必要である[7]。一方，ivPCAでは，基礎持続投与[8]，高齢，鎮静薬の併用で呼吸抑制を起こす可能性が高くなる[9]。

また，PCAポンプの故障，機械設定や投与の誤りによっても呼吸抑制が起こるので，医師や看護師はPCAポンプを理解し，定期的に設定や履歴のチェックを行う。

●治療

眠気，呼吸抑制で治療が必要となるのは，②眠っているが声掛けで覚醒する，③眠っており声掛けで覚醒しない場合である。声掛けで覚醒するときは，PCEAでは，持続投与量を減量するか，局所麻酔薬のみを投与する。ivPCAでは持続投与量を減量または中止し，ボーラス投与のみで鎮痛する。

声掛けで覚醒しない場合は，ナロキソンによる治療が必要である。ナロキソンは，0.1～0.4mgを静脈内投与する[5]。ナロキソンは作用時間が短いので，持続投与（0.5～1 μg/kg/時）が必要になることがある[10]。

PCEAで鎮静や呼吸抑制が生じた症例では，硬膜外カテーテルが硬膜下腔，くも膜下腔に迷入していることがある[1]。鎮静，呼吸抑制が見られた場合は，硬膜外カテーテルからの吸引テストを行う。液体が採取できた場合は，糖測定用試験紙を使用し，糖の有無を確認することで，脳脊髄液であるかどうかを判定する。

●予防

PCEAでは麻酔導入前と病棟に帰棟する前に硬膜外カテーテルがくも膜下腔にないことを確認する。明らかに硬膜を誤穿刺した場合は，ivPCAを使用する。病棟では，②眠っているが声掛けで覚醒する，③眠っており声掛けで覚醒しない場合，あるいは呼吸抑制（呼吸回数が10回/分未満）となった場合は，医師に連絡する。PCAを行っている間は，呼吸状態，酸素化，意識状態を定期的に観察することが必須である[3]。

文献

1) 松永万鶴子，土持浩恵，池田静佳ほか．硬膜外

カテーテルのくも膜下迷入が原因で高度の鎮静状態を来した2症例. 日本ペインクリニック学会誌 2005 ; 12 : 29-32.

2) Cashman JN, Dolin SJ. Respiratory and heamodynamic effects of acute postoperative pain management : Evidence from published data. Br J Anaesth 2004 ; 93 : 212-23.

3) An updated report by the American Society of Anesthesiologists task force on neuraxial opioids. Practice guidelines for the prevention, detection, and management of respiratory depression associated with neuraxial opioid administration. Anesthesiology 2009 ; 110 : 218-30.

4) Liu SS, Allen HW, Olsson GL. Patient-controlled epidural analgesia with bupivacaine and fentanyl on hospital wards : Prospective experience with 1,030 surgical patients. Anesthesiology 1998 ; 88 : 688-95.

5) Dahan A, Aarts L, Smith TW. Incidence, reversal, and prevention of opioid-induced respiratory depression. Anesthesiology 2010 ; 112 : 226-38.

6) Morgan M. The rational use of intrathecal and extradural opioids. Br J Anaesth 1989 ; 63 : 165-88.

7) Mulroy MF. Monitoring opioids. Reg Anesth 1996 ; 21 : 89-93.

8) Looi-Lyons LC, Chung FF, Chan VW, et al. Respiratory depression : An adverse outcome during patient controlled analgesia therapy. J Clin Anesth 1996 ; 8 : 151-6.

9) Etches RC. Respirtory depression associated with patient-controlled analgesia : A review of eight cases. Can J Anaesth 1994 ; 41 : 125-32.

10) 橋口さおり, 武田純三. 術後鎮痛としての自己調節鎮痛(PCA). 花岡一雄編. 術後痛. 改訂第2版. 東京：克誠堂出版；2006. p.97-112.

（若崎　るみ枝, 比嘉　和夫）

ミニレクチャー

尿閉がある場合

●排尿のメカニズム（図）

　膀胱に尿が溜まると，その情報は脊髄内を上行して橋排尿中枢に達する。通常時に橋排尿中枢は大脳により抑制されているが，排尿の指令により抑制が解除される。橋排尿中枢からの遠心性刺激は，仙髄副交感神経中枢を興奮させ排尿筋を収縮させる。同時に，胸腰髄交感神経中枢と仙髄オヌフ核を抑制して，尿道括約筋を弛緩させ排尿が可能となる。この経路のいずれかが障害されると，蓄尿・排尿の異常が起こる[1]。

●尿閉の危険因子（表1）

　術後尿閉の頻度は，0～70％と大きく異なる[2]。手術因子には，直腸切除術や広汎子宮全摘出術があり，骨盤神経の障害や膀胱への血流障害，膀胱尿道の機械的損傷が原因となる。ヘルニア根治術や肛門手術，人工関節置換術後も尿閉の発生率が高い。患者因子には，50歳以上の年齢や男性があり，加齢に伴う神経の変性や前立腺肥大症が要因になると考えられている。尿路感染や，神経疾患（脳や脊髄病変，糖尿病性・アルコール性末梢神経障害など）の存在も危険因子となる。麻酔因子には，硬膜外麻酔や脊髄くも膜下麻酔がある。長時間作用型局所麻酔薬の使用や高容量投与，エピネフリンの添加は膀胱支配神経に影響を与え，尿閉の危険を高める。腹部硬膜外麻酔は，胸部に比し尿閉を起こしやすい。オピオイドは排尿筋収縮力を減少させ，全身投与時よりも硬膜外投与時に尿閉の頻度を高めるが，投与量には依存しない。末梢神経ブロックでの尿閉発生率は低い。

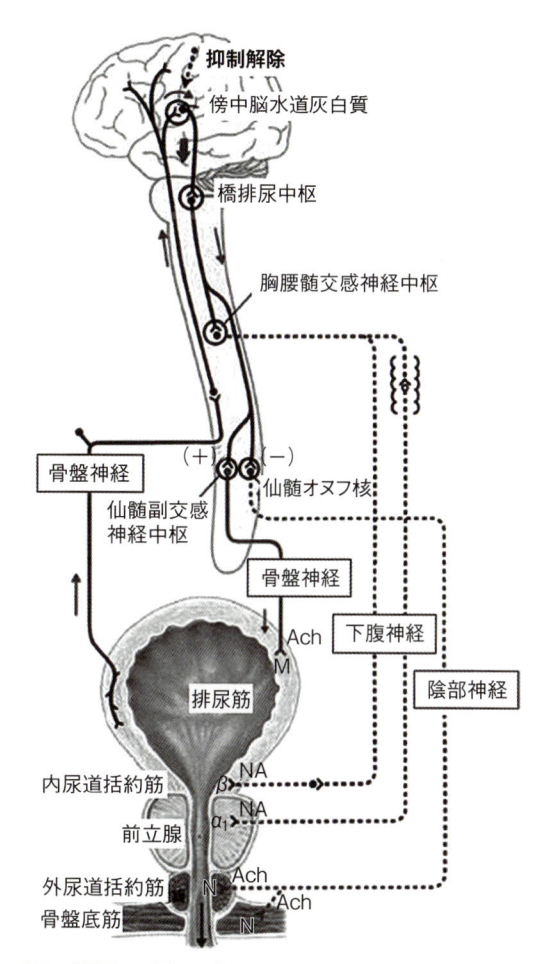

図　排尿のメカニズム

M：ムスカリン受容体，N：ニコチン受容体，β：β受容体，α_1：α_1受容体，Ach：アセチルコリン，NA：ノルアドレナリン

（山口　脩，嘉村康邦，宍戸啓一監．図説　下部尿路機能障害．東京：メディカルレビュー社；2004．p.8-15より一部改変引用）

表1 尿閉の危険因子

手術因子	骨盤内手術	骨盤神経の障害，膀胱血流障害，膀胱尿道の機械的損傷
	ヘルニア根治術 肛門手術 人工関節置換術	疼痛による内尿道括約筋の反射亢進
患者因子	50歳以上	神経の変性
	男性	前立腺肥大
	神経疾患	橋排尿中枢への/からの，求心性・遠心性刺激の伝達障害
麻酔因子	硬膜外麻酔 （腰部＞胸部） 脊髄くも膜下麻酔	膀胱への/からの，求心性・遠心性刺激の伝達障害
	オピオイド （水溶性＞脂溶性）	橋排尿中枢に作用し膀胱の協調運動を阻害，脊髄オピオイド受容体に作用し仙髄領域で求心性神経の伝達物質放出を減少

表2 尿閉の治療

原因治療	
薬物治療	α_1受容体遮断薬 コリン作動薬 ナロキソン（オピオイド投与例）
導尿	間歇導尿法 尿道留置カテーテル法

●尿閉の合併症

自律神経反応により，嘔気や徐脈のみならず低血圧や高血圧，場合によっては不整脈や心停止も起こりうる。また，膀胱の過伸展により膀胱壁の神経線維や平滑筋が破壊されると，排尿筋の収縮力が失われる。この変化は非可逆的であるとさえいわれており，尿路管理を誤れば，容易に腎機能の荒廃や重症尿路感染症を起こしうる。したがって，膀胱の過伸展を予防することが，尿閉の治療上重要である[3]。

●尿閉の治療 (表2)

原因の特定や除去が困難な場合，治療は薬物投与と導尿である。α_1受容体遮断薬は尿道抵抗の減少を目的として投与されるが，効果が安定するには数カ月を要する。コリン作動薬は膀胱収縮力増強を目的とするが，尿道抵抗の増大による排出障害が生じる危険がある[4]。オピオイドを投与している症例では，鎮痛効果に拮抗する可能性があるが，少量のナロキソンで治療できる。

導尿には，間歇導尿法と尿道留置カテーテル法がある。開始時期の決定にはエコーを用いることが推奨されており，膀胱容量が600ml以上であれば導尿を行うべきである。間歇導尿による排尿管理の有用性は確立しており，尿路合併症の発生頻度が低い。尿道留置カテーテル法は手間が省かれることから安易に行われる傾向が強いが，いかに無菌的に操作しても尿路感染は必発である。術後患者であれば24時間以内の使用に限定したほうがよい[2]。

おわりに

排尿機序は複雑で，尿閉の原因も多岐にわたる。漠然と対症療法を行うのでなく，原因を常に考慮すべきである。診断・治療にあたっては，関連科が緊密な連絡をとりながら行うことが望ましい。

文献

1) II 蓄尿と排尿の生理．山口 脩，嘉村康邦，宍戸啓一監．図説 下部尿路機能障害．東京：メディカルレビュー社；2004. p.8-15.

2) Baldini G, Bagry H, Aprikian A, et al. Postoperative urinary retention. Anesthesiology 2009 ; 110 : 1139-57.

3) 服部孝道，安田耕作．神経因性膀胱の診断と治療．東京：医学書院；1997. p.129-49.

4) 川口光平，小松和人，横山 修ほか．XII 病態に即した外来治療．XIII 間欠的自己導尿指導の実際．並木幹夫編．神経因性膀胱外来．東京：メジカルビュー社；1998. p.137-63.

（佐々木 英昭）

ミニレクチャー

術後鎮痛やPCAについての学会・研究会の紹介

　日本では，術後鎮痛に関する研究会の先駆けとして，1991年，術後疼痛研究会が組織され，それ以後術後痛に関する学会発表や論文報告が盛んになされるようになった。この背景としては，術後痛が単なる急性痛としてみなされる痛みだけでなく，遷延し難治性慢性痛としてその後の痛みに悩まされる原因ともなることが解明されてきたことが挙げられる。

　また，1998年には，術後疼痛研究会の中にPCA部門が設けられ，その後，PCA研究会としての活動が行われてきた。PCA研究会では1999年，2003年と2回にわたり術後疼痛研究会参加施設を対象としたPCAに関するアンケートを行い，PCAの現況と問題点を浮き彫りにし，PCAを普及していくための対策についても言及している[1]。術後疼痛研究会はその後，術後痛に関する情報提供を行い，臨床の現場における術後疼痛の重要性の理解を深める一助となり，さらに，術後痛対策に関するガイドラインを作成するなどある一定の成果を挙げたことで役目を果たしたとされ，2004年，第14回研究会をもって解散された。

　その後を受け新たに2007年，術後患者のQOLを高め，術後管理サービス(postoperative pain service：POPS)を標準化することを目的として発足したのがPOPS研究会である。現在，32施設が参加し(表)，8施設を中心として各施設の術後疼痛管理の現状に基づき，術後疼痛管理サービスの普及活動に努めている。

　POPS研究会では，術後疼痛管理サービスのシステム構築のため，以前は主に硬膜外麻酔を用いた術後疼痛管理が行われていたのに対し，

表　POPS研究会全参加施設

旭川医科大学病院	大阪大学医学部附属病院
札幌医科大学附属病院	関西医科大学附属枚方病院
北海道大学病院	大阪市立大学医学部附属病院
弘前大学医学部附属病院	和歌山県立医科大学附属病院
福島県立医科大学附属病院	奈良県立医科大学附属病院
自治医科大学附属病院	兵庫医科大学病院
防衛医科大学校病院	岡山大学病院
日本大学医学部附属板橋病院	広島大学病院
日本医科大学付属病院	島根大学医学部附属病院
東京大学医学部附属病院	愛媛大学医学部附属病院
慶応義塾大学病院	産業医科大学病院
東京女子医科大学病院	福岡大学病院
横浜市立大学附属病院	佐賀大学医学部附属病院
浜松医科大学医学部附属病院	長崎大学病院
金沢大学附属病院	熊本大学医学部附属病院
京都大学医学部附属病院	鹿児島大学病院

オピオイドなどを用いた静脈内投与も盛んに行われるようになった現状に則した，新たなガイドラインの作成を行うことを今後の目標として挙げている。さらに，各科医師，薬剤師，臨床工学技士，看護師などとの連携を図りつつ新たに作り上げた術後疼痛管理システムを用いることで，より良い術後疼痛管理サービスを提供できるとともに術後に起こりうる合併症を減少させ，患者満足度を高めることができると考えている。POPS研究会発足後第55, 56回日本麻酔科学会においてPOPSセミナーが開催され，学会発表も多数なされるなど，POPSに対する研究，発表がさらに進んでいる。

PCA研究会とは別に，ivPCA研究会の活動も日本のみならず海外においても活発に行われており，ivPCAに関して数多くの論文発表がなされている。ivPCAはまた，ivPCA研究会のみならず，疼痛治療研究会などでもトピックとして取り上げられている。

文献

1) 川真田樹人, 並木昭義. PCAの普及にあたって. 並木昭義, 表 圭一編. PCA（自己調節鎮痛）の実際. 東京：克誠堂出版；2004. p.119-27.

（佐藤　可奈子）

ミニレクチャー

アメリカの使用例

　アメリカでは，PCAは鎮痛方法として広く一般に普及している。PCAの普及には，マンパワーと機器の充実，スタッフの理解と協力が不可欠であるが，本レポートでは，アメリカの市中病院におけるPCAの現況と麻酔科医，看護師を含めたスタッフの関わりについて報告する。

　ウィスコンシン州ミルウォーキー市にあるClement J. Zablocki Veterans Affairs Medical Center（図1）は，主に退役軍人を対象とした病院で，Medical College of Wisconsinの教育関連病院の一つであり，急性期，慢性期，精神疾患専用ベッドなどを合わせると総病床数572床の中規模病院である。

　麻酔科管理手術症例が，年間1,800症例前後であり，手術麻酔専門の麻酔科医6名と数名のレジデントで麻酔管理を行っており，週に10～20症例で術後疼痛管理にivPCAまたはPCEAを行っている。麻酔科管理症例のうち50～60％がPCAポンプによる疼痛管理を行っており，一般外科患者に限ると70％以上の患者がPCAポンプを用いた治療を受けていた。

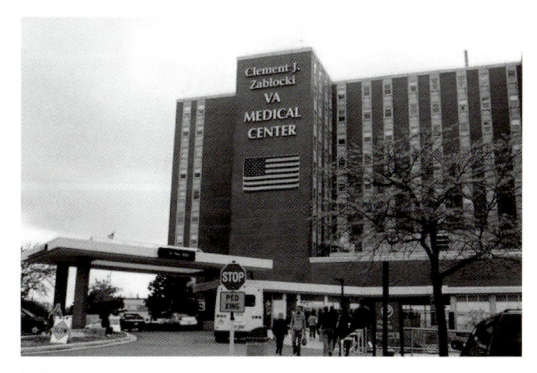

図1　Clement J.Zablocki VA Medical Center

病棟では，PCAポンプとともに歩き回る術後患者をしばしば見かける。

　ペインクリニックは，4名の専従ペインクリニシャンが，ペインクリニックとともに緩和医療に携わっている。緩和医療では，およそ80％の患者がPCAポンプによる疼痛緩和を行っている。

　PCAの処方や管理は，原則として，麻酔科医で構成されるAcute Pain Serviceにより行われている。薬物では，ivPCAに使用されるオピオイドは，モルヒネのほかにハイドロモルフォン（hydromorphone，日本では未発売）の使用頻度が高いことが特徴として挙げられる。一方，PCEAに使用する局所麻酔薬，オピオイドや使用量は日本と大きな違いは見られない。

　Acute Pain ServiceからのPCAのオーダーに基づいて，薬液の準備，ivPCAの場合のルート確保，PCAポンプの設定などの準備からその開始に至るまで，すべて看護師が行っていた。PCAフローシートを用いて，バイタルサイン，ペインスコアなどを記入し，評価していく。医師の指示に従い，処置やポンプ設定の変更も基本的にすべて看護師が行っていた。手慣れた様子で機器を扱う看護師を見ていると，PCAの歴史とマンパワーの違いを感じずにはいられない。

　PCAポンプはすべて機械式で，一つの機種に統一されていた（図2）。周術期用のポンプが30台あり，必要に応じて呼吸モニター（呼吸回数，Sp_{O_2}，Et_{CO_2}）も接続できる。操作が同じである同一機種にポンプを統一することは，スタッフのストレス軽減という意味において重要かもしれない。

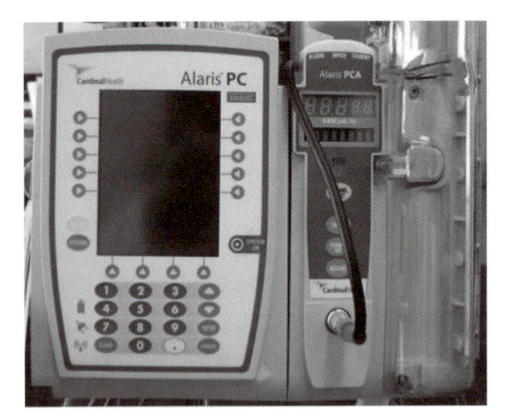

図2 Alaris®PCA, CardinalHealth

アラームへの対応も基本的に看護師が行っており，それぞれのPCAポンプに操作マニュアルが備え付けてあった．"アラームに対する処置で医師がコールされることはまずないよ"と麻酔科医が話していたのが印象的であった．

まとめとして，PCAによる疼痛管理はアメリカの市中病院でも広く普及している．日本の施設（筆者がこれまで所属した施設）との相違点だが，Acute Pain Serviceのように責任をもつ組織が明確であること，ガイドラインやマニュアルなどが整備されていること，そして麻酔科医，看護師スタッフも含めたマンパワー，機器の充実度の違いが挙げられる．

（平田　直之）

ミニレクチャー

カナダの使用例

　カナダはアルバータ州エドモントン市で，緩和ケア医として臨床研修を経験した。エドモントンでのPCAの使用状況を経験した範囲内で述べる。

　アルバータ州では，収入の4割が税金として徴収される。一方で，外来や入院にかかる医療費は無料である。外来で支払う薬代は，患者個人や雇用主が加入している保険により，負担額が変わってくる。

　このようなシステムのもとで医療が行われているので，本邦やアメリカ合衆国のように医療者や患者は，自由に治療方法，使用する薬物や医療機器などを選択できない。州の医療保険で，指定された医療機器や薬品を使用する必要がある。私が留学した2009年秋には，エドモントンでの主要な病院での輸液ポンプやPCAポンプは，同一の機種が使用されていた。

　手術後のivPCAに関しては，モルヒネのみを使用していた。また，制吐薬など他の薬物の混入もなく，術後は数日間（48〜72時間）の使用のみで，その後は中止されていた。

　緩和ケアの領域では，内服薬が使用できない患者に対しては，モルヒネ，ハイドロモルフォン，フェンタニル，メタドンなどの皮下注投与で疼痛コントロールを行っていた。持続投与はされず，時間を決めて，ボーラス投与されていた。静脈ルートはほとんど使用されておらず，輸液も皮下ルートが選択されていた。

　緩和ケアでは，PCAはまったく使用されていなかった。理由は，PCAポンプにかかるコスト削減のためと，緩和ケアの本質を追求し，日常生活の継続を重視した結果であると考えられる。末期癌の患者は，疼痛時，自分でボタンを押すという行為や判断ができない状況にあることも多い。また，高次緩和ケア病棟では，患者の疼痛の訴えを家族や医療者が受け止め，共有し，迅速に疼痛コントロールを行うことがケアの本質と考えている。このような理由で，PCAは必要ないとする意見もあった。

　PCAは，患者の疼痛時に，誰にも気兼ねなく設定された薬を自分自身で投与することができる。医療者側は数時間に1回，器械をチェックすることにより，患者の疼痛の度合い，鎮痛薬の使用回数などを知りうることとなる。しかしながら，手厚いケアのもとで治療されている患者には，PCAは必要ないのかもしれない。一方で，考え方を変えれば，医療者や家族が患者の訴えに応じて対応する疼痛コントロールも，広い意味での究極のPCAといえる。

　エドモントンには，"エドモントンインジェクション"と呼ばれる薬液注入装置があった。これは，医療スタッフが皮下注する薬液の量を間違わないように，オピオイドが入った塩化ビニールの容器よりエクステンションチューブで一定量の薬液を注入するデバイスにつながっており，そこから患者の皮下に薬液が投与できるシステムである。持続投与の設定は不可能である。1回量の設定のみが可能で，医療者や家族はエドモントンインジェクションを操作することにより，1回投与量を間違いなく患者に投与できるというシンプルなシステムである。商品化しないのかという私の問いに対して，簡単なシステムなので商品化しても利益がない，という話であった。

　以上，カナダはアルバータ州エドモントンでのPCAの使用状況を見聞の範囲内で報告させていただいた。

（間宮　敬子）

ミニレクチャー

フィンランドの使用例

　フィンランドには，医学部を有する大学が5つある。ヘルシンキ大学，トゥルク大学，オウル大学，タンペレ大学，クオピオ大学であり，このうち，首都ヘルシンキにあるヘルシンキ大学がもっとも学術的評価が高い大学であるとされている。ヘルシンキ大学付属病院は，市内のいくつかの分院から成り立っており，そのうちの一つ，Women's Clinic に行く機会があったため，そこでのPCAの使用状況などについて報告する。

　ところで，ヘルシンキでは，ほとんどの妊婦は和痛分娩で管理されている。そのため，通常分娩から緊急帝王切開に変更となった場合にも，硬膜外カテーテルが挿入されており，比較的早期の術中，術後に硬膜外鎮痛を利用できる利点がある。また，患者が手術室に入室してから，全身麻酔・執刀開始を経て児娩出までの所要時間が5分以内であるにもかかわらず，Women's Clinic の Dr.Pekka は"いかに素早く患者を分娩室から手術室まで運ぶかが，今後の課題だ"と話していたことは衝撃的であった。

　さて，フィンランドにおける術後痛に対するPCAの臨床使用は，1993年に米国留学帰りの麻酔科医 Meretoja によって，ヘルシンキ大学の Pediatric Clinic で行われたのが始まりである。現在では，施設ごとの違いはあるものの，ヘルシンキ大学付属病院の多くの分院で広く適用されている。Women's Clinic では，PCAポンプとして CADD-Legacy™ PCA（Smith Medical International 製，WD24 4LG, UK）が使用されていた。術後痛に対するPCAの適応は，①硬膜外麻酔の適応のない（医学的禁忌よりも拒否する患者のほうが多いとのこと），②全身状態が良い，③理解力のある，④下腹部手術の患者である。経腟手術のほとんどはモルヒネを併用した腰椎麻酔で管理され，術後疼痛に対してPCAは行われていない。PCAに用いる薬液は，生理食塩液100ml中に，オキシコドン100mg，およびデヒドロベンズペリドール（ドロペリドール）5mgを含有したものが用いられることが多い。PCAの設定は，1回注入量2～3ml，ロックアウト時間8～15分であり，持続注入は通常行われない。乳癌手術後や高齢者では，1回注入量を1mlに減量することが多いようである。一般的に，術後鎮痛に対してはPCAだけではなく，パラセタモール（アセトアミノフェン）1g×4/日（経口）がほぼルーチンで使用されている。初期設定で疼痛緩和が得られにくい場合は，1回注入量を増やすことで対処している。また，パラセタモールに替えて非ステロイド性抗炎症薬のイブプロフェン800mg×3/日（経口）やケトプロフェン100mg×3/日（経口）を使用することも有効であるが，この場合，やはり術後出血には注意が必要とのことである。

　なお，PCAの薬液の調整，患者へのセッティングおよびPCAに関する患者教育などは看護師が行っており，医師の仕事は患者の状態，病態に合わせた薬液の処方，およびPCAの設定を決定することであった。

　フィンランドにおける薬物投与量は，日本における一般的な使用量と異なっていることが印象的であった。

（新谷　知久）

ミニレクチャー

中国の使用例（中国医科大学付属盛京病院）

現在，私は札幌医科大学医学部麻酔科大学院に留学中であるが，直前まで勤めていた中国医科大学付属盛京病院（図1）麻酔科で私たちが行っているPCAの状況を紹介する。

中国における臨床的なPCAは，1980年代に紹介され，知られるようになったが，実際に広まったのは1990年代になってからのことである。2000年代からはさまざまな場面で使用されるようになり，さらに拡大している。

中国医科大学付属盛京病院は，ベッド数4,368床，手術室は合計76室あり，2009年の手術件数は約56,000件で，うち約15%が術後痛の軽減にPCAを選択している。手術患者以外に，癌性疼痛や帯状疱疹後神経痛患者の中にもPCAを希望する患者がいる。

● PCAの適応

患者の希望とリスク-ベネフィットを考慮し，ivPCAまたはPCEAのいずれかを行っており，装置はすべてディスポーザブルを使用している（図2）。脳神経外科手術，心臓・大血管手術，肝胆系の手術，腹腔鏡手術，整形外科手術，婦人科手術などでは，ivPCAを積極的に行っている。一方，胸部手術，腹部手術，腎尿路系手術，産科手術などでは，PCEAのほうがよいようである。患者の状態や個人差などから，ivPCAとPCEAの術式による使い分けは適宜変更となる。なお，小児ではスタッフの十分なフォローが難しいため，PCAを使用することはほとんどない。

● PCAで使用する薬

ivPCAでは，追加鎮痛薬，制吐薬なども併用しながら麻薬投与を行う。麻薬は，トラマドール，モルヒネ，フェンタニルが疼痛の程度に応じて用いられる。悪心・嘔吐対策には，ドロペリドールとオンダンセトロンが広く使用されている。PCEAの場合，当院ではロピバカインとブピバカインに麻薬（モルヒネ，フェンタニル，またはスフェンタニル）を混合したものが広く使われている。たとえば，和痛分娩ではロピバカインまたはブピバカインとフェンタニルの混合投与，癌性疼痛ではモルヒネによるivPCAを行う。悪心・嘔吐などの副作用に対しては，予防的な薬物投与を積極的に行う。

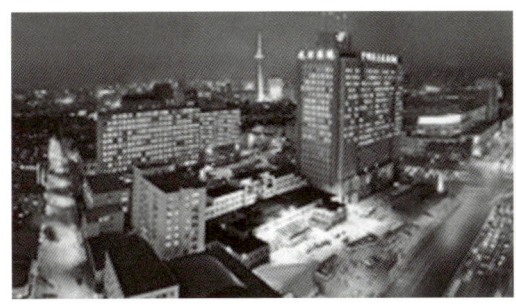

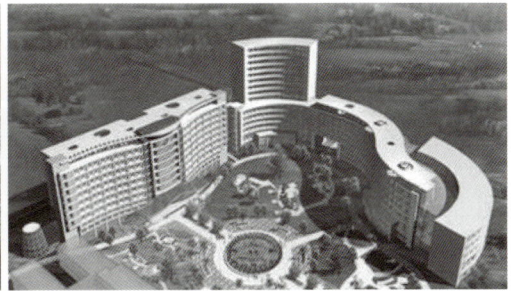

図1　中国医科大学付属盛京病院（左）と分院（右）

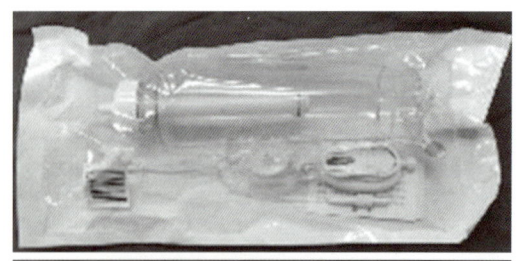

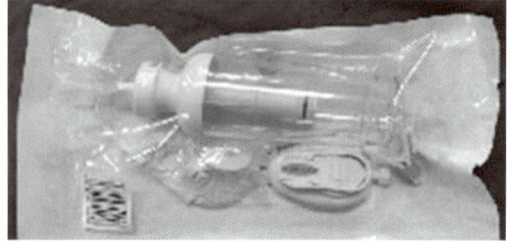

図2 PCEA用のポンプ（上）とivPCA用のポンプ（下）

● PCAの方法

まず，初期投与量は，レジデントの管理のもと，痛みがなくなるまで鎮痛薬（通常は静脈内モルヒネ）を投与することで初期鎮痛を得る。このときのモルヒネの量をもとにPCAでの投与量を設定し，手術後に責任医師が患者と家族に対してPCA装置の使い方を説明する。特に，PCAボタンの操作と，十分に鎮痛効果がないときにはさらにPCAボタンを押すことについては，丁寧に話す。最後に，PCAを患者の静脈回路に接続し，手術終了30分，2，4，8，12，24，48時間後に鎮痛効果を確認する。

● まとめ

中国でも，日常診療において，PCAは便利かつ非常に効果的な鎮痛方法として知られている。その理由は，適切な鎮痛効果と副作用の軽減，そして患者満足度が高い点にある。鎮痛薬の薬物動態学といった，薬理学的な側面やPCAの技術的な安全さなどが広く知られるようになると，さらに患者に受け入れられやすいものになると考える。

（周　　静，孟　凌新）

用語の解説

ACOG (American College of Obstetricians and Gynecologists)
米国最大の産婦人科医の団体である米国産婦人科医師会（http://www.acog.org/）。

acute pain service
十分な術後鎮痛は術後合併症を軽減させ，患者の予後を改善する目的においても疼痛管理は重要であるが，一人一人の医療従事者が行えることには限界があり，また，その質も一定化しないため，疼痛管理のシステム化を行うことで疼痛の質を一定化し，疼痛管理の質を底上げするサービスのこと。欧米の多くの病院では採用されている。

ASA (American Society of Anesthesiologists)
米国麻酔科学会（http://www.asahq.org/）。

breakthrough pain
鎮痛薬により痛みが良好にコントロールされている患者に，突然一時的，間歇的に出現または増強する痛みが起こること。

CHEOPS (Children's Hospital Eastern Ontario Pain Scale)
カナダの心理学者と麻酔科医のチームが，小児の術後痛の評価のために考案した評価法。泣き方，表情，痛みの訴え，姿勢，傷を触れようとするか，脚位置の6つの行動項目を規定した段階的に点数をつけていく方法。

COX-1 阻害薬 (cycloxygenase-1 inhibitor)
シクロオキシゲナーゼ（COX）はプロスタグランジン類の生成に必要な酵素であり，2種類のアイソザイム（COX-1 と COX-2）が存在する。COX-1 は広範な細胞に存在する構成的な酵素であり，消化管では粘膜保護作用をもつプロスタグランジン類の生成に関与している。COX-2 は炎症の局所で誘導的に発現し，炎症反応を仲立ちするプロスタグランジン類の生成に関与している。旧来型（COX 非選択的阻害型）の非ステロイド性抗炎症薬（NSAIDs）は，その COX-2 阻害作用によって炎症を抑えるが，同時に，その COX-1 阻害作用に基づく消化器粘膜への障害（潰瘍，出血）が避けられないため，胃潰瘍，腎機能障害患者では使用を避ける。

COX-2 阻害薬 (cycloxygenase-2 inhibitor)
シクロオキシゲナーゼ（COX）はプロスタグランジン類の生成に必要な酵素であり，2種類のアイソザイム（COX-1 と COX-2）が存在する。COX-2 は炎症の局所で誘導的に発現し，炎症反応を仲立ちするプロスタグランジン類の生成に関与している。旧来型（COX 非選択的阻害型）の非ステロイド性抗炎症薬（NSAIDs）は，その COX-2 阻害作用によって炎症を抑えるが，同時に，その COX-1 阻害作用に基づく消化器粘膜への障害（潰瘍，出血）が避けられないと見なされている。COX-2 のみを選択的に阻害することで，抗炎症作用と消化器への副作用を減らす。また，血小板の COX-1 活性を阻害しないため，トロンボキサン A_2（TXA_2）の合成は阻害されず，易血栓傾向になりやすく心血管系合併症の発生率が高くなるため，冠動脈バイパス術後の患者では使用を避ける。

DPC (diagnosis procedure combination)
入院患者の診療報酬額について，診断群分類に従った定額払いをする包括評価制度。米国の Diagnosis Related Group（DRG）をもとに，日本独自の"医師の診断（diagnosis）"＋"診療行為（procedure）"＋"組合せ（combination）"で分類を作成する。患者が該当する診断群分類（DPC）の点数に入院日数と病院ごとの係数を乗じて算定する診療報酬点数に，出来高部分の点数を加えたものが，その患者の入院医療費となる。この計算方式が適用されるのは，入院基本料や検査，投薬，注射，画像診断などで，手術，高額な処置，リハビリテーションなど，技術料部分は従来どおりの出来高払い方式が適用

される。2002年4月の診療報酬改定で，大学病院など特定機能病院に導入が決定され，03年度から実施されている。

Et_{CO_2} (end-tidal CO_2)

PA_{CO_2}（肺胞気炭酸ガス分圧）はPa_{CO_2}（動脈血炭酸ガス分圧）とほぼ等しく，Et_{CO_2}がPA_{CO_2}とほぼ等しいことから，$Et_{CO_2} = Pa_{CO_2}$と考えられる。血液ガス分析を行わなくてもPa_{CO_2}を推測できるため，臨床上有用なモニターとなる。

M3G (morphine-3-glucuronide)

肝臓でモルヒネの約60%が代謝され，M3Gとなる。M3G自体はオピオイド受容体に結合せず，ほとんど鎮痛作用がない。

M6G (morphine-6-glucuronide)

モルヒネの活性型代謝産物であるmorphine-6-glucuronide（M6G）は薬理活性のあるμ受容体作動薬であり，モルヒネと同等の鎮痛，鎮静，呼吸抑制などの作用をもっている。M6Gの血漿濃度のピークはモルヒネのピークよりも遅れるため，遅発性の呼吸抑制の原因になる。また，モルヒネは主にグルクロン酸抱合で排泄されるが，M6Gは主に腎排泄に依存しているため，腎不全患者ではM6Gの蓄積により作用の延長が認められる。腎不全患者ではモルヒネ以外のオピオイドを使用することが勧められる。

MCP (maximum concentration with severe pain)

強い痛みを感じる有効血中濃度の最大値。

MEAC (minimum effective analgesic concentration)

鎮痛薬がある一定の血中濃度に達したとき鎮痛作用が得られるが，痛みがないと感じる最低血中濃度のこと。MEAC以上に血中濃度が上昇しても，それ以上の強い鎮痛効果は得られないが，MEAC以下に減少すると痛みが急速に出現する。個人によってMEACは異なる。MCPは個人差が大きいが，MEAC−MCPの差には個人差が少ない。

multimodal analgesia

異なるクラスの鎮痛薬の組み合わせや，異なる経路で薬物を投与することによって，効果的に鎮痛を得るとともに薬物による副作用の減少を図ることを目的とした多面的鎮痛治療。

NCA (nurse-controlled analgesia)

PCAを理解できない年少児や高齢者などに対して，必要に応じて観察看護師がPCAの操作を行って鎮痛を図るシステム。

NK-1受容体拮抗薬 (neurokinin-1 receptor antagonist)

シスプラチンのように，催吐作用の強い抗癌薬により誘発される悪心・嘔吐の予防に対し，ステロイドおよび選択的セロトニン5-HT_3受容体拮抗薬と併用する経口薬として考案された。5-HT_3受容体拮抗薬は化学療法によって引き起こされる"急性悪心・嘔吐"〔chemotherapy-induced nausea=（CINV）の急性症状〕にしか有効でないのに対し，NK-1受容体拮抗薬は急性・遅発性双方に有効である。肝薬物代謝酵素CYP3A4により代謝される。

NNT (number needed to treat)

あるエンドポイントに到達する患者を一人減らすために，何人の患者の治療を必要とするかを表した疫学の指標の一つである。NNTが小さいほど効果の高い（確率の高い）治療法ということになり，NNTが大きいほど効果の低い治療法ということになる。NNTは治療法を比較するのに用いることができるとともに，実際の臨床の場において，その治療法がどれくらい効果があるのかを具体的に表す簡便な指標といえる。また，NNTは絶対リスクの減少の逆数ともいう。

NRS (numeric rating scale)

痛みの強さを0から10までの11段階に区切り，現在感じているペインスコアを口答あるいは数字に丸を付け記入してもらう方法。VASとは異なり，順序尺度の整数データで表す。

NSAIDs (nonsteroidal anti-inflammatory drugs)

化学構造式にステロイド骨格をもたない消炎鎮痛薬の総称。アスピリンやインドメタシンなどが含まれる。COXの活性を阻害し，アラキドン酸からPGH_2が合成されるのを阻害し，

PG 合成と TX 合成を抑制することで，発熱や発痛作用をもつ物質の生産を抑制する。

PCA ボタン
患者が鎮痛薬を要求する際に押す PCA ポンプのボタン。これを押すことによってあらかじめ設定された量だけが投与される。PCA ボタンには直接ポンプ本体にあるもの，コードを介して，少し離れたところにあるものと 2 種類がある。

PCRA (patient-controlled regional analgesia)
カテーテルを留置して末梢神経ブロックを PCA で行うこと。薬液濃度，持続投与量，1 回投与量，ロックアウト時間の設定についてはまだ検討が進んでいない。

POPS 研究会
術後疼痛研究会を引き継ぐかたちで 2007 年，術後患者の生活の質（quality of life：QOL）を高め術後疼痛管理サービス（postoperative pain service：POPS）を標準化することを目的として発足した。現在 32 施設が参加している。現状に即したガイドライン作りや普及活動に努めている。

Prince Henry score
安静時と体動時の疼痛の有無を一つの方法で下記の 5 段階で評価する。
0：咳をして痛まない。
1：咳をすると痛むが，深呼吸では痛まない。
2：深呼吸をすると痛むが安静にしていれば痛まない。
3：多少安静時痛はあるが鎮痛薬は必要でない。
4：安静時痛があり，鎮痛薬が必要である。

Sp$_{O_2}$ (pulse oximeter O$_2$ saturation)
2 つの波長の光を指先や耳尖などを通過させ，光の減衰の度合いから動脈血酸素飽和度（Sa$_{O_2}$）を計算して，連続的に表示する。測定する機器はパルスオキシメータと呼ばれ，脈拍数も表示する。

subcutaneous PCA (scPCA)
静脈路が確保できない患者など，ivPCA が困難な場合に，皮下にオピオイドを投与することで鎮痛を図る。前胸部など固定性の良い所に翼状針を皮下に留置して持続投与する。

VAS (visual analogue scale)
10 cm の直線を示し，左端を"無痛"，右端を"想像できる最大の痛み"としたとき，患者に現在の痛みが線上のどこにあたるか示してもらう。個々の患者によって痛みの感じ方が異なるので比較は困難であるが，同一患者の治療前後の痛みの程度はよく反映される。

VRS (verbal rating scale)
言葉により痛みの強さを段階別（たとえば 4 段階，0：痛みがない，1：少し痛い，2：かなり痛い，3：耐えられないほど痛いなど）の強さを表現し評価する方法。

WHO 3 段階除痛ラダー
癌の痛みが出現した場合，第一段階として NSAIDs，アセトアミノフェン，鎮痛補助薬を使用して除痛を図る。不十分な場合は，第二段階として弱オピオイド（リン酸コデイン，トラマドールなど）を加える。それでも不十分な場合は，第三段階として強オピオイド（モルヒネ，オキシコドン，フェンタニル）に変更して，痛みの強さに応じて増量して行くこと。

アセトアミノフェン
COX-1 と COX-2 の阻害作用に依存せず解熱鎮痛効果をもたらす。このためアセトアミノフェンの通常使用量では，胃粘膜障害・腎機能障害・血小板機能障害の発現はまれであり，高齢者や腎機能が低下した者でも使いやすい。

アミド型局所麻酔薬
神経細胞に作用して，その興奮を抑制することにより鎮痛作用を発揮する薬物。化学構造式の違いにより中間連鎖にアミド結合があるアミド型とエステル結合があるエステル型に分類される。前者にはテトラカイン，プロカイン，コカイン，後者にリドカイン，ロピバカイン，ブピバカインなどが含まれる。

イオントフォレーシス
皮膚に微弱な電流を通電することにより，溶解した薬物を経皮吸収させる方法である。一般に吸収効果の高い陽性荷電，脂溶性，低分子量

の薬物が選択される。経皮的投与の場合，薬物が血管内移行した後の肝初回通過効果を無視できるため，経口投与よりも生体内利用が高い。また，非侵襲的かつ容易に投薬できる。

オピオイド（opioid）

オピオイドとは，オピオイド受容体と親和性を示す化合物の総称。"オピウム（アヘン）類縁物質"という意味であり，アヘンが結合するオピオイド受容体に結合する物質（元来，生体内にもある）として命名される。アヘンに含まれるものとしては，モルヒネ，コデインなどがあり，これらを元に合成したものとしてはナロキソン，フェンタニルなどがある。生体内のオピオイドはペプチドであり，作用する受容体の違いによってエンドルフィン類（μ受容体），エンケファリン類（δ受容体），ダイノルフィン類（κ受容体）の3つに分類される。

オピオイドローテーション

オピオイド鎮痛薬（モルヒネ，オキシコドン，フェンタニル）の使用において，副作用が制御不能などにより疼痛コントロールが不良となったなどの理由で，ほかのオピオイドに切り替えることを示す。目的は，①副作用の軽減・回避，②鎮痛効果の改善，③耐性の回避のためで，副作用が制御不能でオピオイドを増量できずに鎮痛効果が不十分の場合でも，ほかのオピオイドに替えることで副作用が緩和され良好な疼痛効果が得られる場合を認める。また，同じオピオイドを投与し続けると鎮痛効果に耐性が生じるとされており，この場合オピオイドを替えることで鎮痛効果を増強（回復）できることがあると考えられている。

オンダンセトロン

5-HT$_3$受容体拮抗薬であり，抗癌薬などによる薬物性嘔吐の予防および治療に用いられる。ゾフランという商品名でグラクソ・スミスクライン，第一三共から市販されている。

癌性疼痛

原発巣による組織浸潤，神経圧迫や転移巣による痛み，癌治療（手術，化学療法，放射線療法）に関連した痛みなど多発的で，進行性の痛み。食欲低下や長期臥床など生活状況の変化や全身状態の変化に伴う痛みもある。

基礎持続投与（background infusion）

PCAではボーラス投与のみを行う方法と，一定量を持続投与してPCAを併用する方法がある。持続投与には，必要と考えられる鎮痛薬を最低限確保する意義がある。同時に，呼吸抑制などの合併症に常時気をつける必要がある。

拮抗性麻薬

μおよびκアゴニスト，μアンタゴニストであるブプレノルフィン，κアゴニスト，μアンタゴニストであるペンタゾシン，ナロルフィンなどが分類される。

急性痛

痛みは，具体的な組織損傷あるいは組織損傷の可能性に付随した，あるいはそのような損傷を表現する不快な知覚と感情的経験と定義され，急性痛は短期間（6週未満）の痛みのこと。原因が明らかであることが多い。

クロニジン

アドレナリン受容体のサブタイプであるα_2受容体に選択的に作用することにより，節前線維の興奮を抑制し，ノルアドレナリンの分泌を抑制する。局所血管収縮，局所麻酔薬の神経遮断促進，脊髄での鎮痛作用などがある。

ケタミン

フェンサイクリジン系誘導体で，2つのラセミ異性体の混合物である。チオペンタールよりも脂溶性が10倍高く，急速に中枢神経系を抑制し，催眠・鎮静・健忘・鎮痛作用を起こす。筋肉と脂肪に急速に再分布されて，肝臓で活性の弱い代謝産物のノルケタミンに代謝される。また，心血管系を刺激し，血圧上昇，心拍数・心拍出量を増やす。

最小有効血中濃度（minimum effective analgesic concentration：MEAC）

鎮痛薬がある一定の血中濃度に達したとき鎮痛作用が得られるが，痛みがないと感じる最低血中濃度のこと。MEAC以上に血中濃度が上昇しても，それ以上の強い鎮痛効果は得られないが，MEAC以下に減少すると痛みが急速に

出現する．個人によって MEAC は異なる．

最大ボーラス回数
一定時間内にボーラス投与が可能な回数を，ロックアウト時間以上に制限するもの．この設定により一定時間内の薬液投与量に制限が加わり，過剰投与を防止する方法の一つである．

シーリング効果（天井効果）
鎮痛薬などの投与量を増やしていくと，一定以上では治療効果は頭打ちとなり，副作用ばかりが出てしまうこと．

ジフェンヒドラミン
H_1 受容体拮抗薬であり，末梢および中枢のヒスタミンと競合的に拮抗することにより炎症，気道分泌の抑制，鎮静作用がある．ヒスタミン受容体への競合以外に抗コリン作用があり，口渇などの副作用を示しうる．副作用に催眠作用があるが，その作用を逆に利用した睡眠改善薬がある．ほかに，ジフェンヒドラミンが神経伝達物質のセロトニンの再取り込みを阻害することから，抗うつ薬である選択的セロトニン再取り込み阻害薬（SSRI）発見につながった．

睡眠時無呼吸症候群（sleep apnea syndrome）
睡眠時無呼吸症候群は読んで字のごとく"睡眠時"に"無呼吸"状態になる病気で，"無呼吸"とは 10 秒以上の呼吸停止と定義される．この無呼吸が 1 時間に 5 回以上，または 7 時間の睡眠中に 30 回以上ある者は，睡眠時無呼吸症候群と診断される．

タイトレーション
低容量から始めたオピオイドを，除痛するために必要な量（MEAC）まで段階的かつすみやかに増量していくこと．

遅発性の呼吸抑制
親水性であるモルヒネを硬膜外に投与した場合，髄液内を頭側へ拡散することにより直接呼吸中枢に作用するため，投与後 12 時間以降に再度呼吸抑制がくること．

デクスメデトミジン
イミダゾール骨格を有し，強力かつ選択性の高い中枢性 $α_2$ アドレナリン受容体作動性の鎮静薬．脳橋の背外側部にある青斑内の青斑核（locus ceruleus）に存在する中枢性 $α_{2A}$ 受容体を介して鎮静作用を発現するといわれている．鎮静作用のほか，痛みや不安の抑制，ストレスによる交感神経亢進を緩和することによる循環動態の安定化作用など，幅広い薬理作用を呈する．この薬は 1999 年米国において承認され，わが国でも 2004 年 1 月に承認されている．効能・効果は，集中治療下で管理し，早期抜管が可能な患者における人工呼吸中および抜管後の鎮静作用．用法・用量は，通常成人には 1 時間あたり 6 μg/kg の速度で，10 分間静脈内に持続注入し，続いて患者の病態に合わせて，至適鎮静レベルが得られるよう，維持量として 0.2〜0.7 μg/kg の範囲で持続注入を行う．

トラマドール
μアゴニストと三環系抗うつ薬の作用を併せもったオピオイド系（フェノールエーテル系）鎮痛薬の一つ．WHO ラダーでは第 2 段階薬（弱オピオイド）に位置づけされる鎮痛薬であるが，呼吸抑制作用や便秘・嘔吐などの副作用が少なく，消化管運動抑制作用やオッディ括約筋の収縮作用も弱い．μ受容体に対する親和性は，コデインの 1/10，モルヒネの 1/6,000 ある．半減時間は 5〜7 時間となっているが，肝機能や腎機能の低下した患者では，半減期がおよそ 2.5 倍の約 12.5〜17.5 となる．

特定保険医療材料費
保険診療において，手術料や薬物料とは別に算定できる特別な保険医療材料．

2 椎間法（double catheter 法）
無痛分娩において，分娩第 1 期の痛み（T10〜L1）と分娩第 2 期の痛み（S2〜4）に対し，経過に合わせて 2 か所から 2 本のカテーテルを使用し鎮痛を図る方法．

ナロキソン
モルヒネ類縁化合物の創薬過程で偶然発見された，競合性麻薬拮抗薬．μ受容体に選択的に働く．初回通過でほぼすべて代謝され，血中半減期は短い．内服では無効である．

ノルケタミン
ケタミンが肝臓で N-demethylation される第

一代謝産物で，ケタミンの約20～30％の活性を有する。

フェンタニル

合成麻薬の一つで，μおよびκ受容体の作動薬。効果はモルヒネの200倍といわれ，循環器系にあまり影響はないが，呼吸抑制は強く，臨床使用量でも多くの場合，呼吸補助を必要とする。大量投与でないかぎり，意識レベルには影響しない。使用後に嘔気を訴えることがある。排泄半減期は3.6時間と長いが急速に脂肪組織などへ移行するため，血漿中からは投与後60分以内に98％が消失する。

ブプレノルフィン

μ受容体に対する部分的アゴニストで，鎮痛作用はモルヒネの20～50倍。筋注，坐剤，硬膜外で投与可能であり，副作用には呼吸抑制，悪心，嘔吐，眠気，頭痛などがある。

ベンゾジアゼピン

催眠・鎮痛作用，抗不安作用，抗痙攣作用をもつ薬物。ジアゼパムやミダゾラムなどがある。

ペンタゾシン

κ受容体作動薬，μ受容体拮抗薬。モルヒネより鎮痛作用が弱い。依存性は少ないとされるが，実際の臨床では問題となっている。筋注，静注，経口投与が可能である。眠気，発汗，めまい，頭痛，血圧上昇，頻脈などの副作用が見られることがある。

傍脊椎ブロック（paravertebral block）

傍脊椎腔に局所麻酔薬を投与することにより，片側の脊髄神経と交感神経を遮断することを目的とする神経ブロック。

ボーラス投与量（bolus dose）

PCAボタンを1回押した際に注入される薬液量，PCA1回投与量ともいう。

麻薬及び向精神薬取締法

麻薬および向精神薬の輸入・輸出，製造，製剤，譲り渡しなどについて必要な取締りを行うとともに，麻薬中毒者について必要な医療を行うなどの措置を講ずることなどにより，麻薬および向精神薬の濫用による保健衛生上の危害を防止し，もって公共の福祉の増進を図ることを目的とする法律。制定時の題名は"麻薬取締法"あったが，1990年の法改定で現在の題名となる。主務官庁は厚生労働省。

麻薬管理者

都道府県知事の免許を受けて，麻薬診療施設で施用または交付される麻薬を業務上管理する医師，歯科医師，獣医師または薬剤師のこと。

麻薬の脂溶性

脂溶性が高いと硬膜外投与された麻薬は，すみやかにその部位の組織に吸収されるため，上位中枢への拡散は少なく分節性に作用しやすい。フェンタニルは脂溶性が高く，モルヒネは脂溶性が低い。

モルヒネ

アヘンに含まれるアルカロイドで，チロシンから生合成される麻薬の一つ。ベンジルイソキノリン型アルカロイドの一種。分子式$C_{17}H_{19}NO_3$，分子量285.4。モルヒネはオピオイド神経を興奮させ，下行性疼痛制御により，侵害受容器で発生した興奮の伝達を遮断し上行性疼痛伝達を止めることにより中枢鎮痛作用を示す。副作用には依存性，耐性のほか悪心・嘔吐，便秘，眠気，呼吸抑制などがある。

ラムゼイスコア（Ramsay sedation scale/score）

Michael A.E. Ramsayによって，鎮静する患者のために定められた最初のスケールで，覚醒性の確認として設計された。患者の覚醒の度合いを6つの異なるレベルにより記録する。この鎮静薬または麻薬が与えられる場合はいつでも，それは直観的に明らかなスケールであり，集中治療室（ICU）のみならず一般的な使用に役に立つ。スケールの使用により覚醒レベルを適正にコントロールすることで，過剰な鎮静や不十分な鎮静による弊害を回避できる。

薬事法

医薬品，医薬部外品，化粧品および医療機器の品質，有効性および安全性の確保のために必要な規制を行うとともに，指定薬物の規制に関する措置を講ずるほか，医療上特にその必要性が高い医薬品および医療機器の研究開発の促進

のために必要な措置を講ずることにより，保健衛生の向上を図ることを目的とする法律。

レボブピバカイン

長時間作用型の局所麻酔薬で，ブピバカインと同等の効力をもつ。ブピバカインは，血管内誤投与時や大量投与時における心毒性が強く，痙攣が発現する投与量と心停止が発現する投与量の差が少なく，重篤な心血管系症状（心室性不整脈など）が生じた場合は蘇生が難しくなるが，心血管系および中枢神経系に対する作用には立体特異性があり，S（−）異性体であるレボブピバカインは，ラセミ体のブピバカインや，R（＋）異性体よりも，心毒性および中枢毒性が低いとされている。

レミフェンタニル

フェンタニルと同様，選択的μオピオイド受容体アゴニストとして作用する鎮痛薬であり，作用発現までの時間が短く（約1分），消失も早い（5〜10分）ことが特徴。このような超短時間作用型鎮痛薬であるため，静脈内への持続投与速度を調節することで，痛みのコントロールが比較的容易にできる。レミフェンタニルは，血液中および組織内の非特異的なエステラーゼによってすみやかに代謝されるため，肝・腎機能が低下した患者でも使用できる。さらに，蓄積性が少なく，長時間投与後も呼吸抑制などの遅発性の副作用が起こりにくいと考えられる。

ロックアウト時間（lockout time）

ロックアウトタイム，ロックアウトインターバルともいう。PCAで，ボーラス投与が行われた後の一定期間は，PCAボタンを操作しても薬液が投与されない。この薬液が投与されない間隔，またはボーラス投与が可能な最低投与間隔のこと。過剰投与を防止する安全機能の一つである。

ロピバカイン

長時間作用型の局所麻酔薬で，pKaは8.07，タンパク結合性は94％であるが，脂溶性はブピバカインよりも低い。代謝は肝のP-450による。硬膜外投与や末梢神経ブロックの場合，エピネフリンを添加しても臨床的に有意な作用時間の延長は認められていない。Aβ線維よりもAδ線維とC線維に選択的に作用するため，運動神経遮断が少ないといわれている。

和痛分娩

さまざまな無痛分娩の方法の一つ。麻酔科医が行うneuraxial block〔硬膜外麻酔，脊髄くも膜下麻酔，脊髄くも膜下硬膜外併用麻酔（CSEA）〕を狭義の無痛分娩と示すなら，和痛分娩は鎮痛薬を静脈内投与，筋肉注射，吸入麻酔を使用する疼痛緩和，あるいは薬物を用いない代替医療を示す。

（水口　亜紀）

索 引

和 文

あ
アセトアミノフェン 176, 285
アミド型局所麻酔薬 285
アラーム 265, 266
アラキドン酸カスケード 139
アレルギー 234
安全管理 228

い
イオントフォレーシス 285
意識障害患者 181
痛み表現 176
医療機器 222
医療用麻薬 221
インフューザーポンプ 159

う
ウェブサイト 254
運動誘発電位 155

え
エドモントンインジェクション 279

お
横隔神経 165
嘔気・嘔吐 267
悪心 267
　── ・嘔吐 44, 150, 166, 179, 281
オピオイド 250, 286
　── 誘発性瘙痒 269
　── ローテーション 263, 286
オンダンセトロン 269, 281, 286

か
開心術 252
開腹術 158
過鎮静 57
下腹部開腹術 185
痒み 269
看護師 217, 224
　── の役割 220, 224
患者への教育 225
患者用パンフレット 227
癌性疼痛 281, 286
冠動脈バイパス術 152

き
機械式PCAポンプ 241
機器管理 237
　── データ 239
基礎持続投与 286
拮抗性麻薬 286
キャンディー 188
急性痛 286
　── 管理 165
教育 258
胸腹部大動脈瘤 155
胸部大動脈瘤 155
局所麻酔薬中毒量 160

く
クロニジン 80, 286

け
経鼻投与 86
ケタミン 80, 130, 155, 286
血液凝固能 63

こ
交感神経 165
抗凝固薬 234
抗凝固療法 162
抗生物質 264
硬膜外膿瘍 264
硬膜外麻酔 62, 177
硬膜穿刺後頭痛 82
高齢者 182, 183
呼吸抑制 43, 57, 179, 271
誤作動 47
コミュニケーション 218

さ
最小有効血中濃度 53, 286
最大ボーラス回数 287
在宅医療 14
サプリメント 234

し
シーリング効果 287
シクロオキシナーゼ 139
自己調節鎮静 189
自己調節前投薬 187
ジコノタイド 80
持続注入 250
ジフェンヒドラミン 179, 287
周術期管理チーム 259
主治医 219
手術計画表 230
術後回診 218
術後瘙痒 269
術後疼痛管理サービス 275
術後疼痛経過観察表 154
術後疼痛研究会 275
術後PCAスコア表 225, 226
消毒 264
小児 175
　── の疼痛管理法 176
　── のPCP 188
初期鎮痛 203, 204
助産師 204
処方指示 231
心・大血管手術 152
新生児 179
陣痛の機序 201
信頼関係 219
診療報酬 10, 243

す
睡眠時無呼吸症候群 43, 287
スキルミクス 217

せ
制吐薬 267
精密持続注入 244
精密持続点滴注射 11
脊髄虚血 155
脊髄くも膜下鎮痛法 80

そ

相対的過量投与　43
創部カテーテル　90
瘙痒　179
　──感　46, 56

た

体幹手術　164
大腿神経ブロック　74
タイトレーション　5, 116, 287

ち

チームアプローチ　217
チーム医療　217, 259
遅発性の呼吸抑制　287
注入精度　30
超音波ガイド下末梢神経ブロック　165
調製業務　231

て

ディスポーザブル注入器　20
ディスポーザブルポンプ　30
テーラーメイド医療　108
デクスメデトミジン　153, 156, 190, 287
電気駆動式精密機械　20
天井効果　287
電動式ポンプ　20

と

頭頸部悪性腫瘍摘出術　181
疼痛関連遺伝子　109
疼痛増強　263
特掲診療料　11, 243
特定保険医療材料　12, 244
　──費　210, 287
トラマドール　154, 156, 281, 287
ドロペリドール　269, 281
ドンペリドン　267

な

ナロキソン　179, 269, 271, 274, 287

に

2椎間法　287

尿閉　46, 273
　──の合併症　274

ね

眠気　45, 271

の

ノルケタミン　131, 136, 287

は

ハイドロモルフォン　277, 279
排尿障害　46
排尿のメカニズム　273
吐き気　267
バクロフェン　80

ひ

皮下投入PCA　252
皮下投与　86
皮下トンネル　76, 82
非ステロイド性抗炎症薬　176
皮弁形成術　182
標準的投与量　178

ふ

フェンタニル　122, 154, 156, 178, 281, 288
腹横筋膜面ブロック　156, 165
腹直筋鞘ブロック　165
腹部大動脈瘤　156
ブピバカイン　82, 158, 281
ブプレノルフィン　154, 288
フルルビプロフェンアキセチル　154, 156
プロクロルペラジン　267
プロバイダー教育　240
プロポフォール　155, 189, 190
分娩経過　202

へ

返却薬液　232
弁形成術　152
ベンゾジアゼピン　288
ペンタゾシン　288
弁置換術　152
便秘　45

ほ

包括支払方式　13
傍脊椎ブロック　165, 288

ボーラス投与量　288
保守管理　237
補助鎮痛薬　263
ポンプ設定　55
麻酔科医の役割　220
麻酔科指示書　230

ま

末梢神経ブロック　70, 177
麻薬　166
　──及び向精神薬取締法　288
　──管理者　221, 288
　──の脂溶性　288
マンパワー　259

み

ミダゾラム　189
未分画ヘパリン　64

む

無痛分娩　201, 205, 251

め

迷走神経　165
メタ分析　251
メトクロプラミド　179, 267

も

モルヒネ　114, 178, 281, 288

や

夜間アラーム　265
薬剤師　230, 259
　──の業務　230
　──の役割　221
薬事法　288
薬物動態学　107
薬力学　107

ら

ラムゼイスコア　288

り

臨床工学技士　236
　──の役割　222

れ

レボブピバカイン　289
レミフェンタニル　153, 155, 289

ろ

ローディング　116
肋間神経　165
　　──ブロック　165

ロックアウト時間　160, 289
ロピバカイン　158, 178, 281, 289

わ

和痛分娩　280, 281, 289
腕神経叢ブロック　72

欧文

A
ACOG　283
acute pain service　183, 283
American College of Obstetricians and Gynecologists　283
American Society of Anesthesiologists　283
APS　183
ASA　283

B
background infusion　286
behavior pain scale　182
bolus dose　288
BPS　182
breakthrough pain　283

C
CEI　251
CHEOPS　176, 177, 283
Children's Hospital Eastern Ontario Pain Scale　177, 283
CI　250
Clement J. Zablocki Veterans Affairs Medical Center　277
continuous epidural infusion　251
continuous infusion　250
COX　139
COX-1 阻害薬　283
COX-2 阻害薬　283
CRIES　176
cycloxygenase-1 inhibitor　283
cycloxygenase-2 inhibitor　283

D
diagnosis procedure combination　283

double catheter 法　287
DPC　13, 283

E
end-tidal CO_2　284
Et_{CO_2}　284

F
family-controlled analgesia　177
FCA　177

I
ICU での鎮静　189

L
lockout time　289

M
M3G　115, 195, 284
M6G　44, 54, 55, 57, 115, 195, 284
maximum concentration with severe pain　284
MCP　4, 99, 284
MEAC　4, 53, 55, 99, 116, 125, 284, 286
MEP　155
ME 機器管理伝票　238
ME 機器センター　237
minimum effective analgesic concentration　284, 286
morphine-3-glucuronide　284
morphine-6-glucuronide　284
motor evoked potential　155
multimodal analgesia　284

N
NCA　178, 184, 284
neurokinin-1 receptor antagonist　284
NK-1 受容体拮抗薬　284

NMDA　130
NNT　56, 284
nonsteroidal anti-inflammatory drugs　176, 284
NRS　225, 284
NSAIDs　139, 176, 284
number needed to treat　56, 284
numeric rating scale　225, 284
nurse-controlled analgesia　178, 284

O
opioid　286
opioid-induced hyperalgesia　81

P
paravertebral block　288
patient-controlled premedication　187
patient-controlled regional analgesia　285
patient-pcontrolled sedation　189
PCA　3
　　──ボタン　285
　　──ポンプ管理　236
PCEA　62, 125, 147, 160, 202, 251
　　──の合併症　161
PCP　187
PCRA　70, 170, 197, 211, 285
PCS　189
PDPH　82
PK/PD 理論　108
PMS　190
PNB　70

POPS 275
　——研究会 275, 285
postoperative pain service 275
Prince Henry score 285
PT-INR 64
pulse oximeter O_2 saturation 285

R
Ramsay sedation scale/score 288

S
scPCA 252, 285
sleep apnea syndrome 287
Sp_{O_2} 285
subcutaneous PCA 252, 285

T
transitional オピオイド 153

V
VAS 285
verbal rating scale 285
visual analogue scale 285
VRS 285

W
WHO 3段階除痛ラダー 285

PCA　患者自己調節鎮痛法　　　　　　　　　　　　　　＜検印省略＞

2011年7月15日　第1版第1刷発行

定価（本体8,800円＋税）

　　　　　監修者　山　蔭　道　明
　　　　　編集者　山　内　正　憲
　　　　　発行者　今　井　　　良
　　　　　発行所　克誠堂出版株式会社
　　　　　〒113-0033　東京都文京区本郷3-23-5-202
　　　　　電話（03）3811-0995　振替00180-0-196804
　　　　　URL　http://www.kokuseido.co.jp

ISBN 978-4-7719-0381-4 C3047 ¥8800E　　　印刷　三報社印刷株式会社
Printed in Japan ©Michiaki Yamakage, Masanori Yamauchi, 2011

・本書の複製権・翻訳権・上映権・譲渡権・公衆送信権（送信可能化権を含む）は克誠堂出版株式会社が保有します。

・ JCOPY ＜（社）出版者著作権管理機構　委託出版物＞
本書の無断複写は著作権法上での例外を除き禁じられています。複写される場合は，そのつど事前に（社）出版者著作権管理機構（電話03-3513-6969, Fax 03-3513-6979, e-mail：info@jcopy.or.jp）の許諾を得てください。